"十三五"国家重点图书出版规划项目

中国中药材及饮片真伪鉴别图典

张继 ◎ 主编

（第三册）常用种子、果实及皮类药材

SPM 南方出版传媒

广东科技出版社 | 全国优秀出版社

·广 州·

图书在版编目（CIP）数据

中国中药材及饮片真伪鉴别图典. 第三册/张继主编. —广州：广东科技出版社，2021.10
　ISBN 978-7-5359-7782-3

　Ⅰ. ①中… Ⅱ. ①张… Ⅲ. ①中药材—中药鉴定学—图谱②饮片—中药鉴定学—图谱 Ⅳ. ①R282.5-64

中国版本图书馆CIP数据核字（2021）第228479号

中国中药材及饮片真伪鉴别图典　第三册
Zhongguo Zhongyaocai ji Yinpian Zhenwei Jianbie Tudian　Di-san ce

出 版 人：	严奉强
策划编辑：	杜怡枫
责任编辑：	杜怡枫
书籍设计：	林少娟
责任校对：	于强强　廖婷婷
责任印制：	彭海波
出版发行：	广东科技出版社
	（广州市环市东路水荫路11号　邮政编码：510075）
销售热线：	020-37607413
	http://www.gdstp.com.cn
	E-mail:gdkjbw@nfcb.com.cn
经　　销：	广东新华发行集团股份有限公司
排　　版：	广州市友间文化传播有限公司
印　　刷：	广州市彩源印刷有限公司
	（广州市黄埔区百合三路8号　邮政编码：510700）
规　　格：	787mm×1092mm　1/16　印张23.75　字数475千
版　　次：	2021年10月第1版
	2021年10月第1次印刷
定　　价：	172.00元

如发现因印装质量问题影响阅读，请与广东科技出版社印制室联系调换（电话：020-37607272）。

主编简介

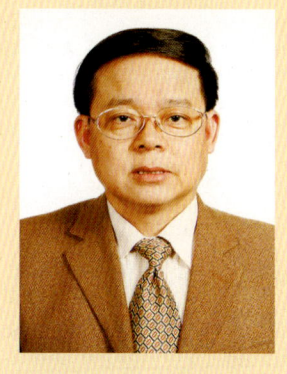

张　继　主任药师，曾任中国食品药品检定研究院中药标本馆馆长，北京中医药大学中药学院教授（特邀），国家药品监督管理局高级研修学院、西北大学兼职教授，中国药文化研究会专家委员会专家，国家药品监督管理局中药材生产质量管理规范认证专家，中国药学会中药资源专业委员会委员，中国中医药研究促进会专家，北京市中医药学会中药材资源与鉴定专业委员会主任委员，国家中医药管理局举办的首届全国"中药技能大奖"和"中药技术能手"专家评审委员会委员。1975年开始从事中药材及饮片的检验、鉴别、科研及标本管理等工作。

主　编　《中国中药材真伪鉴别图典》《实用中药饮片鉴别图谱》《常用中药材真伪对照鉴别图谱》《中华人民共和国药典彩色图集》《中药鉴定技术》等专业著作10余部。

参与编写　《中药志》《新编中药志》《中药材手册》《中药材鉴别手册》《中国药用植物志》等著作40余部。

中国中药材及饮片真伪鉴别图典·第三册

编辑委员会

主　编	张　继					
副主编	丁红仙	成志俊	刘雪平	万立夏	舒　抒	李仁国	王作平
	任连堂	张炎兵	薛　闻	黄志海	李柏群	吴忠义	冷玉杰
	林　丽	张德珂	冯　程				
编　委	林惠蓉	康　帅	郑　健	徐纪民	魏爱华	王淑红	周世玉
	罗　霄	彭继峰	杨　晶	沙拉买提–艾力	张雯洁	杜怡枫
	周　谧	赵　晶	刘灿黄	郑晓秋	韩慧琴	梁　帅	金　卓
	李　玲	田红林	汪海涛	李　钟	何丽君	何爱玲	翁金月
	高厚明	周红祖	张少强	张晓红	唐昌莉	刘林红	崔秀梅
	臧　琛	潘　旭	严劲松	王洪军	周重建	孙世成	赵克宏
	孙淑英	黄凤婷	丁红仙	成志俊	刘雪平	万立夏	舒　抒
	李仁国	王作平	任连堂	张炎兵	薛　闻	黄志海	李柏群
	吴忠义	蒋雪嫣	林　娜	谭丽平	王东升	焦春红	蔡进章
	李　颖	梁永枢	徐蕴杰	赵治勇	方雯雯	邱伊羚	王保小
	林世和	张成川	吴瑾瑾	冷玉杰	林　丽	张德珂	冯　程
	薛　满	崔国静					
摄　影	张　继	周重建	王满恩	徐纪民	李　玲	林　娜	李华东
	黄志海	王作平	蔡进章	张成川	徐蕴杰	薛　闻	梁　霜
	刘雪平	王洪军	王保小				
索　引	黄凤婷						

中國中藥材及飲片真偽鑒別圖典

張繼 己亥年秋書

序

  1976年，张继和一位老中药人去四川、甘肃等地采集、调研大黄，回北京后送了数份大黄标本给我，从此我们开始了交流和合作。在我主编的1982年版《中药志》中，张继为天麻、人参、党参等中药材做了专业而典型的永久切片；在《中药志》（第六册）中，他作为第一作者编撰了金钱白花蛇、乌梢蛇、蕲蛇和蛇蜕等四个动物药材品种书稿。应我的邀请，张继参与了《新编中药志（第四卷）》的编撰工作，为鹿茸、鹿角、羚羊角、黄羊角、水牛角、龟甲、鳖甲等品种的主要作者。

  张继从事中药材及饮片鉴定、监管工作四十多年，心志不移，孜孜以求，颇有成绩。他在中药材鉴定工作之余，将自己经验积累所得，通过讲学广为传播；他笔耕不辍，主编和参编了很多中药鉴别方面的著作，特别是主编了《中国中药材真伪鉴别图典》，得到了业界广泛收藏和鉴赏。

  《中国中药材及饮片真伪鉴别图典》内容简明扼要，易读、易用。兴之所至，欣然为序。

中国工程院院士
中国医学科学院药用植物研究所名誉所长
2019年12月18日

前　言

中国医药学是中国珍贵的文化遗产，也是世界医药中的瑰宝。几千年来，她在中华民族的繁衍昌盛中起着重要作用，为人类防病、治病做了并继续做着巨大的贡献。中药是中国医药学的重要组成部分，而中药材质量的优劣和品种的真伪，又直接关系到中药的质量、中医用药的疗效、人民健康及生命安全，关系到中医中药事业的发展。长期以来中药材因产地广阔、品种繁多、来源复杂、同名异物与同物异名的现象普遍存在、新异品种不断出现等多种缘故，致使中药材品种混乱、质量下降、伪劣品种不断出现，严重影响了中医药的信誉，阻碍了中医中药事业的发展，给中药的生产、供应、检验和管理等方面带来许多困难。

为了有效识别伪劣药材，保证用药的安全、合理、有效，给中药生产、经销、使用、检验、管理等中药行业部门提供更准确、更实用的参考资料，本书作者整理了数十年来积累的资料，依据历版《中华人民共和国药典》（以下简称《中国药典》）、《中华人民共和国卫生部药品标准》和各省（区、市）制定的中药材标准，参考《中药材手册》《中药材鉴别手册》《中药志》《新编中药志》《实用中药饮片鉴别图谱》等权威著作，根据作者收集的众多标本和拍摄的大量图片，几经鉴定、反复推敲、精准拍摄、慎重选择后编纂《中国中药材及饮片真伪鉴别图典》。本书既充分反映了目前全国出现的中药材正品、非正品和伪制品，又根据某些中药材品质具有周期反复的特点，再现了一些目前中药材市场已不存在，而过去曾大量出现的药材正品、非正品、伪制品。故本书不但是一部全面性、科学性与实用性很强的大型专业工具书，还是一部充分记述中药材品质发展史的重要参考资料。

《中国中药材及饮片真伪鉴别图典》一书，拟收载常用中药材正品、非正品和伪制品2 800余种，分四册陆续出版。具体内容安排：第一册（常用贵重药材及进口药材），第二册（常用根及根茎类药材），第三册（常用种子、果实及皮类药材），第四册（常用花叶、全草、动物、矿物及其他药材）。

全书所收载的品种鉴定可靠、真伪对照、品种齐全、内容丰富。样本代表性强、鉴别特征完整、鉴别要点突出；采用的彩图均用高档反转片摄制或高档数码相机拍摄，身临野外摄影或实物摄影，图片清晰、立体感强、无阴影、色彩真实；文字精练、通俗易懂、图文并茂。

第三册（常用种子、果实及皮类药材）共收载了166个品种，所涉及的正品、非正品、伪制品共计717种，彩色图片1 800余幅，为了便于中药材生产、经营、检验等领域的读者鉴别中药材，以及非专业人士阅览和使用，本书摄制了大量动、植物基原的生态样本和显微特征图片及鉴别部位局部放大图片，绘制了部分鉴别图解示意图，描述了部分鉴别术语和鉴别要点，编制了必要的索引。

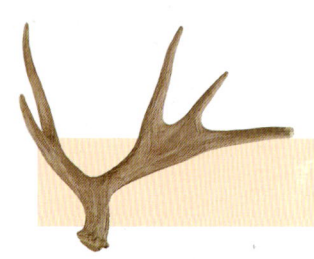

凡 例

一、本书共收录常用中药材（包括饮片）156种，附图片1 800余幅。

二、鉴于历来中药材的正品、地区习惯用品、混淆品、伪品、劣品无统一明确的划分界限，本书中的中药材按照正品、非正品和伪制品3种截然不同的概念分为3类，并按顺序编排，其分类的依据如下。

正品：系指《中国药典》（一部）和《中华人民共和国卫生部药品标准》，以及虽未收入国家级标准，但已被广泛公认的品种。凡属《中国药典》（一部）和《中华人民共和国卫生部药品标准》收载的品种，均指明收载出处，其他则略去，供读者参考。

非正品：泛指中药材的劣品、地区习惯用品和因各种因素造成的中药材混淆品种。

伪制品：系指经过人为非法加工的某种中药材的仿制品。此类实属无可争议的彻头彻尾的伪品，应引起读者的高度重视。

三、本书收录的彩色图片，均经鉴定后用高档反转片摄制或高档数码相机拍摄。针对鉴别特征不够明显的中药材，还绘制了鉴别示意图。

四、《中国药典》2020年版收录的多来源中药材，均分别进行描述；对名称相似或来源相近且功能与主治相近的中药材品种（如五味子和南五味子等），虽《中国药典》2020年版已分列条目，但本书仍将其列于同一项下，以便于鉴别比较。

五、本书所用的计量单位，均为法定计量单位，以国际通用单位符号表示，如长度单位以cm（厘米）、mm（毫米）等表示。

六、同一中药材如在多个条目中出现，则在其为主要鉴别品种条目中详细描述，其他条目中采取标注的形式，提示读者参阅。

七、《中国药典》2020年版不再收载的中药材品种，考虑到这些品种在市场上还有出现，故采取注释的方式仍保留于本书中，以便读者阅读。

八、本书附有中文名索引和拉丁学名索引。

目 录

八角茴香 ················ 1
正品
八角茴香 ················ 1
非正品
莽草 ···················· 2
红茴香 ·················· 2
多蕊红茴香 ·············· 3
野八角 ·················· 3
短柱八角 ················ 4
地枫皮 ·················· 4

刀豆 ···················· 5
正品
刀豆 ···················· 5
非正品
洋刀豆 ·················· 6
常春油麻藤 ·············· 6

大枣 ···················· 7
正品
大枣 ···················· 7
非正品
沙枣 ···················· 8
伪制品
大枣经染色伪制 ·········· 9

小叶莲 ·················· 10
正品
小叶莲 ·················· 10

小茴香 ·················· 11
正品
小茴香 ·················· 11

非正品
藏茴香 ·················· 12
孜然芹 ·················· 13
防风 ···················· 13
莳萝 ···················· 14
毒芹 ···················· 14

山茱萸 ·················· 15
正品
山茱萸 ·················· 15
非正品
滇刺枣 ·················· 16
雕核樱桃 ················ 16
山楂 ···················· 16
山荆子 ·················· 17
黄芦木 ·················· 17
细叶小檗 ················ 18
陕西荚蒾 ················ 18
鸡树条 ·················· 19
酸枣 ···················· 19
山葡萄 ·················· 20
葡萄 ···················· 20
苦楝子 ·················· 21
伪制品
掺矾山茱萸 ·············· 21

山楂 ···················· 22
正品
山楂 ···················· 22
南山楂 ·················· 23
非正品
湖北山楂 ················ 24

多依 ···················· 24
花楸 ···················· 25
云南山楂 ················ 25
林檎 ···················· 26
楸子 ···················· 27
棠梨 ···················· 27

千金子 ·················· 28
正品
千金子 ·················· 28

川楝子 ·················· 29
正品
川楝子 ·················· 29

广枣 ···················· 30
正品
广枣 ···················· 30

女贞子 ·················· 31
正品
女贞子 ·················· 31
非正品
小蜡 ···················· 33
蒙古荚蒾 ················ 33
陕西荚蒾 ················ 34

马兜铃 ·················· 35
正品
北马兜铃 ················ 35
马兜铃 ·················· 35
非正品
大百合 ·················· 36
荞麦叶大百合 ············ 37

通江百合	37
淡黄花百合	37
野百合	38
百合果	38
麝香百合	39
耳叶马兜铃	39
土兜铃	39

马蔺子 40
正品
| 马蔺子 | 40 |

马槟榔 41
正品
| 马槟榔 | 41 |

非正品
| 山柑属种子一种 | 41 |

王不留行 42
正品
| 王不留行 | 42 |

非正品
薜荔	43
元宝草	45
川黄花稔	46
救荒野豌豆	46
四籽野豌豆	47
小巢菜	47
磨盘草	48
柳叶刺蓼	49
猪殃殃属果实一种	49
石椒草	50
雪里蕻子	50
油菜子	50

无花果 51
正品
| 无花果 | 51 |

木瓜 52
正品
| 木瓜 | 52 |

非正品
光皮木瓜	53
西藏木瓜	54
小木瓜	54

木蝴蝶 55
正品
| 木蝴蝶 | 55 |

木鳖子 56
正品
| 木鳖子 | 56 |

五味子 57
正品
| 北五味子 | 57 |
| 南五味子 | 59 |

非正品
| 翼梗五味子 | 60 |
| 山葡萄 | 60 |

伪制品
蔷薇属果实一种	61
南五味子染色	61
五味子果梗及叶	61

车前子 62
正品
| 车前 | 62 |
| 平车前 | 63 |

非正品
小车前	64
荆芥子	64
党参子	65
桔梗子	65

伪制品
掺入柴胡种子的伪品	66
掺入地肤种子的伪品	66
掺入葶苈子的伪品	67

水红花子 68
正品
| 水红花子 | 68 |

非正品
| 酸模叶蓼 | 69 |

伪制品
| 掺入商陆种子的伪品 | 69 |

牛蒡子 70
正品
| 牛蒡子 | 70 |

非正品
绒毛牛蒡	71
大鳍蓟	71
紫穗槐	72
水飞蓟	72
云木香	73

毛诃子 74
正品
| 毛诃子 | 74 |

化橘红 75
正品
化橘红	75
化州柚	75
柚	75

分心木 78
正品
| 分心木 | 78 |

乌梅 79
正品
| 乌梅 | 79 |

非正品
李梅	80
山杏梅	81
杏梅	81
桃梅	82

伪制品
| 乌梅染色 | 82 |

火麻仁 83
正品
| 火麻仁 | 83 |

巴豆 84
正品
| 巴豆 | 84 |
| 巴豆霜 | 85 |

非正品
- 毛果巴豆 ... 85

石莲子 ... 86
正品
- 石莲子 ... 86

非正品
- 苦石莲 ... 86

石榴皮 ... 87
正品
- 石榴皮 ... 87

龙眼肉 ... 88
正品
- 龙眼肉 ... 88

非正品
- 荔枝肉 ... 88
- 果脯 ... 88

白巨胜 ... 89
正品
- 白巨胜 ... 89

非正品
- 北巨胜 ... 89

白花菜子 ... 90
正品
- 白花菜子 ... 90

白果 ... 91
正品
- 白果 ... 91

白扁豆 ... 92
正品
- 白扁豆 ... 92

瓜蒌 ... 93
正品
- 瓜蒌 ... 93

非正品
- 糙点栝楼 ... 94
- 长萼栝楼 ... 94

瓜蒌子 ... 95
正品
- 栝楼子 ... 95
- 双边栝楼子 ... 96

非正品
- 大子栝楼子 ... 96
- 喜马栝楼子 ... 97
- 王瓜子 ... 97
- 波叶栝楼子 ... 98
- 红花栝楼子 ... 98
- 马干铃栝楼子 ... 99
- 湖北栝楼子 ... 99
- 长萼栝楼子 ... 100
- 长方子栝楼子 ... 100
- 糙点栝楼子 ... 100

瓜蒌皮 ... 101
正品
- 瓜蒌皮 ... 101

非正品
- 王瓜 ... 102
- 长萼栝楼 ... 102
- 木鳖 ... 102

冬瓜子 ... 103
正品
- 冬瓜子 ... 103

冬瓜皮 ... 104
正品
- 冬瓜皮 ... 104

冬葵果 ... 105
正品
- 冬葵果 ... 105

非正品
- 锦葵 ... 106
- 圆叶锦葵 ... 107

丝瓜络 ... 108
正品
- 丝瓜络 ... 108

非正品
- 棱角丝瓜 ... 109

地肤子 ... 110
正品
- 地肤子 ... 110

非正品
- 藜 ... 111
- 土荆芥 ... 111
- 岗松 ... 112
- 草木樨 ... 112

亚麻子 ... 113
正品
- 亚麻子 ... 113

肉桂子 ... 114
正品
- 肉桂子 ... 114

决明子 ... 115
正品
- 决明 ... 115
- 小决明 ... 116

非正品
- 望江南 ... 117
- 茳芒决明 ... 117
- 刺田菁 ... 118

红豆蔻 ... 119
正品
- 红豆蔻 ... 119

麦芽 ... 120
正品
- 麦芽 ... 120

非正品
- 小麦 ... 120

赤小豆 ... 121
正品
- 赤小豆 ... 121
- 赤豆 ... 121

非正品
- 木豆 ... 122

芫荽子 ... 123

芫荽子
- 正品
  - 芫荽子 ·············· 123
- **芸苔子** ·············· 124
- 正品
  - 芸苔子 ·············· 124
- **花椒** ·············· 125
- 正品
  - 花椒 ·············· 125
  - 青椒 ·············· 125
- 非正品
  - 竹叶椒 ·············· 126
  - 野花椒 ·············· 126
  - 簕欓 ·············· 127
- 伪制品
  - 侧柏子 ·············· 127
  - 花椒掺伪品 ·············· 128
- **苍耳子** ·············· 129
- 正品
  - 苍耳子 ·············· 129
- 非正品
  - 东北苍耳子 ·············· 130
  - 刺果甘草果实 ·············· 131
- **芥子** ·············· 132
- 正品
  - 芥子 ·············· 132
  - 黄芥子 ·············· 132
- **芡实** ·············· 133
- 正品
  - 芡实 ·············· 133
- **连翘** ·············· 135
- 正品
  - 连翘 ·············· 135
- 非正品
  - 华北紫丁香 ·············· 136
- 伪制品
  - 蒸煮提取后的连翘 ·············· 137
- **吴茱萸** ·············· 138

- 正品
  - 吴茱萸 ·············· 138
- 非正品
  - 成熟吴茱萸 ·············· 139
  - 少果吴茱萸 ·············· 140
  - 华南吴茱萸 ·············· 140
  - 巴氏吴茱萸 ·············· 141
  - 臭辣子 ·············· 141
  - 臭檀子 ·············· 142
  - 三叉苦 ·············· 142
  - 野茶辣 ·············· 142
- **皂角** ·············· 143
- 正品
  - 皂角 ·············· 143
- 非正品
  - 日本皂角 ·············· 144
  - 肥皂荚 ·············· 144
- **佛手** ·············· 145
- 正品
  - 佛手 ·············· 145
- 非正品
  - 佛手瓜 ·············· 146
  - 柚 ·············· 147
- **余甘子** ·············· 148
- 正品
  - 余甘子 ·············· 148
- **谷芽** ·············· 149
- 正品
  - 谷芽 ·············· 149
- **沙苑子** ·············· 150
- 正品
  - 沙苑子 ·············· 150
- 非正品
  - 华黄芪 ·············· 151
  - 紫云英 ·············· 151
  - 直立黄芪 ·············· 152
  - 黄芪子 ·············· 152
  - 猪屎豆 ·············· 153
  - 光萼猪屎豆 ·············· 154

- 凹叶野百合 ·············· 154
- 崖州野百合 ·············· 155
- 田皂角 ·············· 155
- 磨盘草 ·············· 155
- **沙棘** ·············· 156
- 正品
  - 沙棘 ·············· 156
- 伪制品
  - 掺入白刺果实的沙棘
    伪制品 ·············· 157
- **补骨脂** ·············· 158
- 正品
  - 补骨脂 ·············· 158
- 非正品
  - 曼陀罗子 ·············· 159
  - 毛曼陀罗子 ·············· 160
- **陈皮** ·············· 161
- 正品
  - 陈皮 ·············· 161
  - 陈皮 ·············· 161
  - 广陈皮 ·············· 161
  - 陈皮丝 ·············· 163
  - 陈皮炭 ·············· 163
  - 蒸陈皮 ·············· 163
- **青龙衣** ·············· 164
- 正品
  - 青龙衣 ·············· 164
- **青皮** ·············· 165
- 正品
  - 青皮 ·············· 165
  - 个青皮 ·············· 165
  - 四花青皮 ·············· 166
- 非正品
  - 柚 ·············· 166
- **青果** ·············· 167
- 正品
  - 青果 ·············· 167
- **青葙子** ·············· 168

正品
青葙子 ⋯⋯⋯⋯⋯⋯ 168
非正品
鸡冠花子 ⋯⋯⋯⋯⋯ 169
反枝苋子 ⋯⋯⋯⋯⋯ 169
刺苋子 ⋯⋯⋯⋯⋯⋯ 170
刺藜子 ⋯⋯⋯⋯⋯⋯ 170

苦丁香 ⋯⋯⋯⋯⋯⋯ 171
正品
苦丁香 ⋯⋯⋯⋯⋯⋯ 171

苦杏仁 ⋯⋯⋯⋯⋯⋯ 172
正品
苦杏仁 ⋯⋯⋯⋯⋯⋯ 172

苦楝子 ⋯⋯⋯⋯⋯⋯ 174
正品
苦楝子 ⋯⋯⋯⋯⋯⋯ 174
非正品
厚果鸡血藤 ⋯⋯⋯⋯ 174

苘麻子 ⋯⋯⋯⋯⋯⋯ 175
正品
苘麻子 ⋯⋯⋯⋯⋯⋯ 175
非正品
玫瑰茄 ⋯⋯⋯⋯⋯⋯ 176
黄蜀葵 ⋯⋯⋯⋯⋯⋯ 176

郁李仁 ⋯⋯⋯⋯⋯⋯ 177
正品
郁李仁 ⋯⋯⋯⋯⋯⋯ 177
小李仁 ⋯⋯⋯⋯⋯⋯ 177
大李仁 ⋯⋯⋯⋯⋯⋯ 179
非正品
毛樱桃仁 ⋯⋯⋯⋯⋯ 180
蒙古扁桃 ⋯⋯⋯⋯⋯ 180

罗汉果 ⋯⋯⋯⋯⋯⋯ 181
正品
罗汉果 ⋯⋯⋯⋯⋯⋯ 181
非正品
山橙 ⋯⋯⋯⋯⋯⋯⋯ 182

使君子 ⋯⋯⋯⋯⋯⋯ 183
正品
使君子 ⋯⋯⋯⋯⋯⋯ 183

金樱子 ⋯⋯⋯⋯⋯⋯ 184
正品
金樱子 ⋯⋯⋯⋯⋯⋯ 184
非正品
美蔷薇 ⋯⋯⋯⋯⋯⋯ 185

荜澄茄 ⋯⋯⋯⋯⋯⋯ 186
正品
荜澄茄 ⋯⋯⋯⋯⋯⋯ 186

草豆蔻 ⋯⋯⋯⋯⋯⋯ 187
正品
草豆蔻 ⋯⋯⋯⋯⋯⋯ 187
非正品
云南草蔻 ⋯⋯⋯⋯⋯ 188
宽唇山姜 ⋯⋯⋯⋯⋯ 188

草果 ⋯⋯⋯⋯⋯⋯⋯ 189
正品
草果 ⋯⋯⋯⋯⋯⋯⋯ 189

茺蔚子 ⋯⋯⋯⋯⋯⋯ 191
正品
茺蔚子 ⋯⋯⋯⋯⋯⋯ 191
非正品
罗勒子 ⋯⋯⋯⋯⋯⋯ 192
伪制品
掺入柴胡种子的茺蔚子
伪制品 ⋯⋯⋯⋯⋯⋯ 192

胡芦巴 ⋯⋯⋯⋯⋯⋯ 193
正品
胡芦巴 ⋯⋯⋯⋯⋯⋯ 193

胡椒 ⋯⋯⋯⋯⋯⋯⋯ 194
正品
胡椒 ⋯⋯⋯⋯⋯⋯⋯ 194
黑胡椒 ⋯⋯⋯⋯⋯⋯ 194
白胡椒 ⋯⋯⋯⋯⋯⋯ 194

荔枝核 ⋯⋯⋯⋯⋯⋯ 195
正品
荔枝核 ⋯⋯⋯⋯⋯⋯ 195

相思子 ⋯⋯⋯⋯⋯⋯ 196
正品
相思子 ⋯⋯⋯⋯⋯⋯ 196

枳壳 ⋯⋯⋯⋯⋯⋯⋯ 197
正品
枳壳 ⋯⋯⋯⋯⋯⋯⋯ 197
非正品
绿衣枳壳 ⋯⋯⋯⋯⋯ 199
香圆枳壳 ⋯⋯⋯⋯⋯ 199
橘 ⋯⋯⋯⋯⋯⋯⋯⋯ 199
柚 ⋯⋯⋯⋯⋯⋯⋯⋯ 200
胡柚 ⋯⋯⋯⋯⋯⋯⋯ 200

枳实 ⋯⋯⋯⋯⋯⋯⋯ 201
正品
枳实 ⋯⋯⋯⋯⋯⋯⋯ 201
非正品
绿衣枳实 ⋯⋯⋯⋯⋯ 203
柚 ⋯⋯⋯⋯⋯⋯⋯⋯ 203
玳玳酸橙 ⋯⋯⋯⋯⋯ 203

枳椇子 ⋯⋯⋯⋯⋯⋯ 204
正品
枳椇子 ⋯⋯⋯⋯⋯⋯ 204

柏子仁 ⋯⋯⋯⋯⋯⋯ 205
正品
柏子仁 ⋯⋯⋯⋯⋯⋯ 205
非正品
掺入侧柏种子加工品 ⋯ 206
侧柏种子 ⋯⋯⋯⋯⋯ 207
马尾松种子 ⋯⋯⋯⋯ 207

枸杞子 ⋯⋯⋯⋯⋯⋯ 208
正品
枸杞子 ⋯⋯⋯⋯⋯⋯ 208
非正品
枸杞 ⋯⋯⋯⋯⋯⋯⋯ 210
新疆枸杞 ⋯⋯⋯⋯⋯ 210
北方枸杞 ⋯⋯⋯⋯⋯ 211
黑果枸杞 ⋯⋯⋯⋯⋯ 211
九里香 ⋯⋯⋯⋯⋯⋯ 212

栀子 ················ 213
  正品
    栀子 ················ 213
  非正品
    水栀子 ·············· 215
    大黄栀子 ············ 216
柿蒂 ················ 217
  正品
    柿蒂 ················ 217
  非正品
    柿饼蒂 ·············· 217
    黑枣蒂 ·············· 218
牵牛子 ·············· 219
  正品
    牵牛子 ·············· 219
  非正品
    多刺月光花 ·········· 220
    打碗花 ·············· 220
    西伯利亚鱼黄草 ······ 221
    蕹菜子 ·············· 221
鸦胆子 ·············· 222
  正品
    鸦胆子 ·············· 222
  非正品
    牛耳枫 ·············· 223
    灰毛浆果楝 ·········· 224
韭菜子 ·············· 225
  正品
    韭菜子 ·············· 225
香橼 ················ 226
  正品
    枸橼 ················ 226
    香圆 ················ 227
  非正品
    柚 ·················· 228
急性子 ·············· 229
  正品
    急性子 ·············· 229

莱菔子 ·············· 230
  正品
    莱菔子 ·············· 230
莲子 ················ 231
  正品
    莲子 ················ 231
  非正品
    食用莲子 ············ 232
莲子心 ·············· 233
  正品
    莲子心 ·············· 233
莲房 ················ 234
  正品
    莲房 ················ 234
桃仁 ················ 235
  正品
    桃仁 ················ 235
    山桃仁 ·············· 236
核桃仁 ·············· 237
  正品
    核桃仁 ·············· 237
益智 ················ 238
  正品
    益智 ················ 238
娑罗子 ·············· 239
  正品
    娑罗子 ·············· 239
  非正品
    云南七叶树 ·········· 240
    厚果鸡血藤 ·········· 240
浮小麦 ·············· 241
  正品
    浮小麦 ·············· 241
  非正品
    燕麦 ················ 241
预知子 ·············· 242

  正品
    预知子 ·············· 242
桑椹 ················ 244
  正品
    桑椹 ················ 244
菟丝子 ·············· 245
  正品
    菟丝子 ·············· 245
    南方菟丝子 ·········· 246
  非正品
    金灯藤 ·············· 247
    欧菟丝子 ············ 247
  伪制品
    千穗谷 ·············· 248
    芜青 ················ 249
    萝卜子 ·············· 249
    菟丝子人工伪制品 ···· 250
梧桐子 ·············· 251
  正品
    梧桐子 ·············· 251
蛇床子 ·············· 252
  正品
    蛇床子 ·············· 252
  非正品
    旱芹 ················ 253
    土蛇床 ·············· 253
猪牙皂 ·············· 254
  正品
    猪牙皂 ·············· 254
淡豆豉 ·············· 255
  正品
    淡豆豉 ·············· 255
葱子 ················ 256
  正品
    葱子 ················ 256
葶苈子 ·············· 257
  正品
    北葶苈子 ············ 257

南葶苈子……258

非正品
小花糖芥……259
芝麻菜……260
蔊菜……260
柱毛独行菜……261
北美独行菜……261
家独行菜……261
荠菜……262
沼生蔊菜……262
葶苈……262

楮实子……263
正品
楮实子……263

棕榈子……264
正品
棕榈子……264

紫苏子……265
正品
紫苏子……265
非正品
白苏子……266
野生紫苏子……266
回回苏……266
石荠苎……267
小鱼仙草子……267

黑芝麻……268
正品
黑芝麻……268

黑种草子……269
正品
黑种草子……269

蓖麻子……270
正品
蓖麻子……270

蒺藜……272
正品
蒺藜……272

非正品
大花蒺藜……274
软蒺藜……274
菠菜子……275
伪制品
掺入菠菜果实的蒺藜
　伪制品……275

槐角……276
正品
槐角……276

路路通……277
正品
路路通……277

锦灯笼……278
正品
锦灯笼……278

蔓荆子……279
正品
蔓荆子……279
非正品
黄荆子……280
倒地铃……280

榧子……281
正品
榧子……281
非正品
云南榧子……281
巴山榧子……282
三尖杉子……282

酸枣仁……283
正品
酸枣仁……283
非正品
滇刺枣……284
枳椇子……285
伪制品
掺入染色兵豆的酸枣仁
　伪制品……285

罂粟壳……286
正品
罂粟壳……286

蕤仁……287
正品
蕤仁……287

樱桃核……288
正品
樱桃核……288

稻芽……289
正品
稻芽……289

鹤虱……290
正品
鹤虱……290
南鹤虱……290
非正品
烟管头草……291
东北鹤虱……291
华南鹤虱……292
破子草……292
滨藜属一种……293

薏苡仁……294
正品
薏苡仁……294
非正品
草珠子……295
高粱……296
大麦……296

橘红……297
正品
橘红……297

橘络……298
正品
橘络……298

橘核……299
正品
橘核……299

覆盆子 ·············· 300
正品
覆盆子 ·············· 300
非正品
山莓 ·············· 301
桉叶悬钩子 ·············· 302
悬钩子 ·············· 302

大叶木兰 ·············· 303
正品
大叶木兰 ·············· 303

木槿皮 ·············· 304
正品
木槿皮 ·············· 304

五加皮 ·············· 305
正品
五加皮 ·············· 305
非正品
红毛五加皮 ·············· 306
无梗五加皮 ·············· 307

白鲜皮 ·············· 308
正品
白鲜皮 ·············· 308
非正品
狭叶白鲜皮 ·············· 310
鹅绒藤 ·············· 311
锦鸡儿 ·············· 311
伪制品
白鲜皮增重品 ·············· 312

地枫皮 ·············· 313
正品
地枫皮 ·············· 313

地骨皮 ·············· 314
正品
地骨皮 ·············· 314
非正品
荃皮 ·············· 315
大青根皮 ·············· 316
鹅绒藤 ·············· 316

合欢皮 ·············· 317
正品
合欢皮 ·············· 317
非正品
山合欢 ·············· 319

牡丹皮 ·············· 320
正品
牡丹皮 ·············· 320
非正品
茂丹皮 ·············· 323
西昌丹皮 ·············· 323
带木心的牡丹皮 ·············· 324
硫黄熏蒸的牡丹皮 ·············· 324
伪制品
芍药根 ·············· 324

苦楝皮 ·············· 325
正品
苦楝皮 ·············· 325
非正品
苦木皮 ·············· 326

厚朴 ·············· 327
正品
厚朴 ·············· 327
凹叶厚朴 ·············· 327
非正品
霉变厚朴 ·············· 330
西康木兰 ·············· 330
武当玉兰 ·············· 330
凹叶木兰 ·············· 331
滇缅厚朴 ·············· 331
长叶木莲 ·············· 331
桂南木莲 ·············· 331
黄杞 ·············· 332
核桃楸 ·············· 332

香加皮 ·············· 333
正品
香加皮 ·············· 333

秦皮 ·············· 334
正品
秦皮 ·············· 334
非正品
核桃楸 ·············· 335

桑白皮 ·············· 336
正品
桑白皮 ·············· 336
非正品
华桑 ·············· 337
柘树皮 ·············· 338
构树皮 ·············· 338

黄柏 ·············· 339
正品
黄柏 ·············· 339
非正品
小檗皮 ·············· 342
伪制品
番薯片伪制黄柏 ·············· 342

关黄柏 ·············· 343
正品
关黄柏 ·············· 343
伪制品
杨树皮 ·············· 344

紫荆皮 ·············· 345
正品
紫荆皮 ·············· 345
非正品
紫薇皮 ·············· 346
余甘子 ·············· 346
昆明山海棠 ·············· 347
美丽胡枝子 ·············· 347

椿皮 ·············· 348
正品
椿皮 ·············· 348
根皮 ·············· 348
干皮 ·············· 348
非正品
香椿皮 ·············· 350

中文名索引 ·············· 351
拉丁学名索引 ·············· 356

八角茴香 /Bajiaohuixiang

正　品

八角茴香（药典品种）

药材为木兰科植物八角茴香 *Illicium verum* Hook. f. 的干燥成熟果实。

本品为聚合果，多由8个蓇葖果组成，放射状排列于中轴上，直径3.6～4cm。蓇葖果长1～2cm，宽0.3～0.5cm，高0.6～1cm。果梗长3～4cm，连于果实基部中央，弯曲，常脱落。外表面红棕色，有不规则皱纹，顶端呈鸟喙状，上侧多开裂。内表面淡棕色，平滑，有光泽。质硬而脆。每个蓇葖果含种子1粒，扁卵圆形，多饱满，长约0.6cm，红棕色或黄棕色，光亮，尖端有种脐；胚乳白色，富油性。气芳香，味辛、甜。

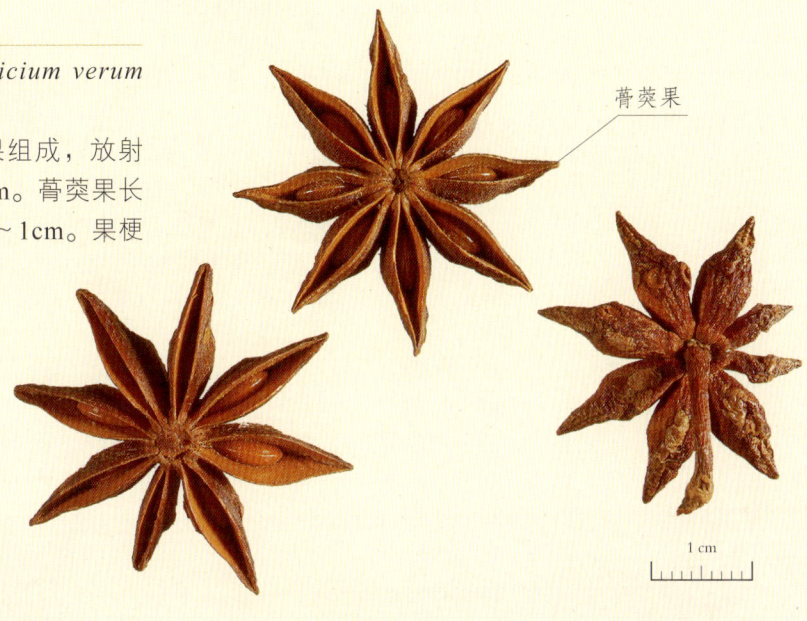

▲ 八角茴香

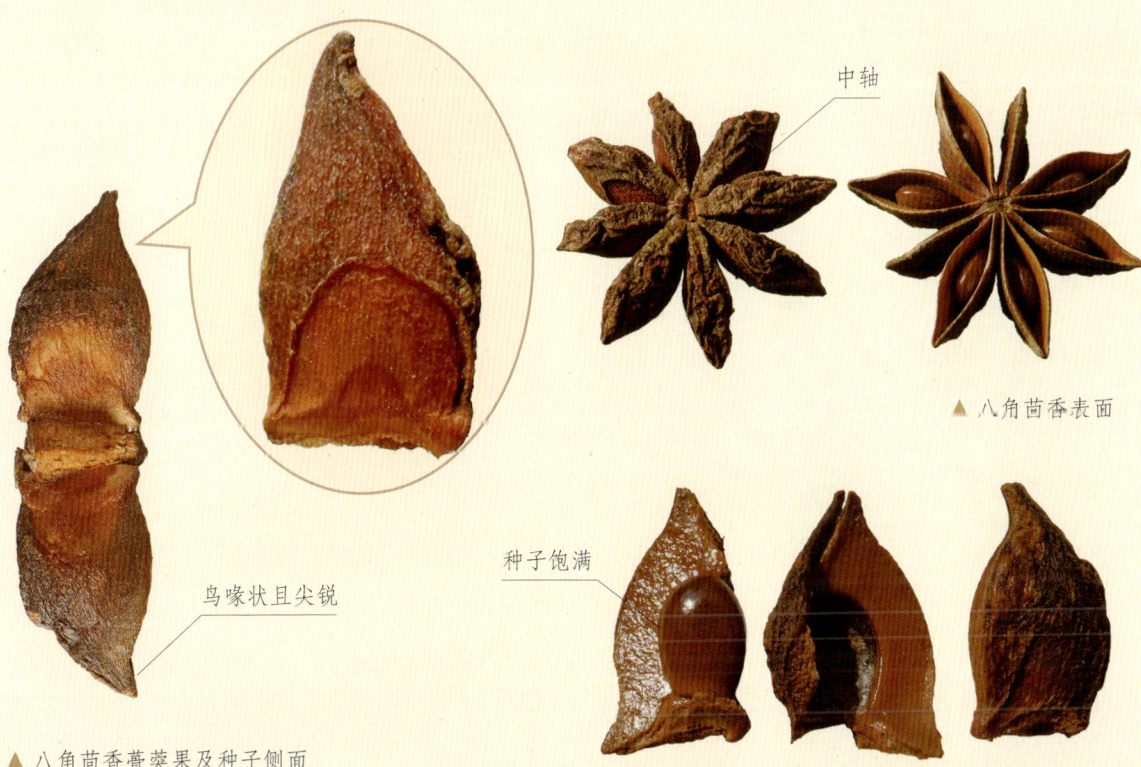

▲ 八角茴香蓇葖果及种子侧面

▲ 八角茴香表面

▲ 八角茴香蓇葖果剖开示种子

非正品

莽草

为木兰科植物莽草 *Illicium lanceolatum* A. C. Smith 的干燥果实。

本品为聚合果，通常由10～13个蓇葖果放射状排列而成，直径3.5～4.2cm。蓇葖果扁平，长1.5～2cm。外表面红褐色，顶端有较长向背侧弯曲的钩状尖头。果皮较薄，质脆。种子干瘪或缺。香气特异，味淡，久尝麻舌。

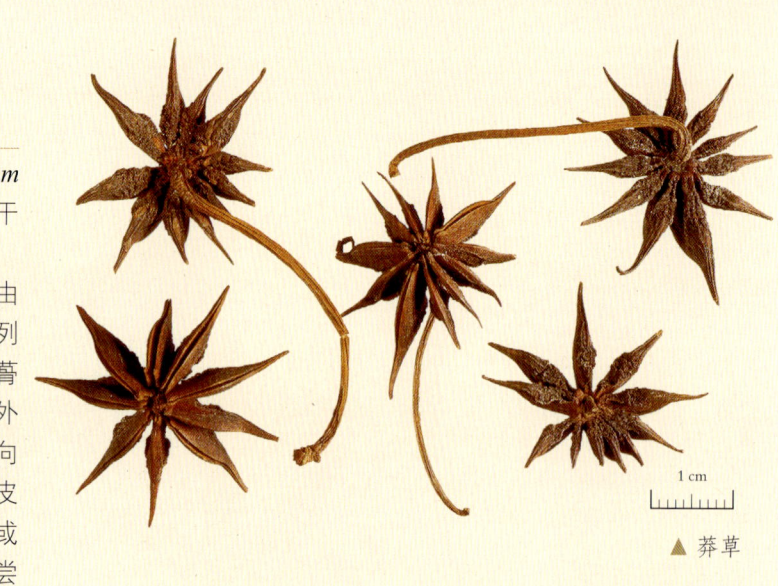

▲ 莽草

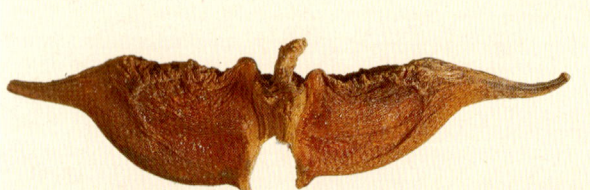

▲ 莽草蓇葖果侧面　　　　　　▲ 莽草蓇葖果切面

红茴香

为木兰科植物红茴香 *Illicium henryi* Diels 的干燥果实。本品为聚合果，通常由7～8个较瘦小的蓇葖果聚合而成，直径2.4～3cm。外表面红褐色。蓇葖果扁平，长约1.5cm，宽0.4～0.7cm。顶端渐尖，略弯曲，呈喙状。果皮较薄。香气特异，味先酸后甘。

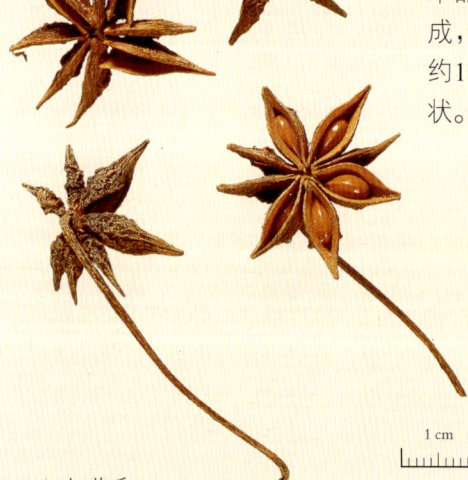

▲ 红茴香

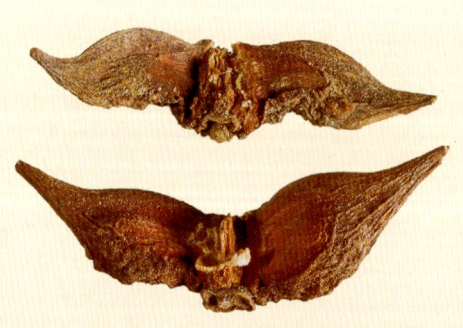

▲ 红茴香蓇葖果侧面

多蕊红茴香

为木兰科植物多蕊红茴香 *Illicium henryi* Diels var. *multistamineum* A. C. Smith 的干燥果实。本品性状与红茴香相似。本品主要特征是蓇葖果瓣较宽，宽 0.6～0.9cm。

▲ 多蕊红茴香蓇葖果侧面

▲ 多蕊红茴香

野八角

为木兰科植物野八角 *Illicium simonsii* Maxim. 的干燥果实。本品为聚合果，通常由 10～14 个蓇葖果聚合而成。本品较大，直径 4～4.5cm。外表面棕褐色。蓇葖果呈扁平而不规则的广锥形，长 1～2cm，宽达 1cm。顶端渐尖，呈喙状，长 3～7mm。具有特异香气，味淡，久尝有麻辣感。

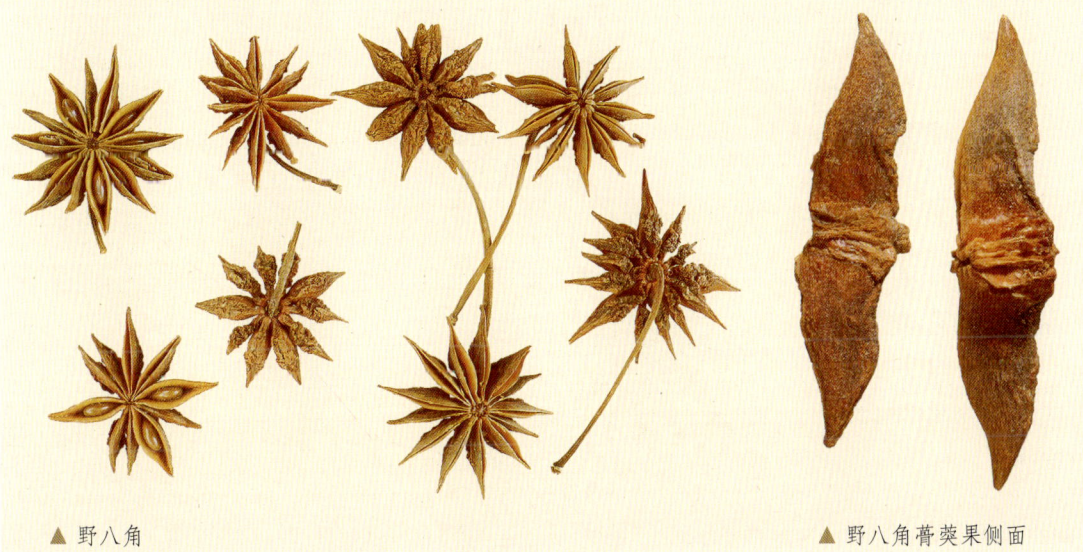

▲ 野八角

▲ 野八角蓇葖果侧面

短柱八角

为木兰科植物短柱八角 *Illicium brevistylum* A. C. Smith 的干燥果实。本品为聚合果，通常由10~13个蓇葖果聚合而成。本品较大，直径4~4.5cm。外表面褐色。蓇葖果扁平，长1.8~2.3cm，宽1.5~1.8cm。顶端急尖，不弯曲。气微，味微苦、辣，麻舌。

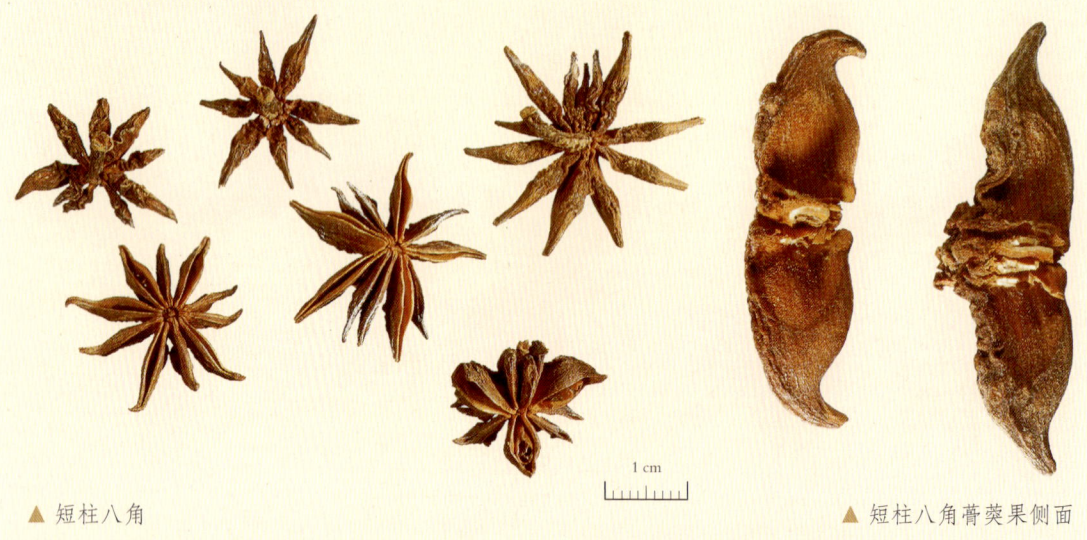

▲ 短柱八角

▲ 短柱八角蓇葖果侧面

地枫皮

为木兰科植物地枫皮 *Illicium difengpi* K. I. B. et K. I. M. 的干燥果实。本品为聚合果，通常由9~13个蓇葖果聚合而成，直径1.5~3cm，果梗长1.5~3.5cm。蓇葖果大小不等，排列较密。顶端急尖，向上弯曲呈钩状。香气特异，味酸、微辛、涩。有毒。

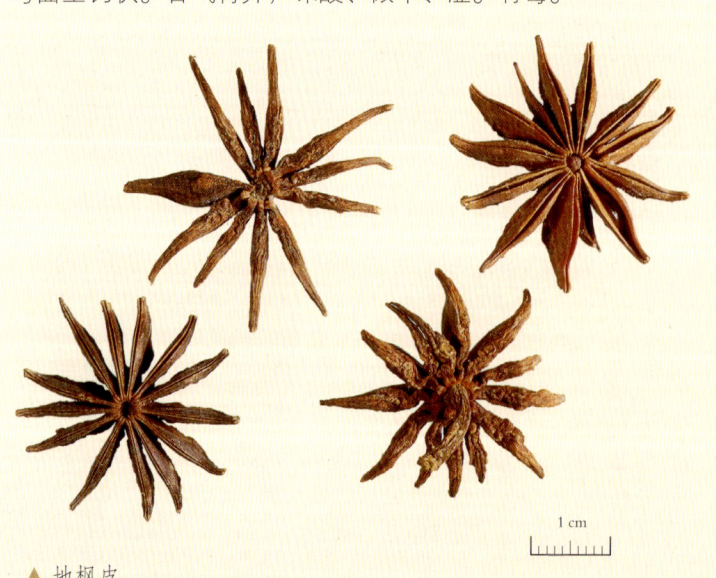

▲ 地枫皮

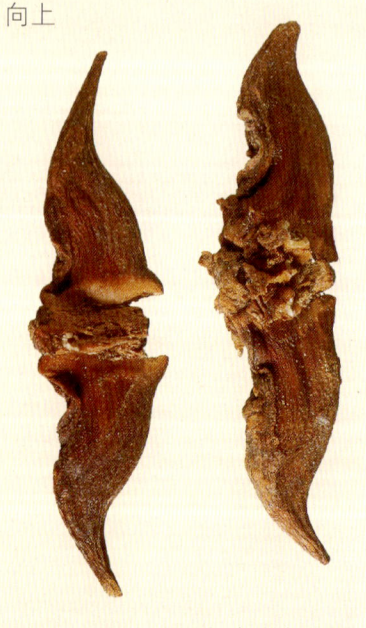

▲ 地枫皮蓇葖果侧面

刀 豆 /Daodou

正 品

刀豆（药典品种）

药材为豆科植物刀豆 *Canavalia gladiata* (Jacq.) DC. 的干燥成熟种子。

本品呈扁卵形或扁肾形，长2~3.5cm，宽1~2cm。表面淡红色至红紫色，微皱缩，略有光泽。边缘具眉状灰黑色种脐，长约2cm，种脐上有白色细纹3条，种脐长度约为种子周长的3/4，有的可见淡棕色珠柄残基。质硬，难破碎。种皮革质，内表面棕绿色而光亮，子叶2，黄白色。气微，味淡，嚼之有豆腥气。

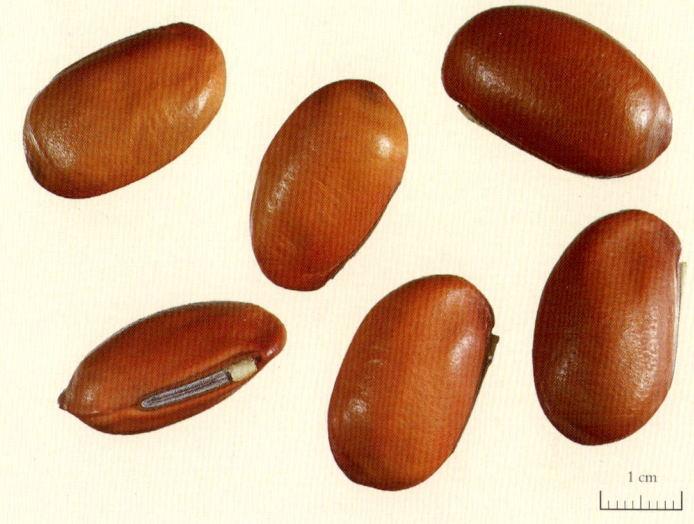

▲ 刀豆

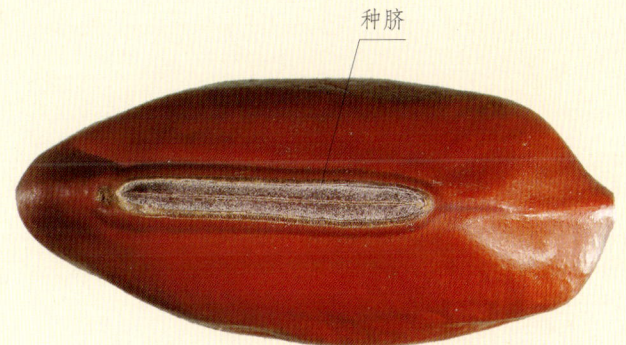

▲ 刀豆种脐表面

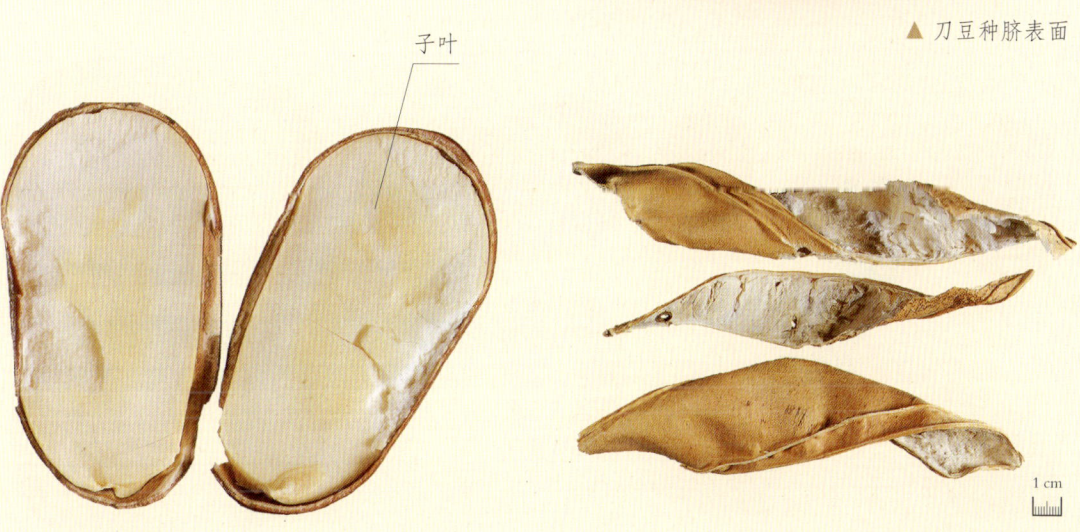

▲ 刀豆剖面　　　　　　▲ 刀豆果皮

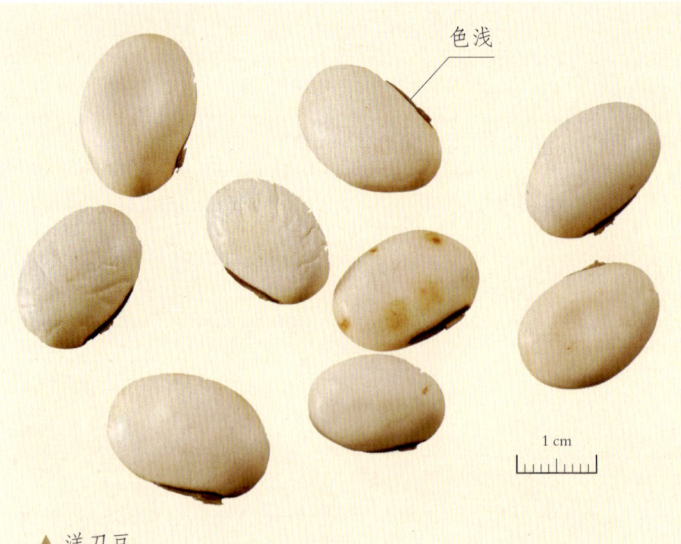

色浅

▲ 洋刀豆

非正品

洋刀豆

为豆科植物洋刀豆 Canavalia ensiformis (L.) DC. 的干燥种子。

本品性状与刀豆类似，但种皮白色，种脐长度占种子周长的一半。

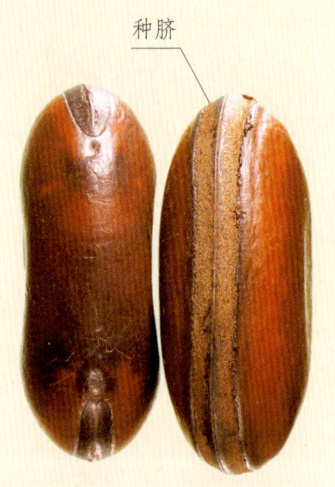

种脐

▲ 常春油麻藤种脐表面

常春油麻藤

为豆科植物常春油麻藤 Mucuna sempervirens Hemsl. 的干燥种子。

本品呈扁椭圆形或类扁圆形，长2～3cm，宽1.5～2.5cm。表面棕色至黑棕色，略具光泽。边缘具有黑褐色近似环形的种脐，种脐长度占种子周长的一半以上。种脐有灰黑色珠柄残基。质硬，不易破碎。种皮革质，内表面黑褐色而光亮，子叶2，灰白色。气微，味淡。

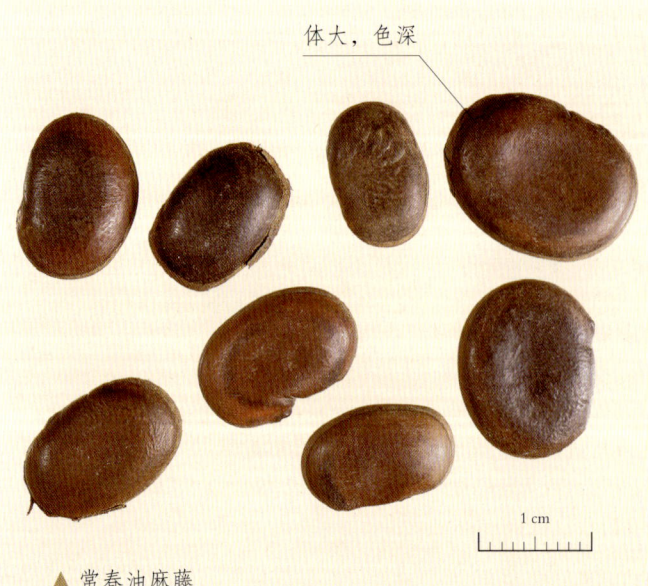

体大，色深

▲ 常春油麻藤

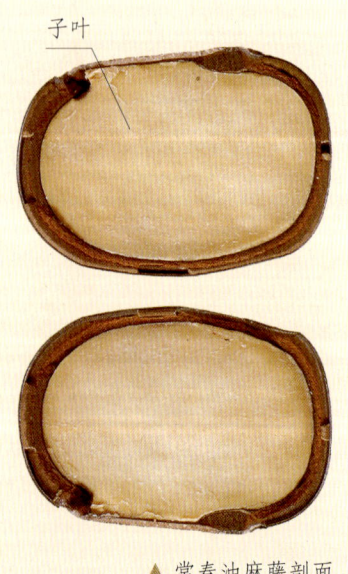

子叶

▲ 常春油麻藤剖面

大 枣 /Dazao

正 品

大枣（药典品种）

药材为鼠李科植物枣 Ziziphus jujuba Mill. 的干燥成熟果实。

本品呈椭圆形或球形，基部凹陷，有短果梗，长2～3.5cm，直径1.5～2.5cm。表面暗红色，具光泽，有不规则皱纹。外果皮薄；中果皮棕黄色或淡褐色，肉质，柔软、油润。果核纺锤形，表面粗糙，两端锐尖，有时种仁退化，质坚硬。气微香，味甜。

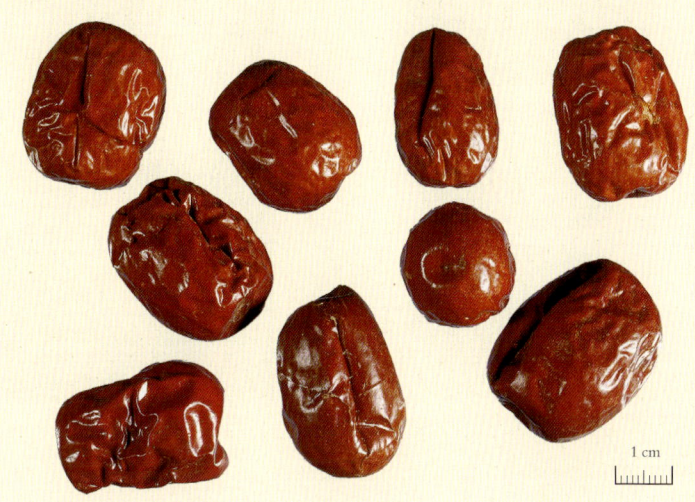

▲ 大枣

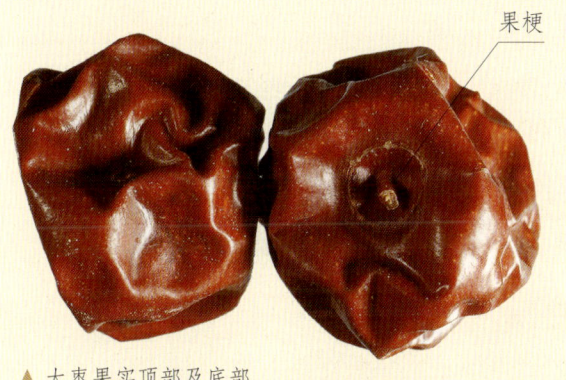

▲ 大枣果实顶部及底部

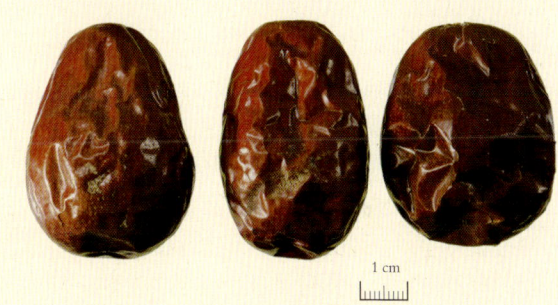

▲ 新疆大枣果实

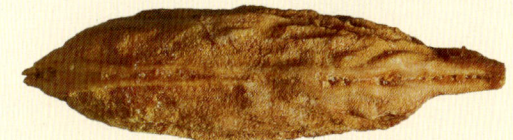

▲ 大枣果核表面

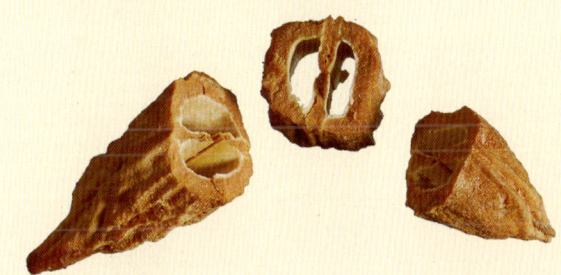

▲ 大枣果核切面

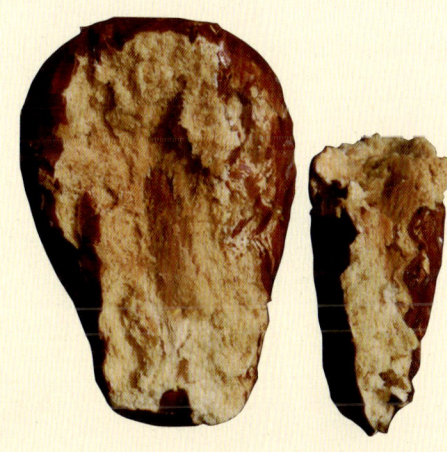

▲ 新疆大枣果肉

大枣 | 7

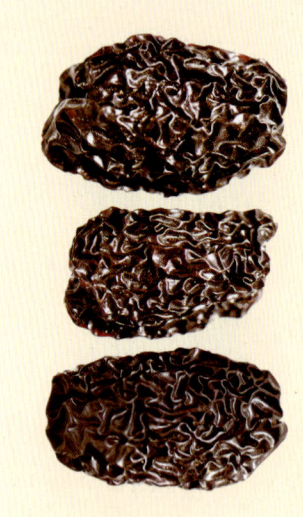
▲ 大枣（乌枣）

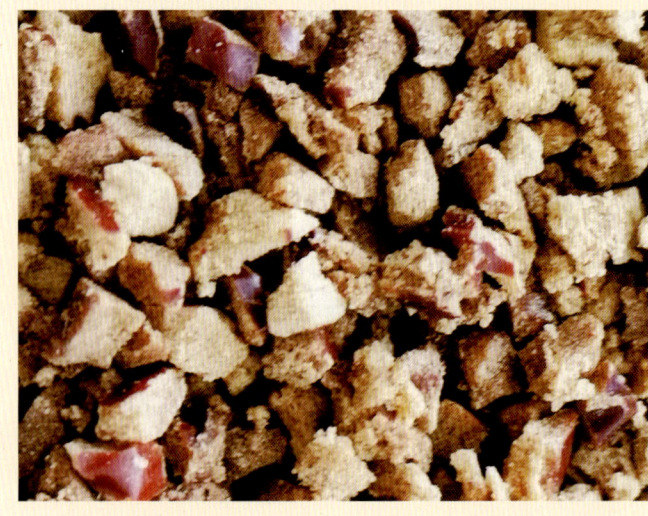
▲ 大枣颗粒（采自湖北神农架）

非正品

沙枣

为胡颓子科植物沙枣 *Elaeagnus angustifolia* L. 的干燥果实。

本品呈长圆形或近球形，长1~2.5cm，直径0.7~1.5cm。表面红棕色，偶见黄色或黄棕色，具光泽，被稀疏银白色鳞毛，而两端较密。一端具果柄或果柄痕，另一端略凹陷，两端各有放射状短沟纹8条。果肉淡黄白色，疏松，细颗粒状。果核卵形，表面有灰白色至灰棕色棱线和褐色条纹8条，纵向相间排列，一端有小突尖。质坚硬，剖开后有银白色鳞毛及长绢毛。种子1粒。气微香，味甜、酸、涩。

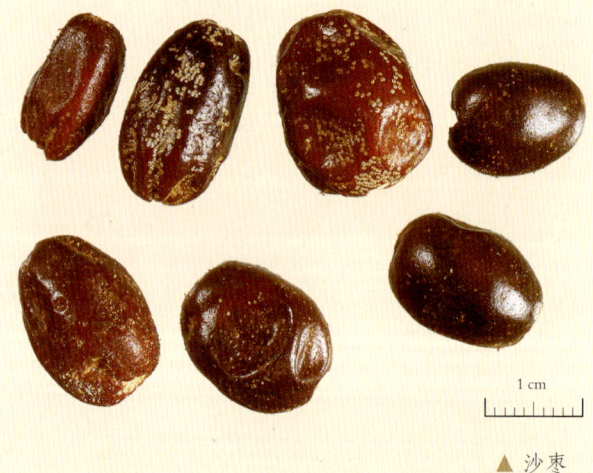
▲ 沙枣

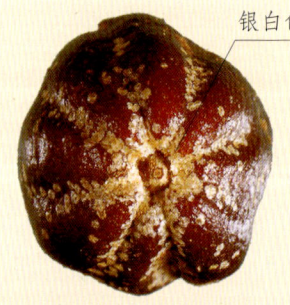
▲ 沙枣顶面

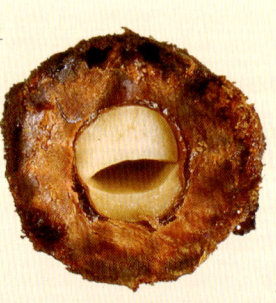
▲ 沙枣果核横切面

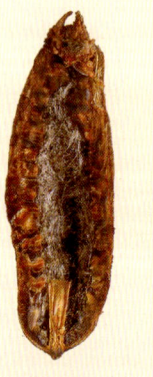
▲ 沙枣果核纵切面

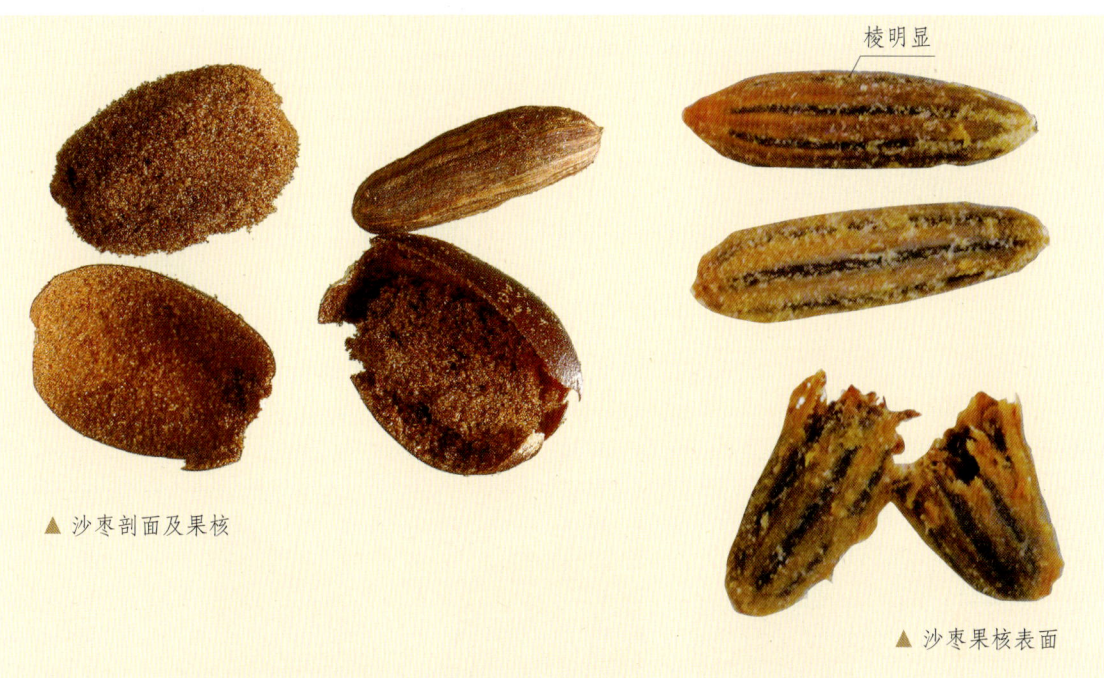

▲ 沙枣剖面及果核

▲ 沙枣果核表面

伪制品

大枣经染色伪制

为鼠李科植物枣 *Ziziphus jujuba* Mill. 的干燥成熟果实经染色而成的伪制品。
本品大枣经胭脂红和落日黄染色而成，表面色深，掰开后可见深色斑块。

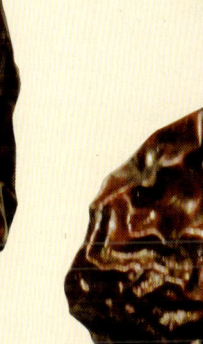

▲ 经染色的大枣

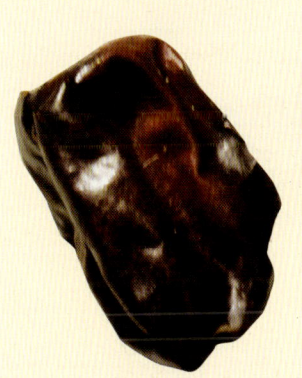

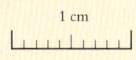

▲ 大枣经染色伪制

小叶莲 /Xiaoyelian

正 品

小叶莲（药典品种）

药材为小檗科植物桃儿七 *Sinopodophyllum hexandrum* (Royle) Ying 的干燥成熟果实。本品呈椭圆形或近球形，多压扁，长3~3.5cm，直径2~4cm。表面紫红色或紫褐色，皱缩，有的可见露出的种子。顶端稍尖，果梗黄棕色，多脱落。果皮与果肉粘连成薄片，易碎。内具多数种子。种子近卵形，长约0.4cm，表面红紫色，具细皱纹，一端有小突起。质硬，种仁白色，有油性。气微，味酸甜、涩。

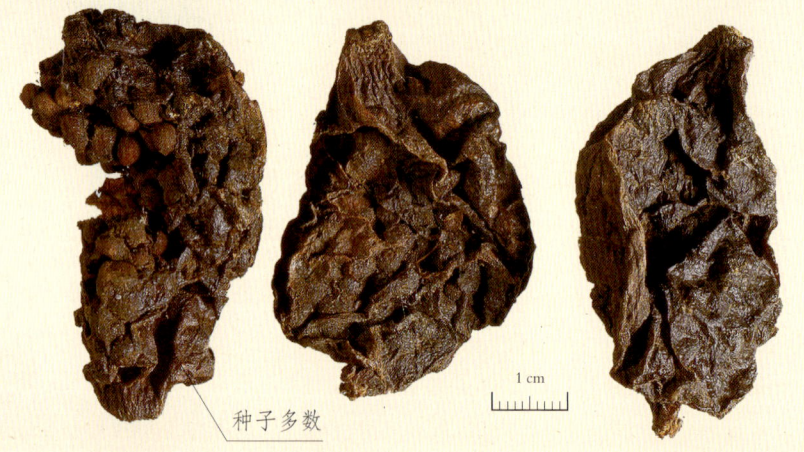

▲ 小叶莲果实剖面

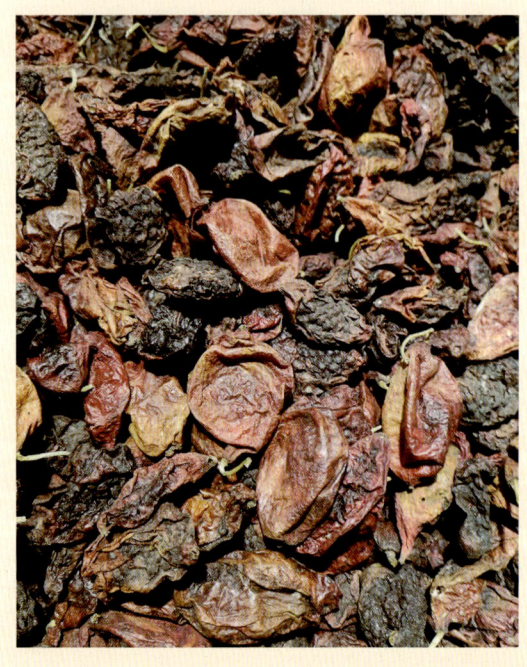

▲ 小叶莲

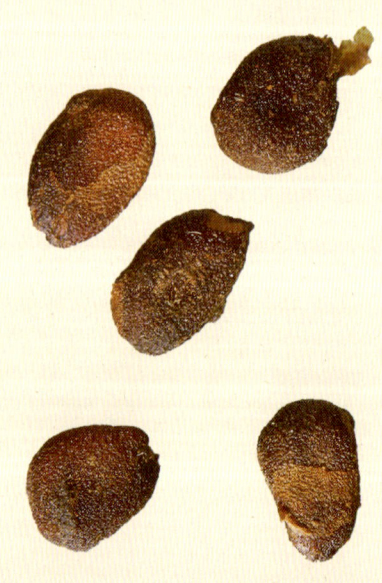

▲ 小叶莲种子表面

小茴香 /Xiaohuixiang

正 品

小茴香（药典品种）

药材为伞形科植物茴香 *Foeniculum vulgare* Mill. 的干燥成熟果实。本品为双悬果，呈圆柱形，有的稍弯曲，长0.4～0.8cm，直径0.15～0.25cm。表面黄绿色或淡黄色，两端略尖，顶端残留黄棕色突起的柱基，基部有时有细小的果梗。分果呈长椭圆形，背面有纵棱5条，棱间距略相等，接合面平坦而较宽。横切面略呈五边形。有特异香气，味微甜、辛。

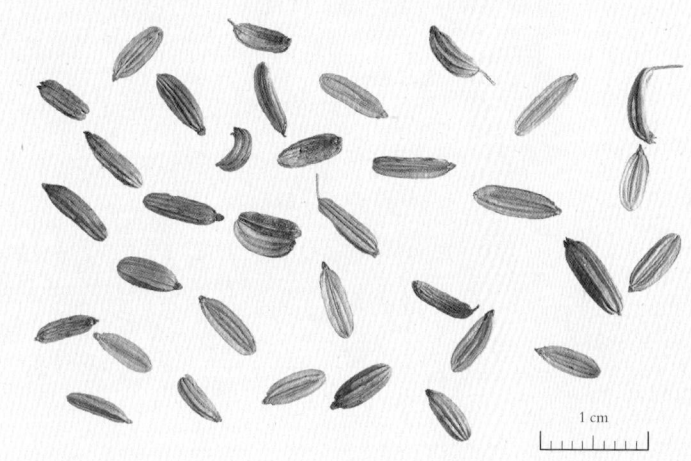

▲ 小茴香

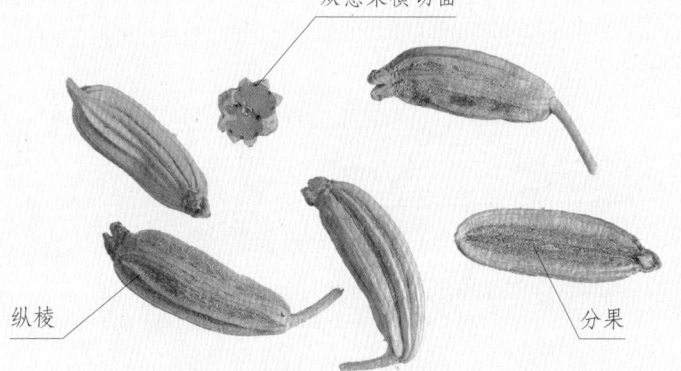

▲ 小茴香分果表面及切面

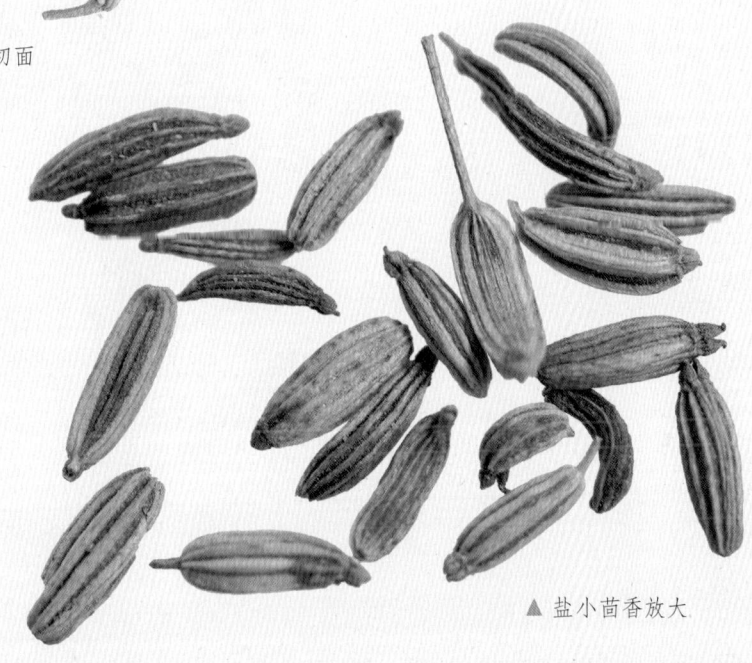

▲ 盐小茴香放大

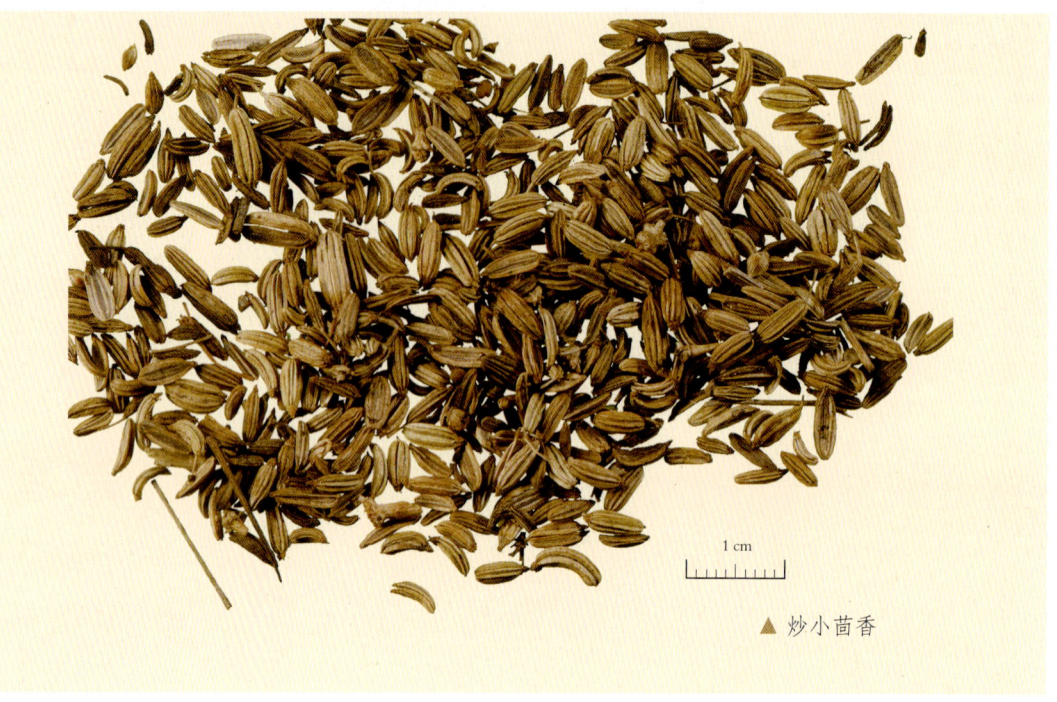

▲ 炒小茴香

非正品

藏茴香

为伞形科植物葛缕子 *Carum carvi* L. 的干燥果实。本品为双悬果，呈细圆柱形，微弯曲，长0.3～0.4cm，直径约0.1cm。表面黄绿色或灰棕色，顶端残留柱基，基部有细果柄。分果长椭圆形，背面有纵棱5条，棱线色淡，合生面平坦，有浅沟纹。质硬。分果横切面略呈五边形或六边形，中心黄白色，具油性。气香特异，味麻辣。

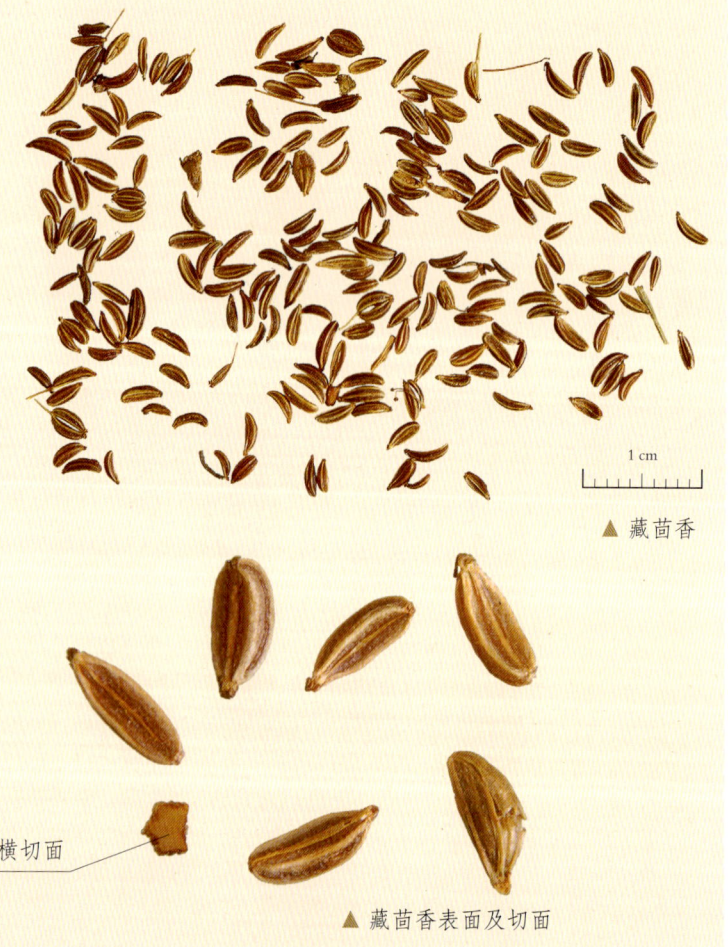

▲ 藏茴香

分果横切面

▲ 藏茴香表面及切面

孜然芹

为伞形科植物孜然芹 *Cuminum cyminum* L. 的干燥果实。

本品与茴香近似,但果体明显较小,其区别在于:双悬果体或分果体较纵直而不弯曲,长 0.4～0.6cm,疏被绒毛。双悬果大多数粘连不易分离或上部有分离。气特异,味微辛、辣。

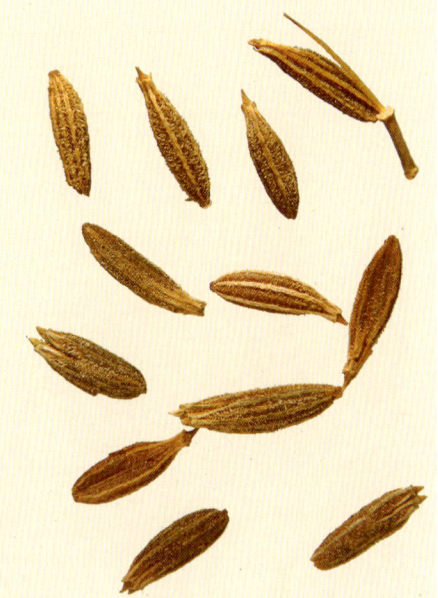

▲ 孜然芹表面

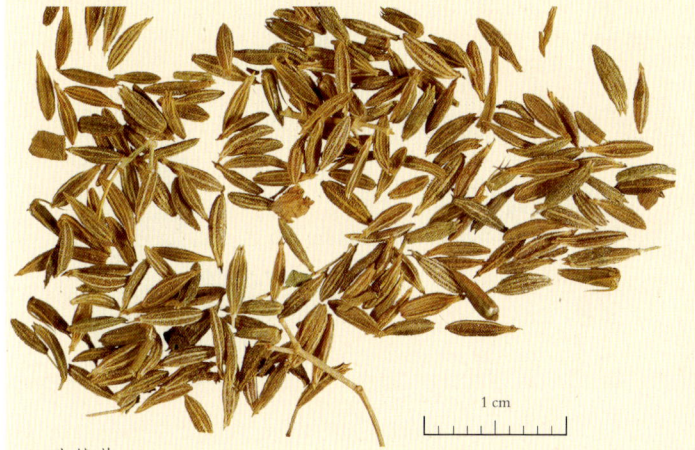

▲ 孜然芹

防风

为伞形科植物防风 *Saposhnikovia divaricata* (Turcz.) Schischk. 的干燥果实。

本品为双悬果,呈狭椭圆形或椭圆形,略扁,长0.4～0.6cm,直径0.2～0.3cm。表面灰棕色,稍粗糙,未成熟者具疣状突起,顶端有3～5枚三角形萼齿,残留有突起的柱基。分果呈长椭圆形,背面稍隆起,有纵棱5条,接合面较平坦。横切面略扁或呈类圆形。有特异香气,味微甜、辛。

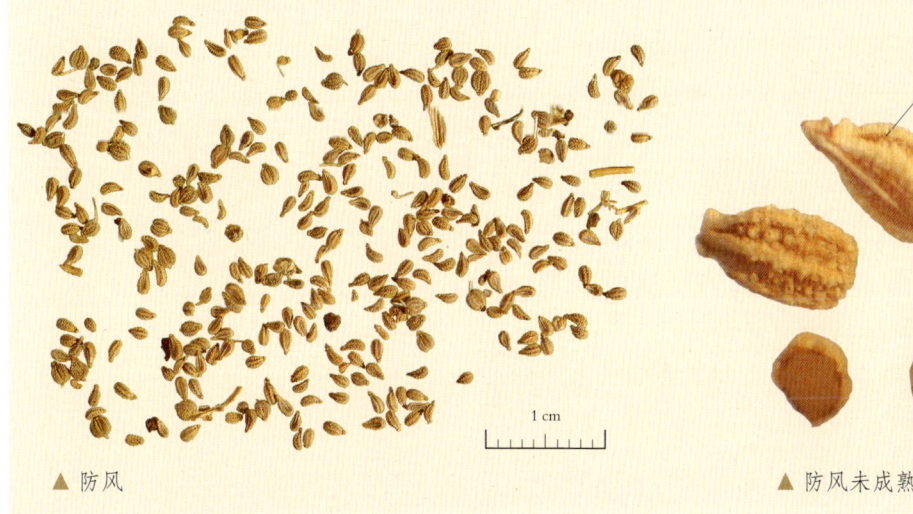

▲ 防风

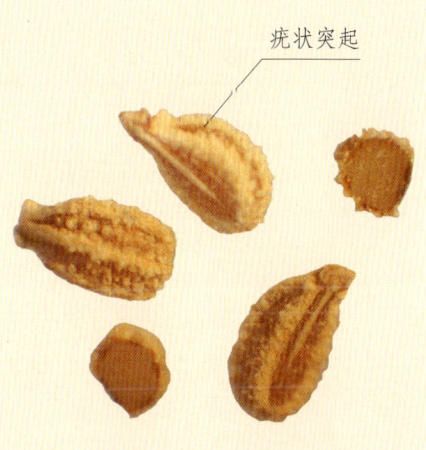

疣状突起

▲ 防风未成熟分果表面及切面

莳萝

为伞形科植物莳萝 *Anethum graveolens* L. 的干燥果实。

本品多为分果，呈扁平椭圆形，长0.3~0.5cm，宽0.15~0.3cm。表面棕色或深棕色，背面有3条微隆起的肋线，浅棕色边缘肋线呈翅状延展，腹面中央有一条棱线。果皮内含种子1粒，富油性。有特异香气，味微甜、辛。

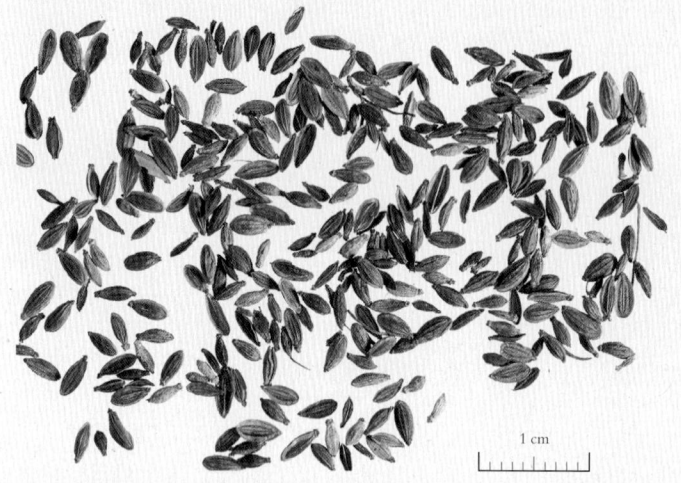

▲ 莳萝

▲ 莳萝表面及切面

毒芹

为伞形科植物毒芹 *Cicuta virosa* L. 的干燥果实。

本品为双悬果，呈扁圆形。长0.2~0.3cm，直径0.2~0.3cm。表面灰黄色，顶端有狭三角形萼齿，残留有突起的柱基，其上常具2枚花柱和柱头。分果呈类圆形，有纵棱5~6条，接合面较平坦。横切面呈类圆形，灰褐色。有特异香气，味微甜、辛。

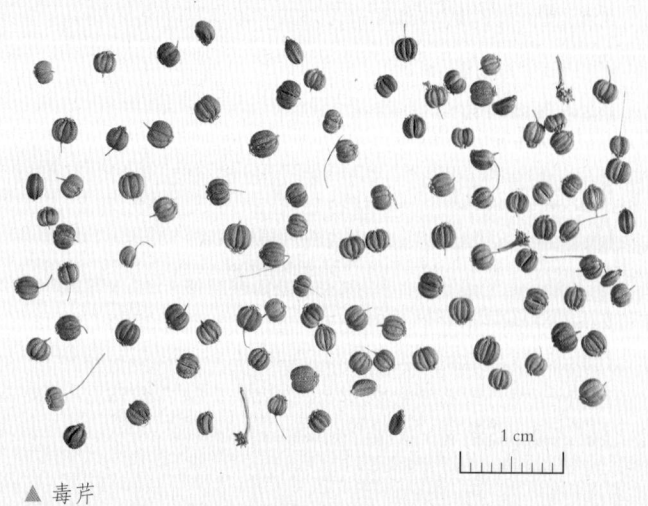
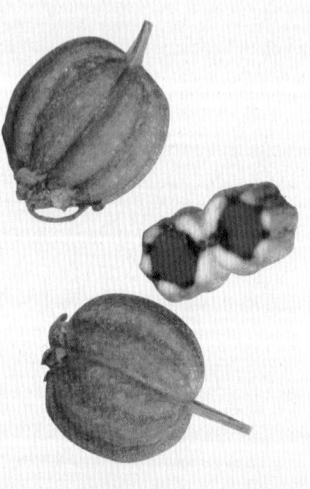

▲ 毒芹

▲ 毒芹表面及切面

山茱萸 /Shanzhuyu

正品

山茱萸（药典品种）

药材为山茱萸科植物山茱萸 *Cornus officinalis* Sieb. et Zucc. 的干燥成熟果肉。

本品呈不规则的片状或囊状，长1~1.8cm，宽0.5~1.3cm，厚约0.1cm。表面紫红色至紫黑色，皱缩，有光泽，略透明。顶端有的具圆形宿萼痕，基部有果梗痕。质柔软。气微，味酸、涩、微苦。

▲ 山茱萸原植物成熟果实（摄于陕西留坝）

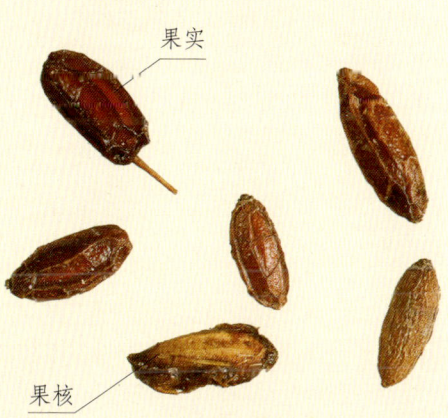

▲ 山茱萸原植物（未成熟果实）

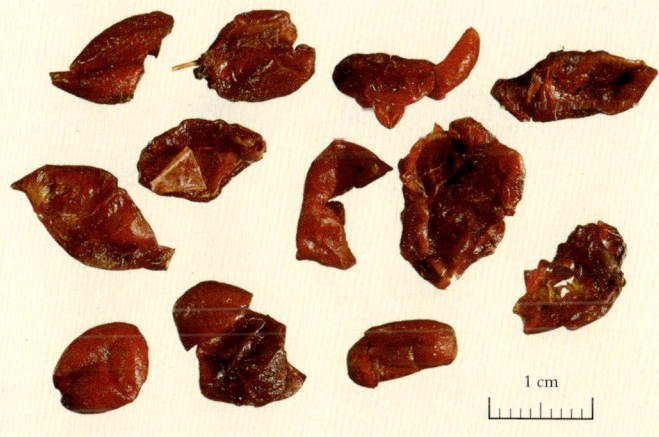

1 cm

▲ 山萸肉

▲ 山茱萸果实及果核（果实／果核）

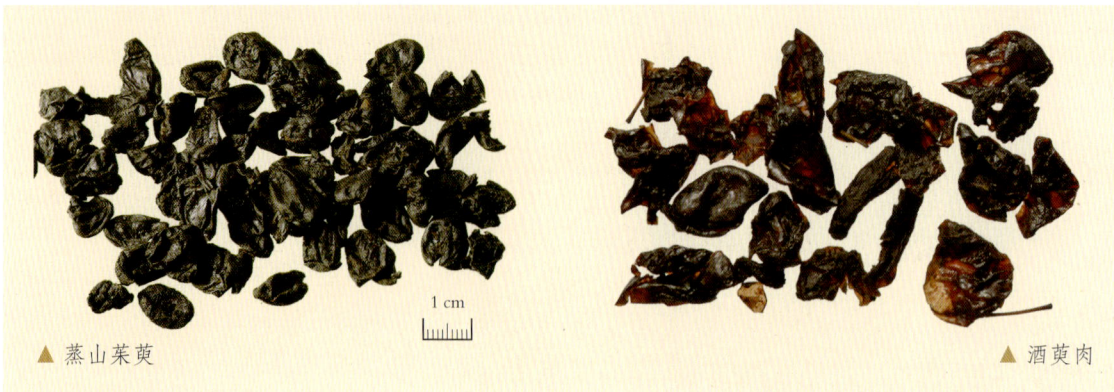

▲ 蒸山茱萸　　　　　　　　　　　　　　　　　　▲ 酒萸肉

非正品

滇刺枣

为鼠李科植物滇刺枣 *Ziziphus mauritiana* Lam. 的干燥果肉。

本品压扁皱缩，多呈不规则片状，长 2~3cm，宽 1~2cm，厚 0.2~0.3cm。外表面棕红色或棕褐色，稍光滑或密被细皱纹；内表面平滑或具疏松的果肉。顶端可见细小的花柱残基，基部有果柄痕。质硬而脆，潮湿时稍柔软，革质状。气微弱而特异，味酸。

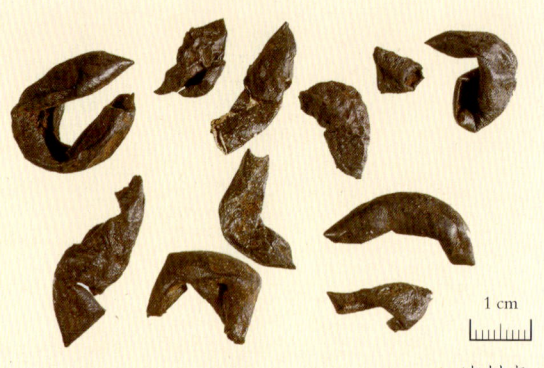

▲ 滇刺枣

雕核樱桃

为蔷薇科植物雕核樱桃 *Prunus pleiocerasus* Koehne in Sarg. 的干燥果皮。

本品呈不规则的片状或囊状，多已压扁皱缩，长 0.8~1.8cm，宽 0.5~1.1cm，厚 0.1~0.4cm。外表面棕红色至暗棕色，内表面稍光滑，基部具果柄痕或长 1.8~2.9cm 的果柄。气香，味酸。

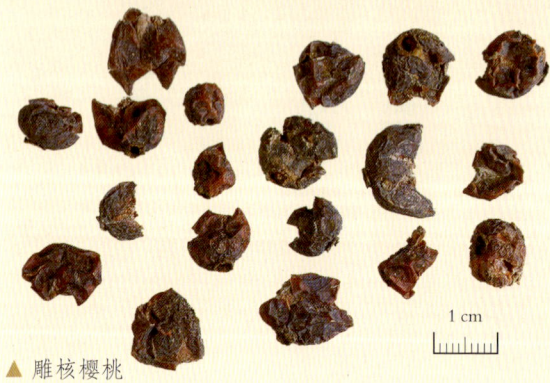

▲ 雕核樱桃

山楂

为蔷薇科植物山楂 *Crataegus pinnatifida* Bge. 的干燥果皮。

本品为山楂外层果皮加工而成，多作为山茱萸的掺伪物。本品呈卷叠不规则的块片状，大小不一。外表面紫红色或暗红色，散布灰白色及淡棕色斑点；内表面淡棕色。气清香，味酸、甜。

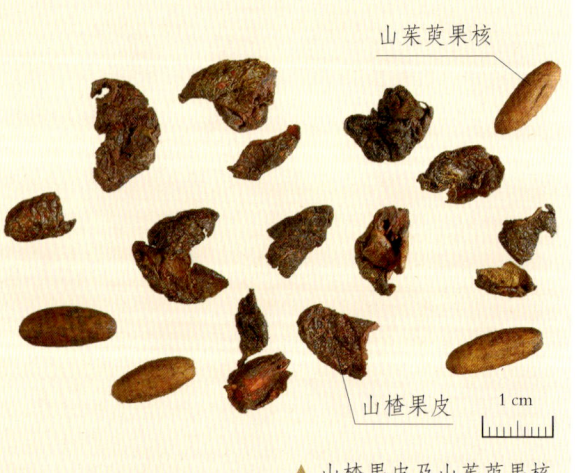

▲ 山楂果皮及山茱萸果核

山荆子

为蔷薇科植物山荆子 *Malus baccata* (L.) Borkh. 的干燥果实。

本品呈圆球形,多已压扁破裂,呈不规则片状,长 0.5~1.5cm,厚 0.2~0.6cm。表面紫红色至紫黑色,皱缩,有光泽。顶端有凹窝状宿萼痕,呈半透明状。偶见橘红色种子,三角状卵形,长约 0.4cm,宽约 0.3cm,表面光滑。气微,味酸涩。

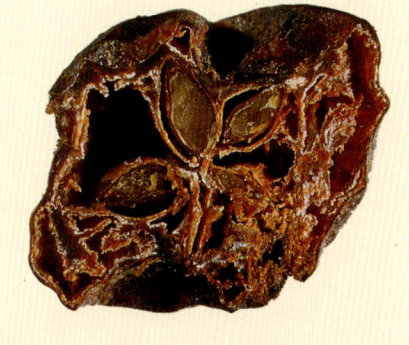

▲ 山荆子果实切面

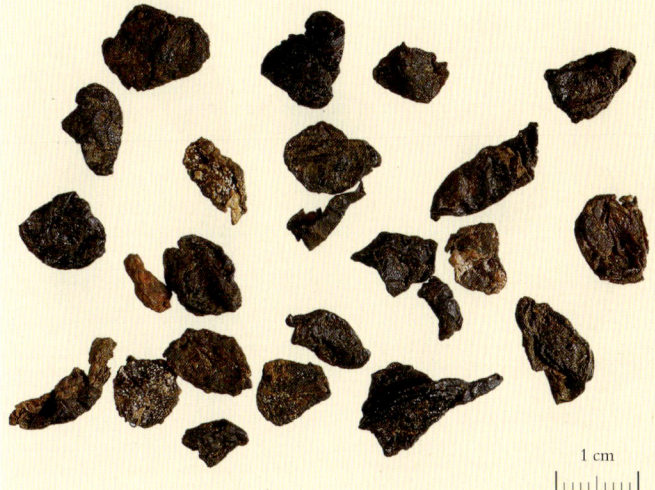

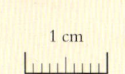

▲ 山荆子

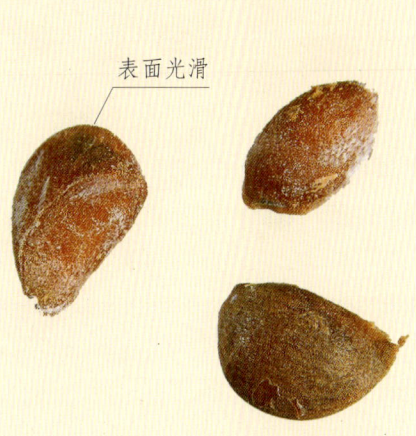

表面光滑

▲ 山荆子种子表面

黄芦木

为小檗科植物黄芦木 *Berberis amurensis* Rupr. 的干燥果实。

本品呈椭圆形,长 0.6~0.9cm,宽 0.4~0.6cm。表面暗红色或红棕色,具皱纹。顶端有圆盘形柱头,基部有果柄痕。果皮内含 2 粒长圆形种子,种子长而扁。

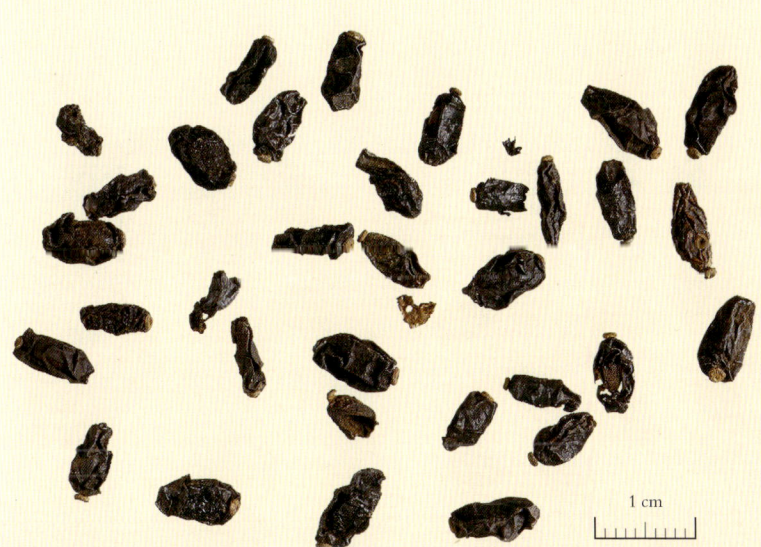

▲ 黄芦木

细叶小檗

为小檗科植物细叶小檗 *Berberis poiretii* Schneid. 的干燥果实。

本品呈椭圆形，长0.5~0.8cm，宽0.3~0.5cm。表面暗红色或红棕色，具皱纹。顶端有圆盘形柱头，基部有果柄痕。果皮内含1枚倒卵形种子，种子一面微凹，另一面隆起。

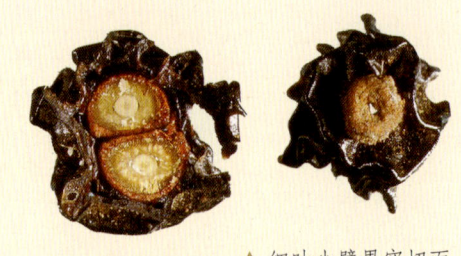

▲ 细叶小檗果实切面

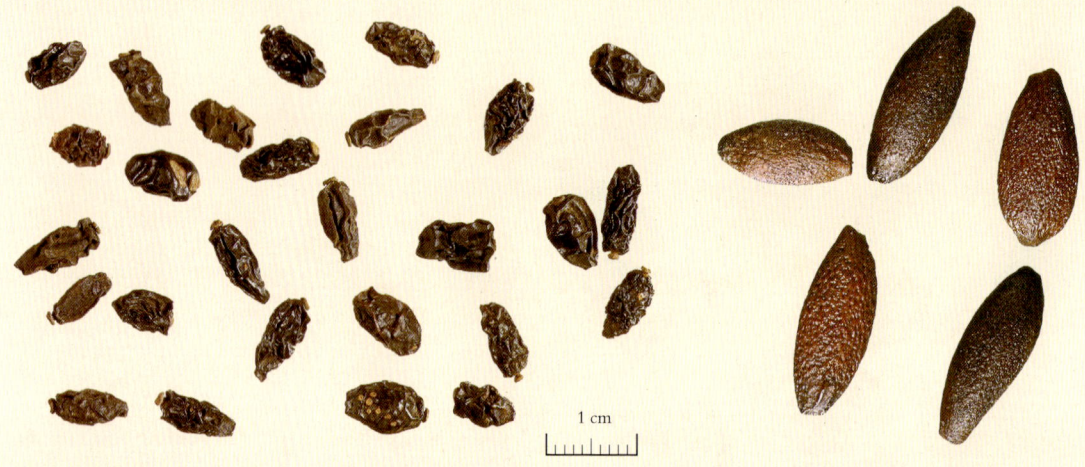

▲ 细叶小檗

▲ 细叶小檗种子表面

陕西荚蒾

为忍冬科植物陕西荚蒾 *Viburnum schensianum* Maxim. 的干燥果实。本品呈不规则片状，厚约0.04cm。表面暗棕褐色或黑紫色，皱缩。有的顶端具花柱残基。质略软，核椭圆形，背侧具2条沟槽，腹面具3条沟槽。气微，味涩。

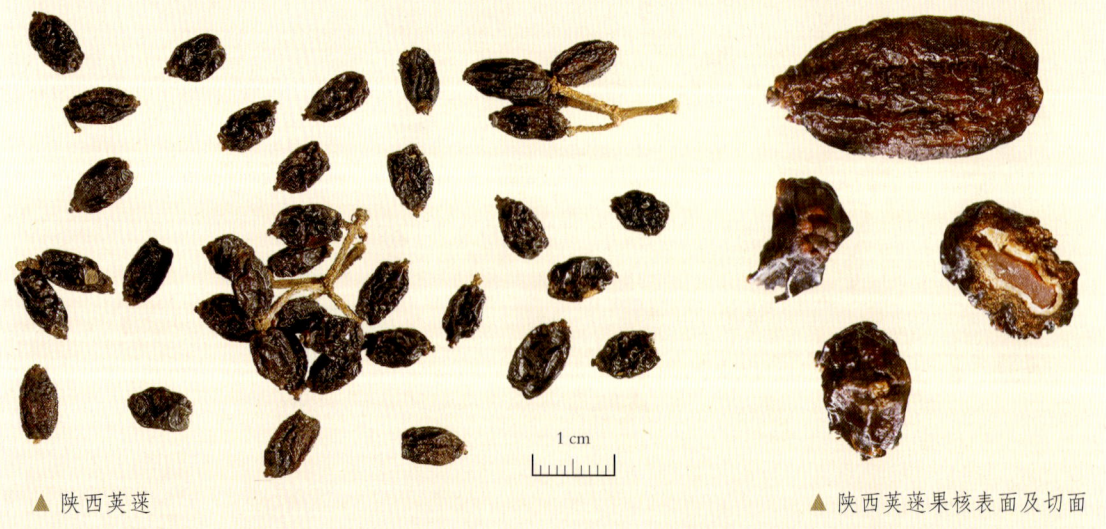

▲ 陕西荚蒾

▲ 陕西荚蒾果核表面及切面

鸡树条

为忍冬科植物鸡树条 *Viburnum opulus* subsp. *calvescens* (Rehder) Sugim. 的干燥果实。
本品呈不规则片状，厚约0.05cm。表面暗红棕色或紫红色，皱缩。有的顶端具花柱残基。质略软，核椭圆形，表面平滑，切面扁圆形，背部稍隆起。气微，味酸、涩。

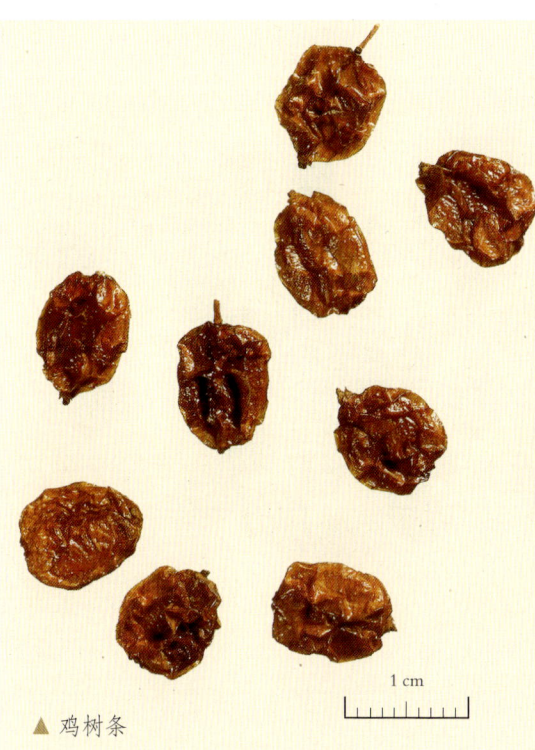

▲ 鸡树条

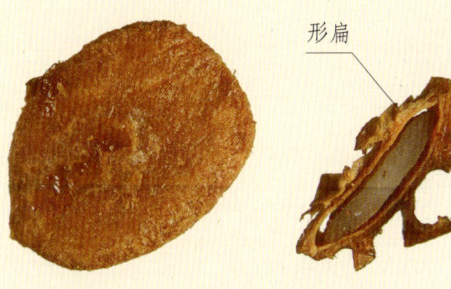

▲ 鸡树条果核表面及切面

形扁

酸枣

为鼠李科植物酸枣 *Ziziphus jujuba* Mill. var. *spinosa* (Bunge) Hu ex H.F. Chou 的干燥成熟果肉。
本品呈不规则的片状或扁筒状，多破裂，皱缩，形状不完整。表面暗红棕色或棕褐色。果肉薄。质脆易碎。气香，味酸。

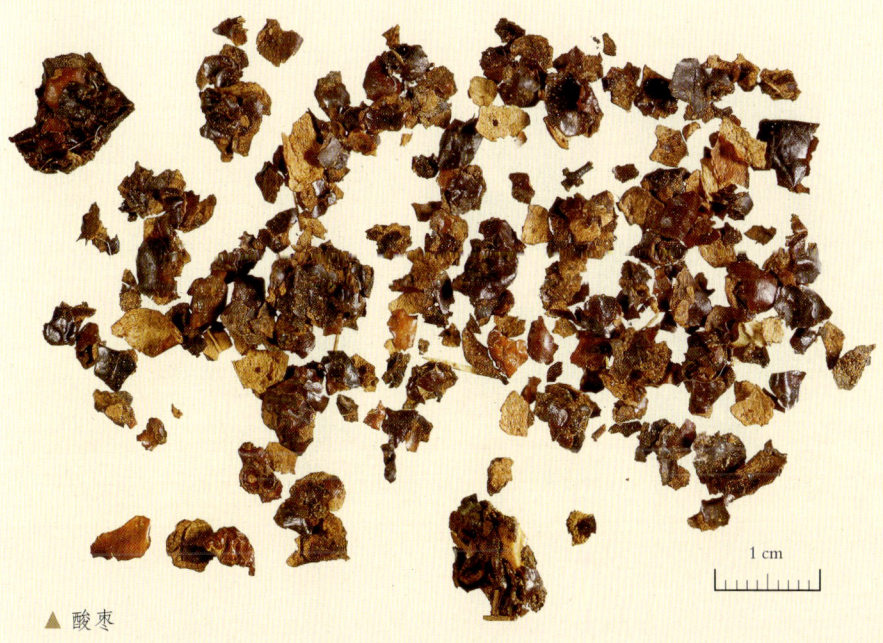

▲ 酸枣

山葡萄

为葡萄科植物山葡萄 *Vitis amurensis* Rupr. 的干燥果实。

本品呈不规则片状或扁球形,直径0.4～0.8cm。外表面棕褐色,皱缩,无光泽;内表面灰褐色,附有少量果肉。种子多已除去,完整果实可见种子2～4粒,呈卵形,基部略呈喙状,背侧有脐状突起,腹面具2条沟槽,棕褐色,略光滑,长约0.4cm,宽约0.5cm。质柔软,不易碎。气微,味酸、微甜。

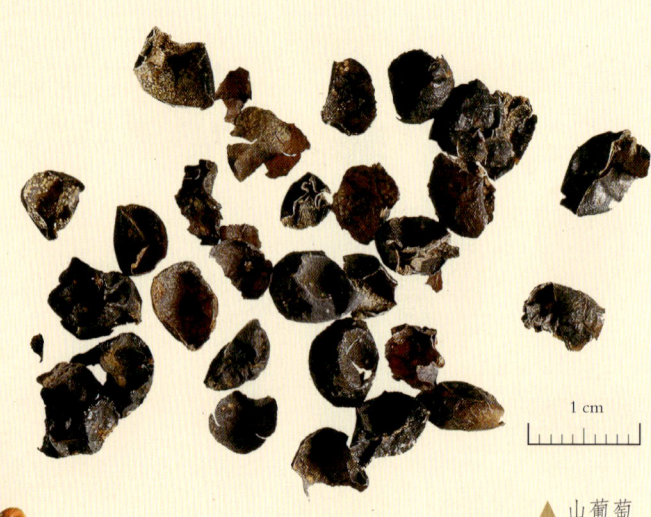

▲ 山葡萄

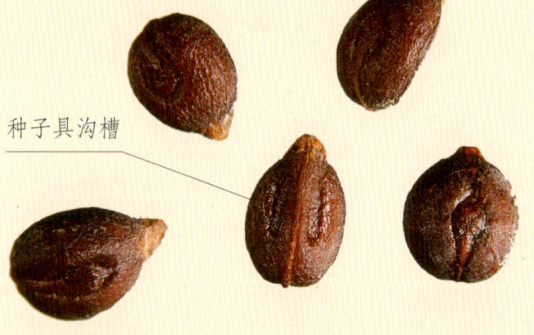

种子具沟槽

▲ 山葡萄种子表面

葡萄

为葡萄科植物葡萄 *Vitis vinifera* L. 的干燥果皮。

本品呈不规则片状或扁球状,长1～2cm,直径约1cm,果皮破裂不完整。外表面红褐色,皱缩,无光泽,有时可见果柄,长0.5～0.7cm;内表面灰褐色,附有少量果肉。种子2～4粒,呈长卵形,基部明显呈喙状,腹面具2条沟槽,棕红色,光滑,长约0.6cm,宽约0.5cm。质柔软,不易碎。气微,味酸、微甜。

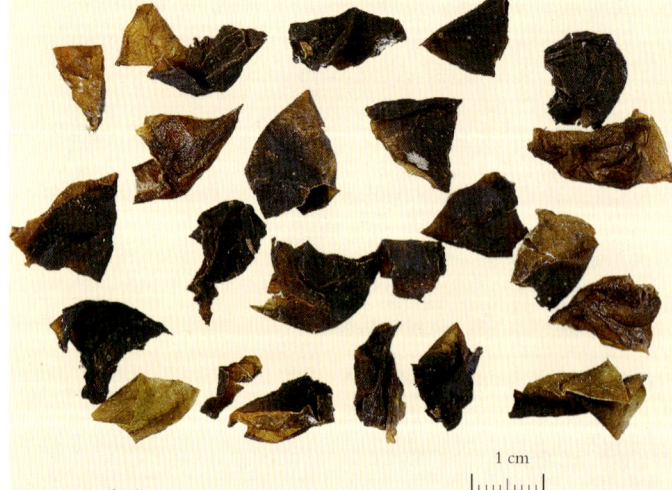

▲ 葡萄

喙突明显

▲ 葡萄种子表面

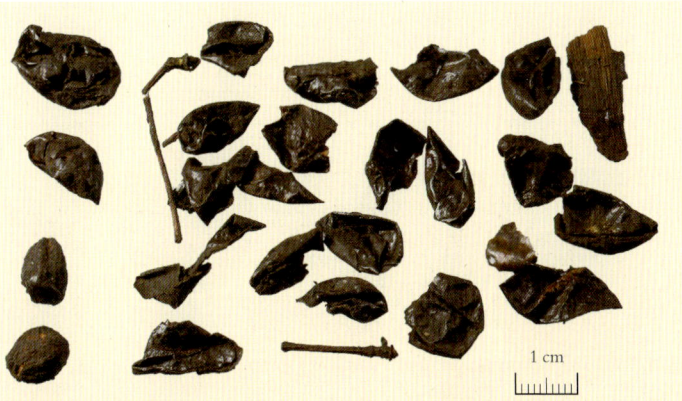

苦楝子

为楝科植物楝 *Melia azedarach* L. 的干燥果皮或未成熟果实。
本品未成熟的果实与苦楝子类似，但个小。果皮多呈灰黑色。其他性状可参考本册苦楝子项下。

▲ 苦楝子

伪制品

掺矾山茱萸

为山茱萸科植物山茱萸 *Cornus officinalis* Sieb.et Zucc. 干燥成熟果肉中掺入果核、白矾染色而成。
本品与正品性状类似，唯表面明显有白霜状物。气微，味涩。

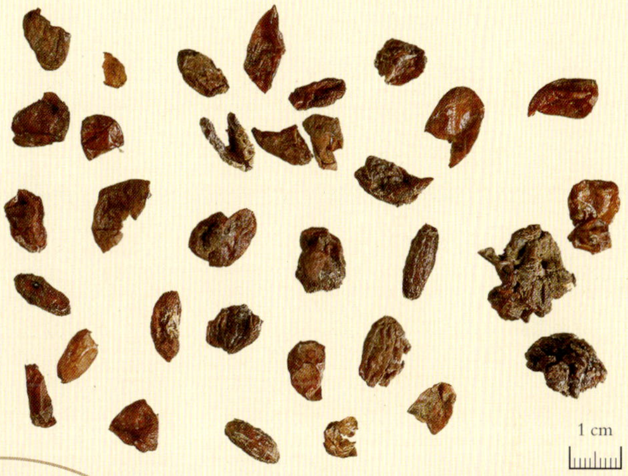

▶ 混有果核的酒萸肉局部放大

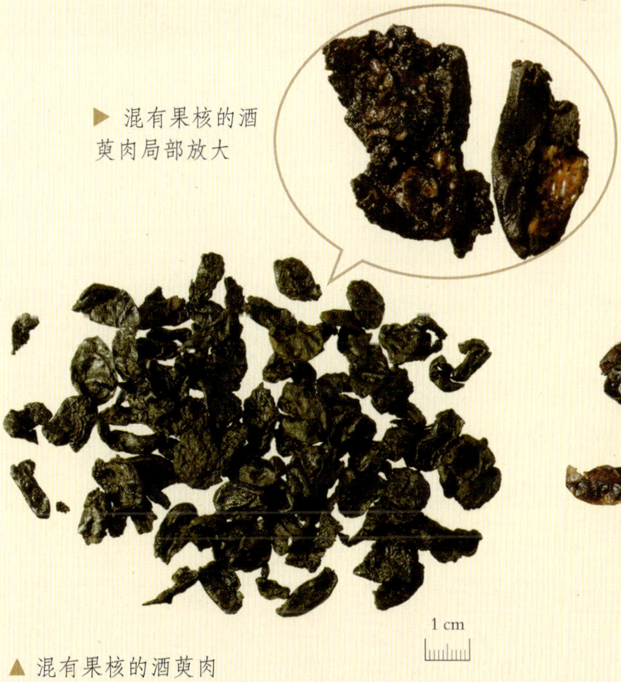

▲ 掺入白矾的山茱萸

▲ 混有果核的酒萸肉

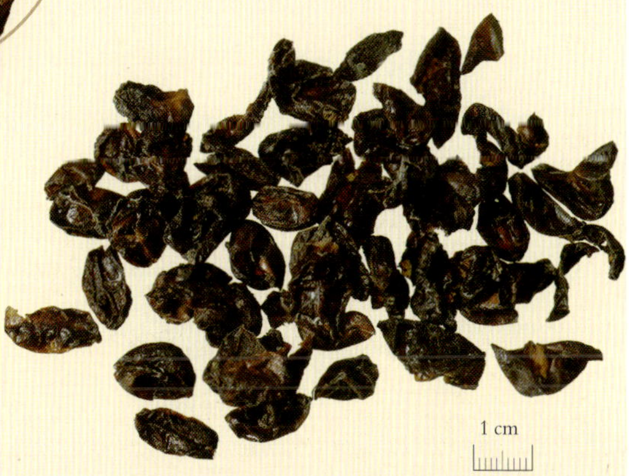

▲ 染色伪制的山茱萸

山茱萸 | 21

山楂 /Shanzha

正 品

山楂（药典品种）

药材为蔷薇科植物山里红 *Crataegus pinnatifida* Bge. var. *major* N. E. Br. 或山楂 *Crataegus pinnatifida* Bge. 的干燥成熟果实。

本品为圆片形，皱缩不平，直径1~2.5cm，厚0.2~0.4cm。外皮红色，具皱纹，有灰白色小斑点。果肉深黄色至浅棕色。中部横切片具3~5粒浅黄色果核，但核多脱落而中空。有的横切片上可见短而细的果梗或花萼残迹。气微清香，味酸、微甜。

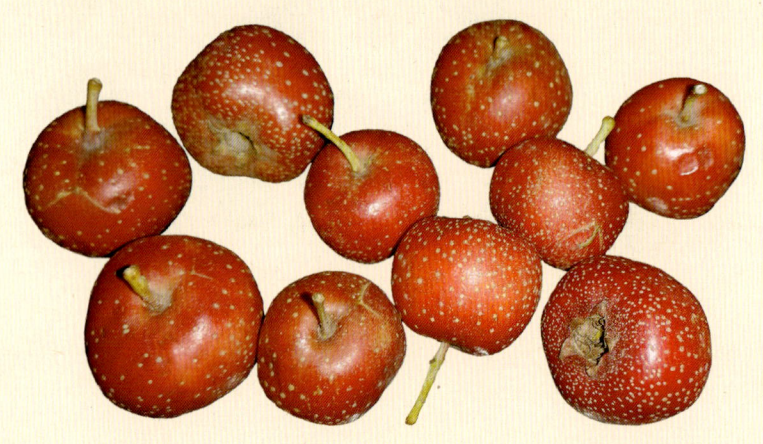

▲ 山里红

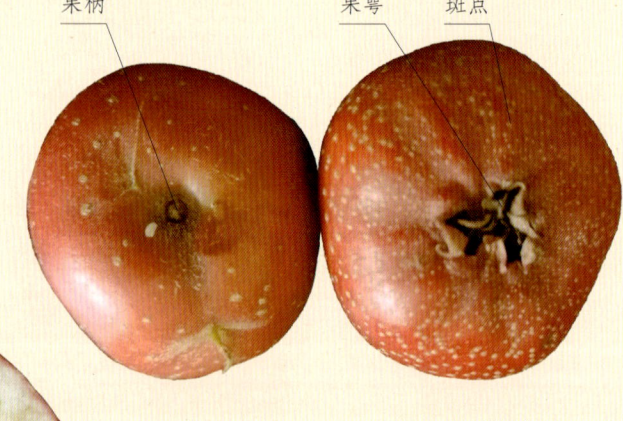

▲ 山里红表面

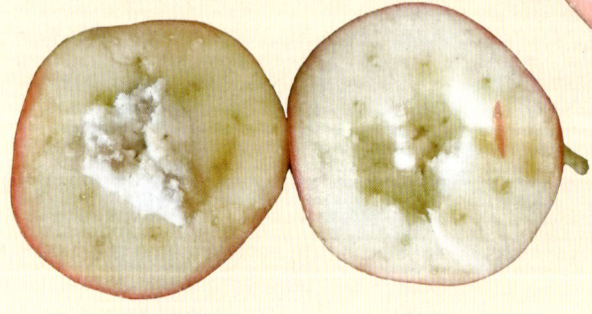

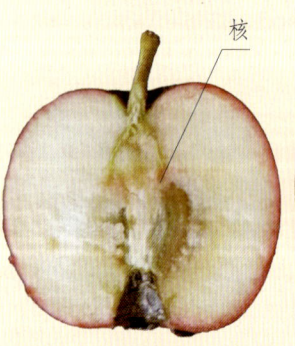

▲ 山里红横、纵切面

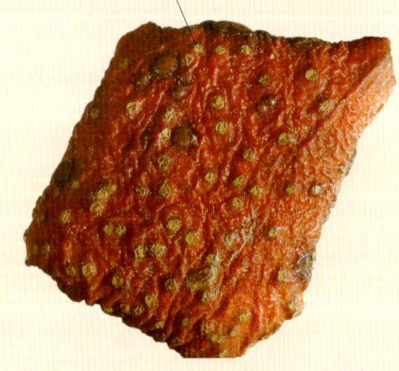

▲ 山里红果皮

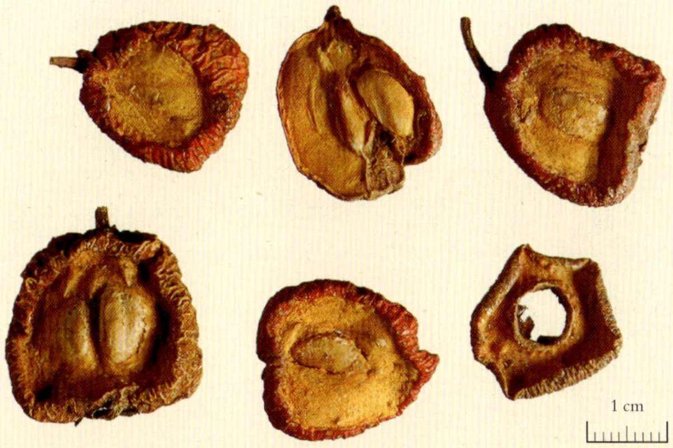

▲ 山楂饮片（山里红） 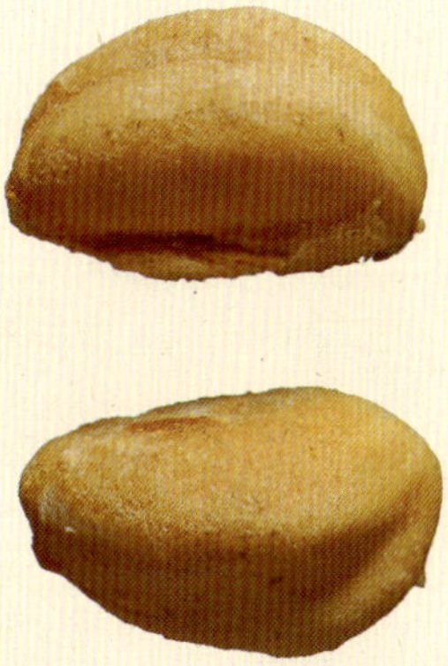　　　　　　　　　　　　　　▲ 山里红果核表面

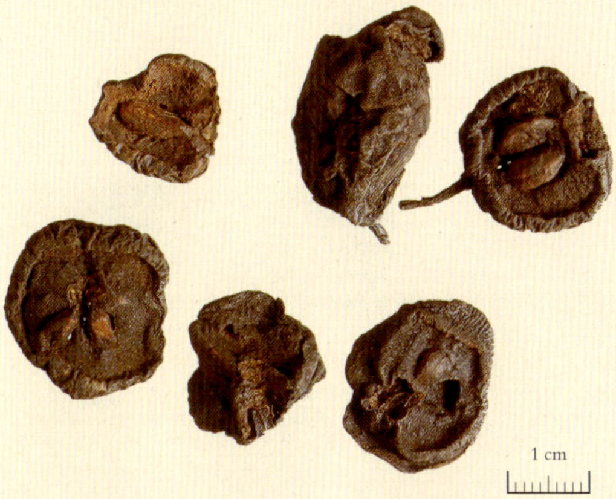

▲ 焦山楂 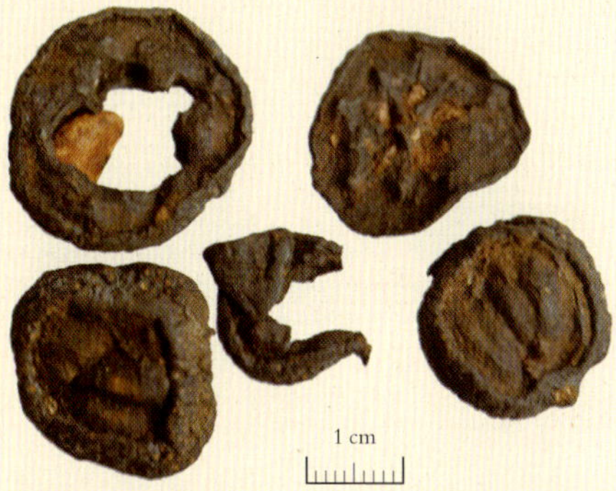　　　　　　　　　　　　　　　　　　　▲ 山楂炭

南山楂（部颁品种）

药材为蔷薇科植物野山楂 *Crataegus cuneata* Sieb. et Zucc. 的干燥果实。

本品较小，呈类球形，直径0.8～1.4cm，有的压成饼状。表面棕色至棕红色，具细密皱纹，顶端凹陷，有花萼残迹，基部有果梗或果梗已脱落。质硬，果肉薄。气微，味酸涩。

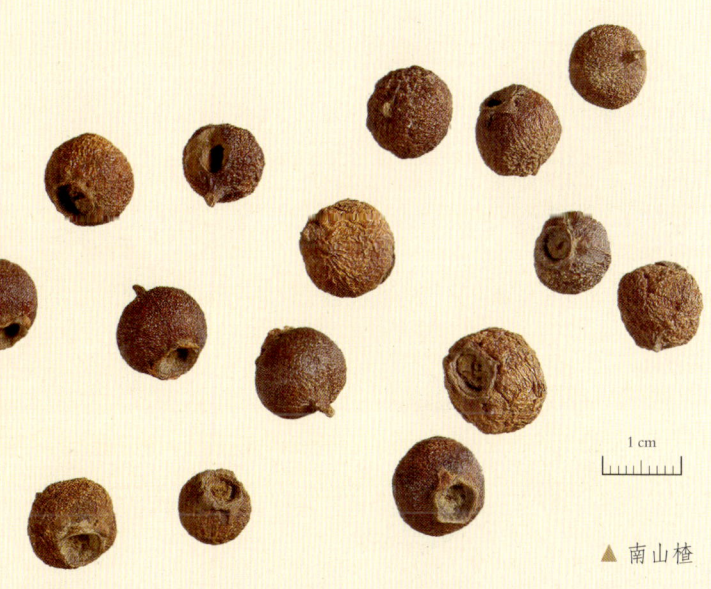

▲ 南山楂

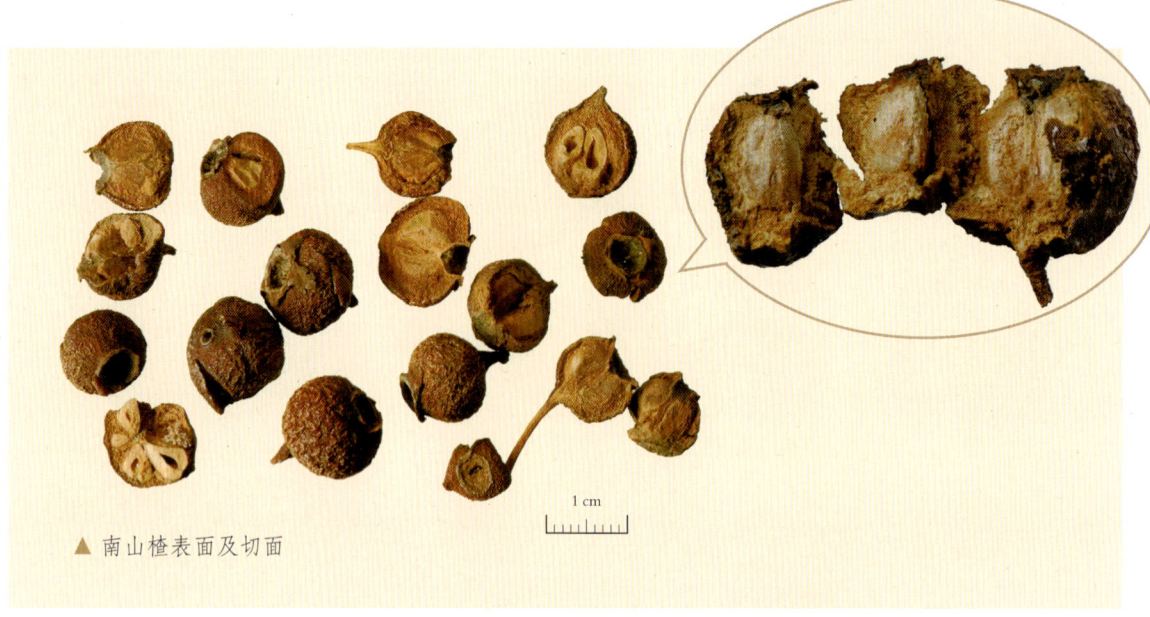

▲ 南山楂表面及切面

非正品

湖北山楂

为蔷薇科植物湖北山楂 *Crataegus hupehensis* Sarg. 的干燥果实。

本品较粗大，呈类球形。直径约2cm。表面深红色，具显著小疣点。果核5粒。

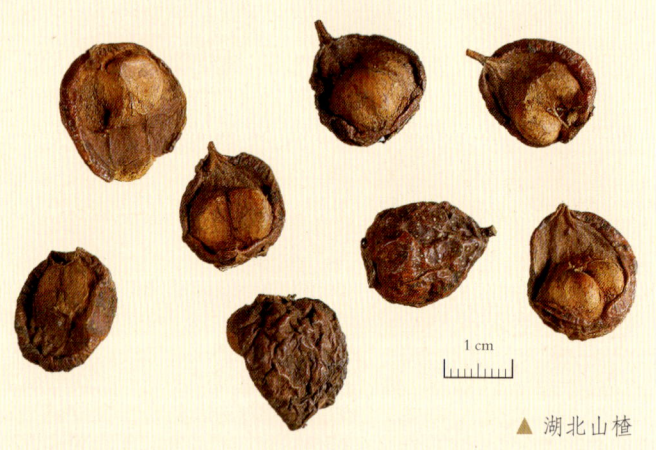

▲ 湖北山楂

多依

为蔷薇科植物印度多依 *Docynia indica* (Wall.) Decne. 或云南多依 *Docynia delavayi* (Franch.) Schneid. 的干燥果实。

本品多纵切片，呈类圆形。外表面红棕色或紫红色，具细皱纹，直径2～3cm。中央具多棱角。种子长约0.5cm，宽0.2～0.35cm。味微酸、甜而涩。

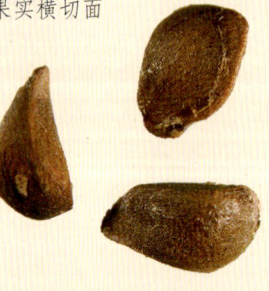

▲ 印度多依果实横切面

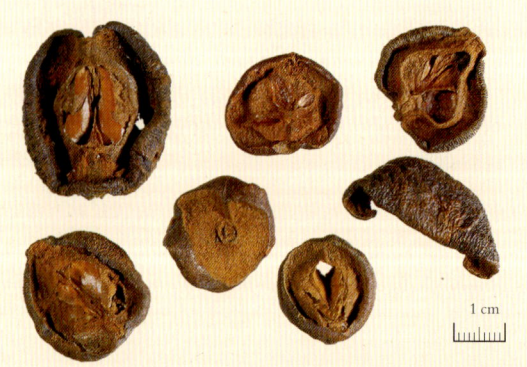

▲ 印度多依种子表面　　　　　　　　　　　　▲ 印度多依

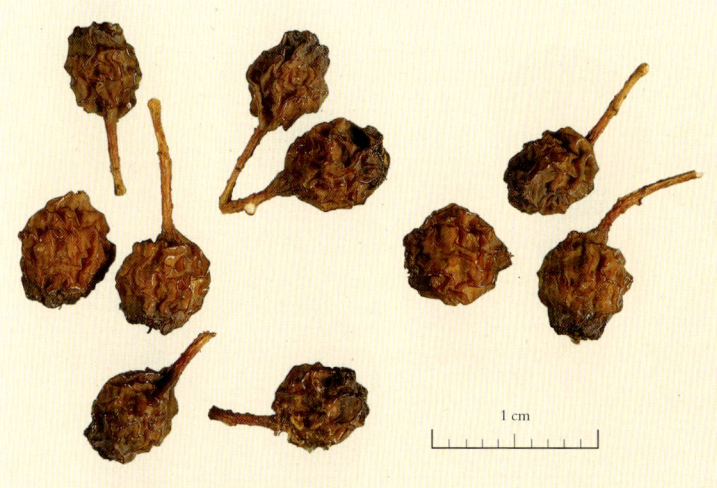

花楸

为蔷薇科植物花楸树 *Sorbus pohuashanensis* (Hance) Hedl. 的干燥果实。

本品为梨果，近似球形，长 0.6～0.8cm。表面橙色或红色，具皱纹。顶端有残存花被，中部横切片具有浅黄色果核数枚。气微，味酸、苦。

▲ 花楸

云南山楂

为蔷薇科植物云南山楂 *Crataegus scabrifolia* (Franch.) Rehd. 的干燥果实。

本品多纵剖成两瓣，果肉薄。表面暗红色至红棕色，斑点较大。直径 1.5～2cm，每瓣具种子2～3粒。种子较圆，背部沟槽浅短或近无，长0.7～0.9cm，宽0.5～0.8cm。气微，味酸、甜、微涩。

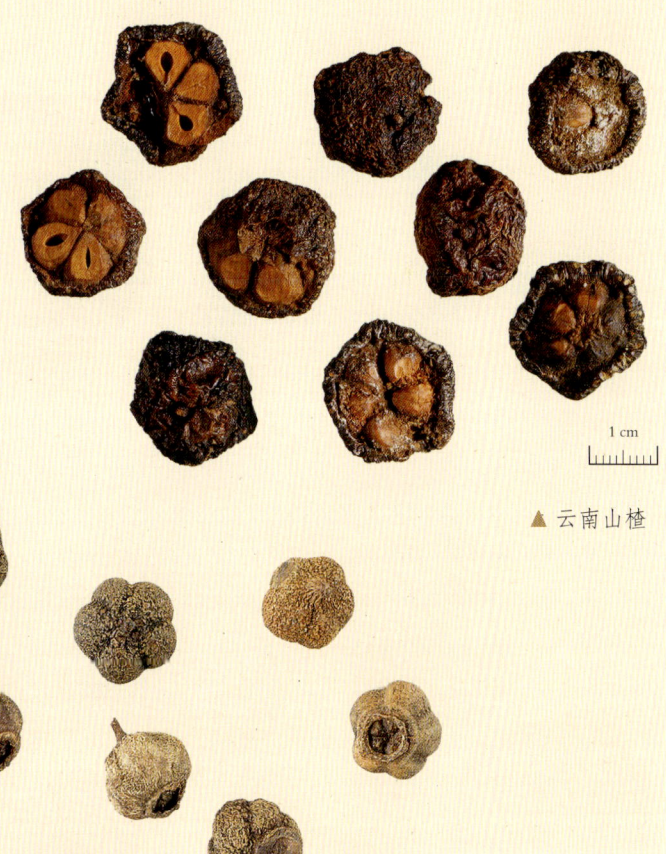

▲ 云南山楂

▲ 云南山楂（未成熟果实）

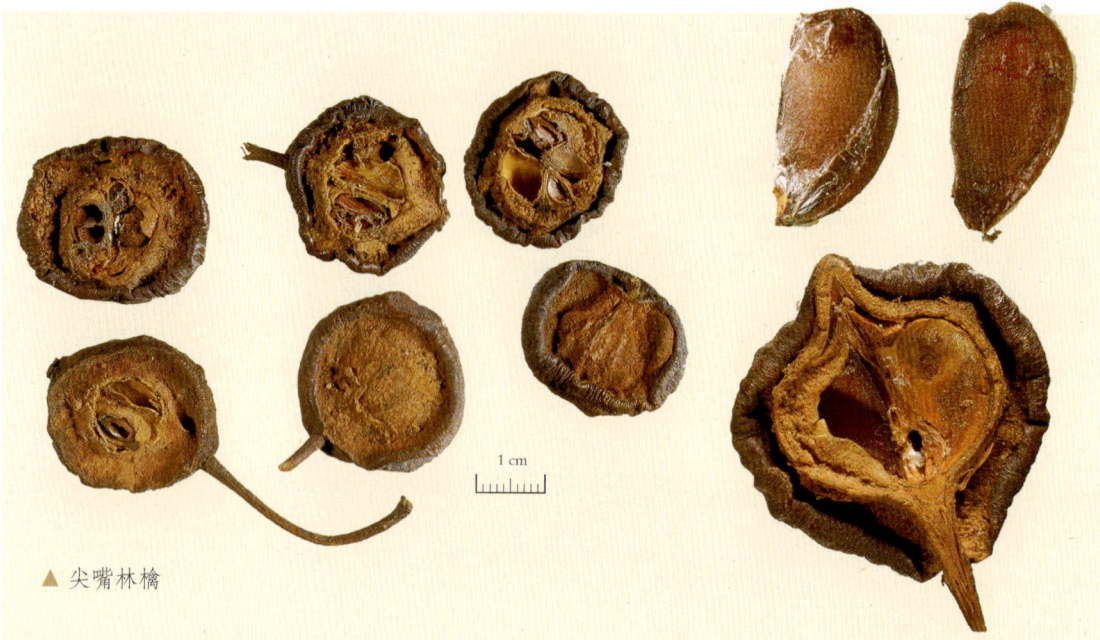

▲ 尖嘴林檎

▲ 尖嘴林檎果实纵切面

林檎

为蔷薇科植物尖嘴林檎 *Malus melliana* (Hand.-Mazz.) Rehd. 或台湾林檎 *Malus doumeri* (Bois) Chev 的干燥果实。

本品呈圆片形，直径1～2.5cm。外表面棕红色或棕褐色，无斑点。果实顶端隆起，宿存萼长筒状；果心分离，果皮薄。种子扁卵圆形，每室2粒，长0.8～1cm，宽0.5～0.7cm。气微，味酸。

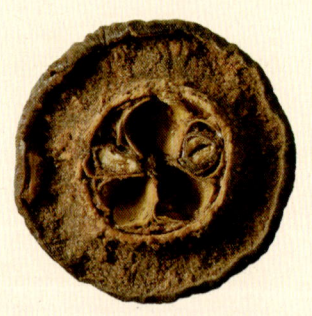
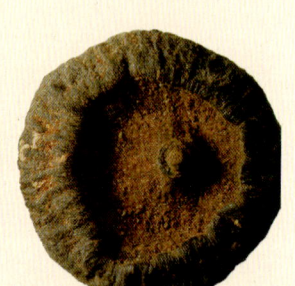

▲ 尖嘴林檎果实横切面

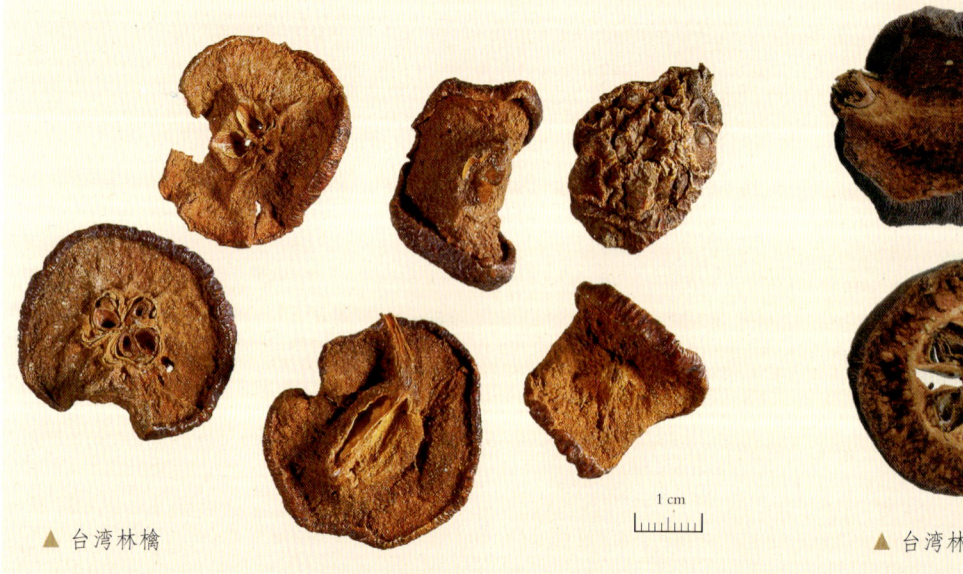

▲ 台湾林檎

▲ 台湾林檎果实切面

楸子

为蔷薇科植物楸子 *Malus prunifolia* (Willd.) Borkh. 的干燥果实。

本品呈卵形,直径2～2.5cm。外果皮红色,无灰白斑点,果顶部有宿存花萼,略突出,萼片两面被毛,萼筒外边被毛。果肉黄白色,横切面可见2～5室,每室含种子1～2粒。种子扁卵圆形,浅紫红色至红紫色。味甘、微酸。

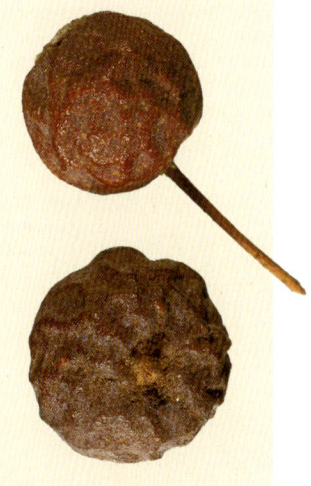

▲ 楸子果实表面

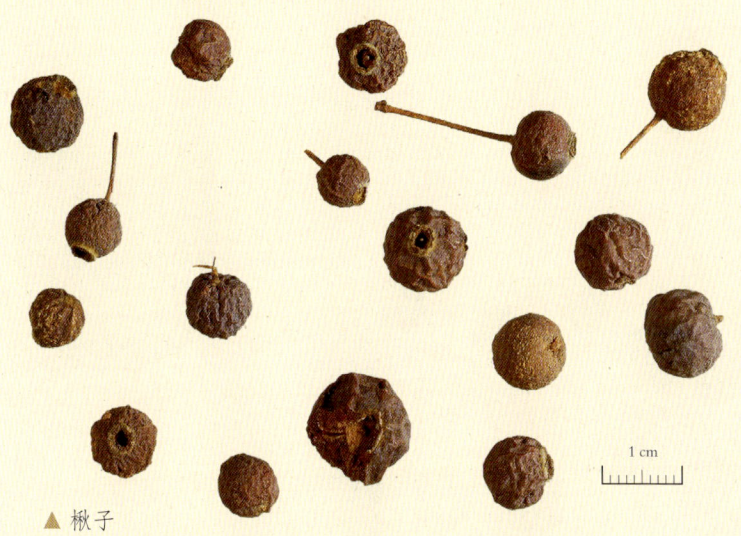

▲ 楸子

棠梨

为蔷薇科植物豆梨 *Pyrus calleryana* Dcne. 的干燥果实。

本品呈类球形,直径0.8～1.4cm。表面红棕色,有的皱缩,略具光泽,有众多浅色小斑点。萼片脱落。果梗棕红色,长1.5～4cm。中部横切面可见2～3室,每室有种子2粒。种子长卵形,棕红色,长约0.4cm,直径约0.2cm,种仁淡黄白色。气微,味涩、微酸,嚼之有颗粒感。

果柄长

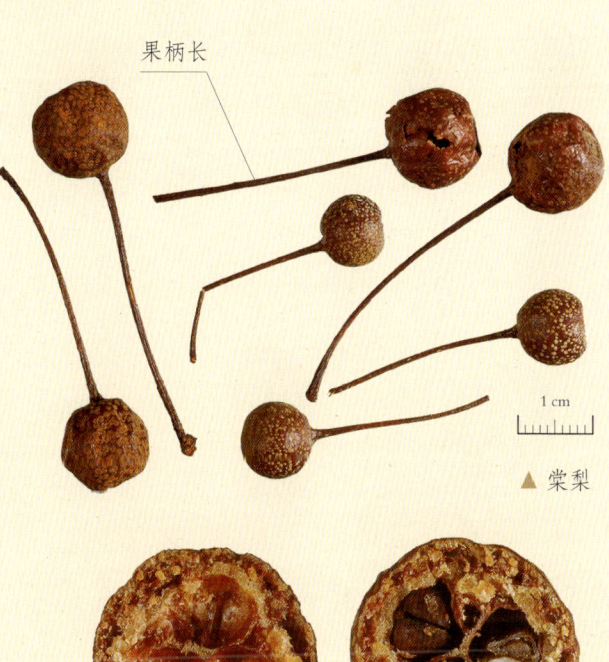

▲ 棠梨

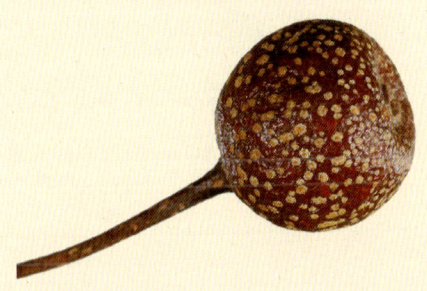

▲ 棠梨果实表面 ▲ 棠梨横切面

千　金　子 /Qianjinzi

正 品

千金子（药典品种）

药材为大戟科植物续随子 *Euphorbia lathyris* L. 的干燥成熟种子。
本品呈椭圆形或倒卵形，长约0.5cm，直径约0.4cm。表面灰棕色或灰褐色，略粗糙，具不规则网状皱纹，网孔凹陷处灰黑色。一侧有纵沟状种脊，顶端为突起的合点，下端为线形种脐，基部有类白色突起的种阜或具脱落后的疤痕。种皮薄而脆，种仁白色或黄白色，富油质。气微，味辛。

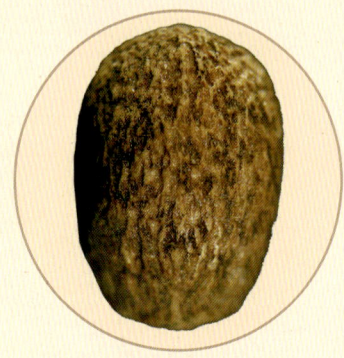

▲ 千金子表面放大

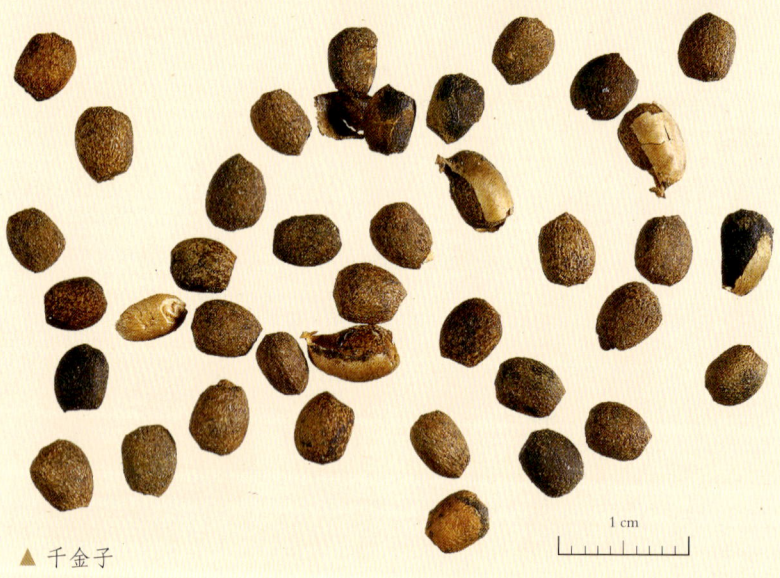

▲ 千金子

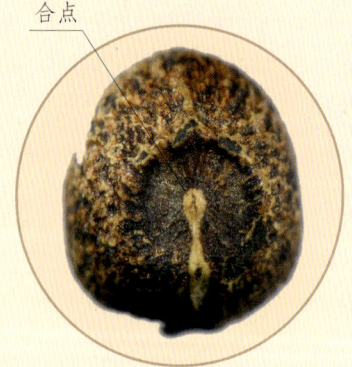

▲ 千金子种脐放大

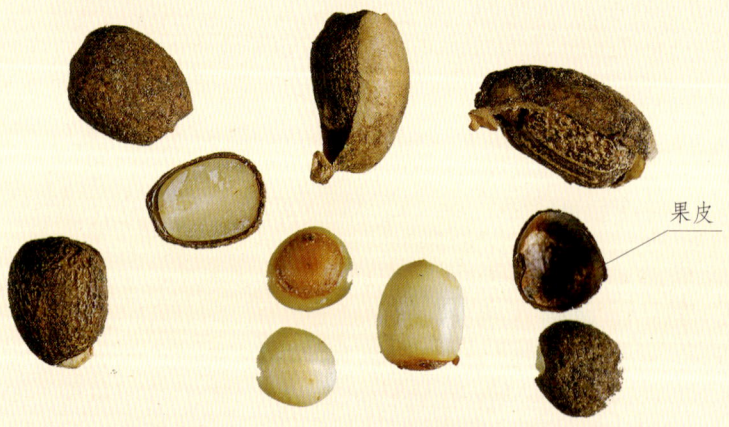

▲ 千金子剖面及果皮

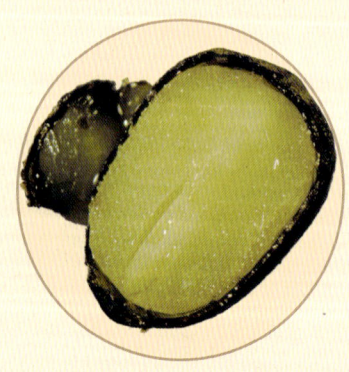

▲ 千金子纵切面放大

川 楝 子 /Chuanlianzi

正 品

川楝子（药典品种）

药材为楝科植物川楝 *Melia toosendan* Sieb. et Zucc. 的干燥成熟果实。

本品呈类球形，直径2~3.2cm。表面金黄色至棕黄色，稍有光泽，少数凹陷或皱缩，具深棕色小点。顶端有花柱残痕，基部凹陷，有果梗痕。外果皮革质，常与果肉间成空隙，果肉松软，淡黄色，遇水润湿显黏性。果核球形或卵圆形，质坚硬，两端平截，有6~8条纵棱（偶见5条），内分6~8室，每室含黑棕色长圆形的种子1粒。气特异，味酸、苦。

注： 部分地区将楝科植物楝树 *Melia azedarach* L. 的干燥果实或豆科植物厚果鸡血藤 *Millettia pachycarpa* Benth. 的干燥种子误用为川楝子，其性状特征详见苦楝子项下。

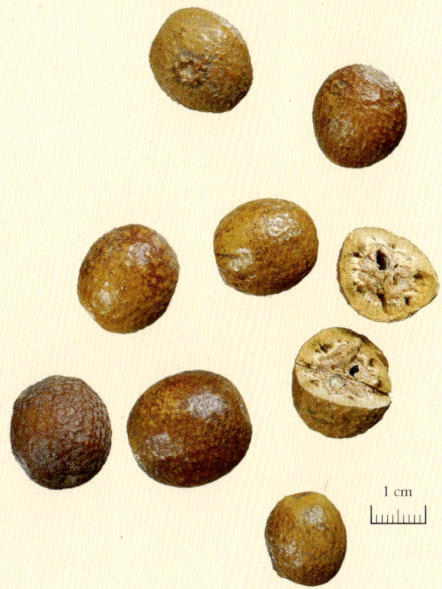

▲ 川楝子

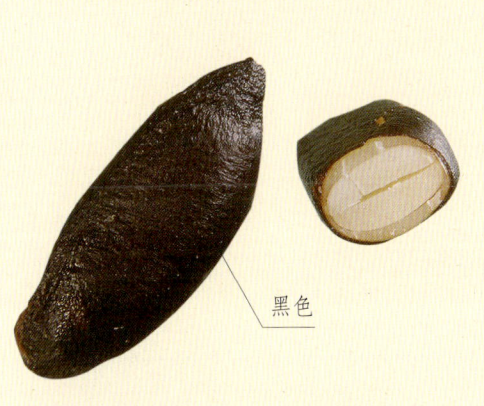

▲ 川楝子种子表面及横切面

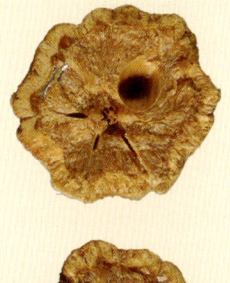

▲ 川楝子果核横切面

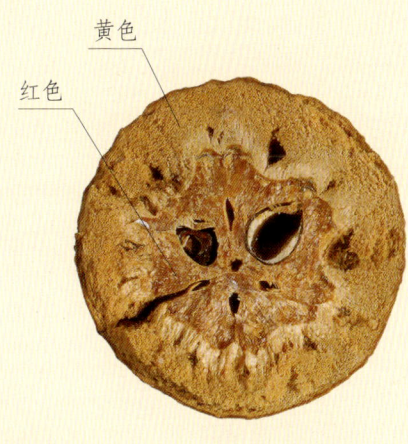

▲ 川楝子横切面

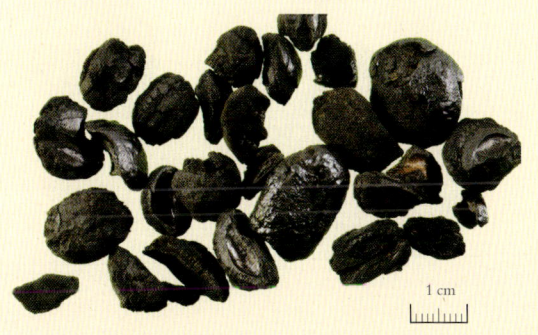

▲ 川楝子炭

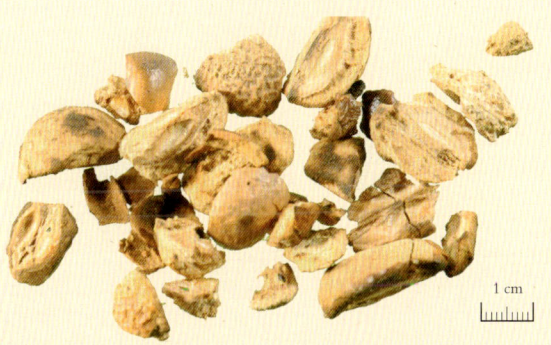

▲ 炒川楝子

广 枣 /Guangzao

正 品

广枣（药典品种）

药材为漆树科植物南酸枣 *Choerospondias axillaris* (Roxb.) Burtt et Hill 的干燥成熟果实。

本品呈椭圆形或近卵形，长 2～3cm，直径 1.4～2cm。表面黑褐色或棕褐色，稍有光泽，具不规则的皱褶，基部有果梗痕。果肉薄，棕褐色，质硬而脆。核近卵形，黄棕色，顶端有 5 个（偶有 4 个或 6 个）明显的小孔，每孔内含种子 1 粒。气微，味酸。

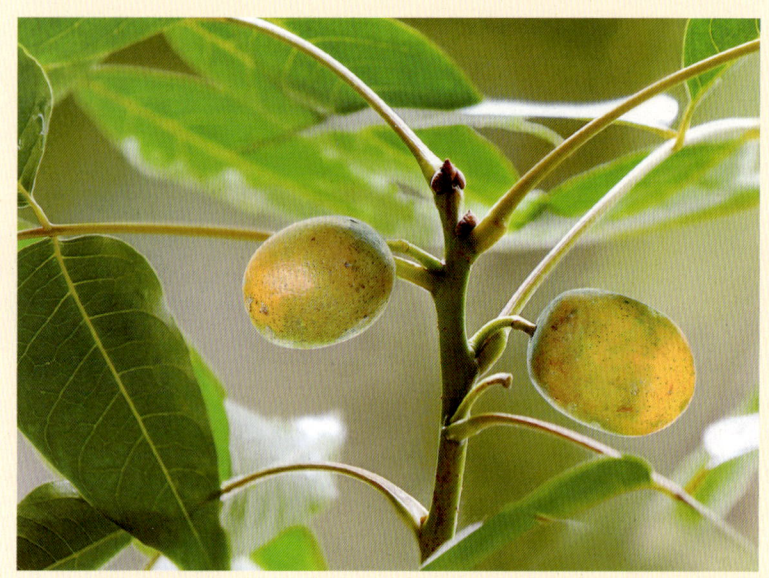

▲ 南酸枣

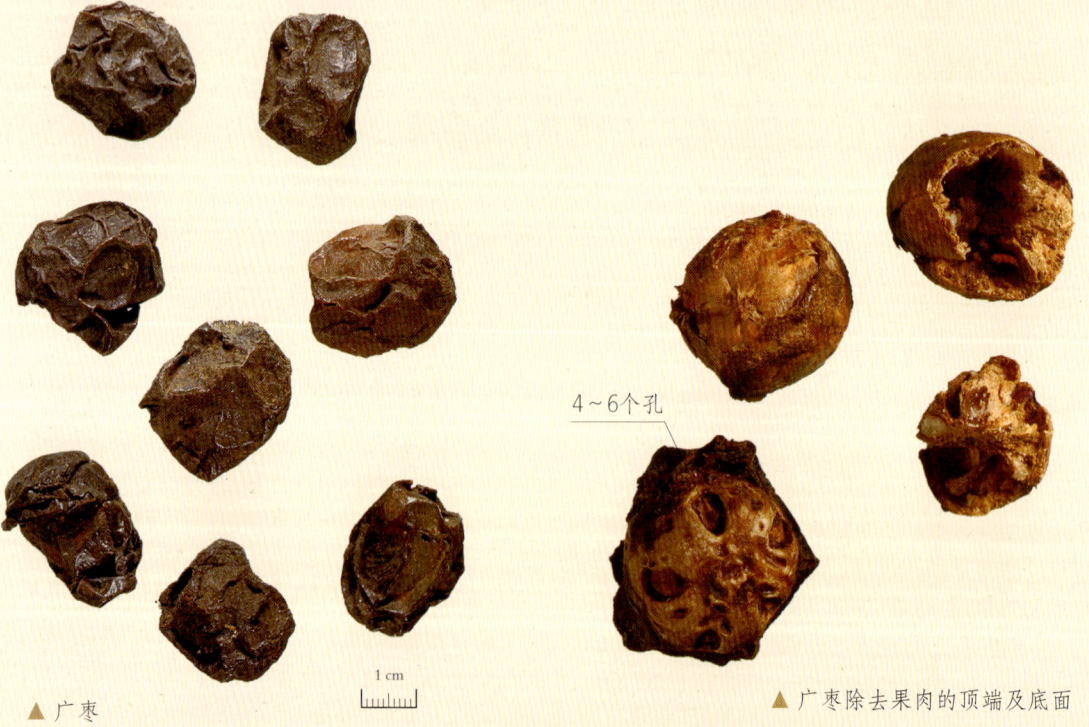

4～6个孔

1 cm

▲ 广枣　　　　　　　　　　　　　　　　▲ 广枣除去果肉的顶端及底面

女 贞 子 /Nüzhenzi

正 品

女贞子（药典品种）

药材为木犀科植物女贞 *Ligustrum lucidum* Ait. 的干燥成熟果实。本品呈卵形、椭圆形或肾形，长0.6~0.8cm，直径0.3~0.5cm。表面黑紫色或灰黑色，皱缩不平，基部有果梗痕或具宿存萼及短梗。体轻。外果皮薄，中果皮较松软，外、中果皮易剥离。内果皮木质，黄棕色，具纵棱，破开后种子通常为1粒，偶有2粒，肾形，紫黑色，油性。气微，味甘、微苦涩。

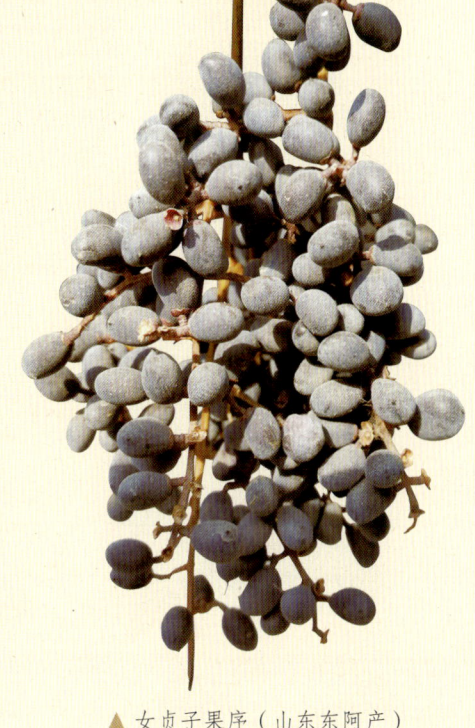

▲ 女贞子果序（山东东阿产）

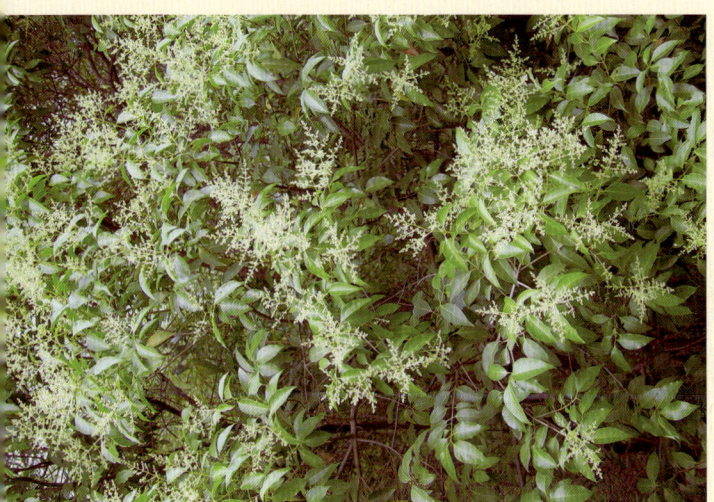

▲ 女贞子花序

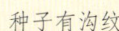
种子有沟纹

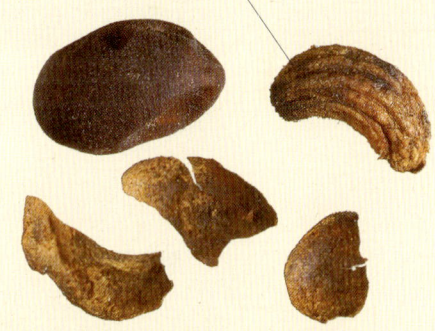

▲ 女贞子表面及剖面

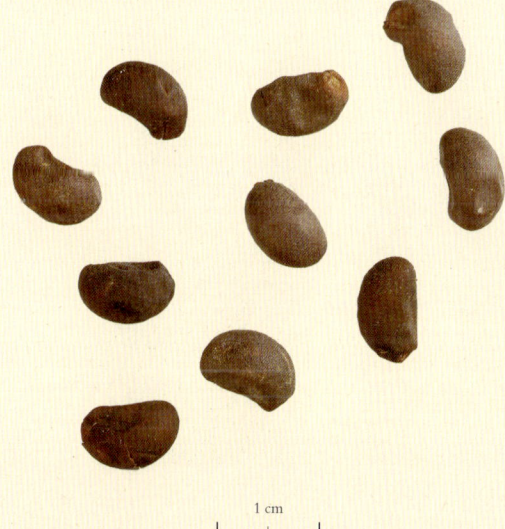

1 cm

▲ 女贞子

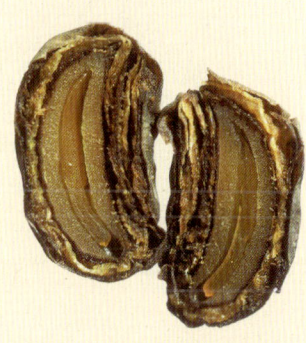

▲ 女贞子横切面　　▲ 女贞子纵切面

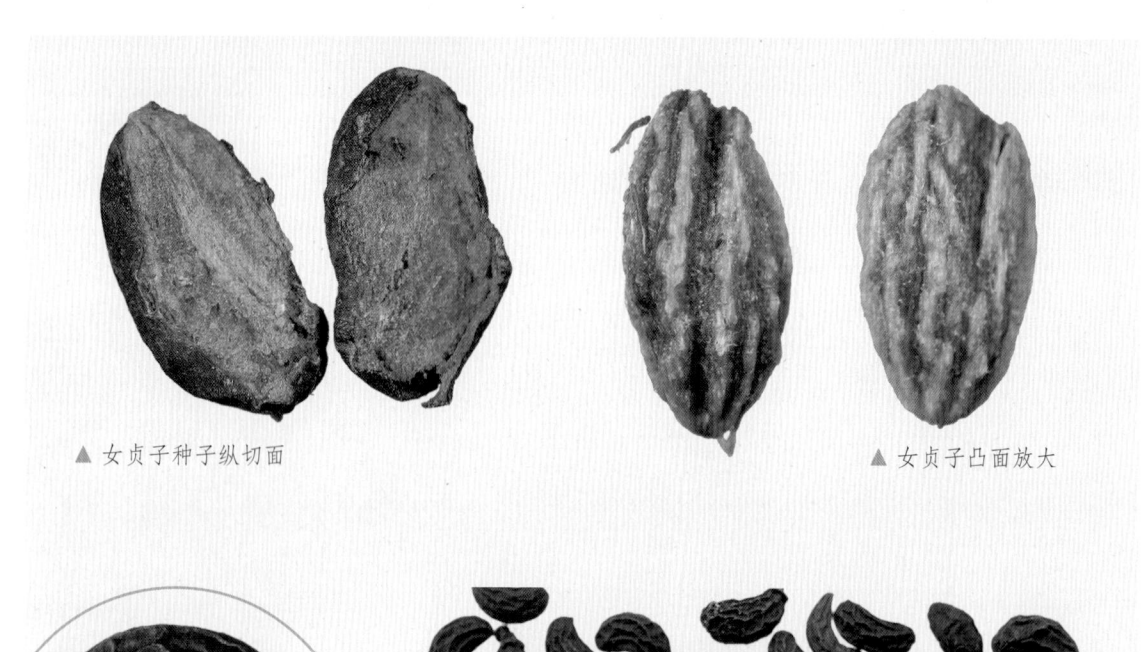

▲ 女贞子种子纵切面　　　　　　　　　▲ 女贞子凸面放大

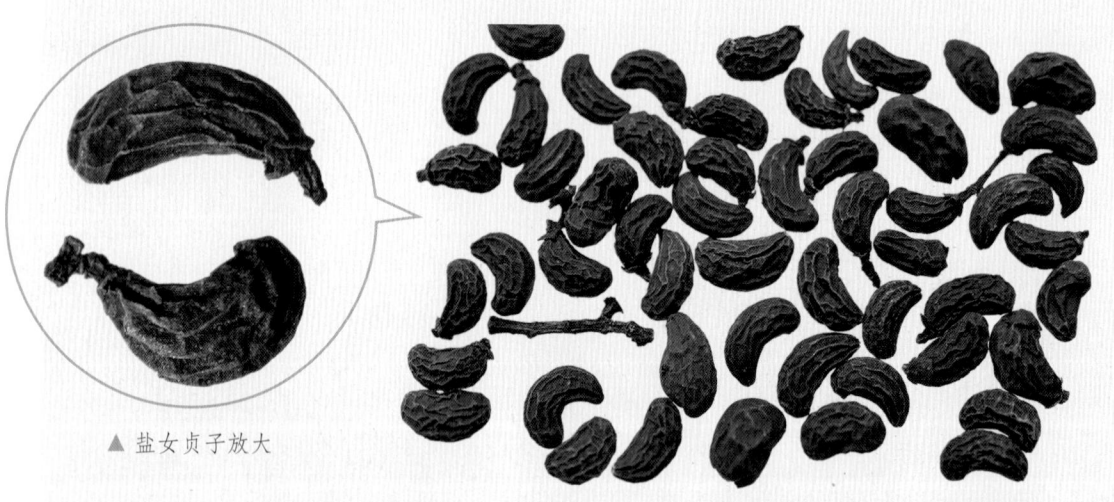

▲ 盐女贞子放大　　　　　　　　　　　▲ 盐女贞子

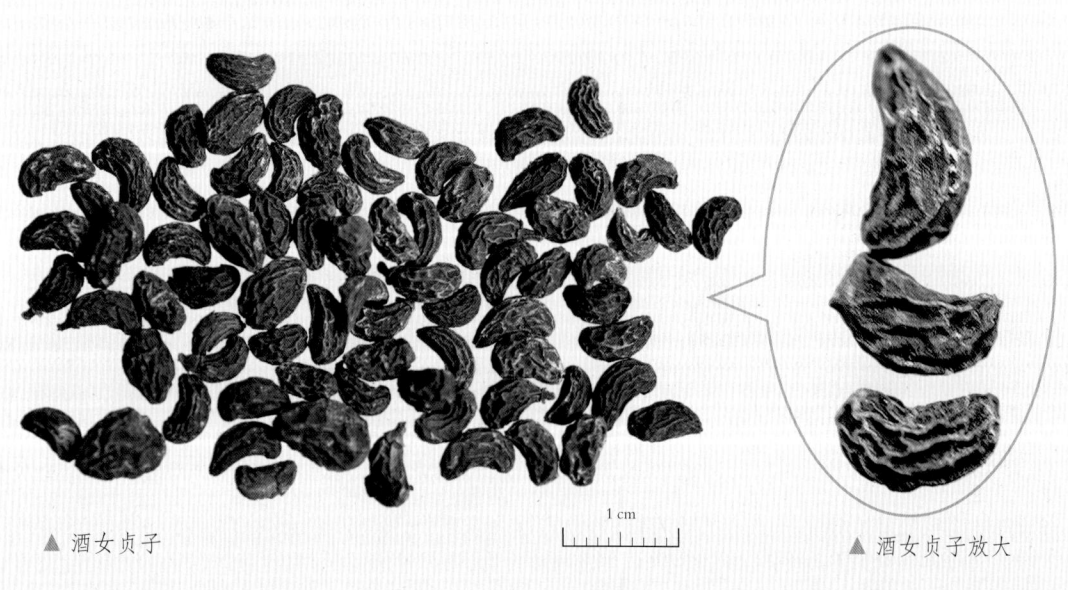

▲ 酒女贞子　　　1 cm　　　▲ 酒女贞子放大

非正品

小蜡

为木犀科植物小蜡 *Ligustrum sinense* Lour. 的干燥果实。
本品呈类球形，长0.4～0.7cm，直径0.4～0.5cm。表面黑紫色或灰黑色，皱缩，基部具宿存萼，其下有果梗痕或短梗。体轻。外果皮薄；中果皮较松软，易剥离；内果皮木质，棕褐色，破开后种子通常为2粒，偶为1粒，椭圆形，油性。气微，味甘、微苦涩。

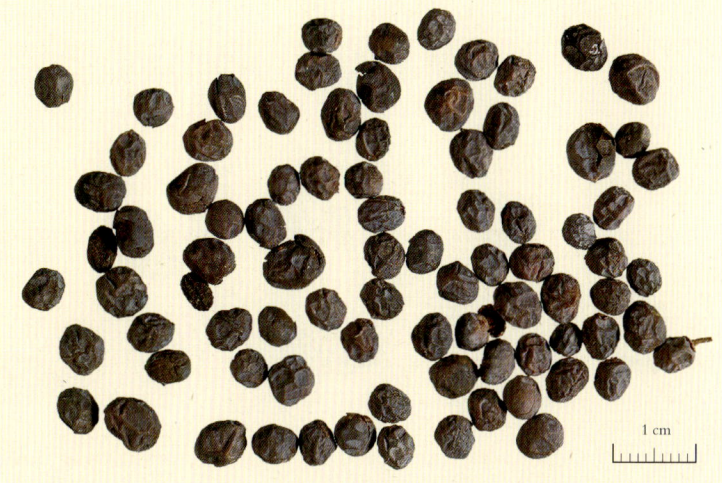

▲ 小蜡

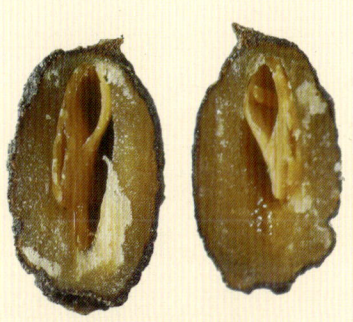

▲ 小蜡种子纵剖面放大

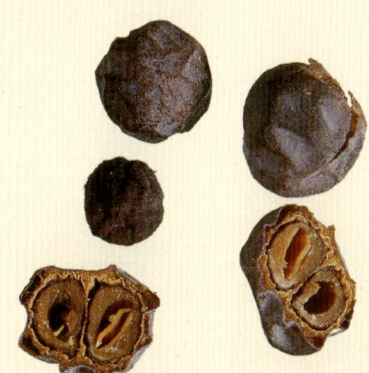

▲ 小蜡表面及剖面

蒙古荚蒾

为忍冬科植物蒙古荚蒾 *Viburnum mongolicum* (Pall.) Rehd 的干燥果实。
本品呈卵圆形，长0.6～0.8cm，宽0.5～0.7cm。表面棕色，皱缩。有的顶端具花柱残基，基部有果梗，长约0.1cm。果皮不易剥离。气微，味淡。

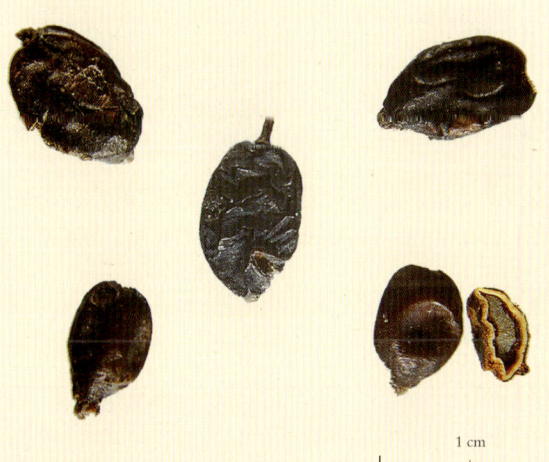

▲ 蒙古荚蒾

陕西荚蒾

为忍冬科植物陕西荚蒾 *Viburnum schensianum* Maxim. 的果实。本品扁卵圆形，长0.6~0.8cm，宽0.4~0.5cm。表面暗红棕色或紫红色，皱缩。有的顶端具花柱残基。质略软，去除外果皮的核扁圆形，背部具2条浅棱槽，腹部具3条浅棱槽。气微，味酸、涩。

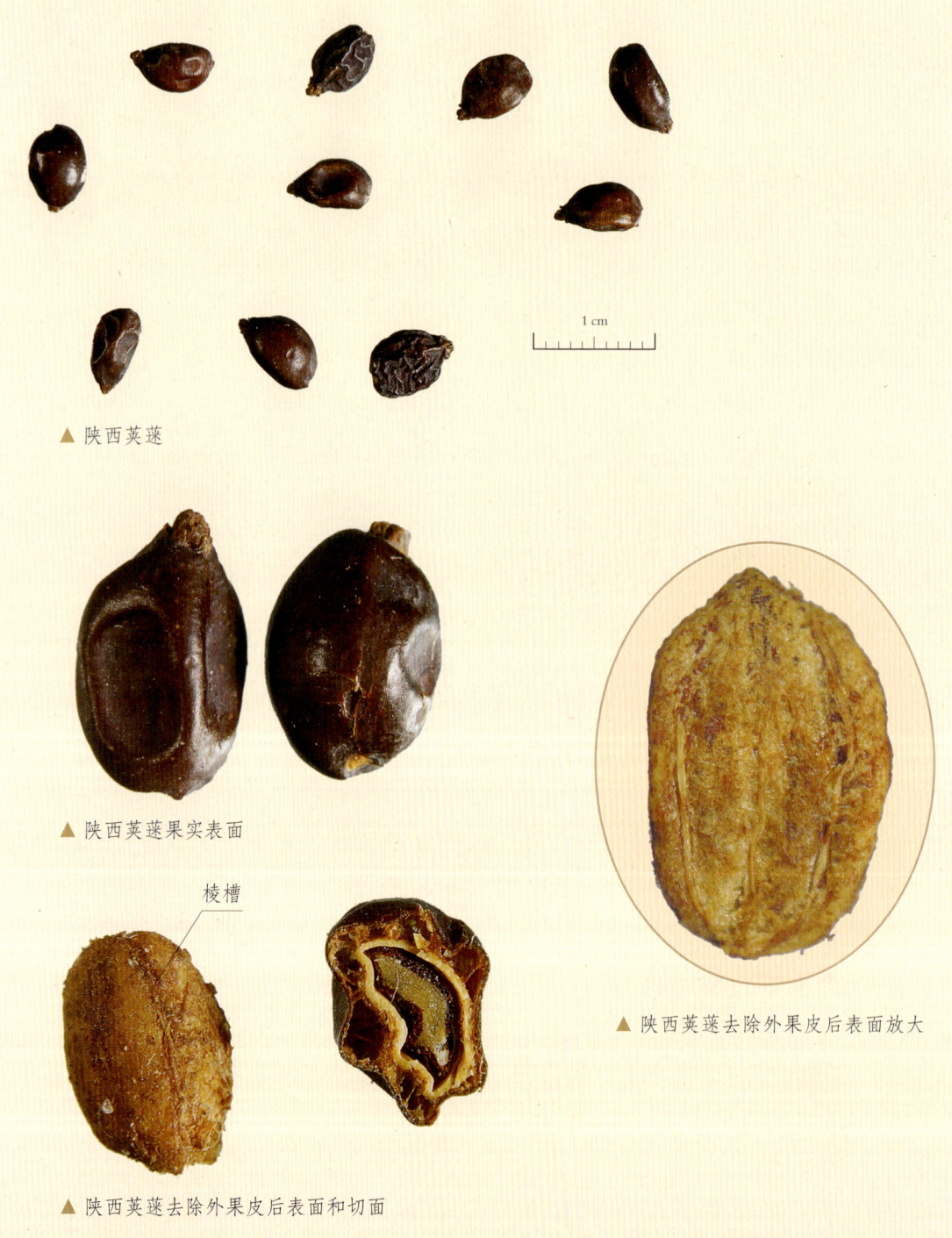

▲ 陕西荚蒾

▲ 陕西荚蒾果实表面

▲ 陕西荚蒾去除外果皮后表面和切面

▲ 陕西荚蒾去除外果皮后表面放大

马兜铃 /Madouling

正品

北马兜铃

药材为马兜铃科植物北马兜铃 *Aristolochia contorta* Bge. 的干燥成熟果实。

本品呈倒卵形或椭圆形，长2~4.5cm，宽1.8~3cm。顶端平截，基部略尖，果柄长2~5cm。表面暗绿色、黄棕色或棕褐色。果皮轻而脆，果实成熟后自基部沿腹缝线开裂，果柄亦裂成线状，每果瓣中央有一条波状弯曲的背缝线及横向平行的细网纹，网纹上多具颗粒状突起，果实分6室。内果皮及中隔淡黄色或黄白色，光滑，有浅棕色横向或斜向条纹。每室种子1列，20~36粒，平叠整齐排列。种子扁而薄，呈钝三角形、梯形或扇形，边缘有翅，淡棕色，不透明；种仁深棕色，多呈椭圆形或扁心形，种脊细长，合点横生，稍下凹；种脐三角状，尖端线状。具特异香气，味微苦。

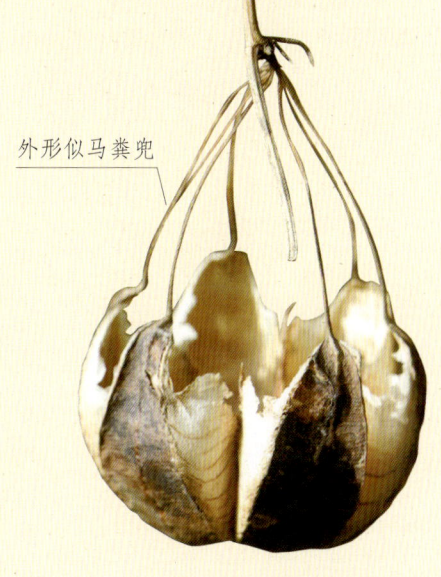

▲ 北马兜铃果实（开裂）— 外形似马粪兜

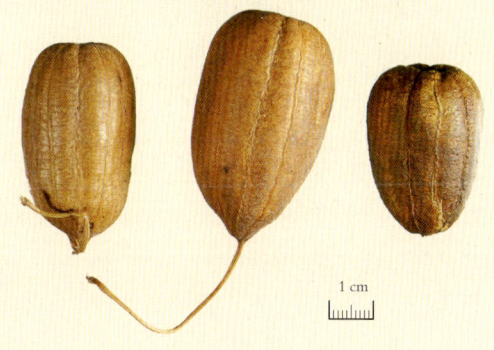

▲ 北马兜铃

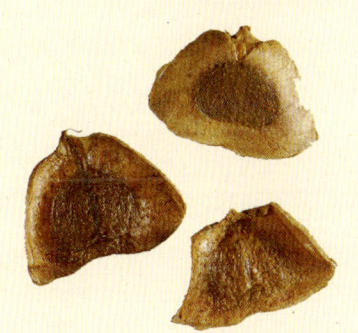

▲ 北马兜铃种子

马兜铃

药材为马兜铃科植物马兜铃 *Aristolochia debilis* Sieb. et Zucc. 的干燥成熟果实。

本品呈矩圆形或卵圆形，长2.5~5.5cm，宽2~3.2cm。两端平截或基部钝圆。表面黄棕色或棕褐色，较光滑，背缝线及横向细网纹略平直。每室种子30~40粒，多呈钝三角形；种仁呈心形。

注：《中国药典》2020年版未收载本品种。

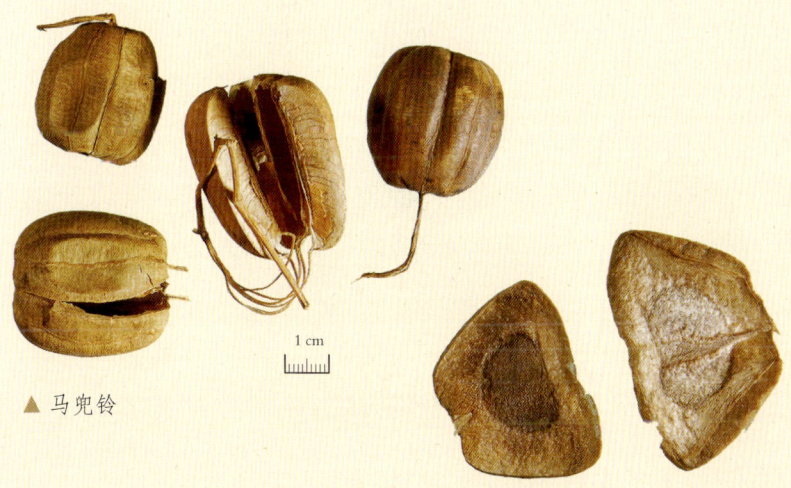

▲ 马兜铃

▲ 马兜铃种子

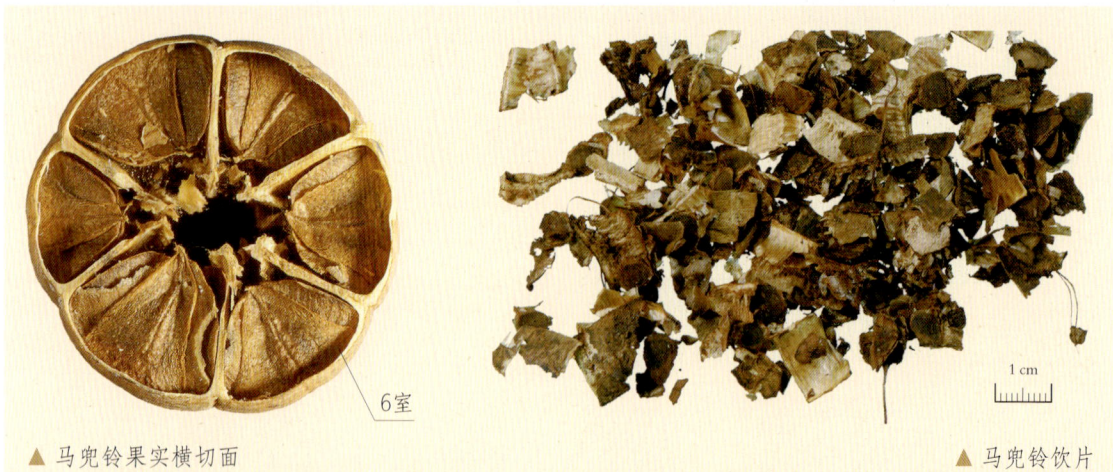

▲ 马兜铃果实横切面 （6室）　　　　▲ 马兜铃饮片

非正品

大百合

为百合科植物大百合 *Cardiocrinum giganteum* (Wall.) Makino 的干燥果实。本品呈椭圆形或圆球形，长3～6cm，宽2～4.5cm。顶端略尖，中部膨大，基部缢缩。表面略粗糙，黄棕色至棕褐色。背缝线凸起，呈3条纵棱。内果皮棕黄色，不平坦，中隔平滑而有光泽。果实分3室，成熟后自顶端沿背缝线开裂，开裂处可见内果皮向内延伸，呈梳齿状，齿长约0.5cm。每室种子2列，每列有种子70～95粒，种子钝三角形；种仁棕褐色，半月形，翅膜质，黄白色，近透明，具绢丝样光泽。质轻而脆，易破碎。气微，味淡。

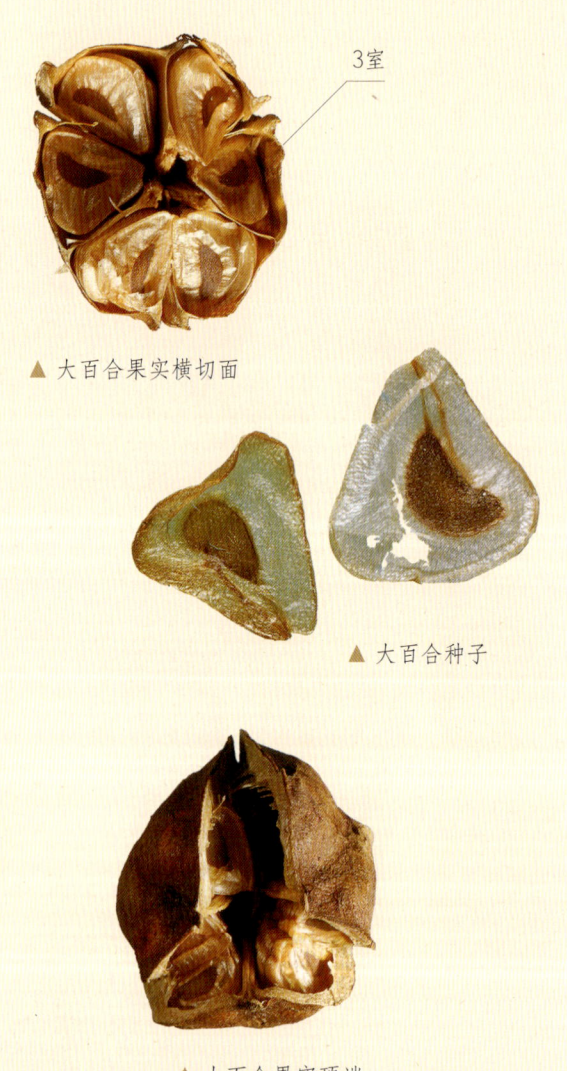

▲ 大百合果实横切面（3室）

▲ 大百合种子

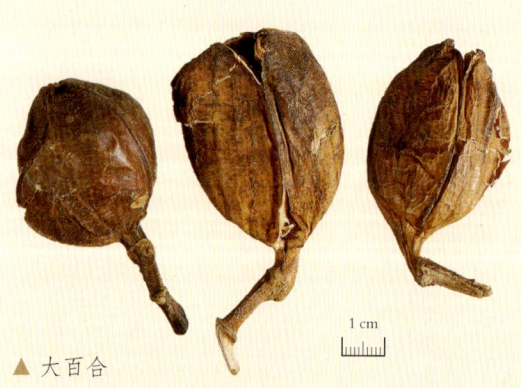

▲ 大百合　　　　▲ 大百合果实顶端

荞麦叶大百合

为百合科植物荞麦叶大百合 *Cardiocrinum cathayanum* (Wils.) Stearn 的干燥果实。本品呈卵圆形或椭圆形，长4～5cm，直径3～5cm。中部膨大，两端稍尖，顶端有一花柱残基，基部有一粗短果柄。表面红棕色、红褐色或黑褐色，有多数细横纹，背缝线有3条棱线。质轻而脆。常由顶端开裂为3室，破开后内面浅黄色，可见隔膜，每室有种子多数，分层平叠排列。种子呈扁钝三角形，红棕色，周围有半透明的淡红棕色膜质翅，种子剥开后内有一白色种仁。气微，味淡。

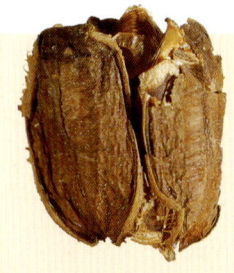
▲ 荞麦叶大百合

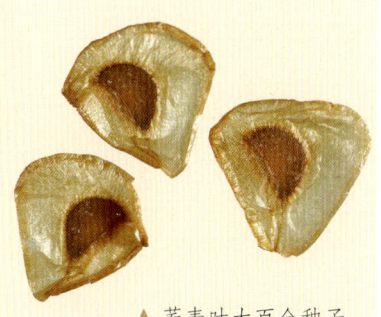
▲ 荞麦叶大百合种子

通江百合

为百合科植物通江百合 *Lilium sargentiae* Wilson 的干燥果实。本品呈矩圆形或倒卵圆形，长6～9cm，宽3～3.4cm。两端近平截或基部略尖，顶端微凹。表面红棕色或棕黑色，略具光泽，微显细横纹，中隔及内果皮黄白色，光滑。具6条明显的纵棱，成熟后自顶端沿背缝线开裂。果实分3室，每室种子2列，每列种子80～140粒。种子棕黄色，呈斜半圆形或四边形，种脊位于一侧的边缘，种翅膜质，半透明；种仁卵圆形，具角质样光泽；胚黄白色，条形，略弯曲。质硬而脆，易破碎。气微，味淡。

未成熟的果实呈长圆柱形或纺锤形，多干瘪。长4～7cm，膨大部分宽1～3cm。种子不等大，种仁不明显。

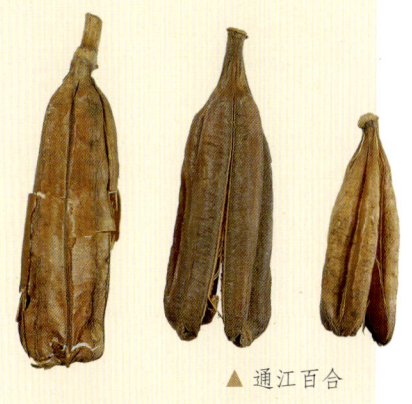
▲ 通江百合

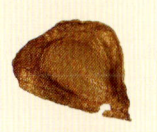
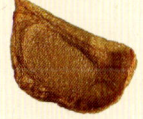
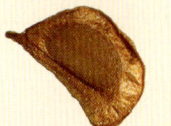
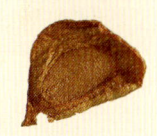
▲ 通江百合种子

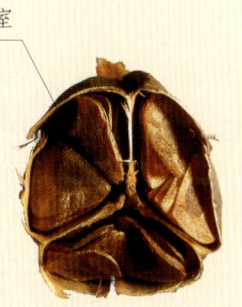
▲ 淡黄花百合

1 cm

3室

▲ 淡黄花百合果实横切面

淡黄花百合

为百合科植物淡黄花百合 *Lilium sulphureum* Baker apud Hook. f. 的干燥果实。本品与通江百合性状相似。与通江百合的区别是：果实略饱满，基部多有6条钝棱，长5～8cm，宽2.5～3.8cm。种子稍大，棕褐色；种仁不显角质样光泽。

▶ 淡黄花百合种子

野百合

为百合科植物野百合 *Lilium brownii* F. E. Brown ex Miellez 的干燥果实。

本品与通江百合性状相似。与通江百合的主要区别是：果实多呈长椭圆形或倒卵圆形，具6条钝棱或纵棱，棕黄色。长3.5～7cm，宽2.1～3.2cm。果皮薄而脆。

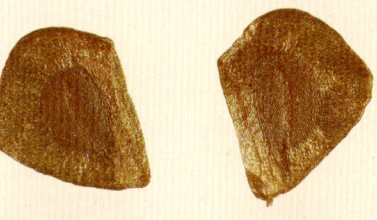
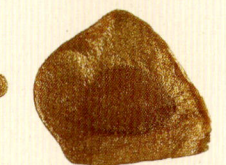
▲ 野百合种子

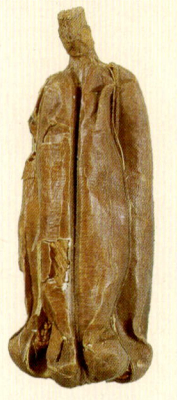
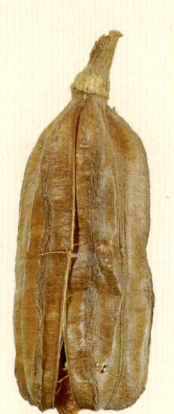
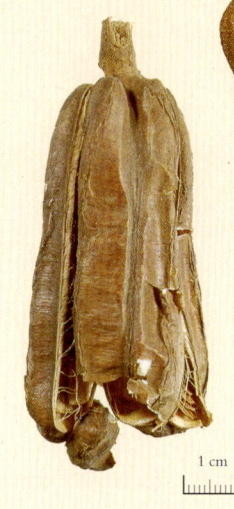

▲ 野百合

百合果

为百合科植物百合果 *Lilium brownii* F. E. Brown ex Miellez var. *viridulum* Baker. 的干燥果实。

本品呈矩圆形或椭圆形，长3～7cm，直径3～4cm。表面黄棕色，有细横纹，可见明显的6条棱，顶端开裂。果实分3室，种子2列。种子黄棕色，不规则扇形，表面皱缩，边缘具膜质翅，不透明。果皮薄而脆，易破碎。

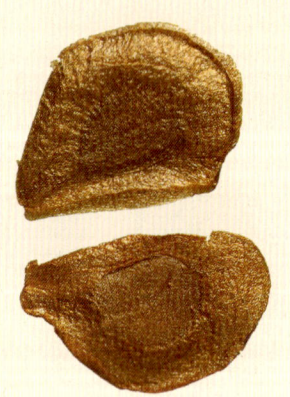
▲ 百合果种子

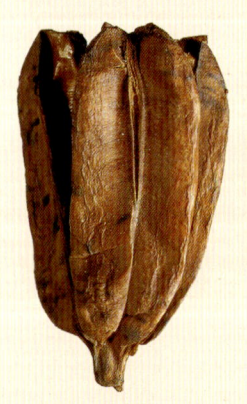
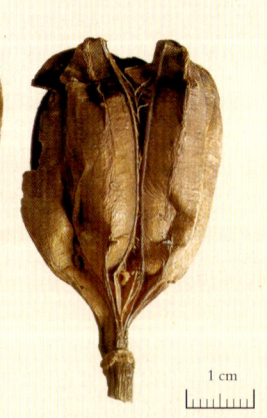

▲ 百合果

麝香百合

为百合科植物麝香百合 *Lilium longiflorum* Thunb. 的干燥果实。

本品呈长椭圆形或圆柱形，长3~7cm，直径约3cm。表面棕褐色，有细横纹，可见明显的6条棱，顶端开裂。果实分3室，种子2列。种子黄棕色，不规则扇形，表面皱缩，边缘具膜质翅，种翅常反卷。果皮薄而脆，易破碎。

▲ 麝香百合

▲ 麝香百合种子

耳叶马兜铃

为马兜铃科植物耳叶马兜铃 *Aristolochia tagala* Champ. 的干燥果实。

本品呈卵圆形至阔卵形或长圆倒卵形，长3.5~5cm，直径2~3cm。表面褐色，无毛，表面有数条平坦的纵纹。果实分6室，每果瓣中央有一条平直的背缝线及横向平行的细网纹，果柄长4~6cm。种子近心形或钝三角形，长、宽各约为0.8cm，褐色，扁平，密布疣点，边缘具浅褐色膜翅。

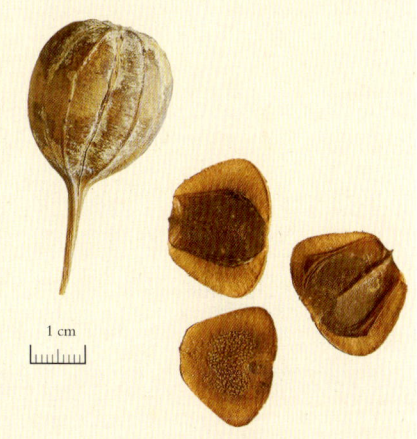

▲ 耳叶马兜铃

▲ 耳叶马兜铃种子表面

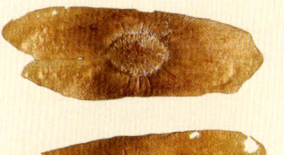

▲ 土兜铃种子表面

土兜铃

为葫芦科植物纤花雪胆 *Hemsleya graciliflora* (Harms) Cogn. 的干燥果实。

本品呈筒状倒圆锥形，长2.5~4cm，直径1~1.5cm。表面黄棕色，稍光滑，具10条纵向线纹，顶端多开裂成一个三角形孔。基部有纤细且不开裂的果柄，弯曲，长0.5~0.6cm。果实为1室。种子数枚，不成层叠状排列。种子灰褐色或棕色，扁长椭圆形，具窄的木栓质翅，一端有缺刻，长1.2~1.4cm，宽0.5~0.6cm，种仁外侧种皮的表面有细密小瘤突。体轻，质脆，种子味苦。

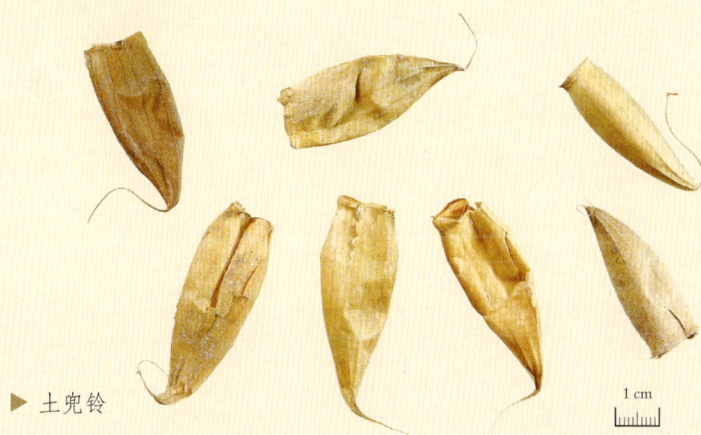

▶ 土兜铃

马蔺子 /Malinzi

正 品

马蔺子

药材为鸢尾科植物马蔺 *Iris lactea* Pall. 的干燥种子。

本品呈不规则多面体,长约0.5cm,宽0.3~0.4cm。表面红棕色至黑棕色,略有细皱纹,基部有浅色种脐。质坚硬,不易碎裂。横切面胚乳发达,灰白色,角质;胚小,弯曲,位于种脐一端。气微,味淡。

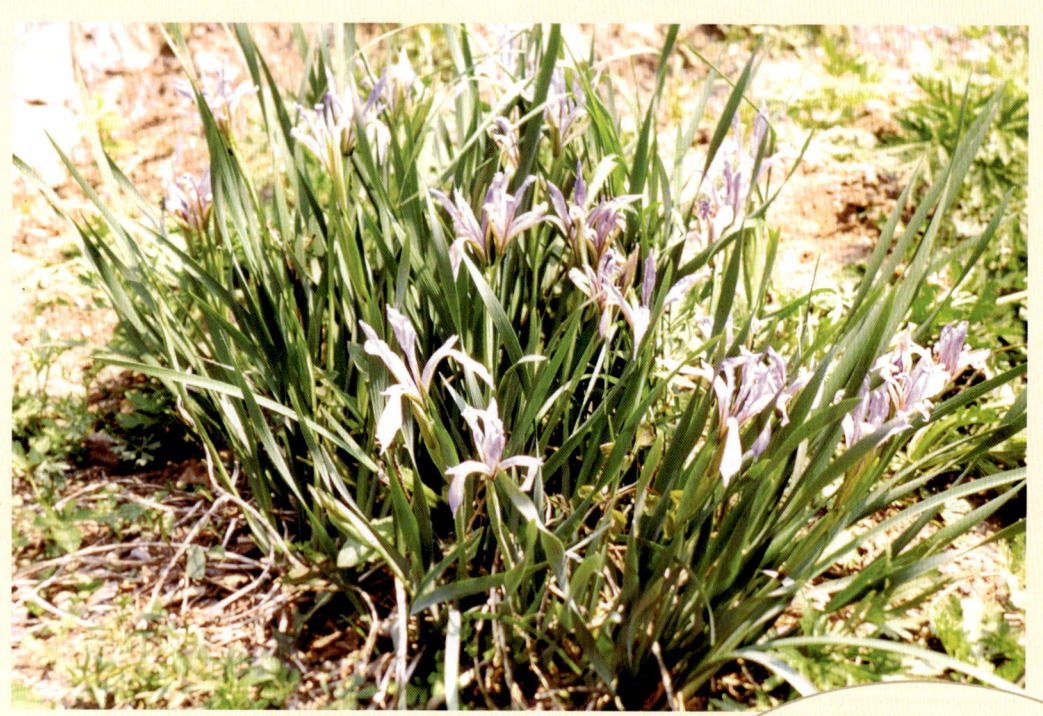

▲ 马蔺原植物

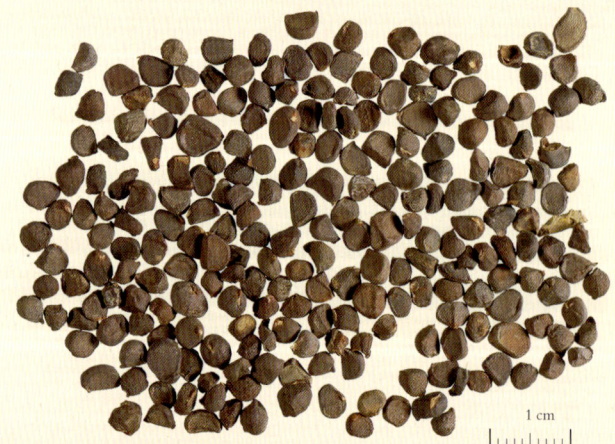

▲ 马蔺子

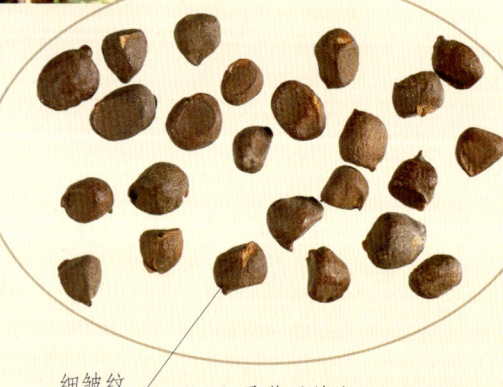

细皱纹　▲ 马蔺子放大

马槟榔 /Mabinglang

正 品

马槟榔（部颁品种）

药材为山柑科植物马槟榔 *Capparis masaikai* Levl. 的干燥成熟种子。

本品呈不规则扁圆形，直径1~2cm。表面棕褐色，常有黑褐色果肉残留，种子边缘有鸟喙状突出，其凹入处可见类三角形的种脐，胚乳膜质。种皮内表面及胚乳表面均可见紫棕色弯月形的种脊斑痕。种仁黄白色，胚轴长，子叶折叠，盘旋卷曲如蜗牛状。气微，味微涩、腥、甜。

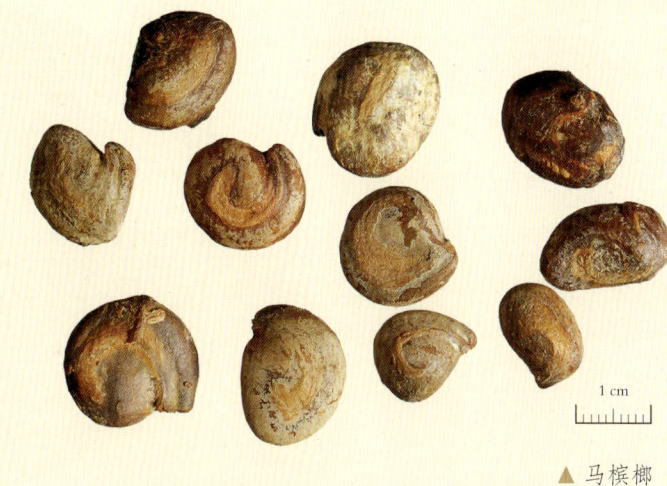

▲ 马槟榔

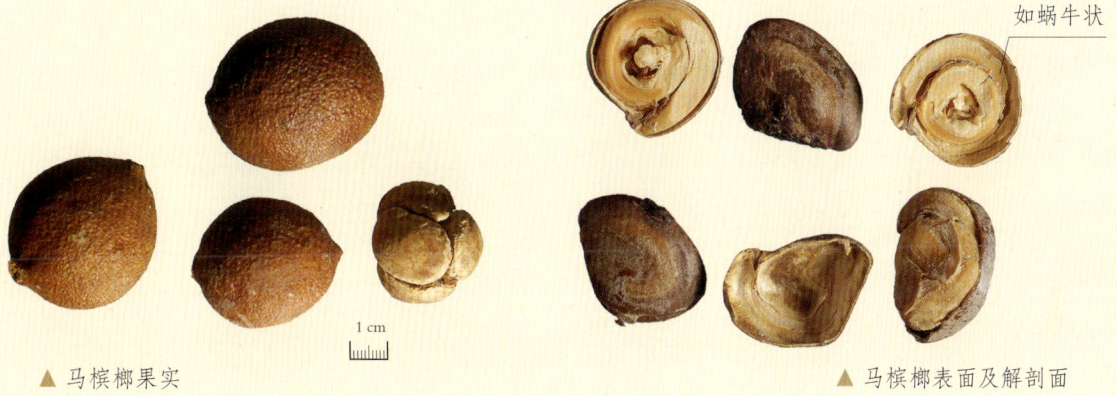

▲ 马槟榔果实　　　　　　　　　　▲ 马槟榔表面及解剖面

非正品

山柑属种子一种

为白花菜科植物山柑属一种 *Capparis* sp. 的干燥种子。

本品种子团呈类球形，由7~20粒组成，不易分离。种子扁卵圆形，背面光滑隆起，种子结合面呈类锥形或三面形，外表面淡褐黄色至褐黄色，背面的两侧隐约可见弧状或半圆状环纹，种皮内表面色较淡，种子外具环状的胚根痕。

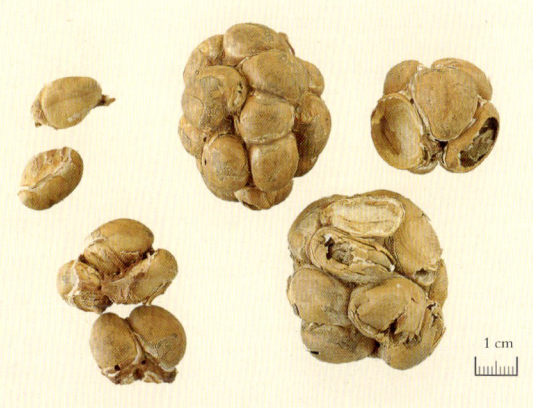

▲ 山柑属一种

王不留行 /Wangbuliuxing

正 品

王不留行（药典品种）

药材为石竹科植物麦蓝菜 *Vaccaria segetalis* (Neck.) Garcke 的干燥成熟种子。

本品呈球形，直径约0.2cm。表面黑色，少数红棕色，略有光泽，有细密颗粒状突起；一侧有1凹陷的纵沟。质硬。胚乳白色，胚弯曲成环。子叶2。气微，味微涩、苦。

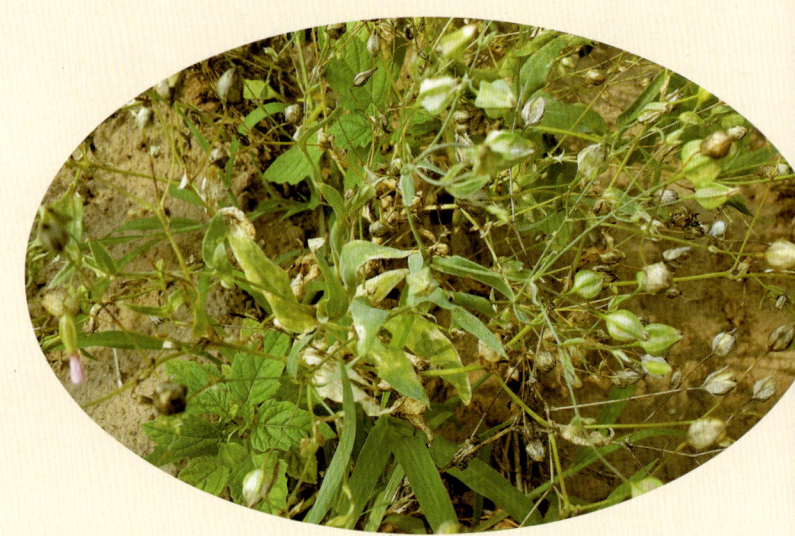

▲ 麦蓝菜原植物（摄于黑龙江齐齐哈尔）

▲ 王不留行果实及宿存萼

花萼

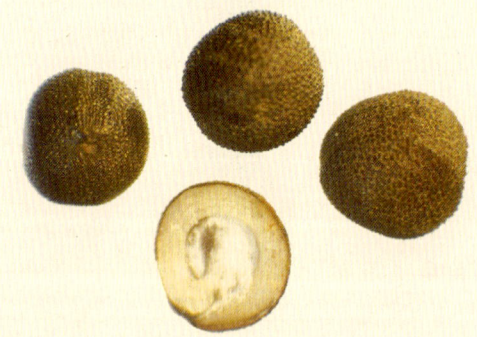

▲ 王不留行表面及切面

纵沟

突起

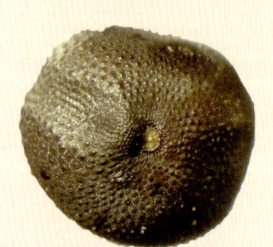

▲ 王不留行侧面

▲ 王不留行顶部

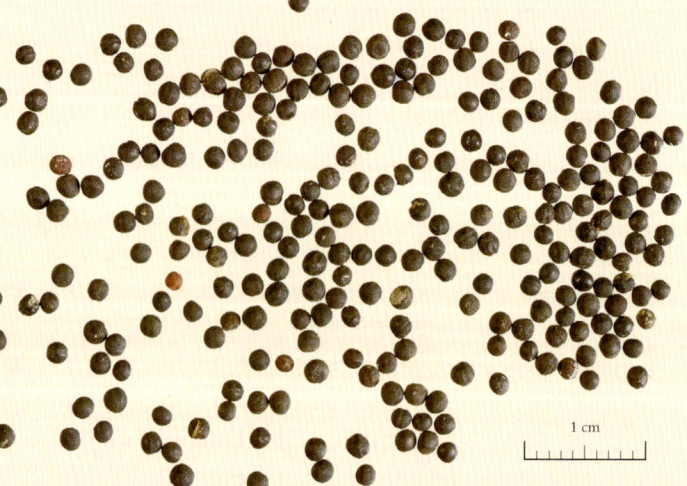

1 cm

▲ 王不留行

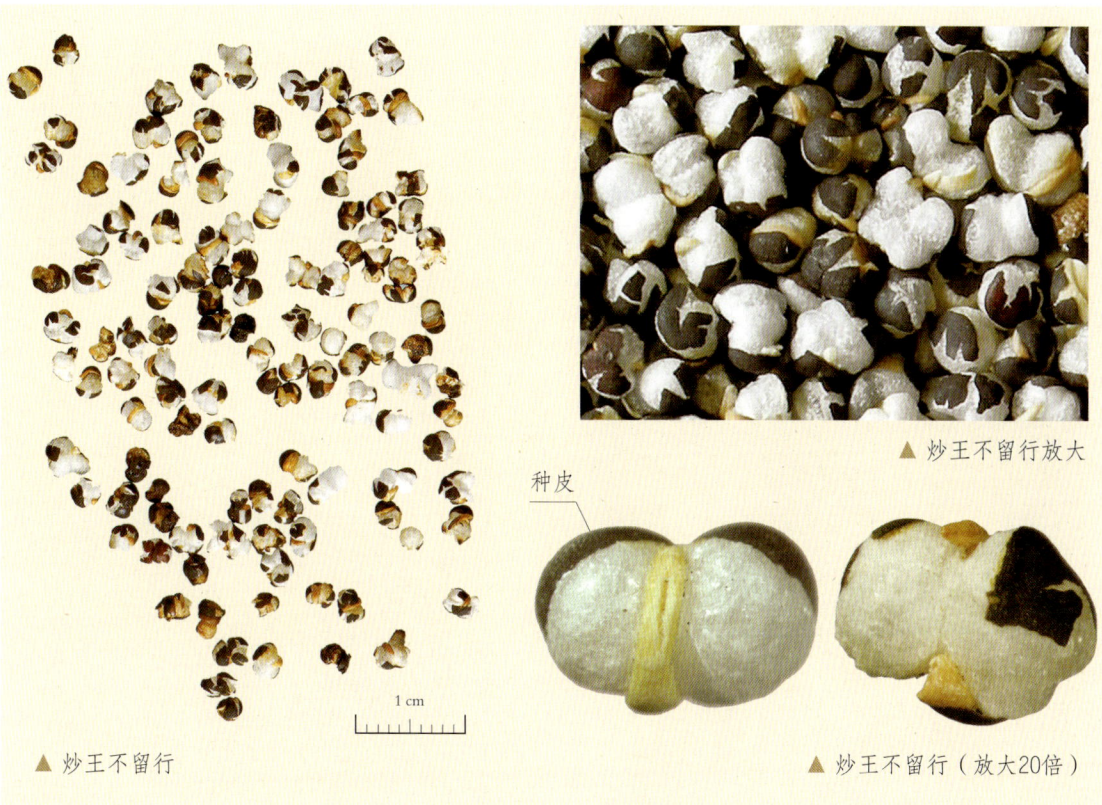

▲ 炒王不留行放大

种皮

▲ 炒王不留行

▲ 炒王不留行（放大20倍）

非正品

薜荔

为桑科植物薜荔 Ficus pumila L. 的干燥成熟花序托。

本品呈瓣片状或槽片状。一端略平截，多具1凸尖，另一端渐尖，可见花托的短柄。长2～6cm，宽1～3cm，厚0.2～0.5cm。外表面灰黄色或暗棕色，皱缩不平，上端凸尖部及下端花序托柄处可见密集的绒毛；内面红棕色，密被绒毛，上端凸尖部可见棕红色层叠状苞片。偶见雄花序托圆球形的瘿或雌花序托长形的小瘦果。质硬而脆，易折断。气微，味淡、微涩。

花序托

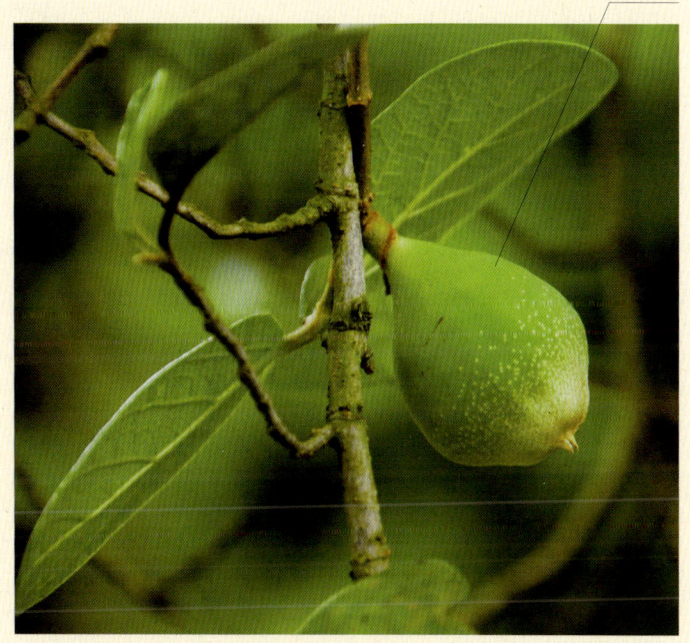

▲ 薜荔

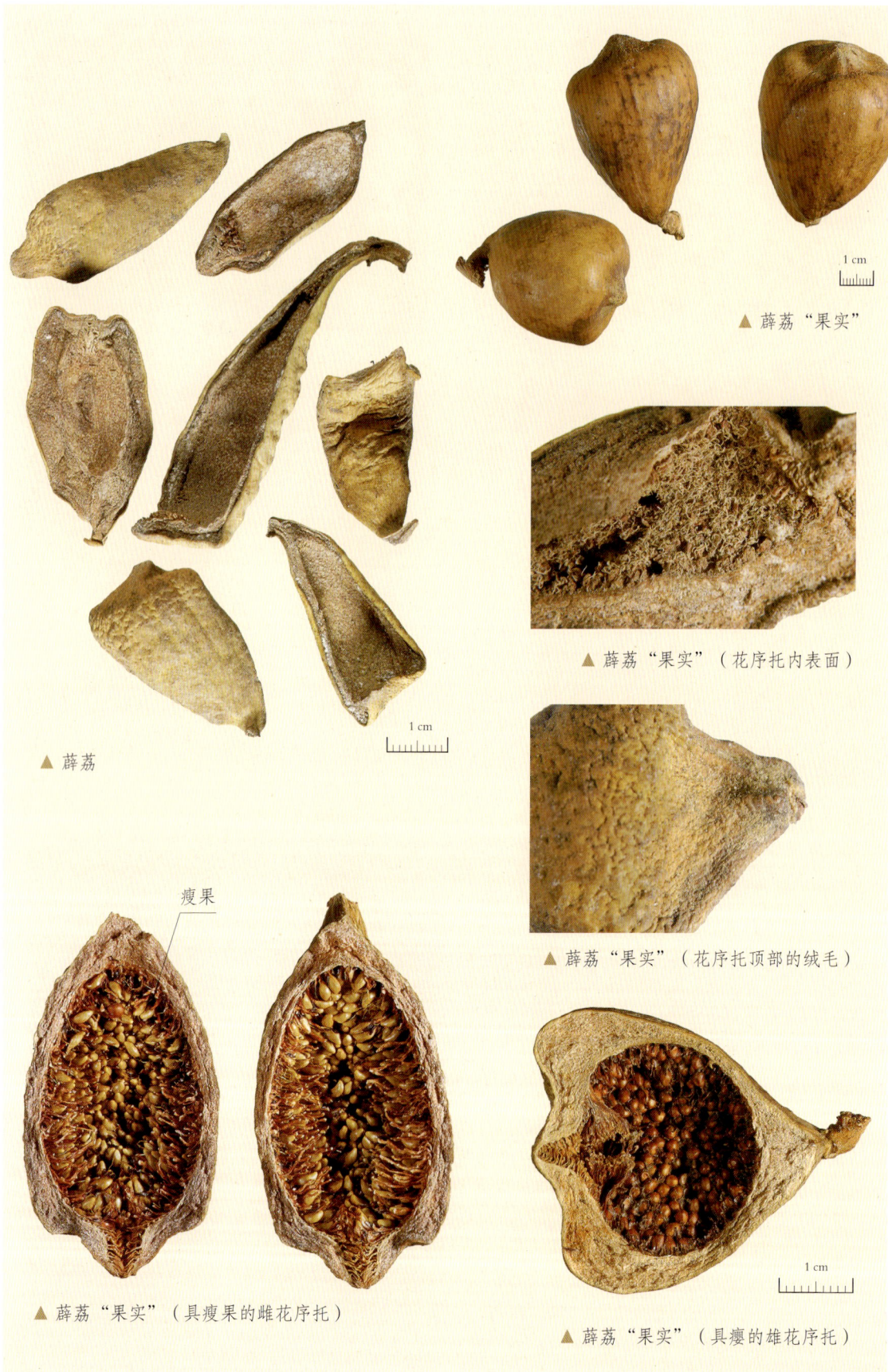

▲ 薜荔"果实"

▲ 薜荔"果实"（花序托内表面）

▲ 薜荔

▲ 薜荔"果实"（花序托顶部的绒毛）

瘦果

▲ 薜荔"果实"（具瘦果的雌花序托）

▲ 薜荔"果实"（具瘿的雄花序托）

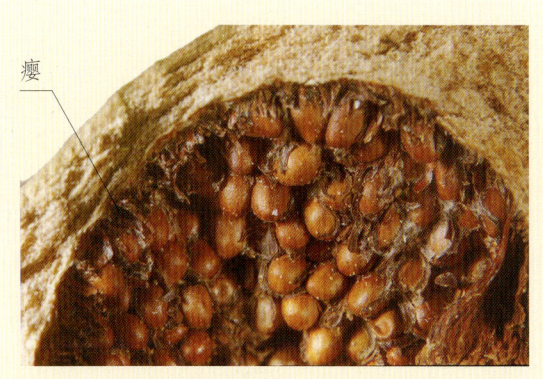
▲ 薜荔"果实"（雄花序托内的瘿）

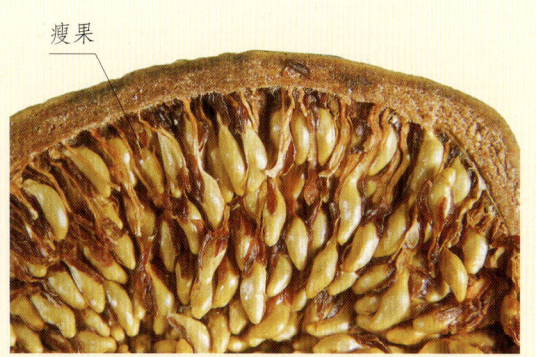
▲ 薜荔"果实"（雌花序托内的瘦果）

元宝草

为金丝桃科植物元宝草 *Hypericum sampsonii* Hance 的干燥全草。本品长 30～60cm。茎圆柱形，光滑，外表棕黄色，直径 0.2～0.5cm。叶对生于节上，叶片基部合生，茎自中部贯穿，叶片多已皱缩破碎，呈茶褐色，对光透视叶的背面可见黑色圆形腺点。有的茎顶端生有黄色小花或褐色果实。

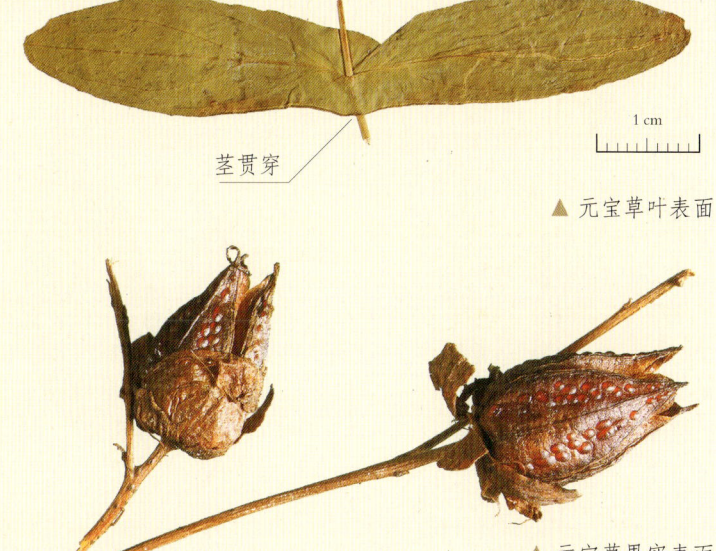

▲ 元宝草叶表面

▲ 元宝草果实表面

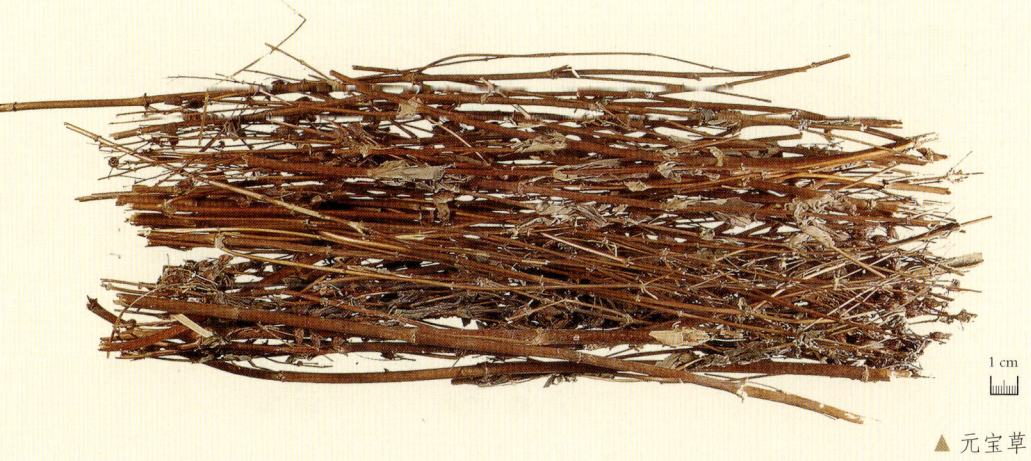

▲ 元宝草

川黄花稔

为锦葵科植物川黄花稔 *Sida szechuensis* Matsuda 的干燥全草。本品长50～80cm。茎枝表面绿色，略具星状毛，枝端可见花和果，具长柄。叶互生，有短柄，叶灰绿色，边缘有重锯齿，两面均有绒毛，背面尤多，完整叶呈披针形、菱形或扇形。萼筒杯状5裂，花瓣5枚，黄色。蒴果类球形，分果瓣具短芒。气微，味淡。

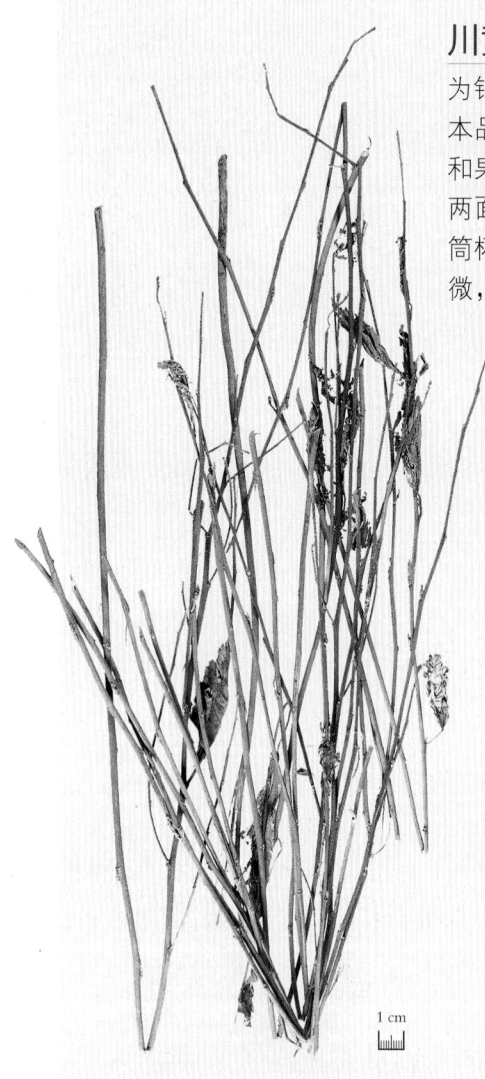

▲ 川黄花稔

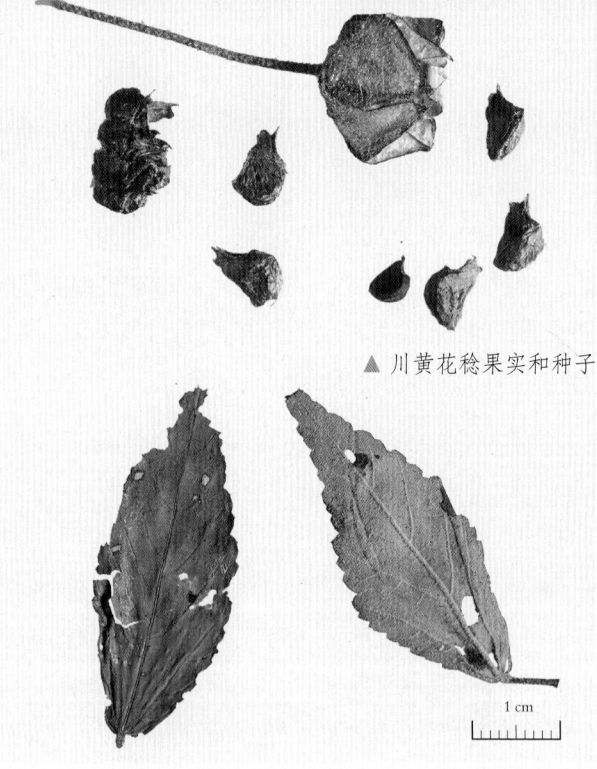

▲ 川黄花稔果实和种子

▲ 川黄花稔叶

救荒野豌豆

为豆科植物救荒野豌豆 *Vicia sativa* L. 的干燥种子。

本品种子呈略扁的圆球形。直径0.3～0.4cm。表面黑棕色或黑色，种脐类白色。质地坚硬，破开后可见两片黄白色大型子叶。气微，味淡，有豆腥气。

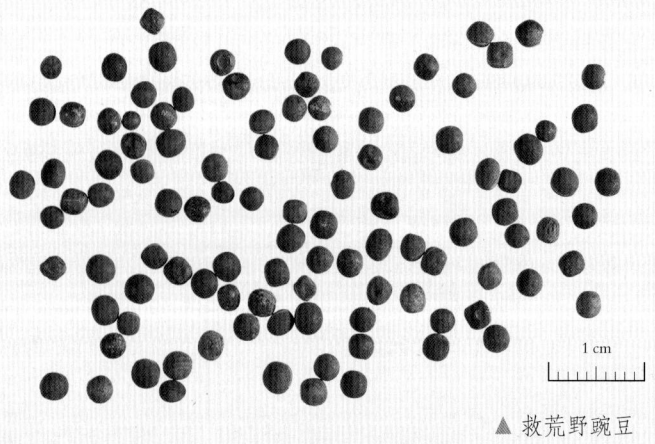

▲ 救荒野豌豆

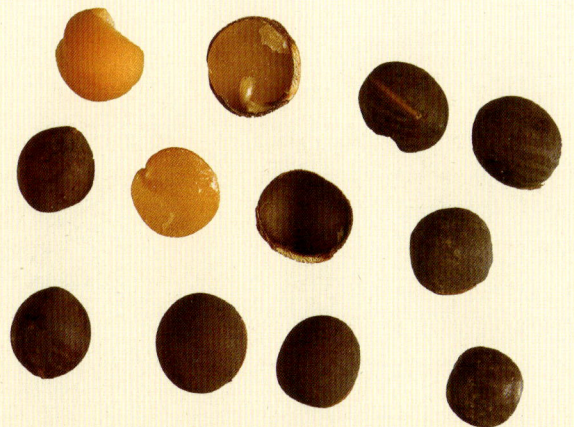

▲ 救荒野豌豆种子表面和剖面

四籽野豌豆

为豆科植物四籽野豌豆 *Vicia tetrasperma* (L.) Schreb 的干燥种子。

本品种子呈正圆球形，直径 2～2.5mm。表面棕色或黑棕色，种脐棕色。其余性状与救荒野豌豆相似。

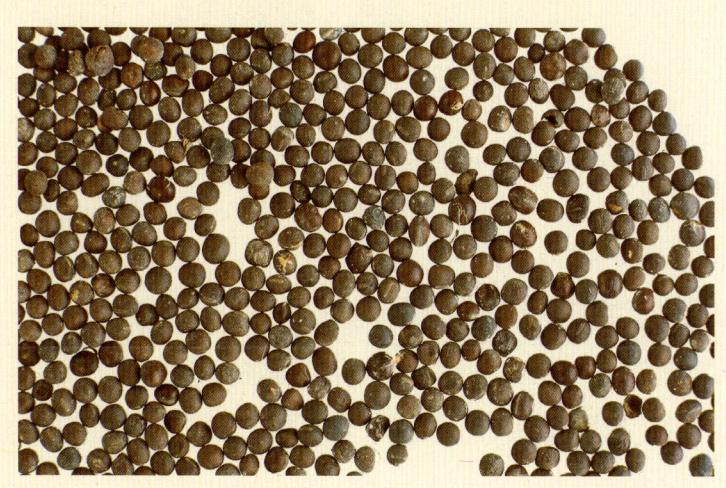

▲ 四籽野豌豆

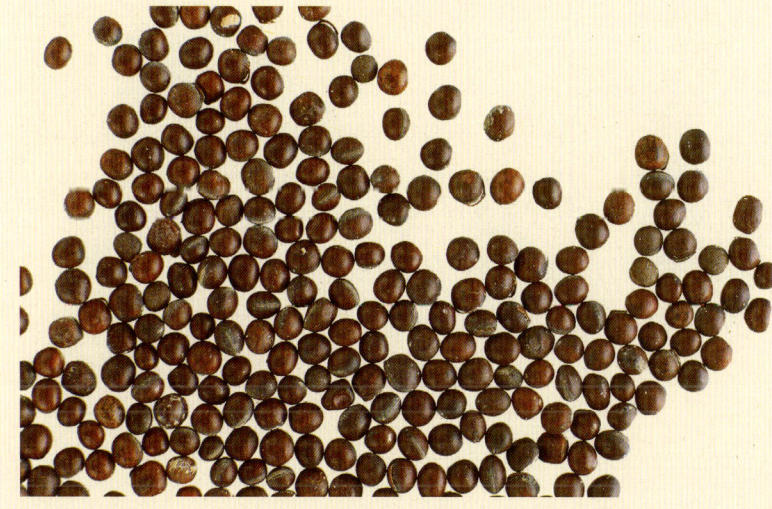

▲ 小巢菜

小巢菜

为豆科植物小巢菜 *Vicia hirsuta* (L.) S. F. Gray 的干燥种子。

本品呈类球形，直径 0.1～0.2cm。表面褐色或暗红棕色，有细微网状纹理。种脐圆点状。子叶2，黄白色，略显油性。气微，味淡。

磨盘草

为锦葵科植物磨盘草 *Abutilon indicum* (Linn.) Sweet 的干燥全草。

本品多经加工成段。茎呈圆柱形，常有分枝，具灰色易脱落的短绒毛，断面类白色。偶有较完整的叶，叶呈卵圆形，顶端渐尖，边缘具粗锯齿或波状，两面具短星状毛。叶柄细长。花少见，花瓣5，黄色，具合生雄蕊管。蒴果略呈扁球形，直径1.5cm，分果15～20枚，类椭圆形而扁，膜质，顶端具短芒，种子略呈肾形，黑褐色。

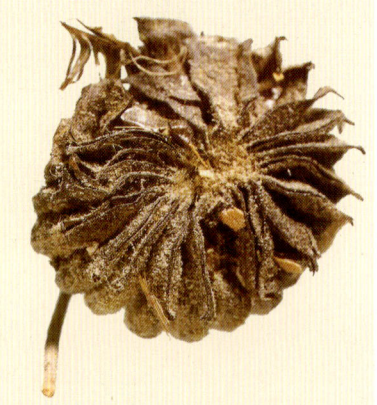

▲ 磨盘草蒴果

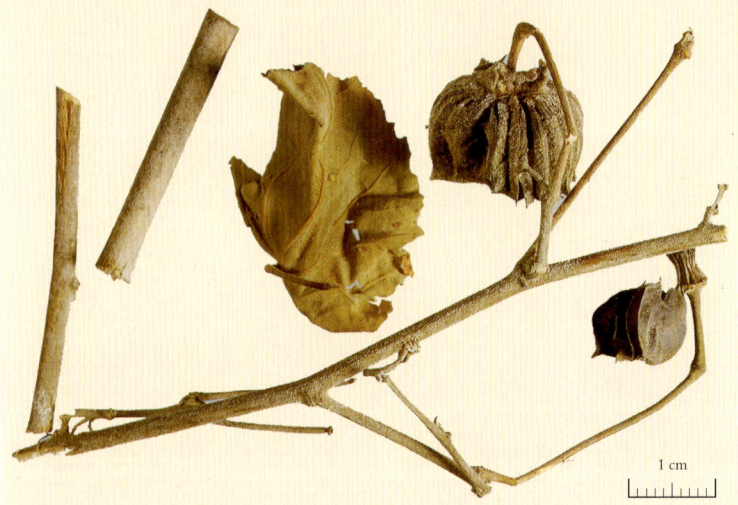

▲ 磨盘草

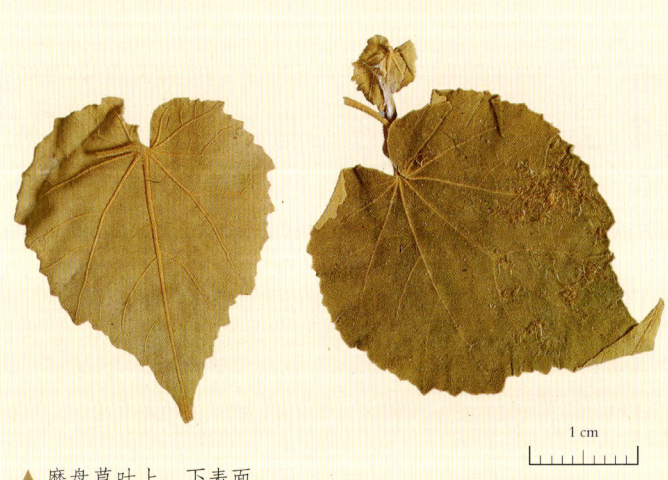

▲ 磨盘草叶上、下表面

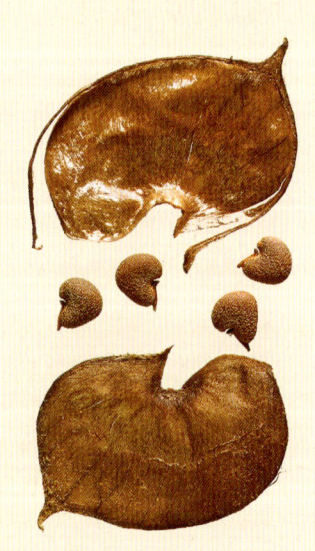

▲ 磨盘草果瓣及种子

柳叶刺蓼

为蓼科植物柳叶刺蓼 *Polygonum bungeanum* Turcz. 的干燥果实。

本品呈凸透镜形,直径0.2~0.25cm。下端明显稍尖,可见残存浅灰褐色的花被片。表面黑色,无光泽。质硬而脆,破碎后可见白色胚乳。气微,味淡。

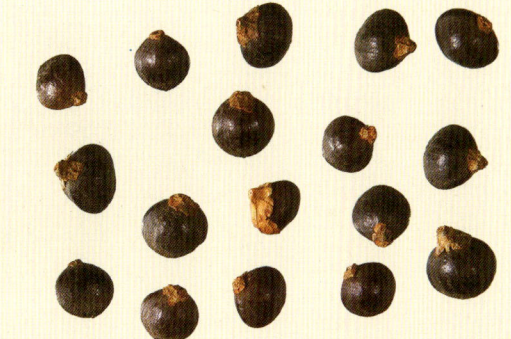

▲ 柳叶刺蓼果实表面

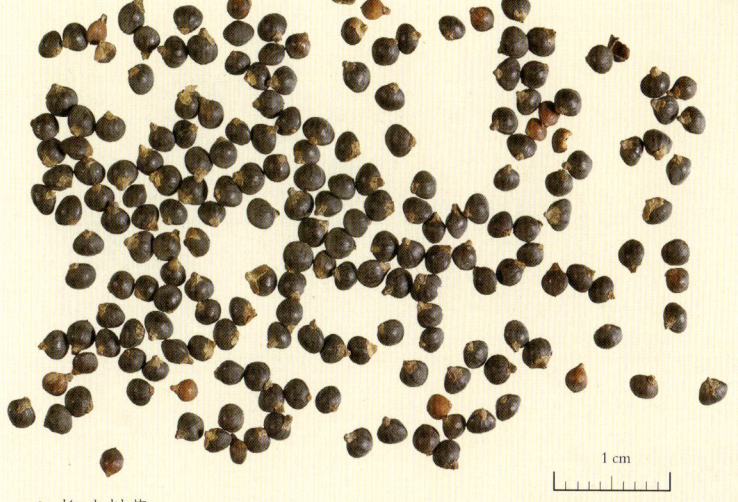

▲ 柳叶刺蓼

猪殃殃属果实一种

为茜草科植物猪殃殃属一种 *Galium* sp. 的干燥果实。

本品呈肾状卵形,长0.15~0.2cm。表面浅灰褐色,腹侧有1明显凹窝,背面隆起,具类白色透明的毛。质坚硬,不易破碎,横切面可见马蹄形角质胚乳。气微,味淡、略涩。

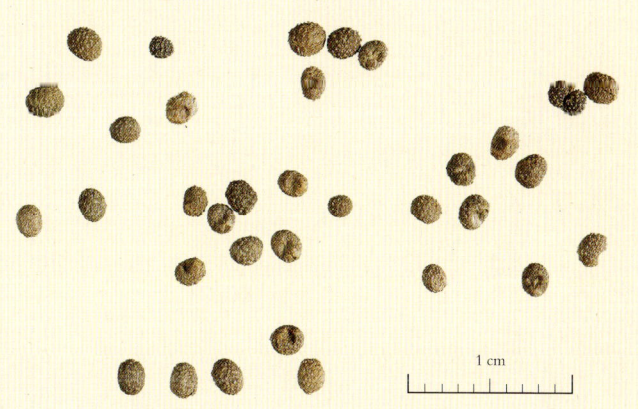

▲ 猪殃殃属一种

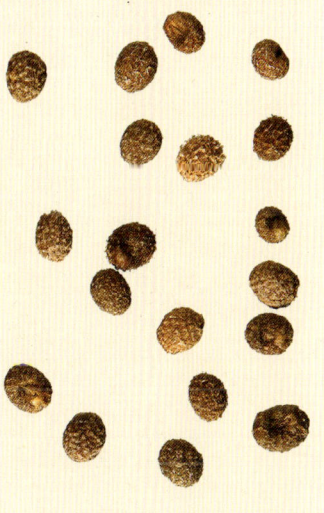

▲ 猪殃殃属一种果实表面

石椒草

为芸香科植物石椒草 Boenninghausenia sessilicarpa Levl. 的干燥全草。

本品根呈类圆柱形，多分枝，直径 0.15～0.8cm，表面棕黄色。茎呈圆柱形，下部木质，上部草质。叶为2～3回羽状复叶，多卷曲，小叶展开后呈倒卵形，全缘，黄绿色或灰绿色，有透明油腺。顶生圆锥花序，有时可见小花或蒴果。气特异，味苦、辛。

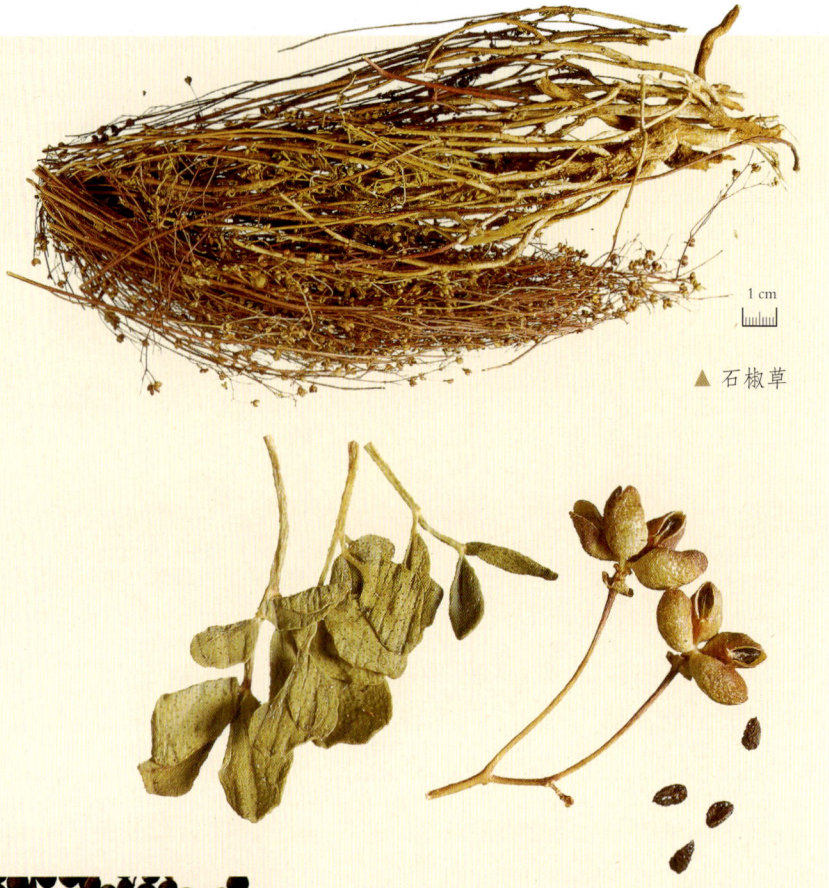

▲ 石椒草

▲ 石椒草果实、叶及种子表面

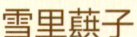

▲ 雪里蕻子

雪里蕻子

为十字花科植物雪里蕻 Brassica juncea var. multiceps Tsen et Lee 的干燥成熟种子。

本品呈扁球形，顶端略显凸尖，一侧具1浅沟纹，表面可见网纹状纹理。

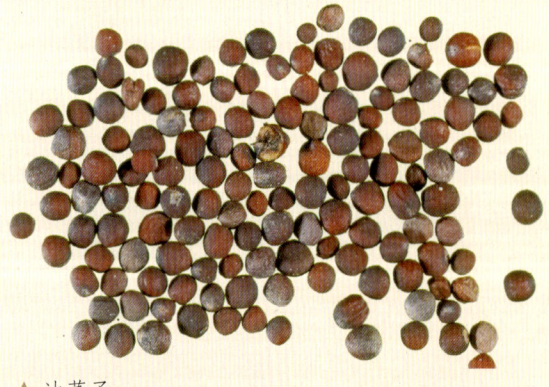

▲ 油菜子

油菜子

为十字花科植物油菜 Brassica campestris L. 的干燥成熟种子。

本品呈扁球形，顶端略显凸尖，一侧具1浅沟纹，表面可见网纹状纹理。其特征可参见本册芸苔子项下。

无花果 /Wuhuaguo

正 品

无花果（部颁品种）

药材为桑科植物无花果 *Ficus carica* L. 的干燥成熟或近成熟内藏花和瘦果的花序托。

本品多呈扁圆片形、类圆形、梨状或挤压成不规则形，直径2.5～4.5cm，厚0.5～2cm。上端中央有脐状突起和孔隙。下端亦微突起，可见花托的短柄。基部有3枚三角形的苞片或苞片残基。表面淡黄棕色至暗紫褐色，有微隆起的纵皱纹，加糖加工后皱纹不明显，切面黄白色、肉红色或黄棕色，内壁着生众多的卵圆形小瘦果和枯萎的小花，黄棕色瘦果长0.01～0.02cm。质柔软。气微，嚼之微甜而有黏滑感，加糖加工后味甜。

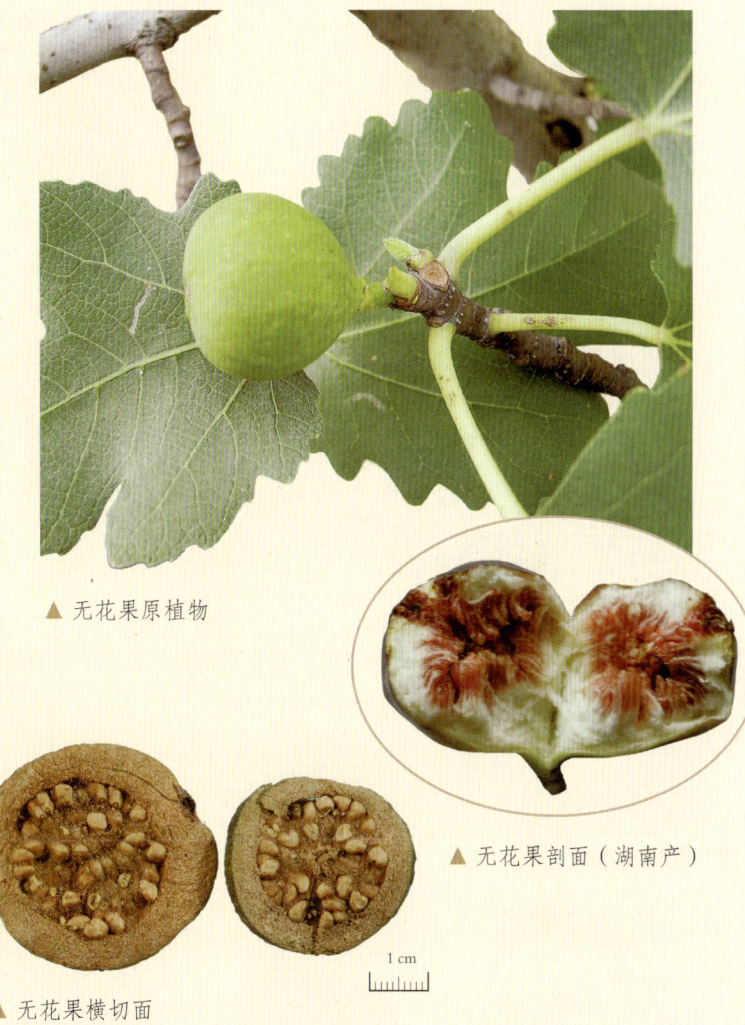

▲ 无花果原植物

▲ 无花果剖面（湖南产）

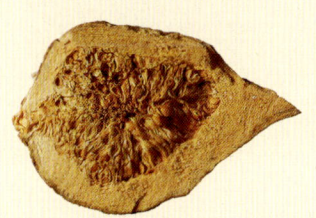

▲ 无花果纵剖面

▲ 无花果横切面

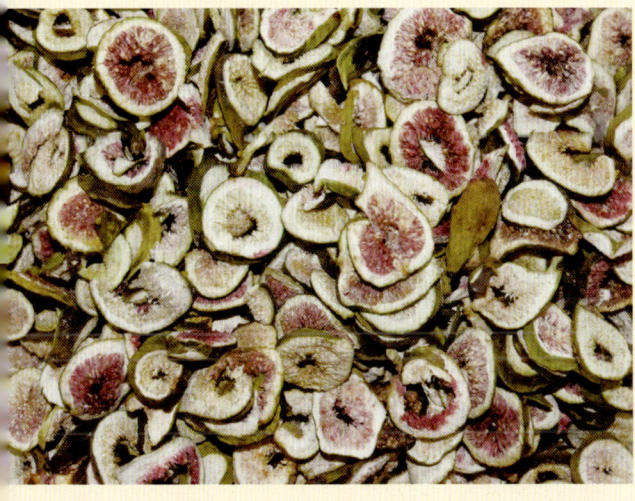

▲ 无花果饮片

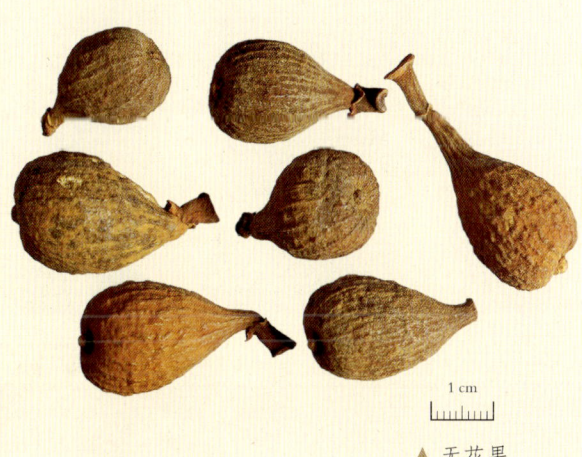

▲ 无花果

木 瓜 /Mugua

正 品

木瓜（药典品种）

药材为蔷薇科植物贴梗海棠 *Chaenomeles speciosa* (Sweet) Nakai的干燥近成熟果实。本品呈卵圆形或长圆形，多纵剖为2瓣。长4～9cm，宽2～5cm，厚1～2.5cm。外表面紫红色或红棕色，有不规则的深皱纹。剖面边缘向内卷曲，果肉红棕色，中心部分凹陷，棕黄色。种子呈扁长三角形，多脱落。质坚硬，不易折断。气微清香，味酸。

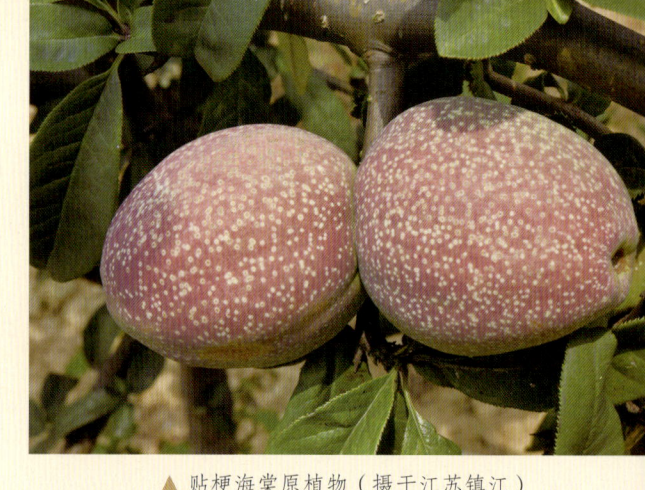

▲ 贴梗海棠原植物（摄于江苏镇江）

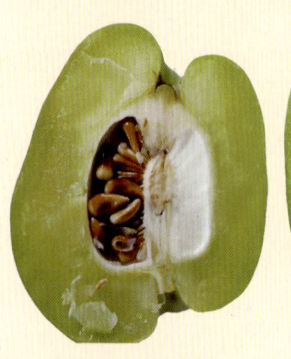
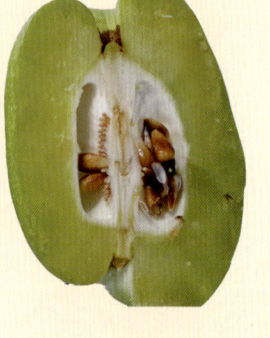

▲ 木瓜鲜品纵切面

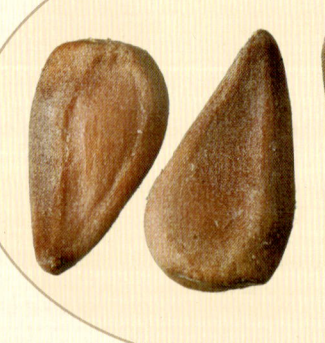

▲ 木瓜纵切面放大

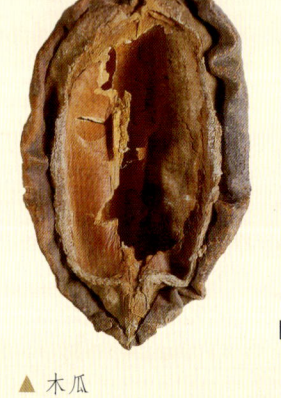

▲ 木瓜

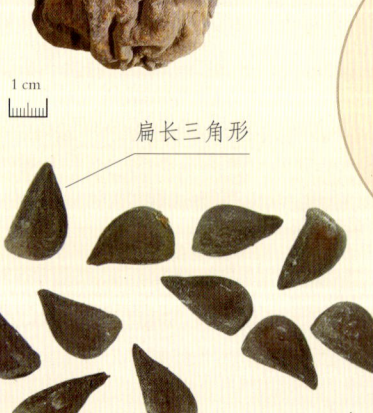

深皱纹

扁长三角形

▶ 木瓜种子

▲ 木瓜种子放大

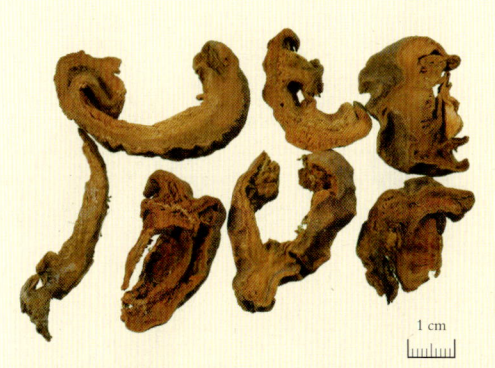

▲ 木瓜饮片①

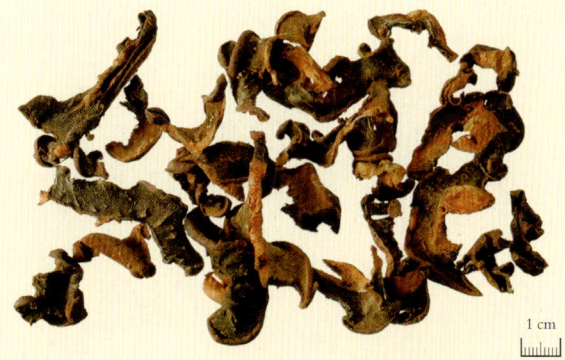

▲ 木瓜饮片②

非正品

光皮木瓜

为蔷薇科植物木瓜 *Chaenomeles sinensis* (Thouin) Koehne 的干燥果实。

本品呈长椭圆形或卵圆形，多纵剖为2~4瓣。长4~9cm，宽3.5~4.5cm。外表面红棕色或棕褐色，光滑或略粗糙。剖面边缘不向内卷曲，果肉粗糙，显颗粒性。种子扁平三角形，一侧略呈半圆形，分布密集，每子房室内40~50粒，多脱落。气微，味微酸涩，嚼之有砂粒感。

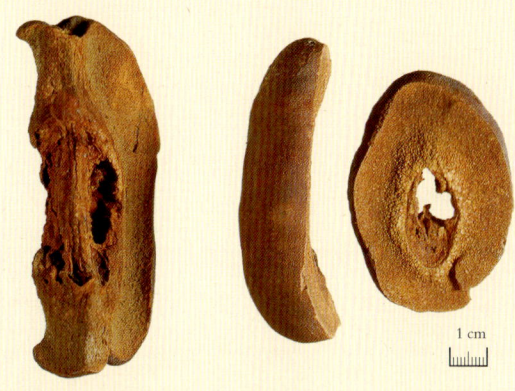

▲ 光皮木瓜片

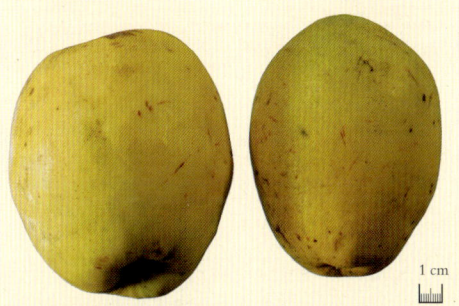

▲ 光皮木瓜鲜品（陕西白河产）

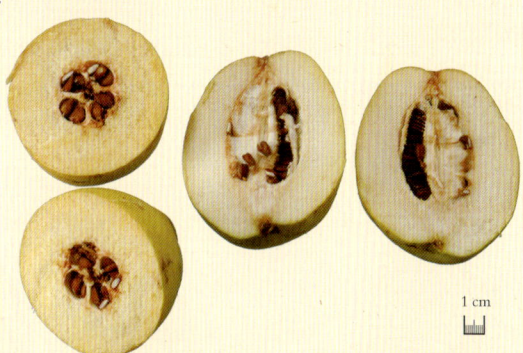

▲ 光皮木瓜鲜品横、纵切面（陕西白河产）

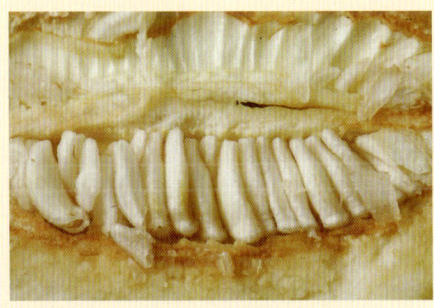

▲ 光皮木瓜鲜品纵切面局部放大

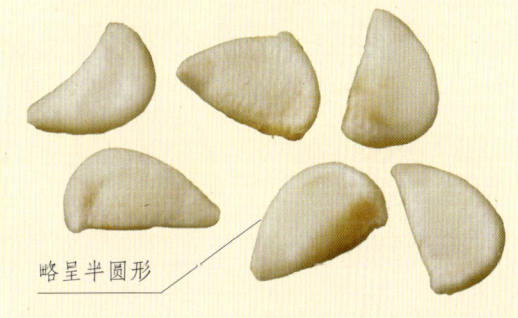

略呈半圆形

▲ 光皮木瓜鲜品种子放大

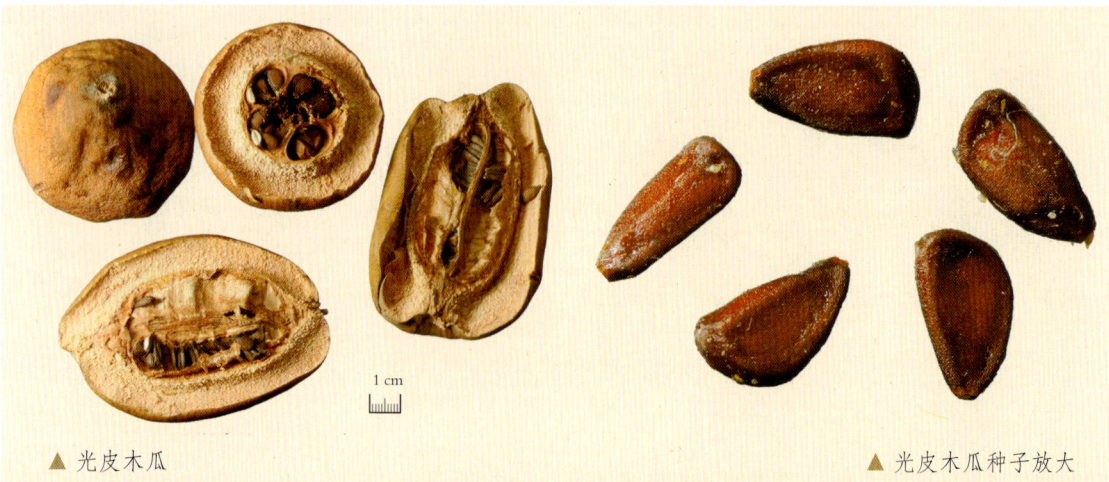

▲ 光皮木瓜　　　　　　　　　　　　　　▲ 光皮木瓜种子放大

西藏木瓜

为蔷薇科植物西藏木瓜 Chaenomeles thibetica Yu 的果实。

本品呈圆形或梨形，多纵切为2～4瓣。长6～11cm，宽5～9cm。外表面红棕色或灰褐色，饱满或稍皱缩。剖开面果肉较薄，厚约0.5cm，果肉较松软。种子密集，每室25～30粒，红棕色，扁平三角形。气特殊，味极酸。

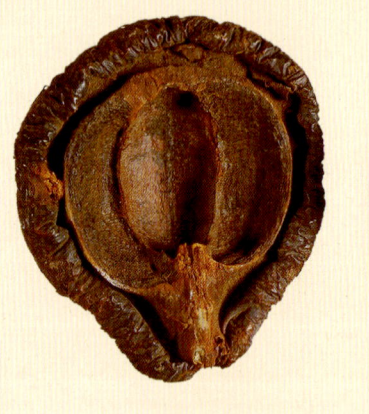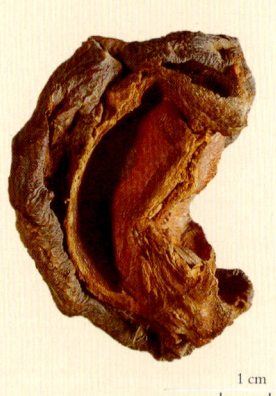

▲ 西藏木瓜

小木瓜

为蔷薇科植物云南多依 Docynia delavayi (Franch.) Schneid. 和印度多依 Docynia indica (Wall.) Decne. 的果实。

本品呈椭圆形，多加工成不规则的片块状。直径2～3.5cm，厚0.3～0.7cm。外表面紫红色或红棕色，有纵皱纹，略呈蜡样光泽。横断面果肉较厚，棕黄色或红棕色。种子呈三角形，一端尖，另一端钝圆。气微，味酸。

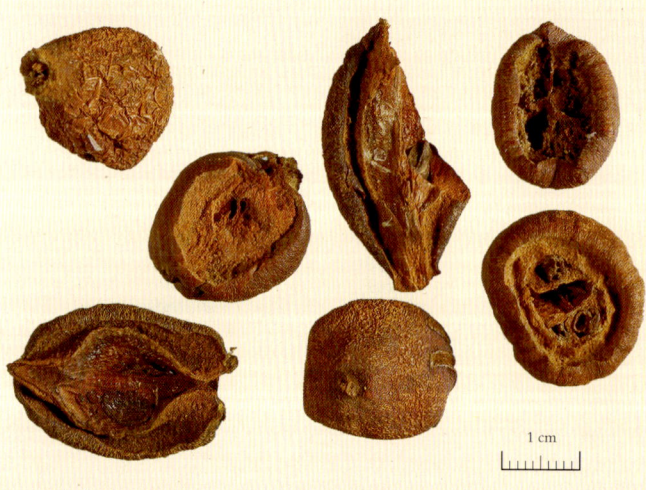

▲ 小木瓜

木 蝴 蝶 /Muhudie

正 品

木蝴蝶（药典品种）

药材为紫葳科植物木蝴蝶 *Oroxylum indicum*（L.) Kurz 的干燥成熟种子。本品呈类椭圆形，为蝶形薄片。长5～8cm，宽3.5～4.5cm，除基部外三面延长成宽大菲薄的翅状种皮。表面浅黄白色，翅半透明，有绢丝样光泽，上有放射状纹理，边缘多破裂。体轻，剥去种皮，可见一层薄膜状的胚乳紧裹于子叶之外。子叶2，蝶形，黄绿色或黄色，长径1～1.5cm。气微，味微苦。

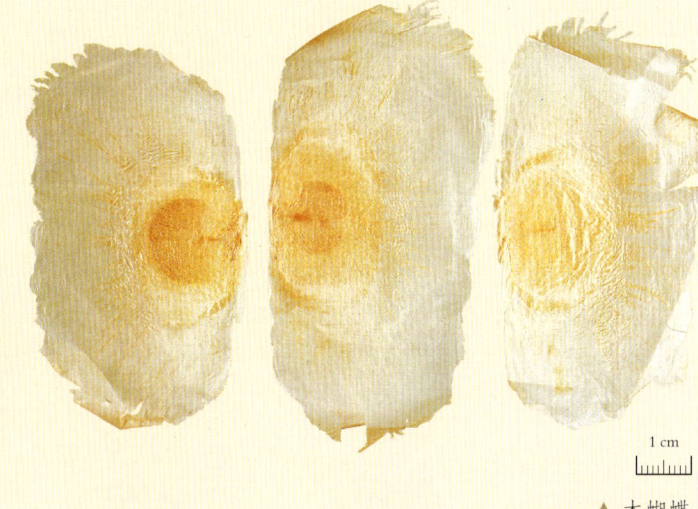

▲ 木蝴蝶

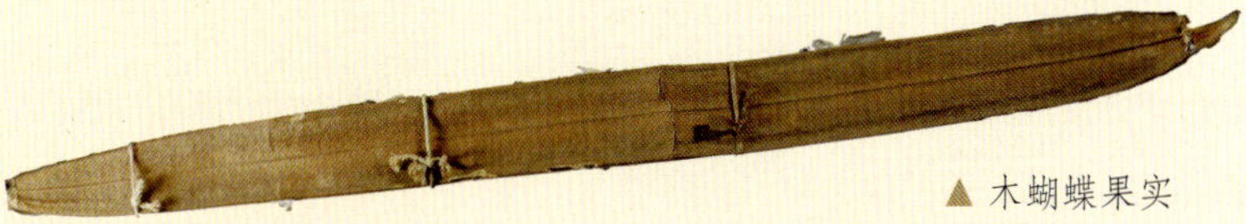

▲ 木蝴蝶果实

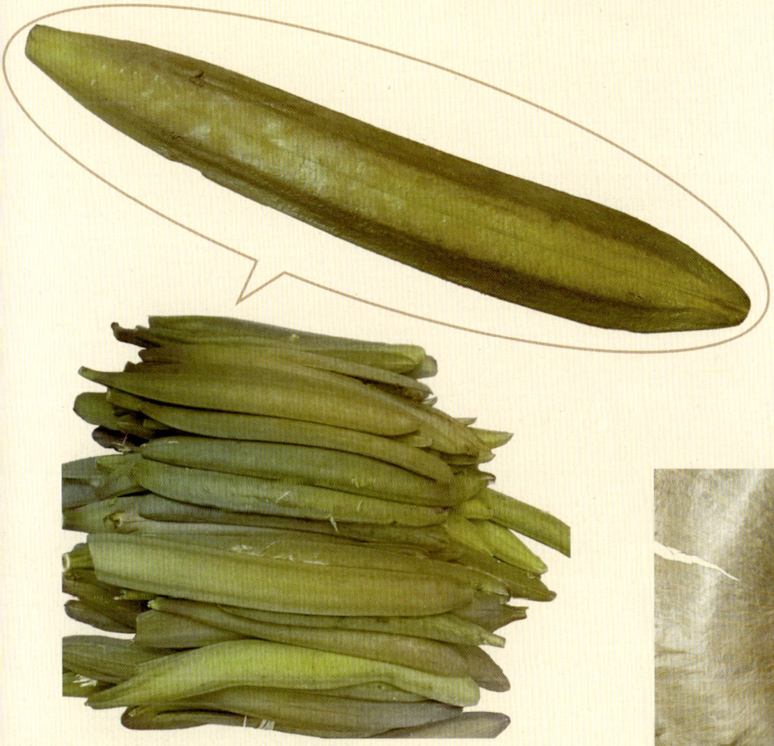

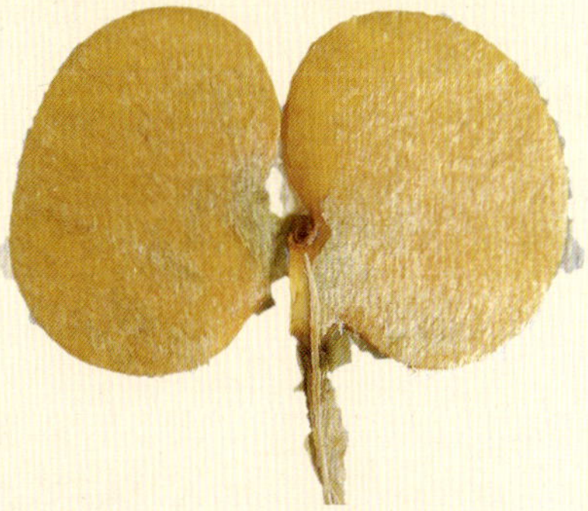

▲ 木蝴蝶子叶表面

▲ 木蝴蝶果实鲜品（云南思茅产）

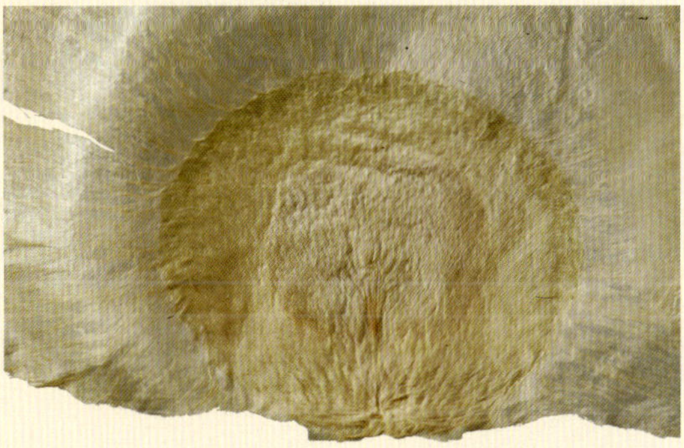

▲ 木蝴蝶子叶放大

木 鳖 子 /Mubiezi

正 品

木鳖子（药典品种）

药材为葫芦科植物木鳖子 *Momordica cochinchinensis* (Lour.) Spreng. 的干燥成熟种子。

本品为扁圆形，略呈饼状，中间稍隆起或微凹陷。直径2～4cm，厚约0.5cm。表面灰棕色至黑褐色，有不规则网状花纹，边缘具十余个不规则齿状突起，其中较大的一个突起上可见浅黄色种脐。质硬。子叶2，黄白色，富油性。有特殊的油腻气，味苦。

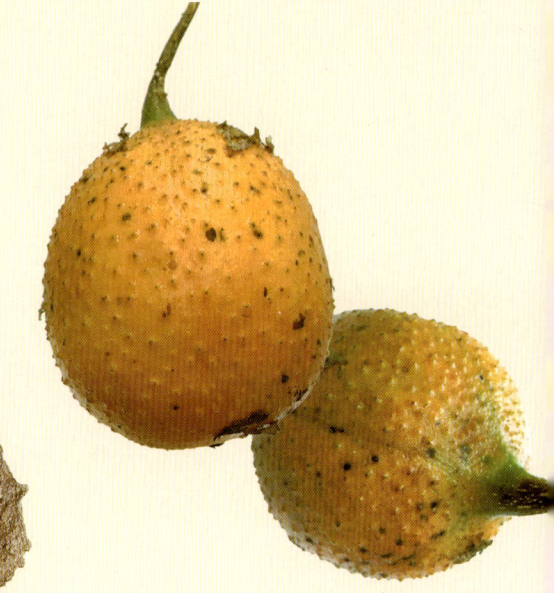

▲ 木鳖子果实

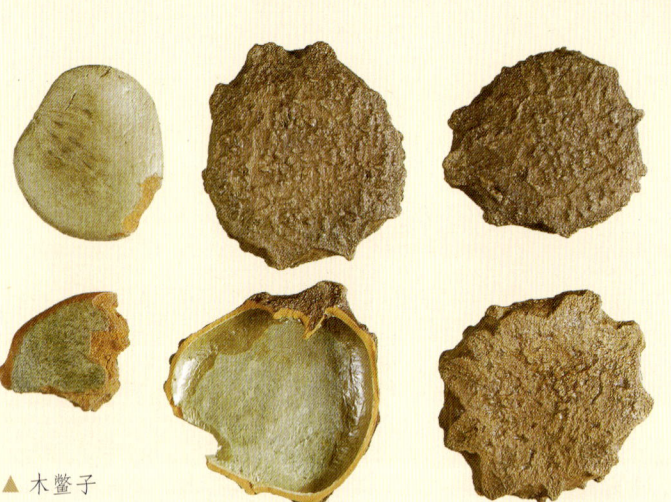

▲ 木鳖子

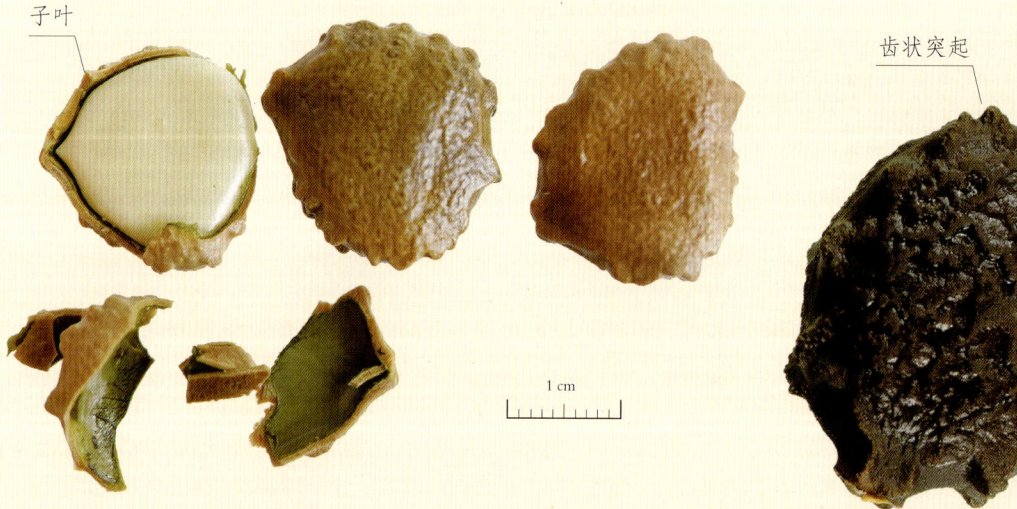

▲ 木鳖子鲜品（湖南张家界产）

▲ 木鳖子放大

五味子 /Wuweizi

正品

北五味子（药典品种）

药材为木兰科植物五味子 *Schisandra chinensis* (Turcz.) Baill. 的干燥成熟果实。

本品呈不规则球形或扁球形，直径 0.5～0.8cm。表面红色、紫红色或暗红色，皱缩，显油润；有的表面具"白霜"。果肉柔软，种子1～2粒，肾形，凹弯明显，表面棕黄色，有光泽，种皮薄而脆。果肉气微，味酸；种子破碎后有香气，味辛、微苦。

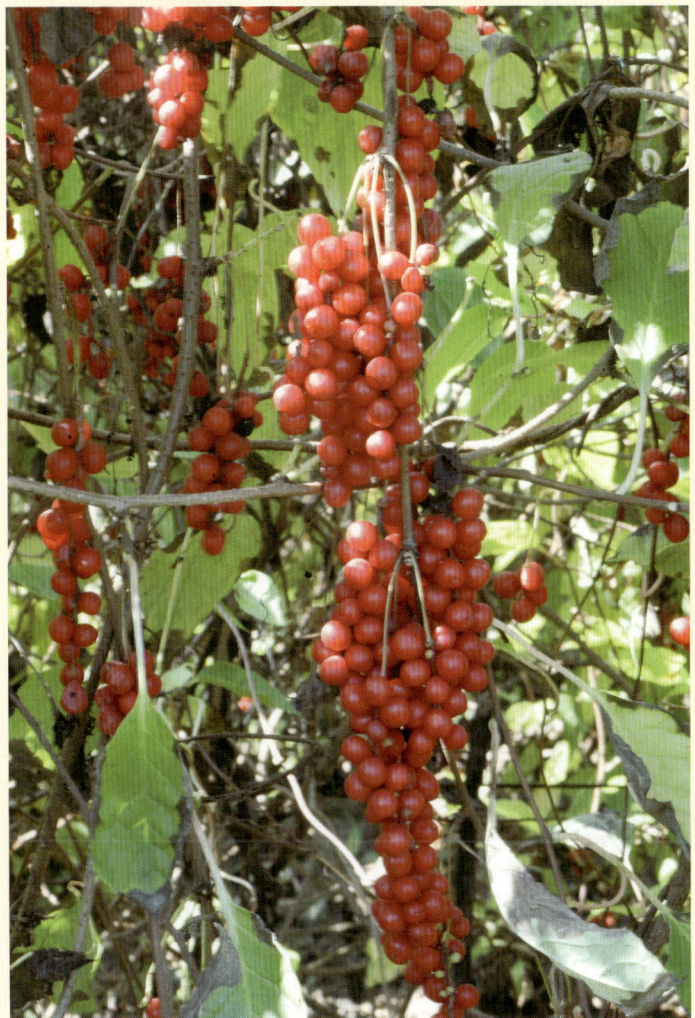

▲ 五味子原植物（摄于丹东凤城）

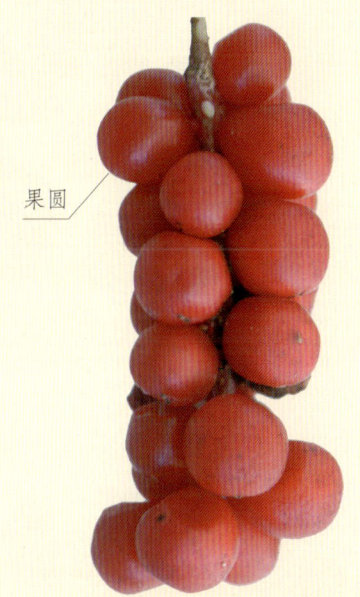

▲ 五味子鲜品放大（辽宁桓仁产）

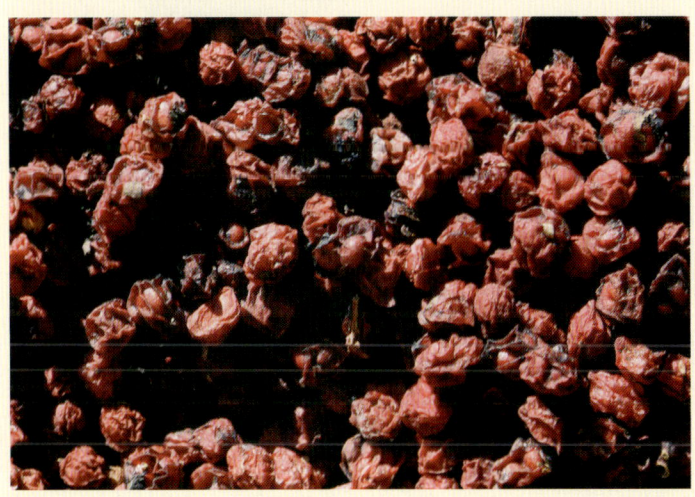

▲ 五味子晒干品（丹东凤城产）

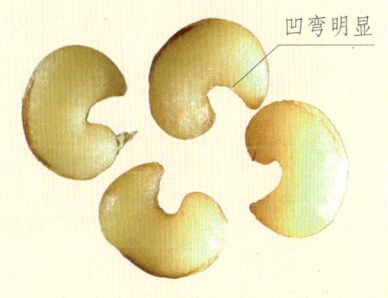

▲ 五味子鲜品种子放大（摄于辽宁抚顺）

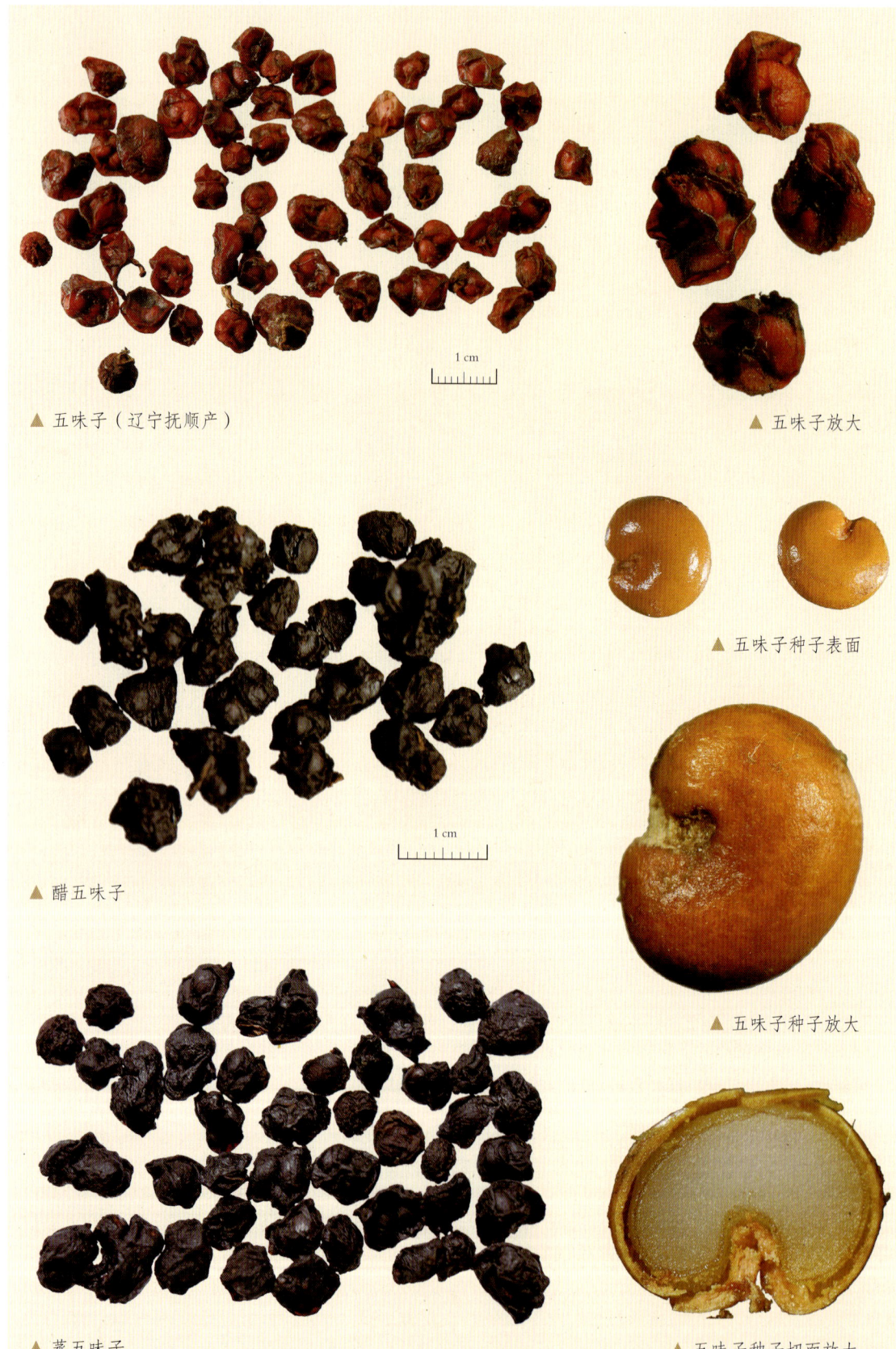

▲ 五味子（辽宁抚顺产）　　　　　　　　　▲ 五味子放大

▲ 醋五味子　　　　　　　　　▲ 五味子种子表面

▲ 蒸五味子　　　　　　　　　▲ 五味子种子放大

　　　　　　　　　　　　　　　▲ 五味子种子切面放大

南五味子（药典品种）

药材为木兰科植物华中五味子 *Schisandra sphenanthera* Rehd. et Wils. 的干燥成熟果实。

本品呈不规则球形，较小，直径 0.2～0.5cm。表面棕红色至暗棕色，干瘪，皱缩，果肉常紧贴于种子上。种子肾形，较北五味子种子略小，凹弯小，种皮薄而脆，表面黄棕色，略呈颗粒状。果肉气微，味微酸。

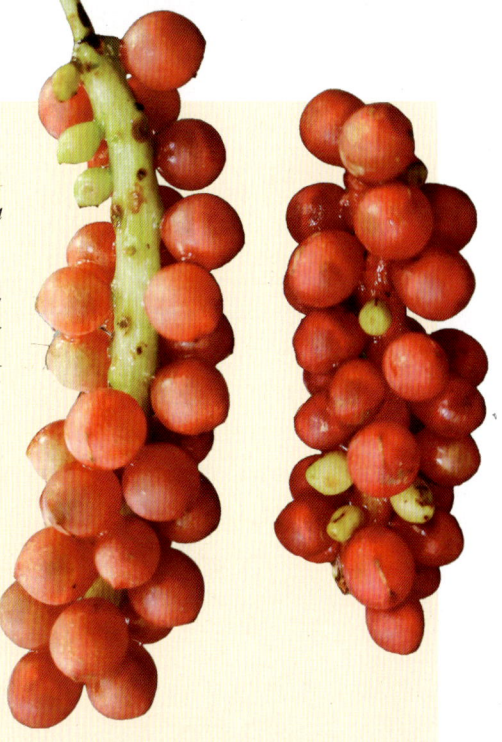

▲ 华中五味子鲜品（湖北神农架产）

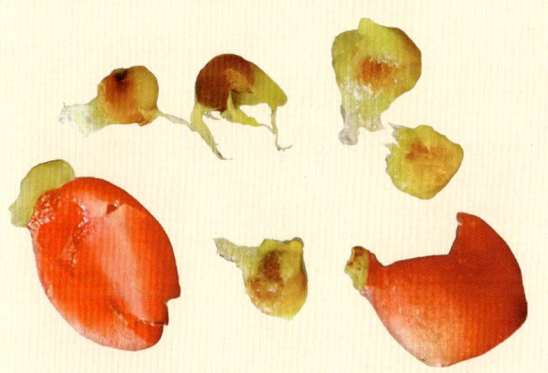

▲ 华中五味子成熟鲜品果肉和种子

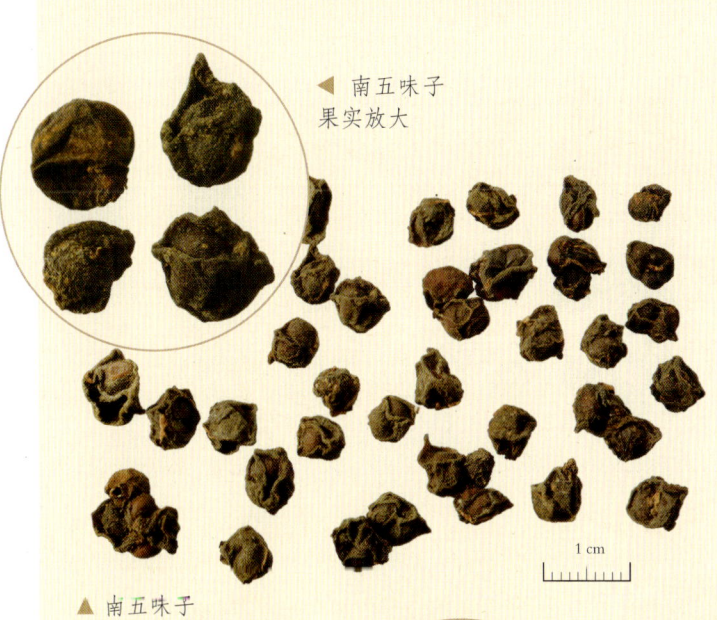

◀ 南五味子果实放大

▲ 南五味子

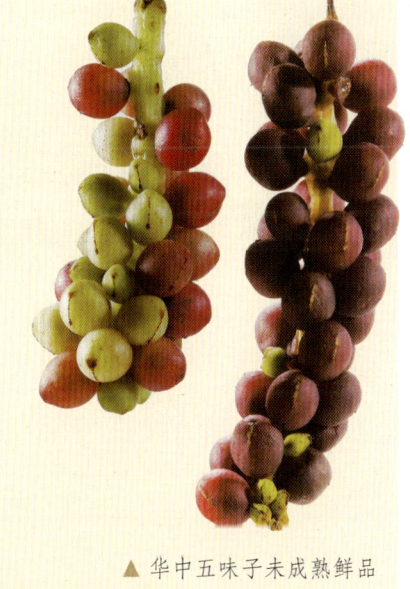

▲ 华中五味子未成熟鲜品

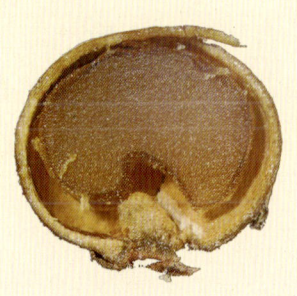

凹弯小　　表面略粗糙

▲ 南五味子种子表面　　◀ 南五味子种子切面

非正品

翼梗五味子

为木兰科植物翼梗五味子 Schisandra henryi Clarke 的干燥果实。
本品呈类球形，直径0.3～0.7cm。表面棕紫色或黄褐色，皱缩，有时微具"白霜"。果肉薄，内含种子1～2粒，棕黄色，球状肾形，种皮表面明显具多数细小的乳头状或小疣状突起。气微，味略酸。

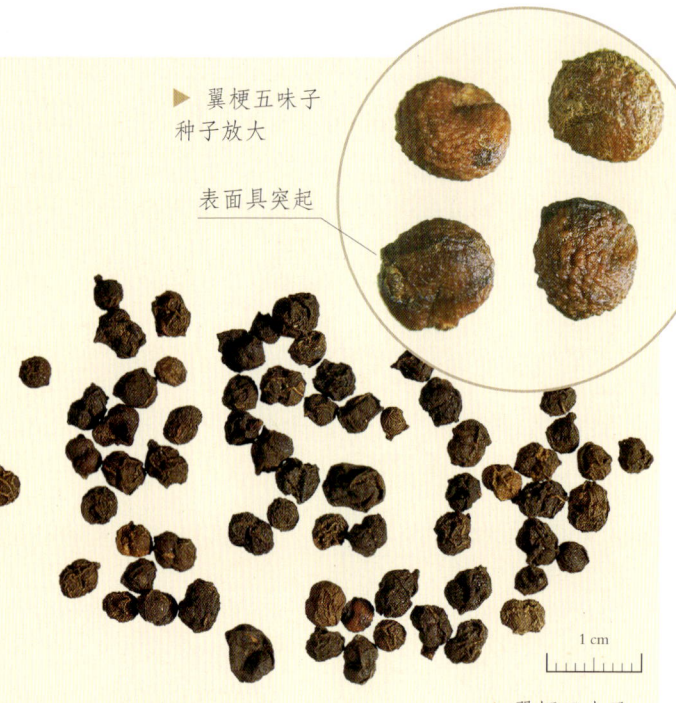

▶ 翼梗五味子种子放大

表面具突起

▲ 翼梗五味子

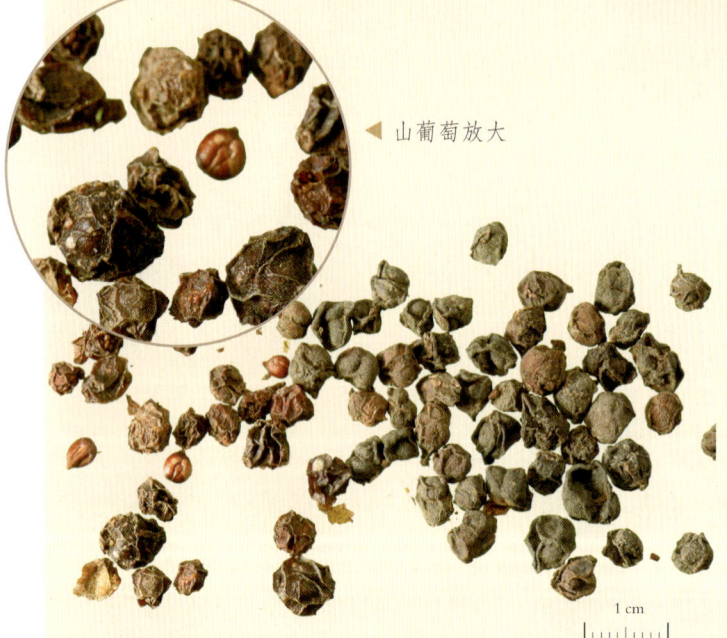

◀ 山葡萄放大

山葡萄

为葡萄科植物山葡萄 Vitis amurensis Rupr. 的干燥果实。
本品呈不规则球形，直径0.4～0.8cm。外表面棕褐色，皱缩，无光泽，内表面灰褐色。每果有种子2～4粒，呈卵形，基部略呈喙状，背侧有脐状突起，腹面具2条沟，棕褐色，略光滑，长约0.4cm，宽约0.5cm。质柔软，不易碎。气微，味酸、微甜。

▲ 山葡萄

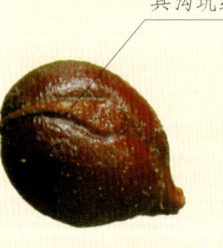

具沟坑纹

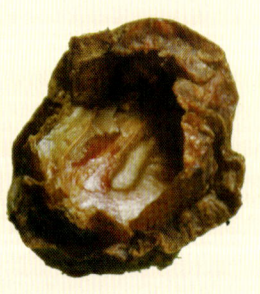

▲ 山葡萄果皮及种子

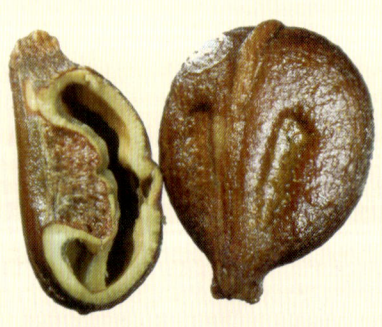

▲ 山葡萄种子及纵切面

伪制品

蔷薇属果实一种

为蔷薇科蔷薇属 *Rosa* sp. 的果实及染色品。
本品个体略大,果皮光滑或皱纹略密,色泽不自然。

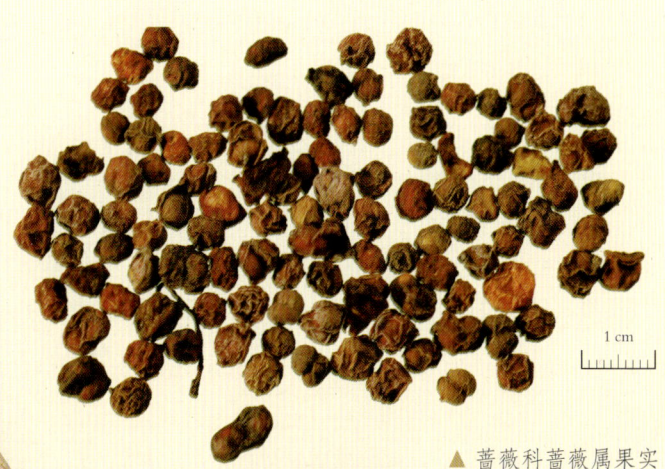

▲ 蔷薇科蔷薇属果实

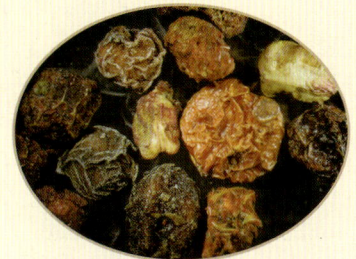

▲ 蔷薇科蔷薇属果实放大

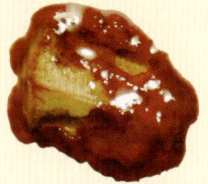

▲ 蔷薇科蔷薇属种子放大

南五味子染色

为木兰科植物华中五味子 *Schisandra sphenanthera* Rehd. et Wils. 的干燥成熟果实染色品。
本品略显油性,表面粗糙模糊。

五味子果梗及叶

为木兰科植物五味子 *Schisandra chinensis* (Turcz.) Baill. 的干燥果序及残叶。
本品可见具短小果梗的红色或棕色条状果序或碎叶片。

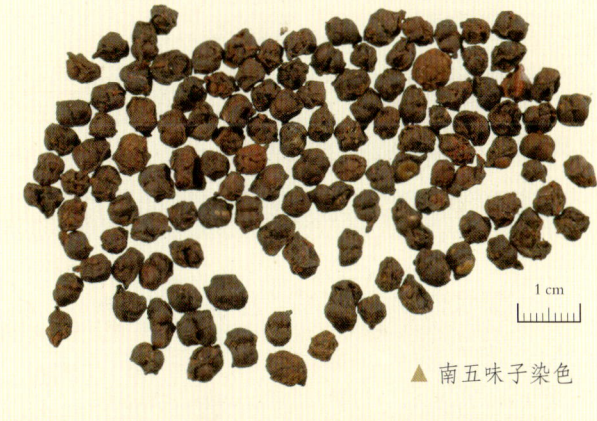

▲ 南五味子染色

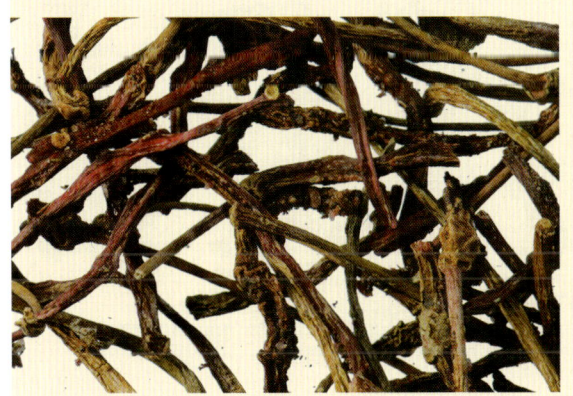

▲ 五味子果序梗

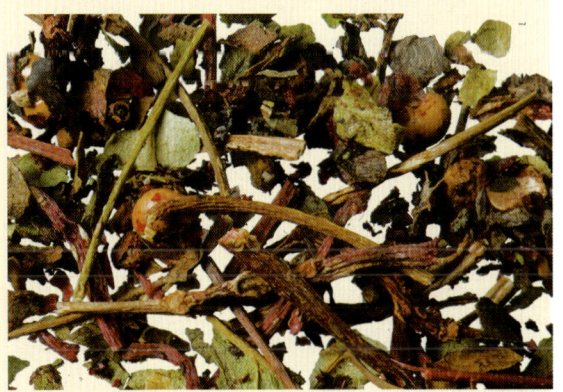

▲ 五味子果序梗及残叶

车 前 子 /Cheqianzi

正 品

车前（药典品种）

药材为车前科植物车前 *Plantago asiatica* L. 的干燥成熟种子。

本品呈不规则长圆形，略扁，或呈类三角形，边缘较薄，长1～2mm，宽约1mm。表面棕色至黑褐色，略粗糙不平。放大镜下可见背面微隆起，腹面略平坦，中央或一端有灰白色（或黑色）凹陷的点状种脐。切面可见乳白色的胚乳及胚。种子入水后有黏液覆盖种子。气微，嚼之稍有黏性。

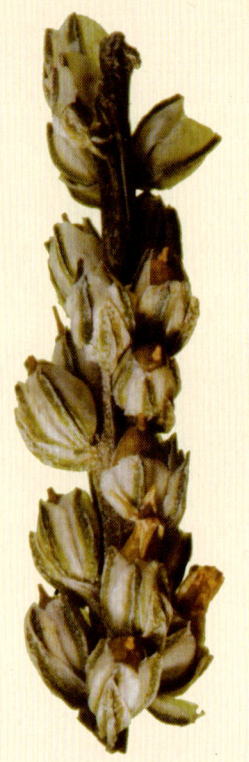
▲ 车前嫩果序

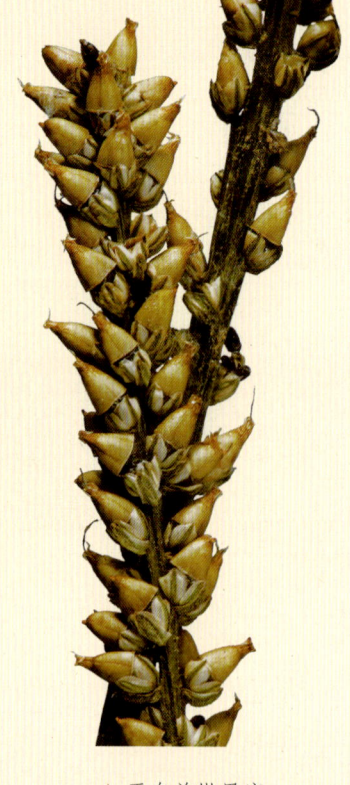
▲ 平车前嫩果序

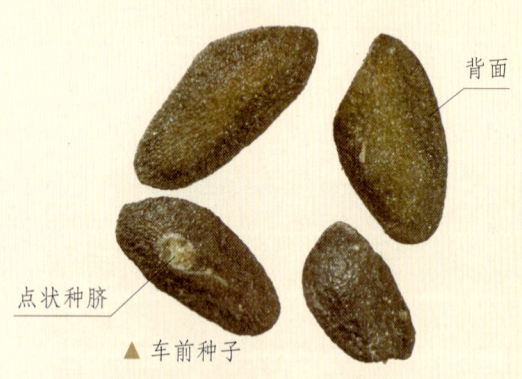
背面
点状种脐
▲ 车前种子

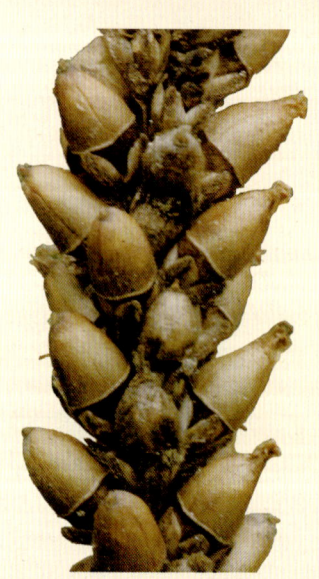
▲ 车前嫩果序放大

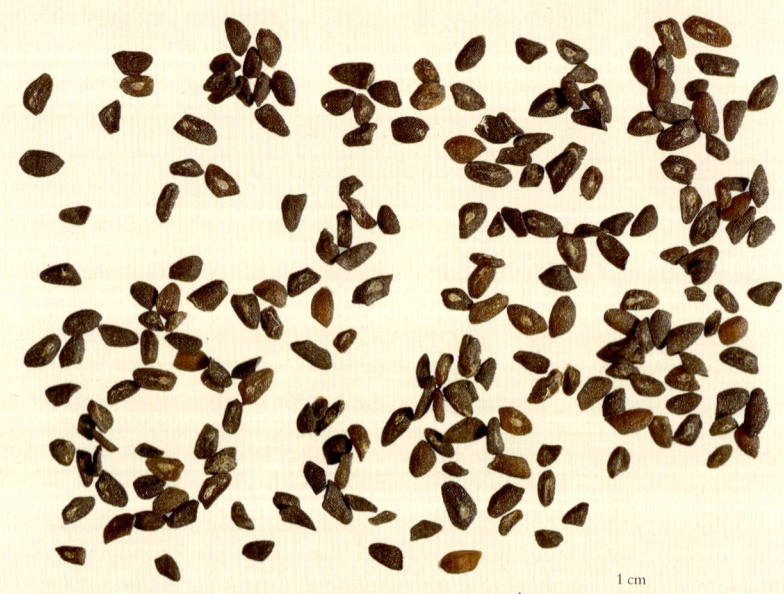
▲ 车前子（车前）

1 cm

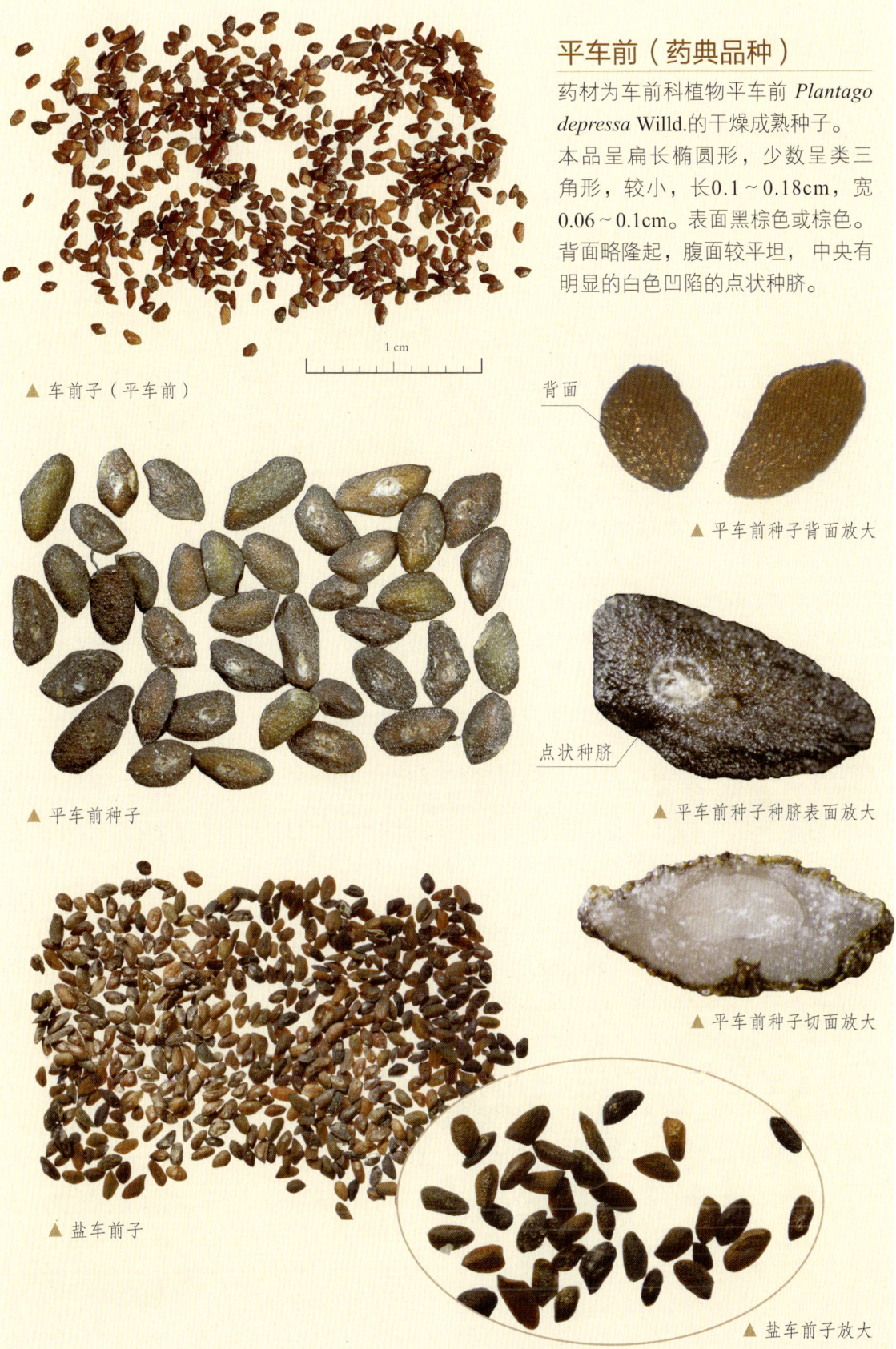

平车前（药典品种）

药材为车前科植物平车前 *Plantago depressa* Willd.的干燥成熟种子。本品呈扁长椭圆形，少数呈类三角形，较小，长0.1～0.18cm，宽0.06～0.1cm。表面黑棕色或棕色。背面略隆起，腹面较平坦，中央有明显的白色凹陷的点状种脐。

▲ 车前子（平车前）

▲ 平车前种子背面放大

▲ 平车前种子

▲ 平车前种子种脐表面放大

▲ 平车前种子切面放大

▲ 盐车前子

▲ 盐车前子放大

车前子 | 63

非正品

小车前

为车前科植物小车前 *Plantago minuta* Pall. 的干燥种子。

本品呈船状椭圆形，较大，长约0.3cm，宽约0.15cm。多数种子背、腹面中心外侧包被灰棕色膜质黏液层。少数种子表面呈棕红色，微具光泽，略透明。背部隆起，腹面中部明显凹陷，略呈船槽状。气微，味略咸。

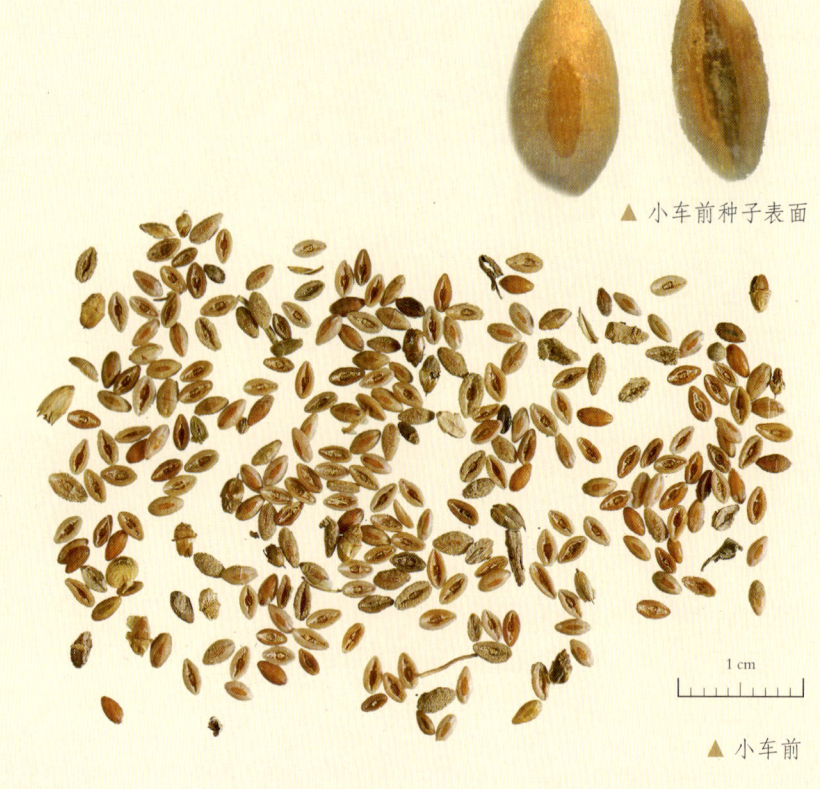

▲ 小车前种子表面

▲ 小车前

荆芥子

为唇形科植物荆芥 *Nepeta cataria* L. 的干燥种子。

本品呈椭圆状三棱形，长约0.3cm，宽约0.1cm。表面黄棕色至棕黑色，略光滑，一端有细小的黄白色果柄痕。质松脆。嚼之有薄荷香气，味淡。

果柄痕

▲ 荆芥种子表面

▲ 荆芥子

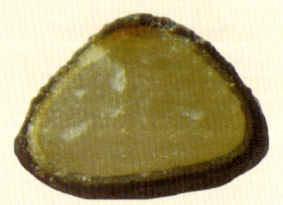

▲ 荆芥种子切面

党参子

为桔梗科植物党参 *Codonopsis pilosula* (Franch.) Nannf. 的干燥种子。

本品呈卵圆形至椭圆形，略扁，长0.1～0.15cm，宽约0.07cm。表面黄棕色至棕褐色，一端具微凹的种脐。气微，味略苦。

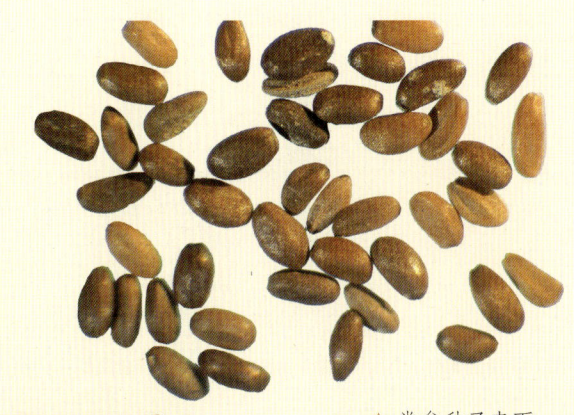

▲ 党参种子表面

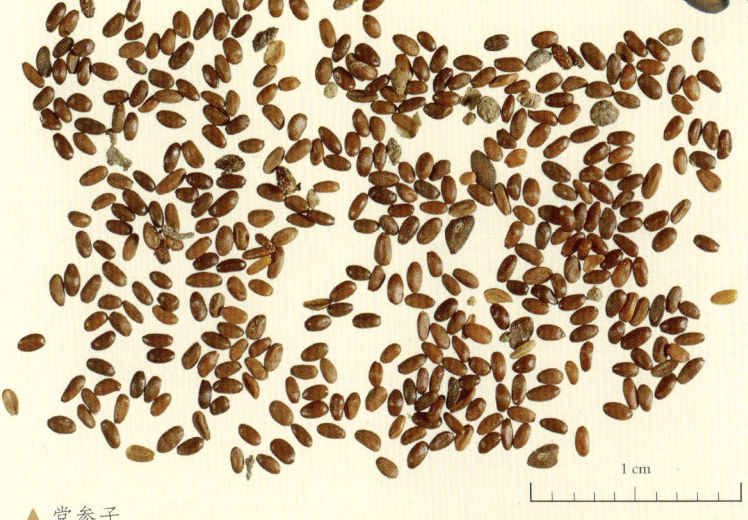

▲ 党参子

桔梗子

为桔梗科植物桔梗 *Platycodon grandiflorus* (Jacq.) A.DC. 的干燥种子。

本品呈卵圆形至扁椭圆形，长0.1～0.18cm，宽约0.09cm。表面黄棕色至棕褐色。两面具沟纹，边缘略薄。气微，味略苦。

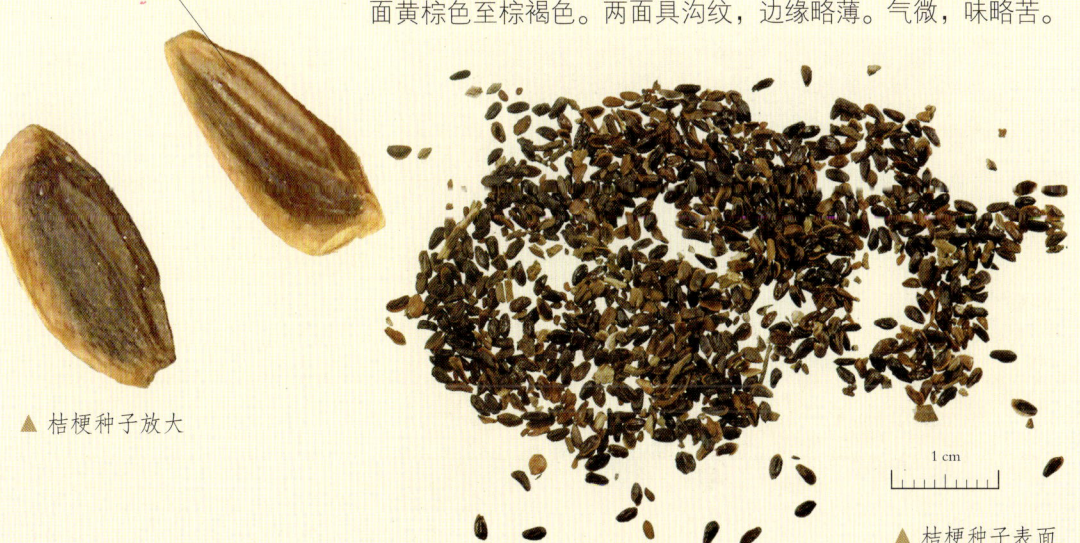

▲ 桔梗种子放大

▲ 桔梗种子表面

伪制品

掺入柴胡种子的伪品

为车前科植物车前 *Plantago asiatica* L. 的干燥成熟种子中掺入伞形科植物北柴胡 *Bupleurum chinense* DC. 的干燥种子。柴胡种子多为双悬果或分果瓣,果实略弯曲,内侧略平,背侧纵向棱沟明显,并有突起。

注:在茺蔚子商品中有时也可见到掺入的柴胡种子,可参见本册茺蔚子项下。

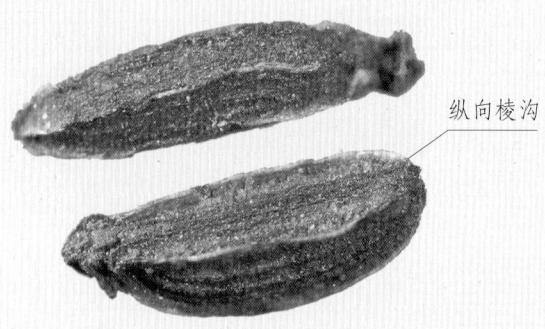

▲ 柴胡种子放大 —— 纵向棱沟

▲ 柴胡种子切面放大

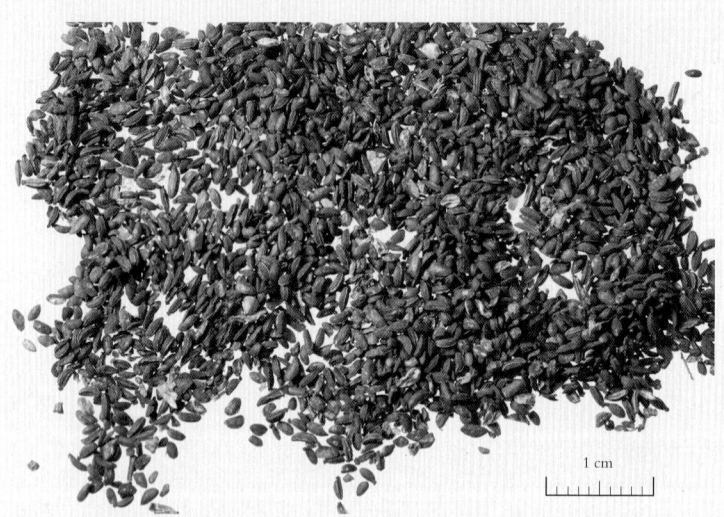

▲ 柴胡种子掺入车前子

掺入地肤种子的伪品

为车前子中掺入藜科植物地肤 *Kochia scoparia* (L.) Schrad. 的干燥成熟种子。地肤种子呈扁卵形,长约0.1cm,表面黑色。气微,味微苦。

注:地肤子为常用中药,参见本册地肤子项下。

▲ 车前子掺入地肤种子

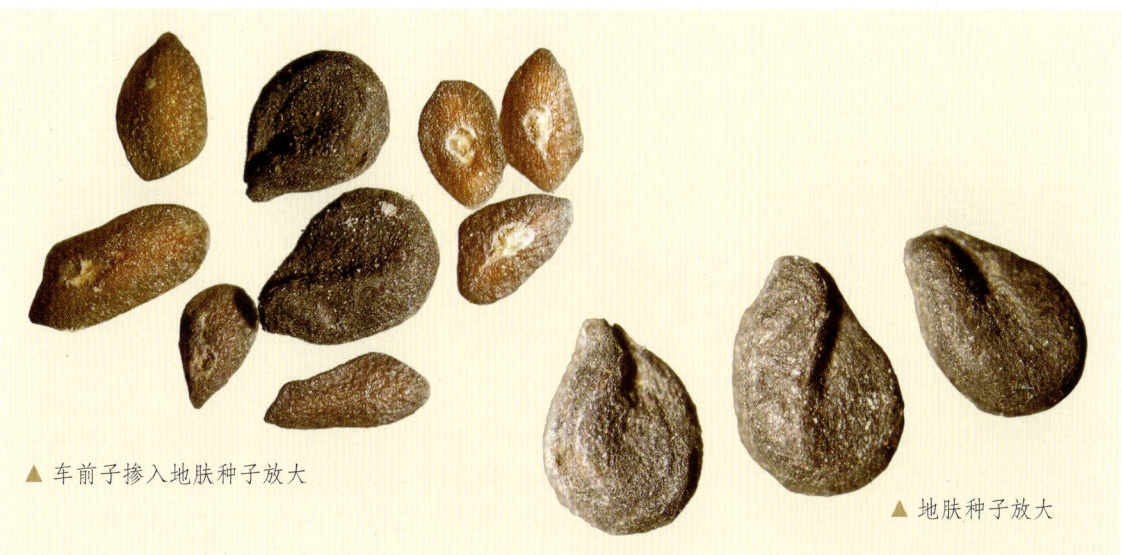

▲ 车前子掺入地肤种子放大

▲ 地肤种子放大

掺入葶苈子的伪品

为车前子中掺入十字花科植物独行菜 *Lepidium apetalum* Willd. 或播娘蒿 *Descurainia sophia* (L.) Webb ex Prantl 的干燥成熟种子。

本品近似扁卵形，长0.1～0.15cm，宽0.05～0.1cm。表面棕色或红棕色，每侧具纵沟1条，其中一侧明显，另一侧不甚明显。一端钝圆，另一端略尖而微凹，凹入处具类白色种脐，子叶横叠，胚根背倚。气微，味微苦、辛，遇水显较强黏性。

葶苈子为常用中药，可参见本册葶苈子项下。

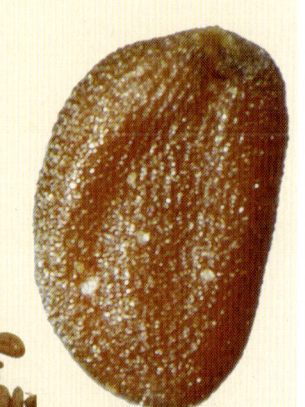

▲ 葶苈子放大

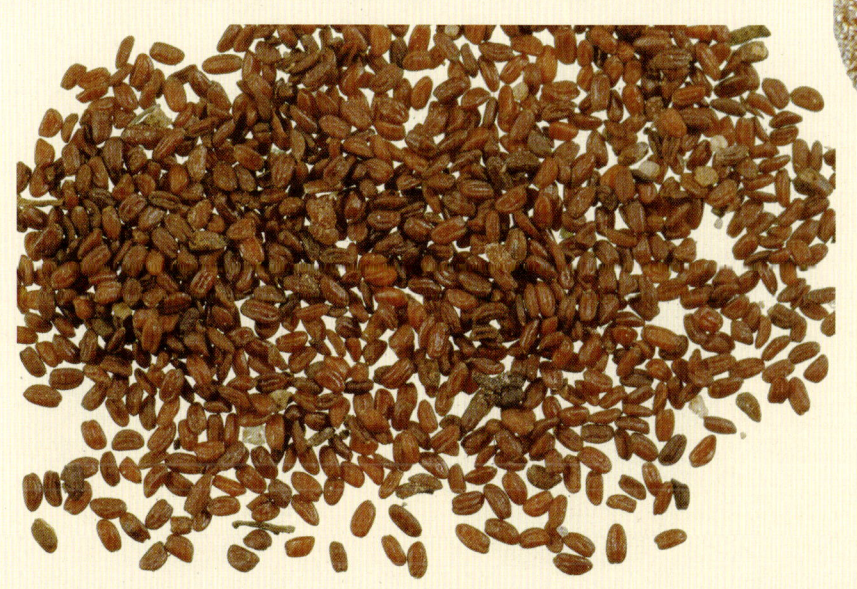

▲ 葶苈种子掺入车前子

水红花子 /Shuihonghuazi

正 品

水红花子（药典品种）

药材为蓼科植物红蓼 *Polygonum orientale* L. 的干燥成熟果实。

本品呈扁圆形，直径0.2~0.35cm，厚0.1~0.15cm。表面棕黑色或红棕色，有光泽，两面微凹，中部略有纵向隆起。顶端有突出的柱基，基部有浅棕色略突起的果梗痕，有的残留膜质花被。质硬，内有黄白色种子1粒。气微，味淡。

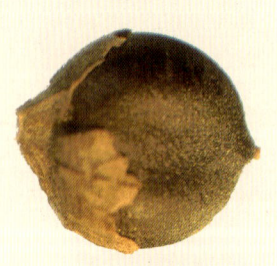
▲ 红蓼原植物

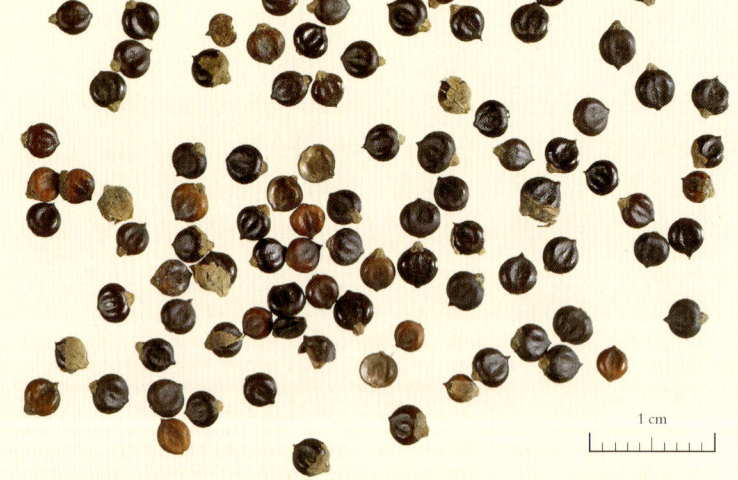
▲ 水红花子

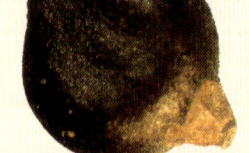
▲ 水红花子果实表面

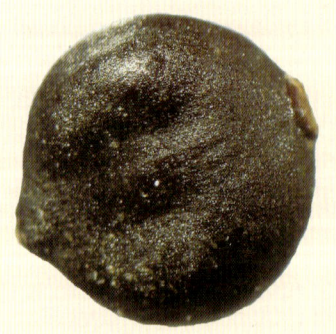
▲ 水红花子果实放大

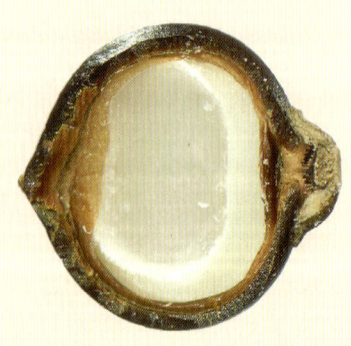
▲ 水红花子果实纵切面放大

非正品

酸模叶蓼

为蓼科植物酸模叶蓼 *Polygonum lapathifolium* L. 的干燥果实。

本品似红蓼果实，较小，扁圆形，直径0.1～0.15cm，厚度不及0.1cm。暗棕色或红棕色，两面凹陷，凹陷处各具一小纵棱，顶部具花柱基突起，偶见两枚柱头，基部有花被残基，有光泽。气微，味淡、微涩。

注：个别地区曾将柳叶刺蓼 *Polygonum bungeanum* Turcz. 误作水红花子药用，其性状详见王不留行项下的柳叶刺蓼。

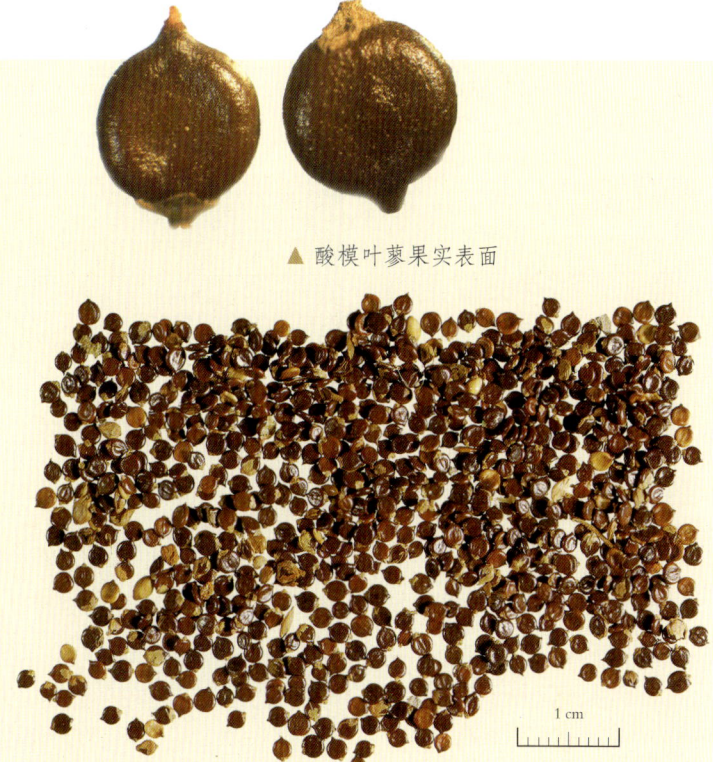

▲ 酸模叶蓼果实表面

▲ 酸模叶蓼

伪制品

掺入商陆种子的伪品

为水红花子中掺入商陆科植物垂序商陆 *Phytolacca americana* L. 的种子。

本品呈三棱状卵圆形，表面黑褐色，有光泽。一侧略显圆钝，另一侧呈薄片状，上端常具一鸟喙状缺刻。

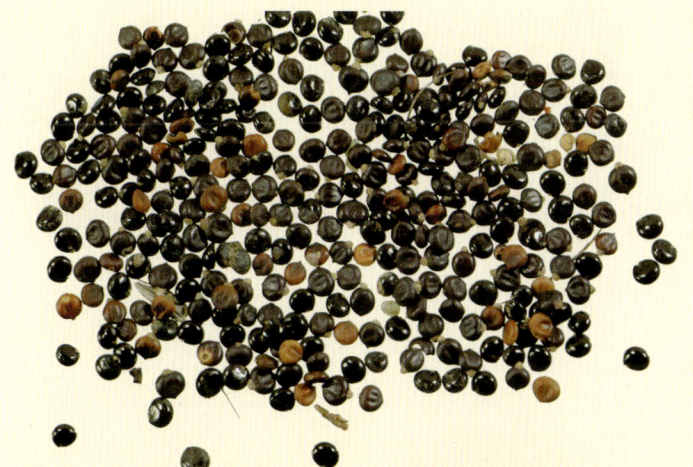

▲ 掺入商陆种子的伪品

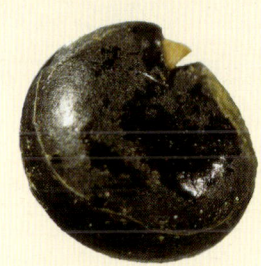
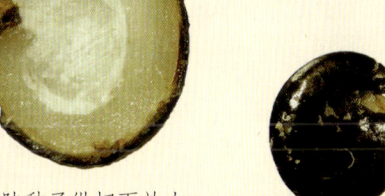
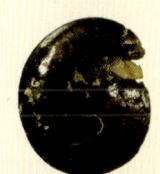
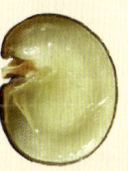
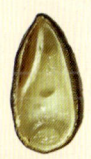

▲ 商陆种子放大　　▲ 商陆种子纵切面放大　　▲ 商陆种子及切面

牛蒡子 /Niubangzi

正 品

牛蒡子（药典品种）

药材为菊科植物牛蒡 *Arctium lappa* L. 的干燥成熟果实。本品呈长倒卵形，两端平截，稍弯曲，长0.5~0.7cm，宽0.2~0.3cm。表面灰褐色，有数条纵棱，并带有紫黑色斑点。顶端钝圆，稍宽，有一圆环，中间具点状花柱残迹；基部略窄，有圆形果柄痕。果皮较硬。子叶2，淡黄白色，富油性。气微，味苦后微辛而稍麻舌。

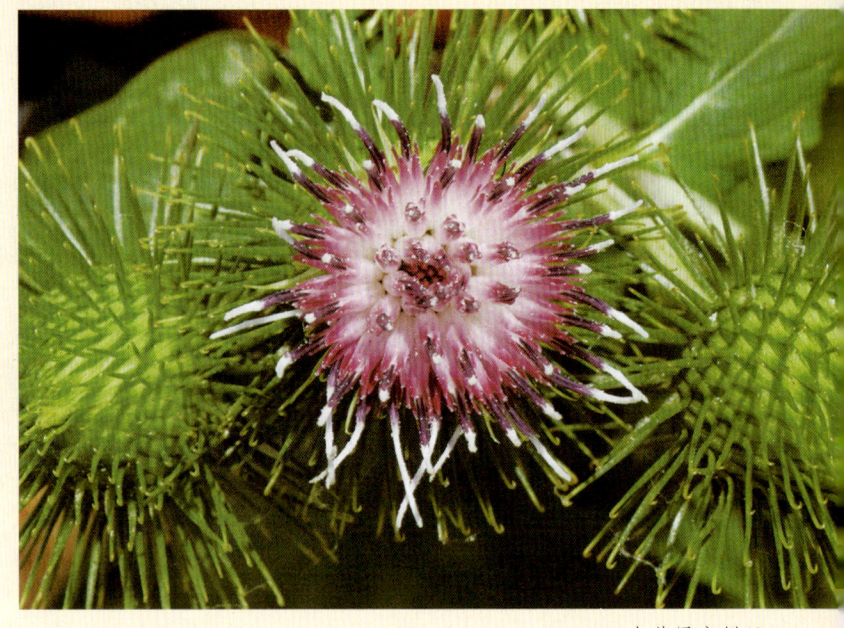

▲ 牛蒡果实鲜品

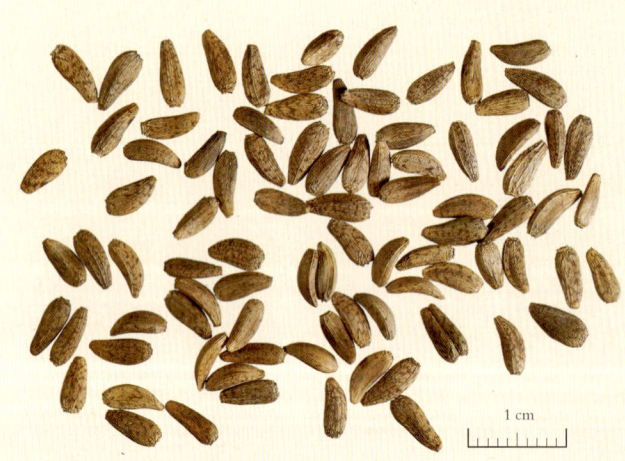

▲ 牛蒡子

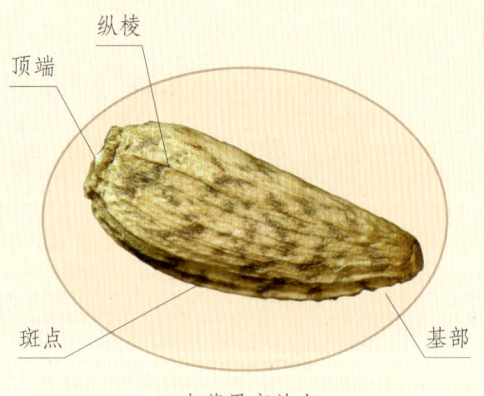

▲ 牛蒡果实放大

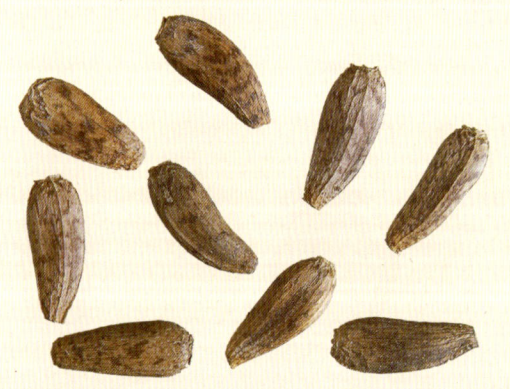

▲ 牛蒡子表面

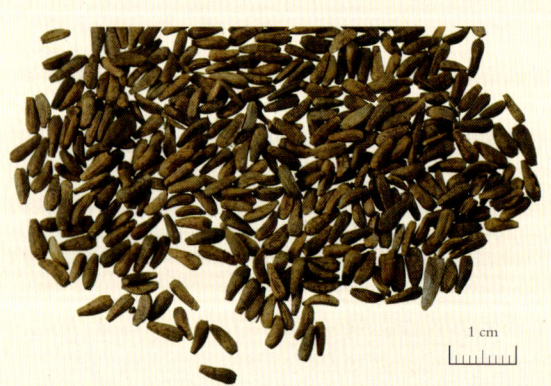

▲ 炒牛蒡子

非正品

绒毛牛蒡

为菊科植物毛头牛蒡 *Arctium tomentosum* Mill. 的干燥成熟果实。

本品呈矩卵圆形,略弯曲,长0.5~0.7cm,宽0.2~0.4cm。两端近平截,顶端为多角形,可见一直径约0.2cm的黑色圆环,中央有一点状花柱残迹;基部有白色的着生痕。表面灰褐色,具黑色小斑点,有较明显的数条纵棱及浅沟。果皮较厚且硬,子叶2。气微,味苦后辛而麻舌。

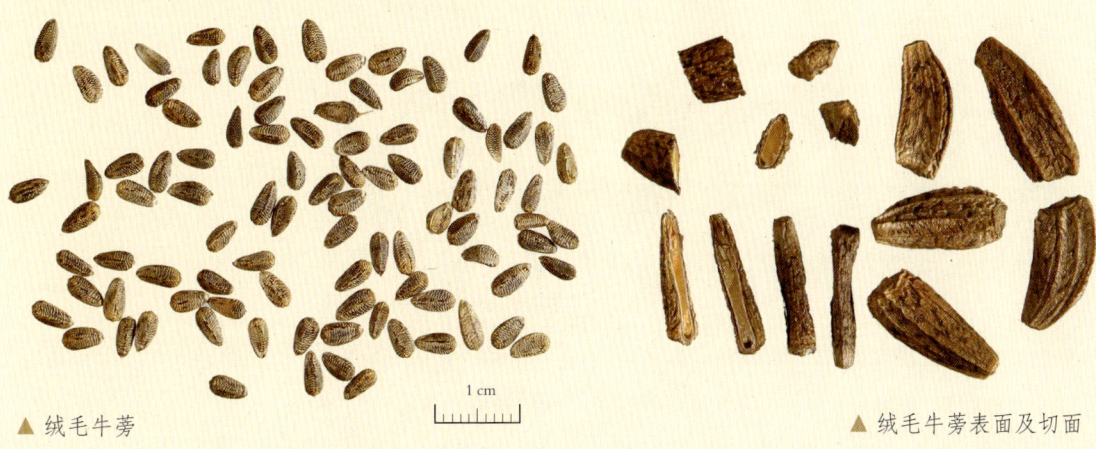

▲ 绒毛牛蒡

▲ 绒毛牛蒡表面及切面

大鳍蓟

为菊科植物大鳍蓟 *Onopodon acanthium* L. 的果实。

本品呈长倒卵形,略扁,长0.4~0.6cm,宽0.2~0.3cm。表面灰白色至灰棕色,具稀疏的黑色斑点,有数条不明显的纵棱,以中间一条最为明显,棱间有隆起的波状横纹。顶端钝尖,有一类圆形或类方形的环,中央有点状花柱残迹,基部较窄。果皮硬,有油性。气微,味苦。

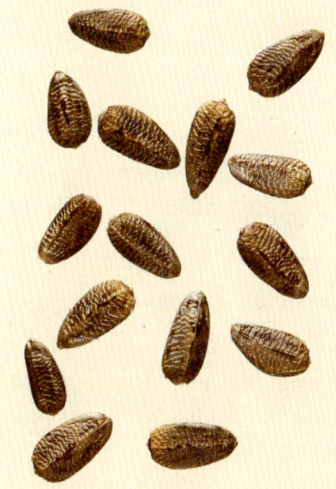

▲ 大鳍蓟表面

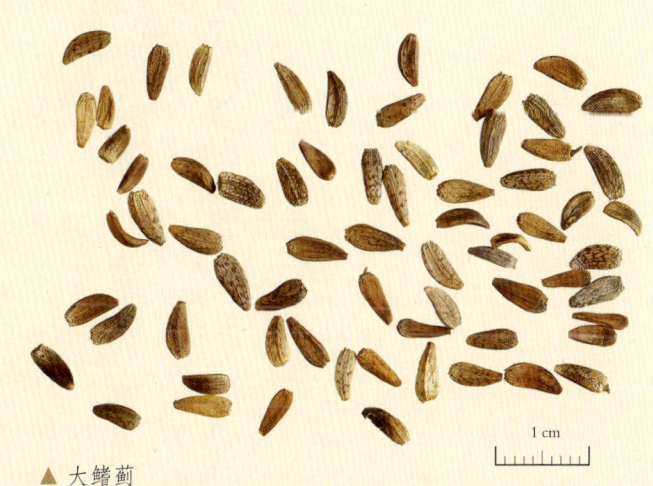

▲ 大鳍蓟

紫穗槐

为豆科植物紫穗槐 *Amorpha fruticosa* L. 的果实。

本品略呈新月形，长 0.5~0.8cm，宽 0.2~0.4cm。顶端呈短喙状，基部具宿存萼，萼齿 5 裂。表面棕色至棕褐色，具颗粒状突起的腺体。内含 1 粒种子，种皮棕色，子叶浅绿色。气微香，味微苦、涩、辛。

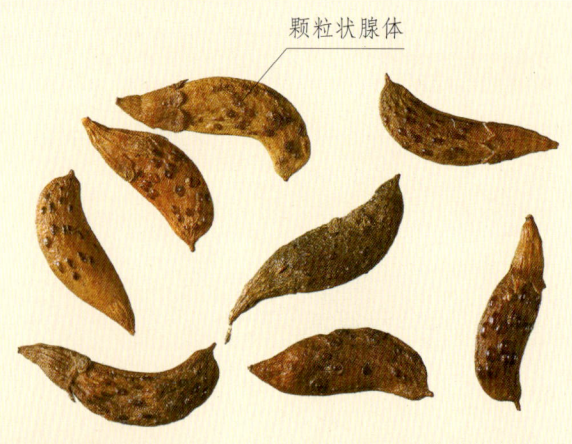

▲ 紫穗槐表面（颗粒状腺体）

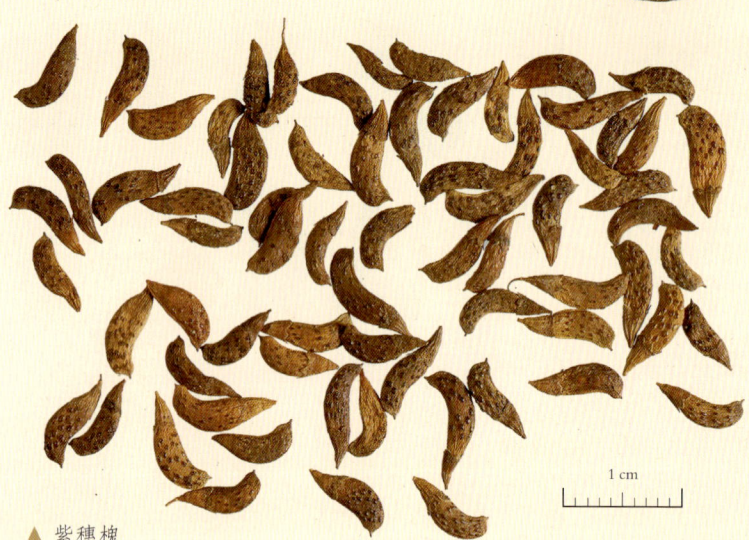

▲ 紫穗槐

水飞蓟

为菊科植物水飞蓟 *Silybum marianum* (L.) Gaertn. 的果实。

本品呈长倒卵形，长 0.5~0.7cm，宽 0.2~0.4cm，两侧略不对称。表面黑褐色，具横向波状细纹，有光泽。顶端具微斜的白色浅环，中央常有一半球状突起，基部有一窄缝状着生痕。质硬，内含种子 1 粒。气微，味微苦。

注：水飞蓟收载于 2020 年版《中国药典》。

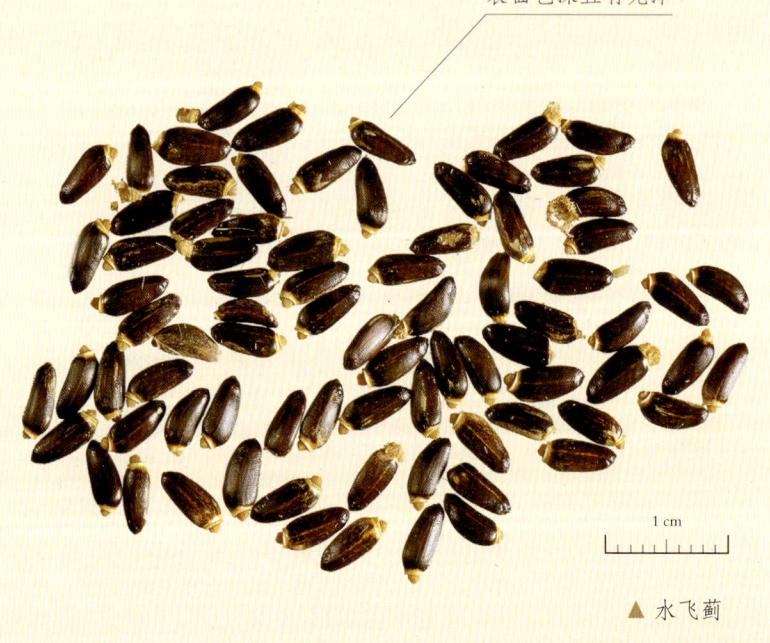

▲ 水飞蓟（表面色深且有光泽）

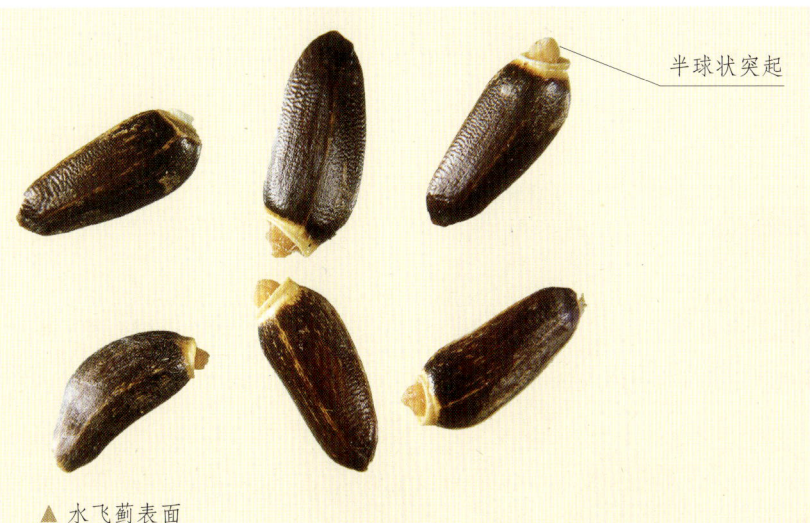

▲ 水飞蓟表面　　半球状突起

云木香

为菊科植物云木香 *Aucklandia costus* Falc. 的干燥成熟果实。

本品呈楔形，略弯曲，具四钝棱，上端稍宽，长0.8～1cm，宽0.2～0.4cm。表面灰褐色至灰黑色，色浅者可显见黑褐色斑点，有纵棱和细沟。顶端呈不规则三角形或四边形，边缘棕褐色，略突起，其内侧色稍浅，可见凸起的短柱状花柱残基；下端渐尖，有一类白色的着生痕。果皮较硬，子叶浅绿色，富油性。气微，味苦而麻舌。

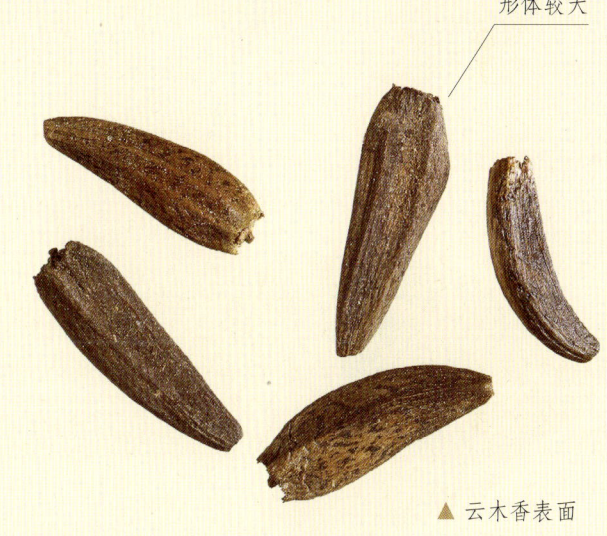

形体较大

▲ 云木香表面

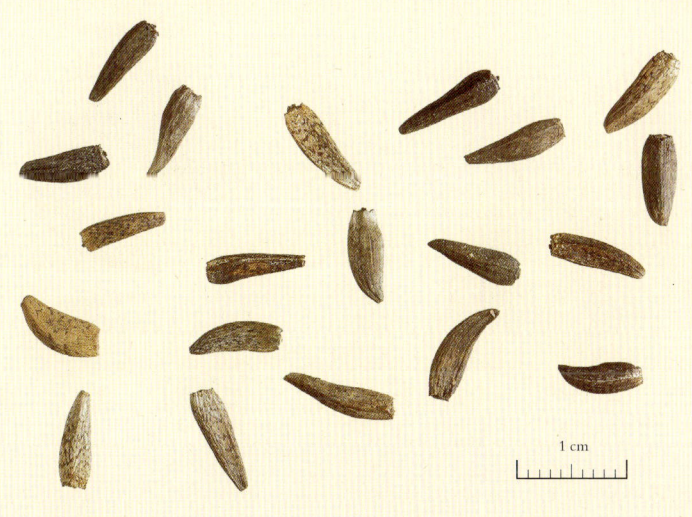

▲ 云木香

毛 诃 子 /Maohezi

正 品

毛诃子（药典品种）

药材为使君子科植物毗黎勒 *Teminalia bellirica* (Gaertn.) Roxb. 的干燥成熟果实。

本品呈卵形或椭圆形，长2~3.8cm，直径1.5~3cm。表面棕褐色，被红棕色绒毛，较细密，具5条棱脊及不规则皱纹。质坚硬，果肉厚0.2~0.5cm，暗棕色或浅绿黄色，果核淡棕黄色。种子1粒，种皮棕黄色，种仁黄白色，有油性。气微，味涩、苦。

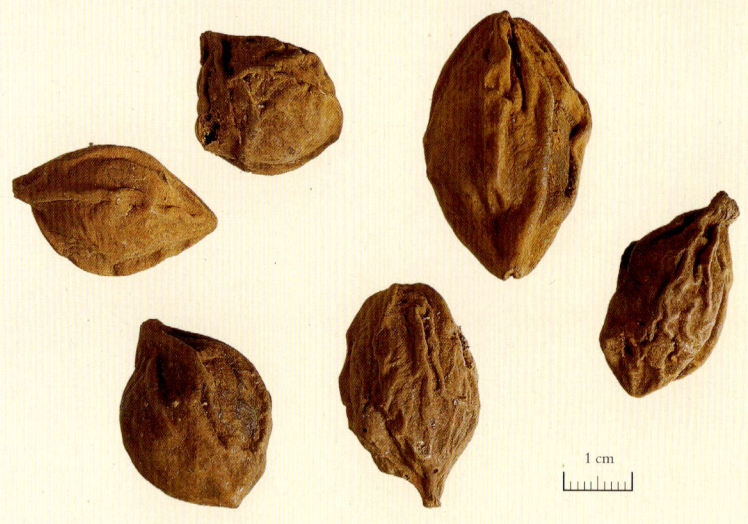

▲ 毛诃子

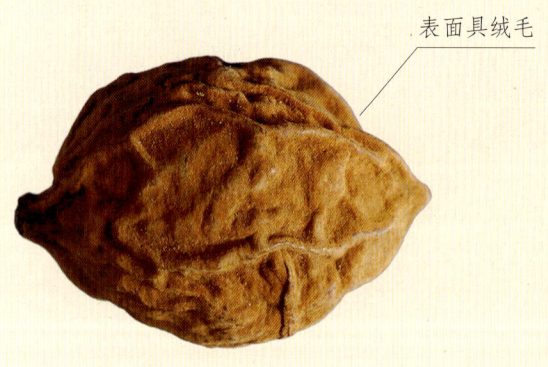

表面具绒毛

▲ 毛诃子果实表面

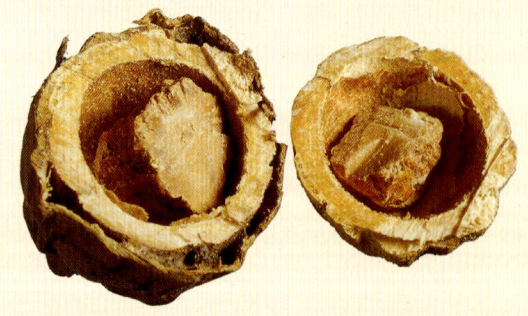

▲ 毛诃子剖面

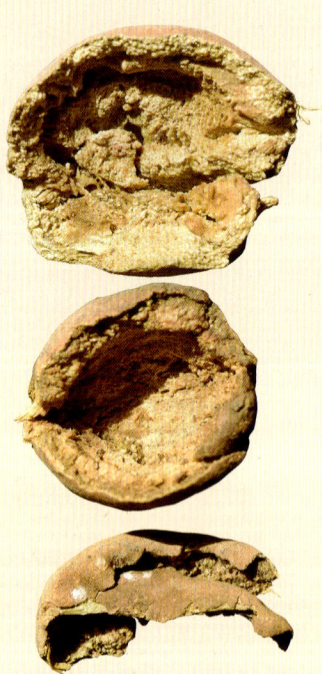

▲ 毛诃子内表面

化 橘 红 /Huajuhong

正 品

化橘红（药典品种）

药材为芸香科植物化州柚 *Citrus grandis* 'Tomentosa' 或柚 *Citrus grandis* (L.) Osbeck 的未成熟或近成熟的干燥外层果皮。前者习称"毛橘红"，后者习称"光七爪""光五爪"。

化州柚 呈对折的七角或展平的五角星状，单片呈柳叶形。完整者展平后直径15~28cm，厚0.2~0.5cm。外表面黄绿色，密布茸毛，有皱纹及小油室；内表面黄白色或淡黄棕色，有脉络纹。质脆，易折断，断面不整齐，外缘有1列不整齐的下凹的油室，内侧稍柔软而有弹性。气芳香。味苦、微辛。

柚 外表面黄绿色至黄棕色，无毛。
注： 商品中有将化州柚的幼果或胎果误作化橘红的情况。

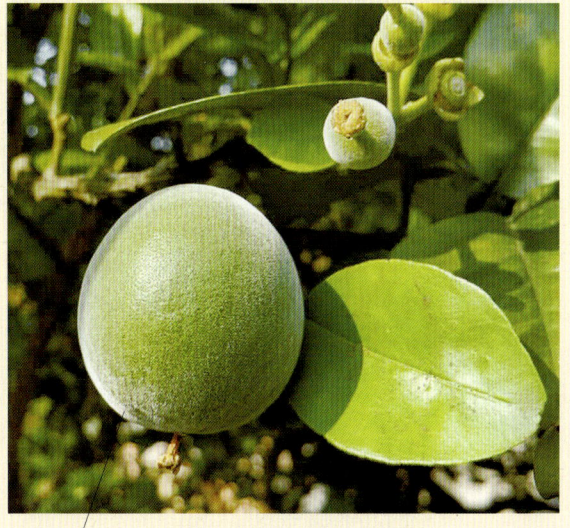

茸毛　　　　　　　　▲ 化州柚（广东化州产）

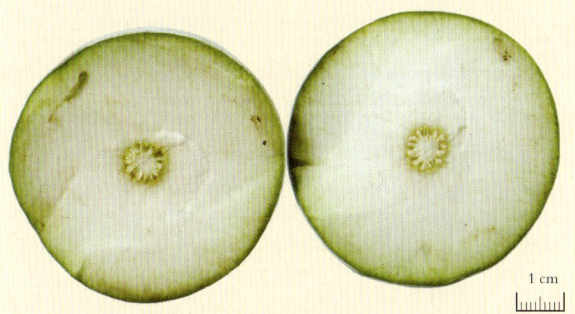

▲ 化州柚大幼果横切面

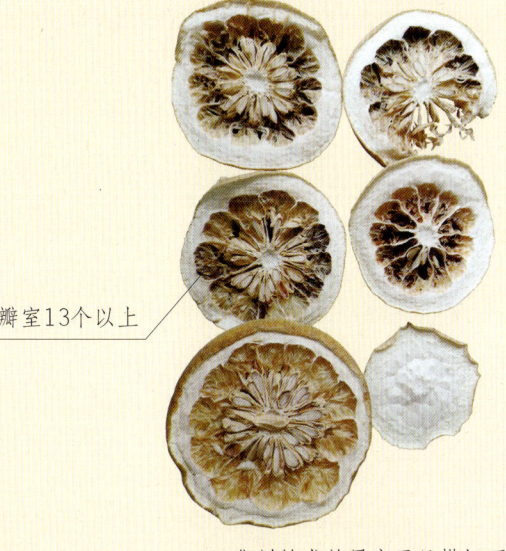

瓣室13个以上

▲ 化州柚成熟果实干品横切面

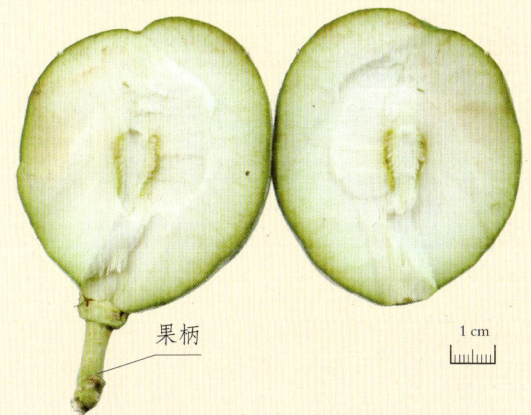

果柄

▲ 化州柚大幼果纵切面

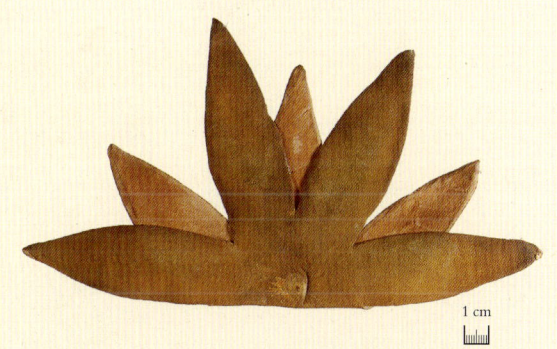

▲ 化橘红（化州柚-毛七爪）

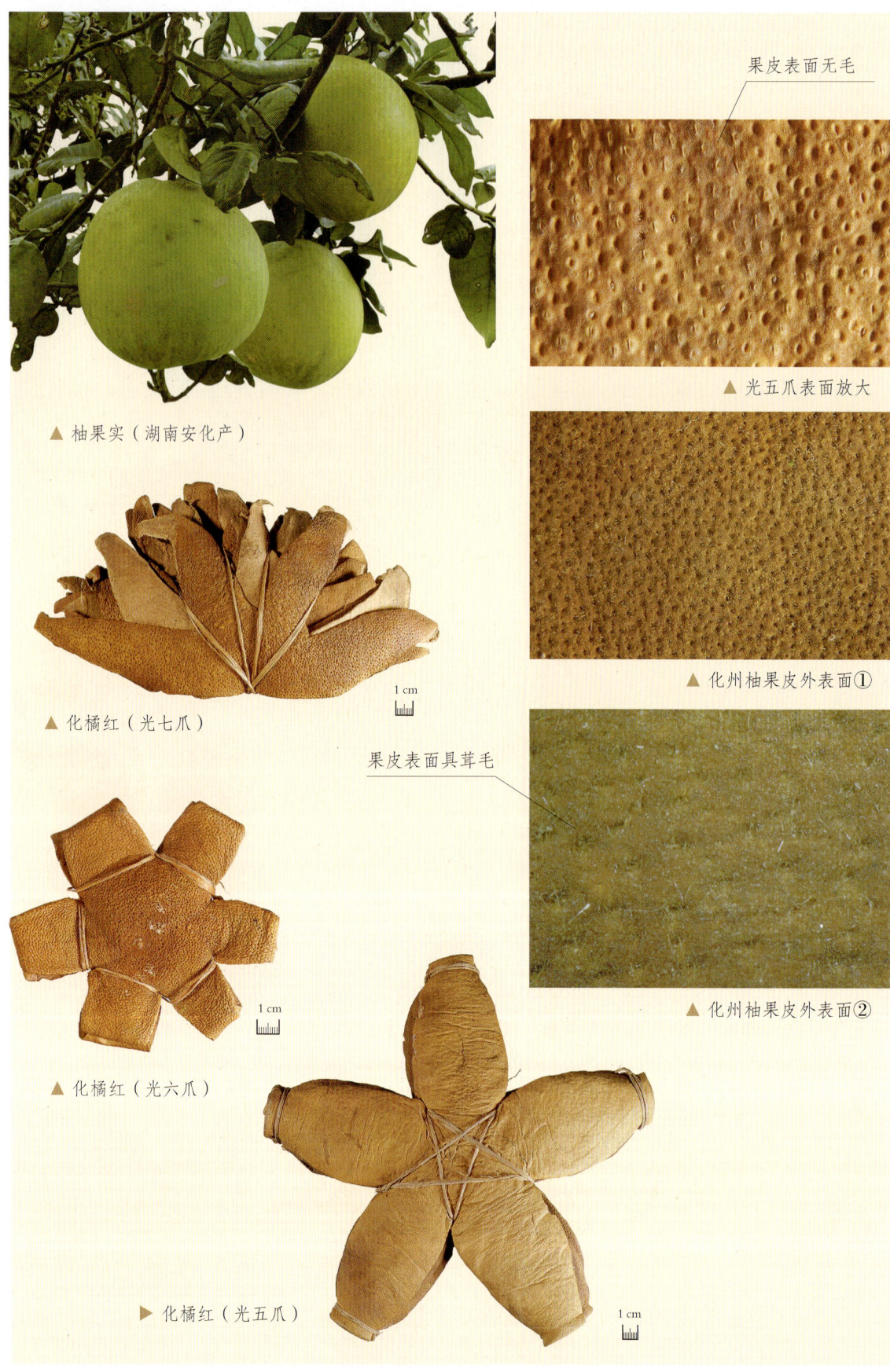

▲ 柚果实（湖南安化产）

▲ 化橘红（光七瓜）

▲ 化橘红（光六瓜）

▶ 化橘红（光五瓜）

果皮表面无毛

▲ 光五瓜表面放大

▲ 化州柚果皮外表面①

果皮表面具茸毛

▲ 化州柚果皮外表面②

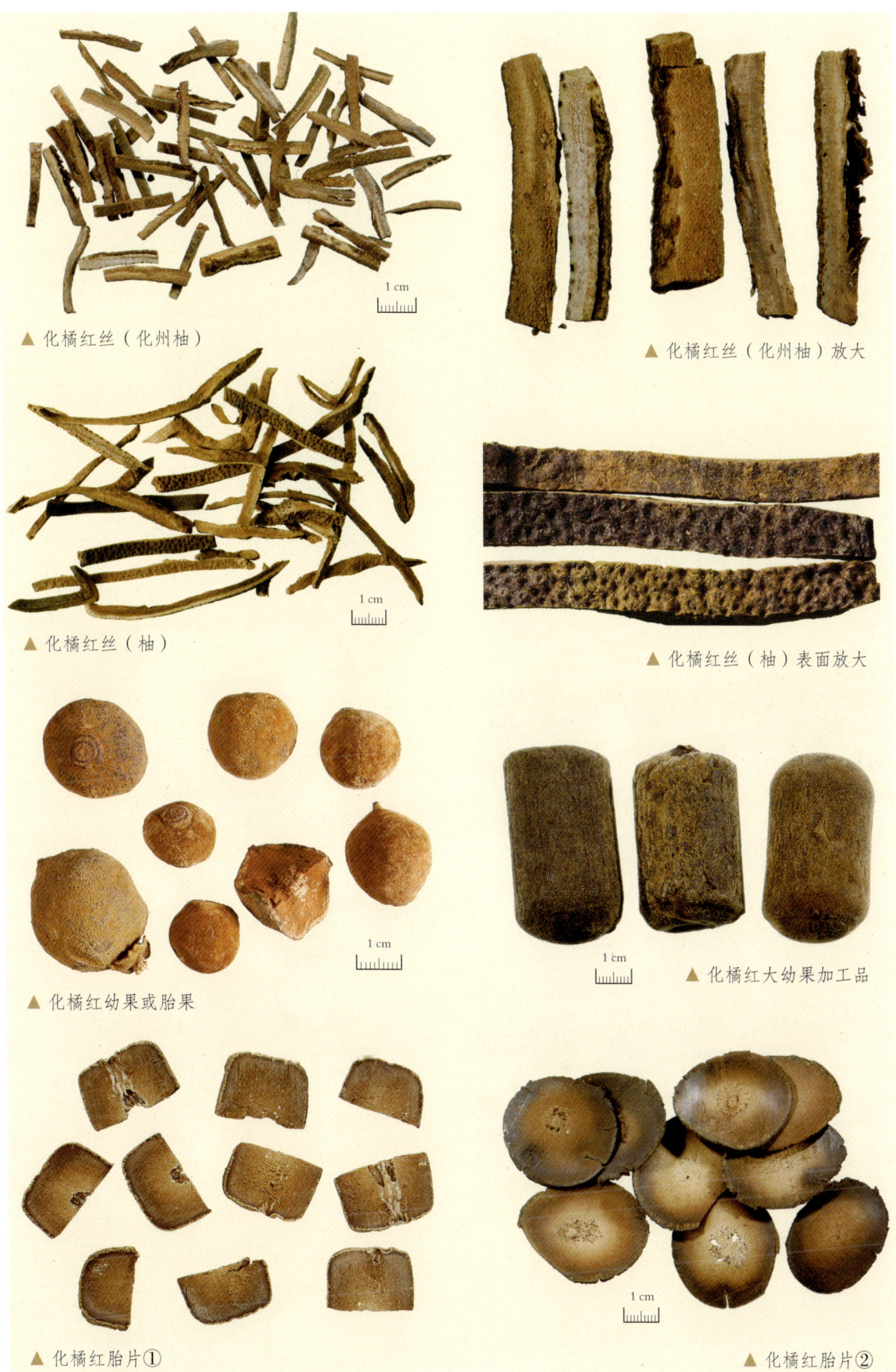

▲ 化橘红丝（化州柚）　　　　　　▲ 化橘红丝（化州柚）放大

▲ 化橘红丝（柚）　　　　　　　　▲ 化橘红丝（柚）表面放大

▲ 化橘红幼果或胎果　　　　　　　▲ 化橘红大幼果加工品

▲ 化橘红胎片①　　　　　　　　　▲ 化橘红胎片②

化橘红 | 77

分心木 /Fenxinmu

正 品

分心木（部颁品种）

药材为胡桃科植物胡桃 *Juglans regia* L. 的果实子房室的膜质中隔。

本品呈不规则的膜质片状或叉状，多弯曲，破碎而不整齐。表面棕褐色。一侧质厚且粗糙，另一侧延展成薄片似翅状，平滑而微有光泽。质坚脆，易折断。有油腥气，味淡。

注：胡桃的干燥肉质果皮是中药材青龙衣，胡桃种子是中药材核桃仁，其特征分别参见本册青龙衣项下和核桃仁项下。

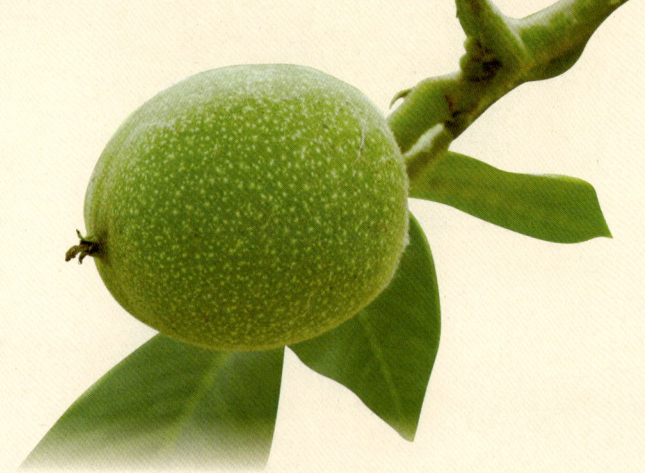
▲ 胡桃果实

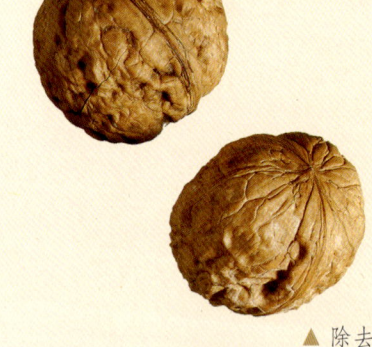
▲ 除去外果皮的胡桃果实

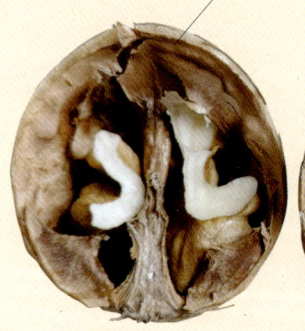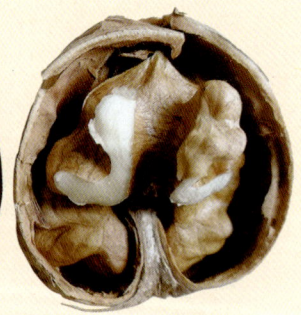
隔膜（分心木）
▲ 除去外果皮的胡桃果实剖面

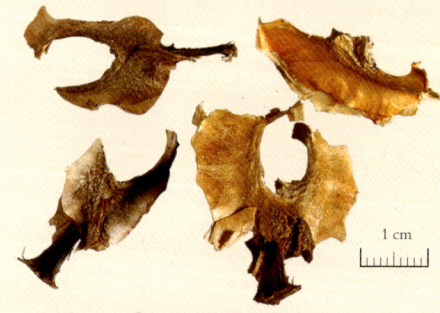
▲ 分心木②

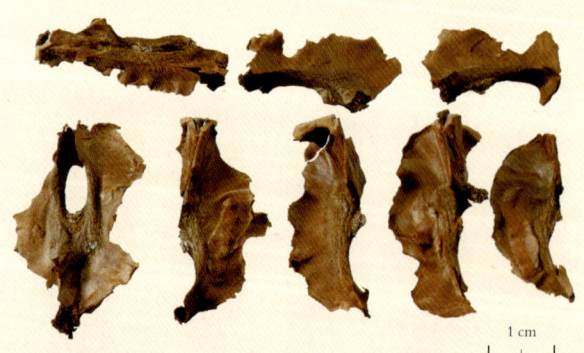
▲ 分心木①

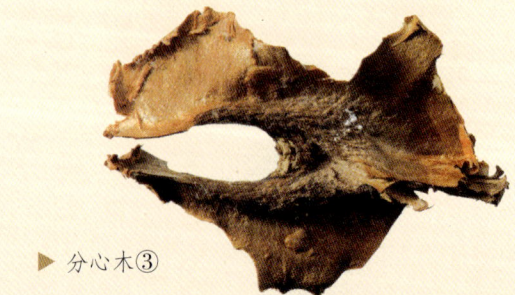
▶ 分心木③

乌 梅 /Wumei

正 品

乌梅（药典品种）

药材为蔷薇科植物梅 *Prunus mume* (Sieb.) Sieb. et Zucc. 的干燥近成熟果实。

本品呈类球形或扁球形。直径1.5~3cm。表面乌黑色或棕黑色，皱缩不平。基部有圆形果梗痕。果核坚硬，椭圆形，棕黄色，表面有凹入小点，种仁扁卵形，淡黄色。气微，味极酸。

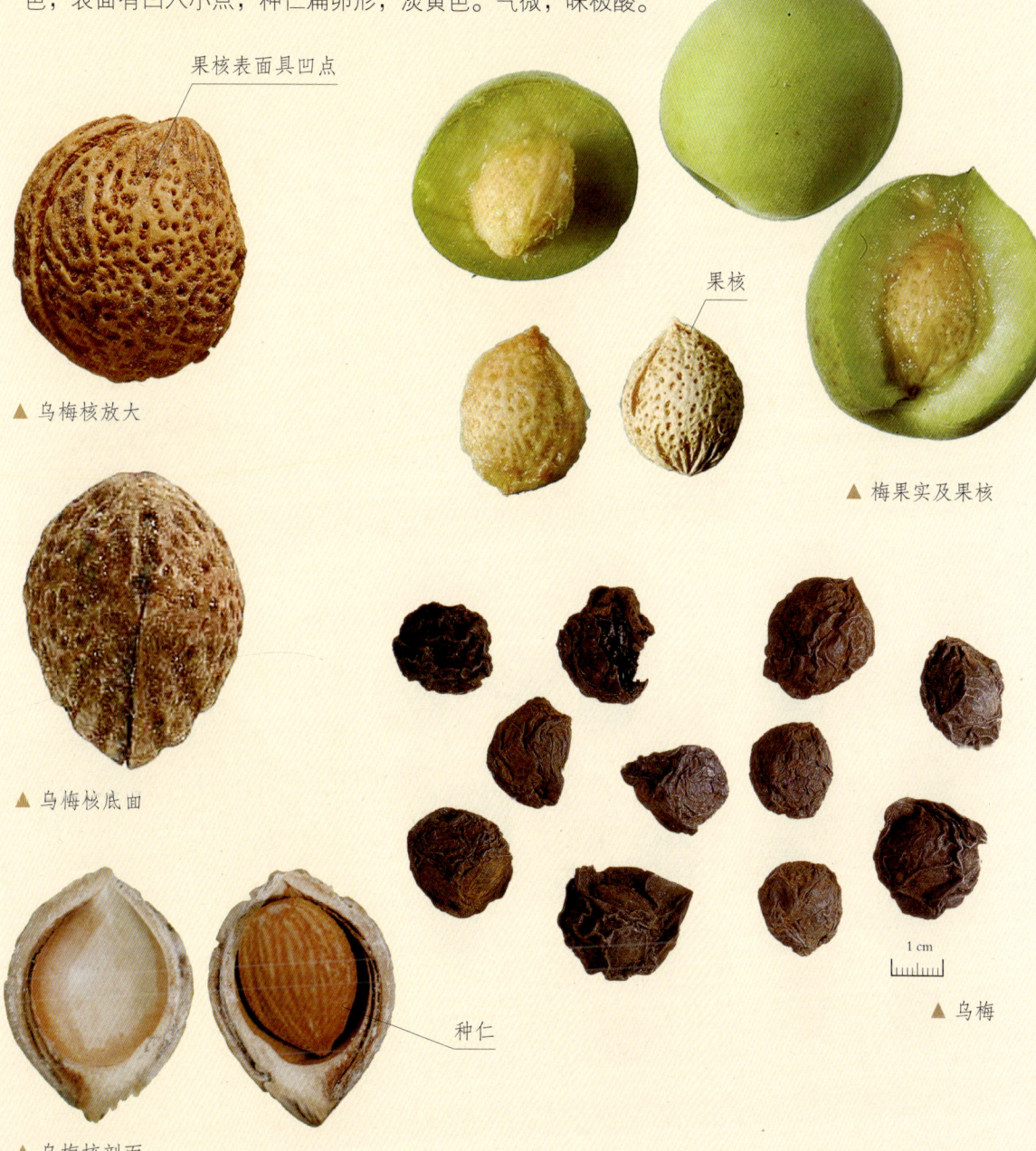

▲ 乌梅核放大（果核表面具凹点）

▲ 梅果实及果核（果核）

▲ 乌梅核底面

▲ 乌梅核剖面（种仁）

▲ 乌梅

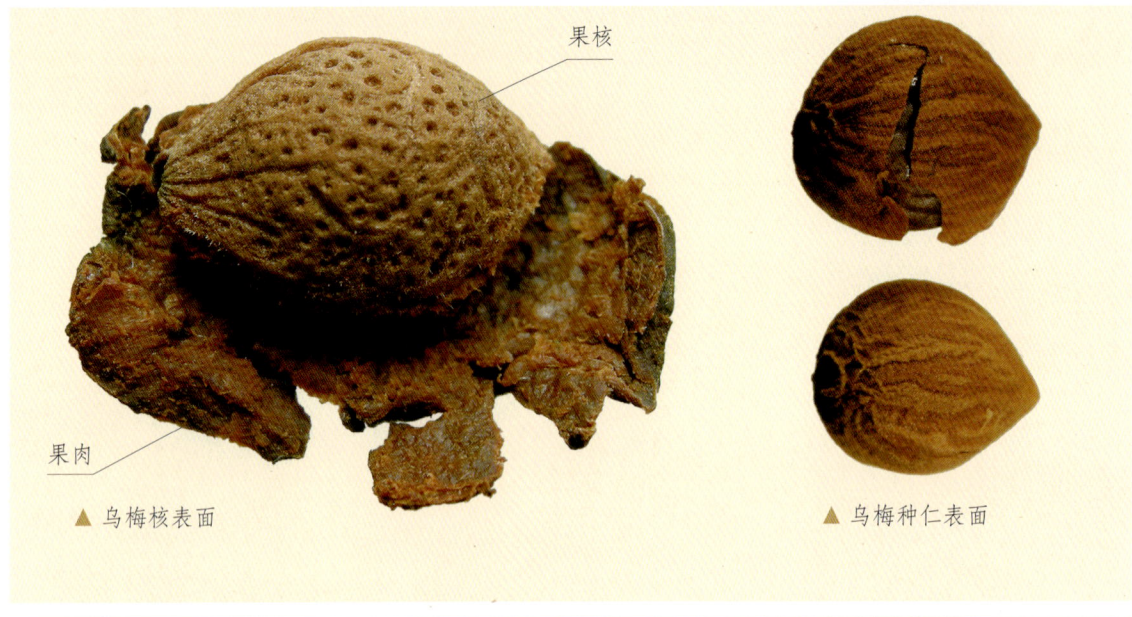

▲ 乌梅核表面　　▲ 乌梅种仁表面

非正品

李梅

为蔷薇科植物李 *Prunus salicina* Lindl. 的干燥果实。
本品呈类圆形或椭圆形，略小，直径1～1.5cm。表面灰黑色至红黑色。果肉厚，略皱缩，紧贴果核。果核扁椭圆形，直径0.9～1.2cm，黄褐色或棕黄色，基部略斜截、不对称，表面不具凹入小点。气微，味酸涩。

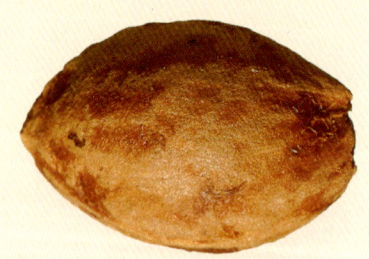

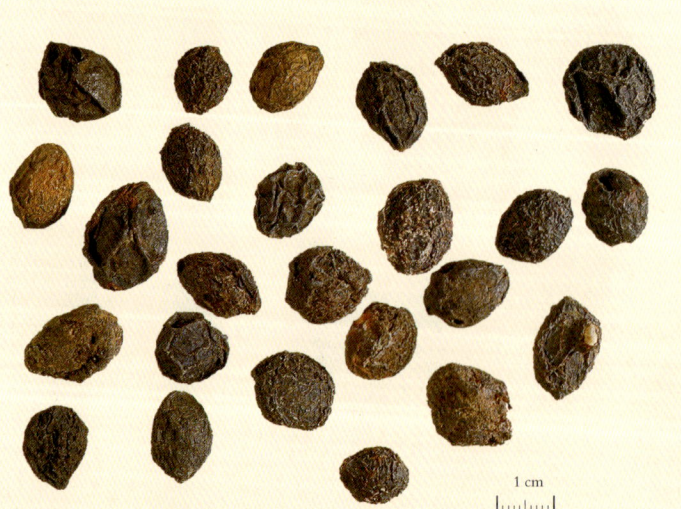

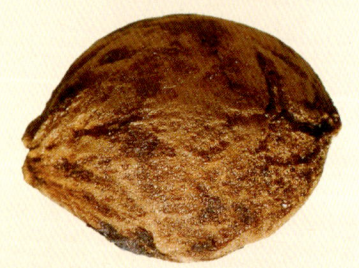

▲ 李梅核表面放大

▲ 李梅

山杏梅

为蔷薇科植物山杏 *Prunus sibirica* (L.) Lam. 的干燥果实。本品呈扁圆形，直径 1.7～2.5cm。表面棕褐色，略皱缩，果肉硬而薄，不易剥离。果核呈扁圆形，直径 1.5～1.8cm，棕褐色，表面呈细网状，一侧边缘较锋利。气微，味酸、涩。

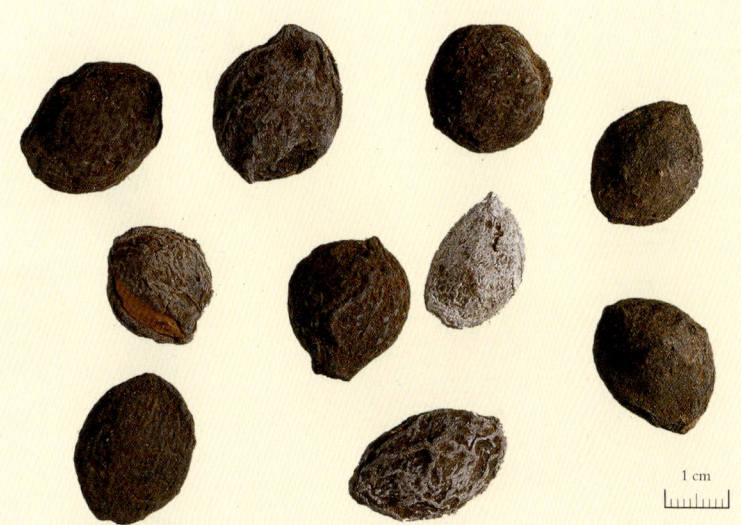

▲ 山杏梅

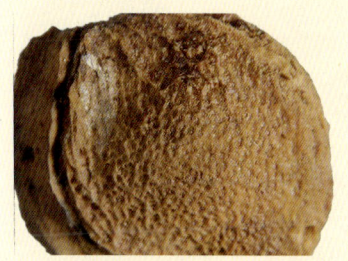

▲ 山杏梅核表面

边缘锋利

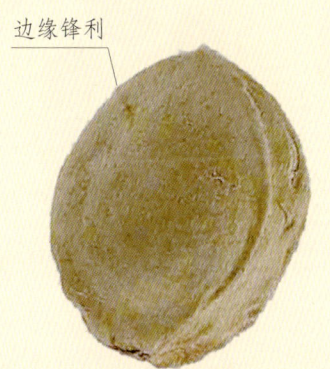

▲ 杏梅核表面

杏梅

为蔷薇科植物杏 *Prunus vulgaris* L. 的干燥果实。本品呈扁圆形，直径 2～3.5cm。表面棕褐色，皱缩，果肉硬而薄，不易剥离。果核呈扁圆形，直径 1.5～2cm，棕褐色，表面较光滑或一侧边缘较锋利。气微，味酸、涩。

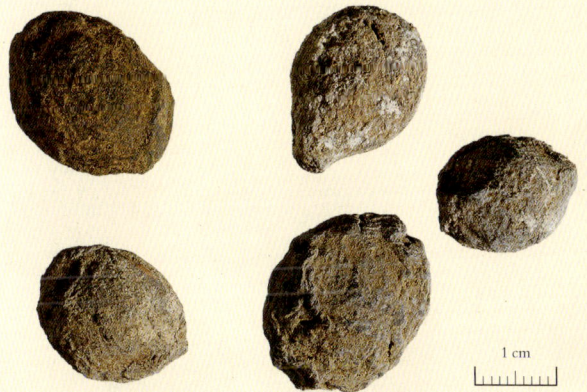

▲ 杏梅

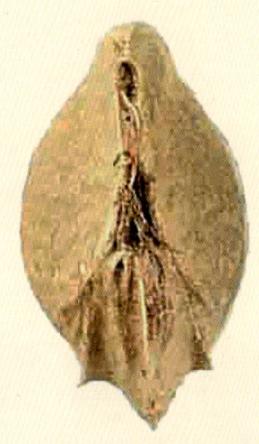

▲ 杏梅核底侧表面

桃梅

为蔷薇科植物桃 *Prunus persica* (L.) Batsch 或桃与梅的杂交品的干燥果实。本品呈椭圆形。表面灰棕色至灰黑色，有茸毛。果肉与果核易分离。果核表面有众多凹陷的小坑及扭曲的短沟纹，边缘具钝棱。气微，味淡。

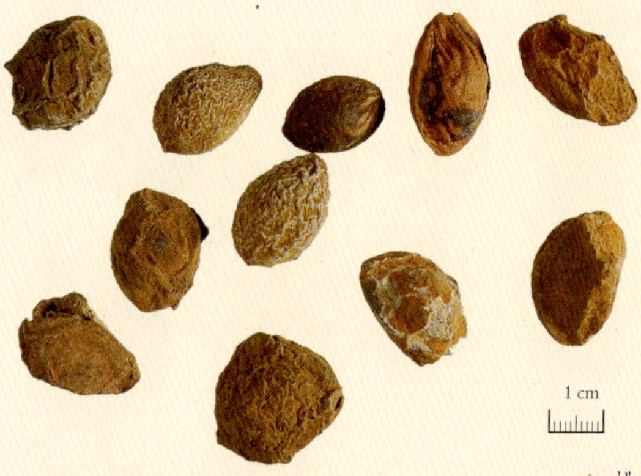

▲ 桃梅核表面　扭曲沟纹

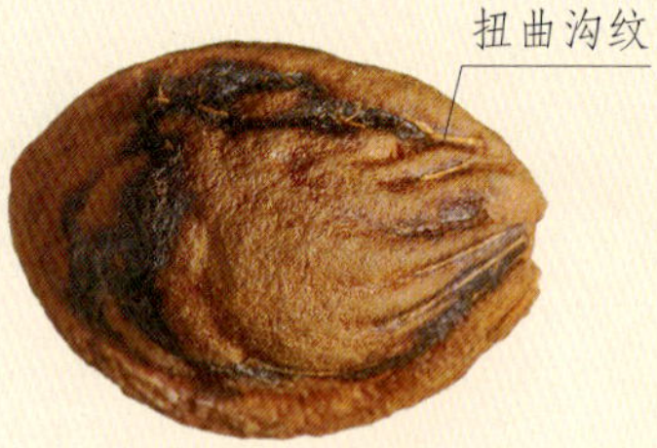

▲ 桃梅

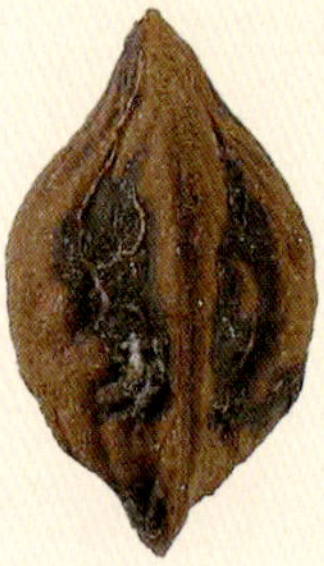

▲ 桃梅核底侧面 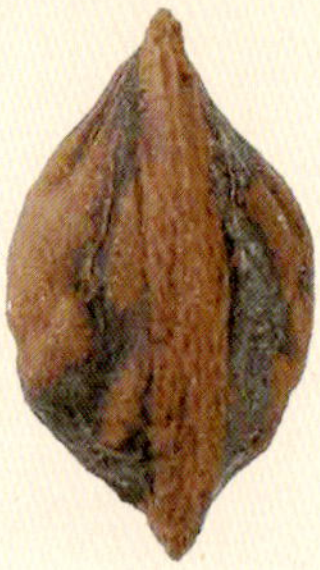　▲ 桃梅核顶侧面 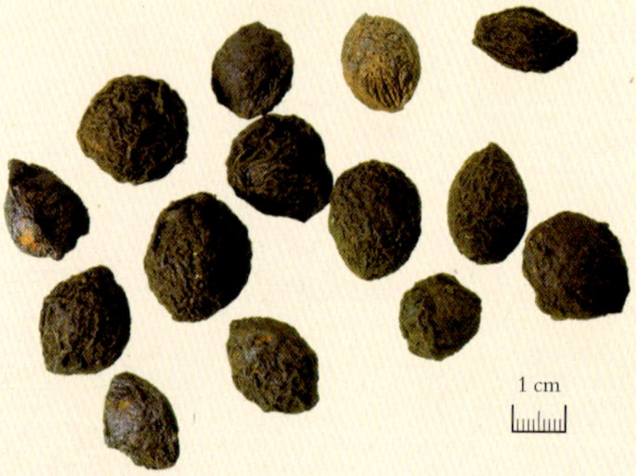　▲ 桃梅嫁接品表面 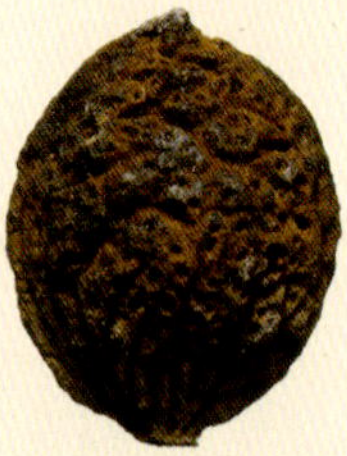　▲ 桃梅嫁接品核表面

伪制品

乌梅染色

为蔷薇科植物梅 *Prunus mume* (Sieb.) Sieb. et Zucc. 的干燥近成熟果实的染色品。本品与乌梅类似，外表乌黑色，果核表面有染色斑。

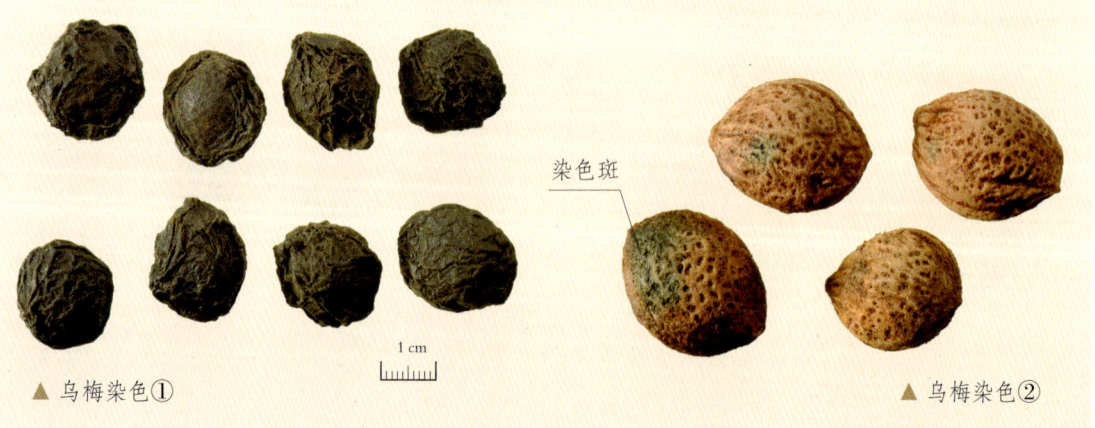

▲ 乌梅染色①　　染色斑　　▲ 乌梅染色②

火麻仁/Huomaren

正 品

火麻仁（药典品种）

药材为桑科植物大麻 *Cannabis sativa* L. 的干燥成熟果实。本品呈卵圆形，长0.4~0.55cm，直径0.25~0.4cm。表面灰绿色或灰黄色，有微细的白色或棕色网纹。果皮薄而脆，易破碎。种皮暗绿色，常黏附于内果皮上，胚弯曲，子叶2，乳白色，富油性。气微，味淡。

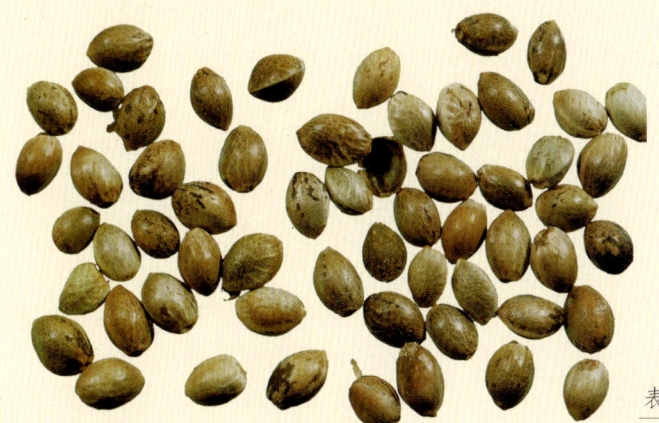

▲ 大麻原植物

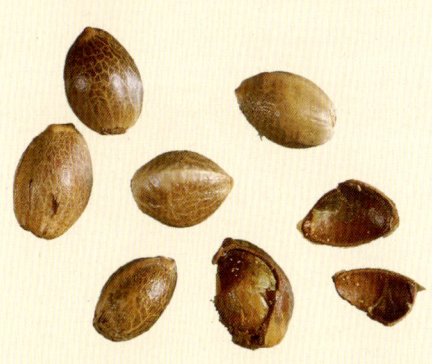

▲ 火麻仁

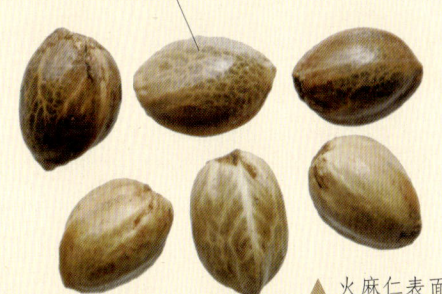

表面具棕色网纹

▲ 火麻仁表面

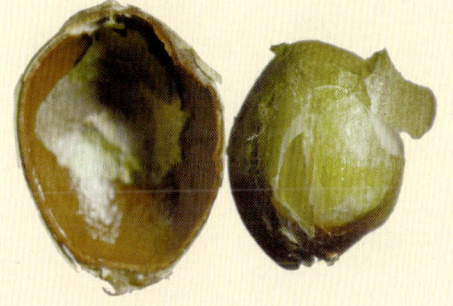

▲ 火麻仁剖面

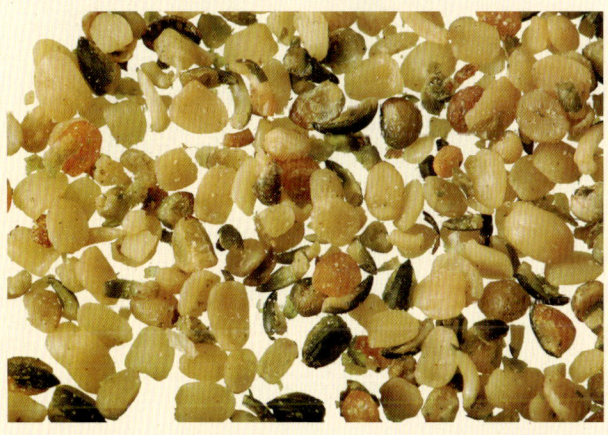

▲ 火麻仁果仁

▲ 火麻仁纵剖面

巴 豆 /Badou

正 品

巴豆（药典品种）

药材为大戟科植物巴豆 *Croton tiglium* L. 的干燥成熟果实。

本品呈椭圆形或卵圆形，具三钝棱，长1.8～2.2cm，直径1.4～2cm。表面灰黄色，略粗糙，可见纵线6条，顶端平截，基部有果梗痕。质脆，破开果壳，可见3室，每室内含种子1粒。种子（巴豆仁）呈略扁的椭圆形，长1～1.5cm，宽0.6～0.9cm，厚0.3～0.6cm，表面棕色或灰棕色，有微凸起的纵纹，一端有小点状的种脐及种阜或脱落的疤痕，另一端有微凹的合点，合点与种阜间有纵直隆起的种脊；外种皮薄，质硬而脆，剥去后可见一层薄膜状白色的内种皮；胚乳丰富，黄白色，油质，中间有2片菲薄的子叶。气微，味辛辣。

注：本品有剧毒。

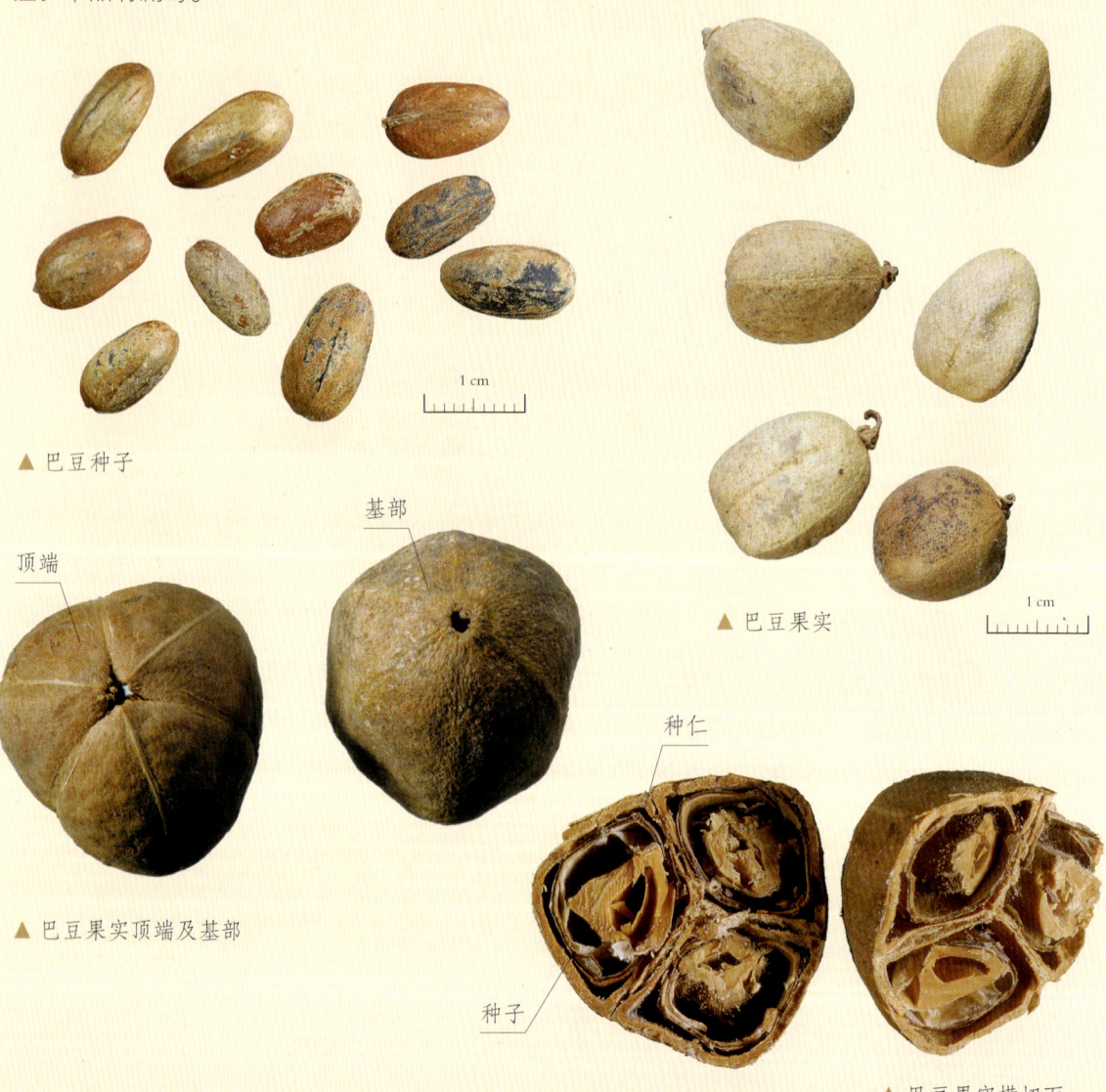

▲ 巴豆种子

▲ 巴豆果实

▲ 巴豆果实顶端及基部

▲ 巴豆果实横切面

巴豆霜（药典品种）

药材为大戟科植物巴豆 *Croton tiglium* L. 的炮制加工品。本品为粒度均匀、疏松的淡黄色粉末，显油性。

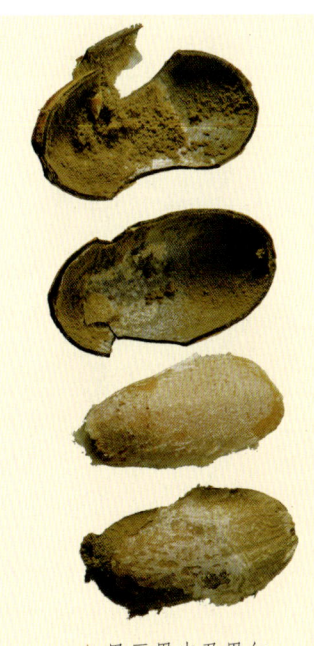

▲ 巴豆果皮及果仁

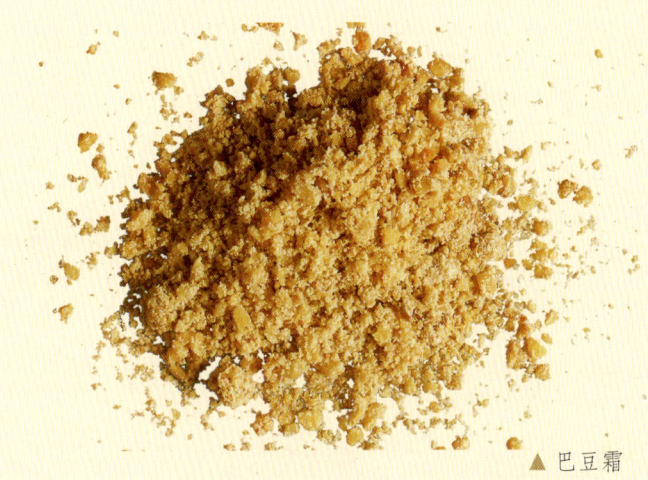

▲ 巴豆霜

非正品

毛果巴豆

为大戟科植物毛果巴豆 *Croton lachnocarpus* Benth. 的干燥果实。本品果实多已开裂，果皮淡棕黄色，稍扭曲。种子呈椭圆形，具四棱。长0.6~0.8cm，宽约0.5cm，厚0.3~0.4cm。棕褐色，种子两侧略具棱，背腹较隆起，断面略呈菱形，胚乳丰富，中央具子叶2片，很薄。气微，味微苦、辛。

注：个别地区曾将续随子误作巴豆药用，续随子性状参见本册千金子项下。

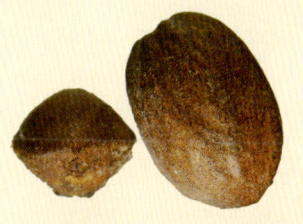
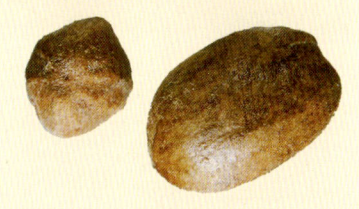

▲ 毛果巴豆种子表面

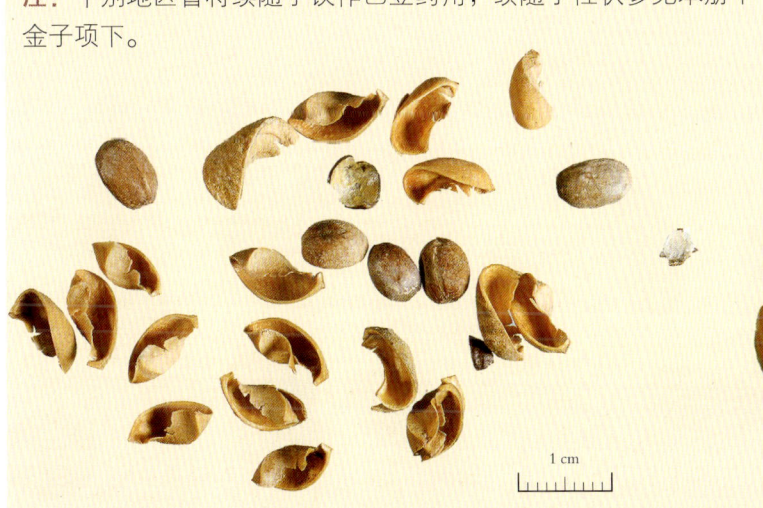

▲ 毛果巴豆

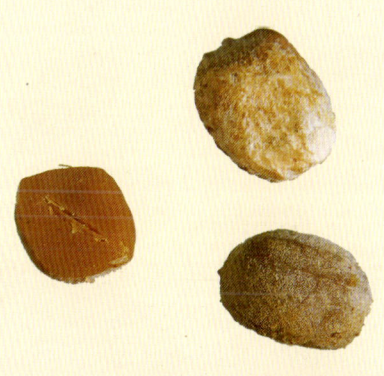

▲ 毛果巴豆种仁表面及切面

石 莲 子 /Shilianzi

正品

石莲子

药材为睡莲科植物莲 *Nelumbo nucifera* Gaertn. 的干燥成熟果实。

本品呈卵圆形或椭圆形，两端微尖，长1.5～2cm，直径0.8～1.3cm。表面灰褐色。质坚硬，难破开。除去坚硬的果皮，可见1粒种子，种子表面红棕色，种皮菲薄，紧贴肥厚的子叶，中央空腔中有1枚绿色的胚和幼叶（莲心）。气微，味淡、微涩。

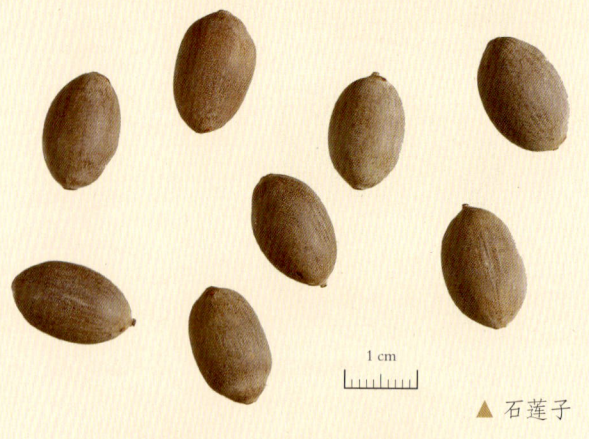
▲ 石莲子

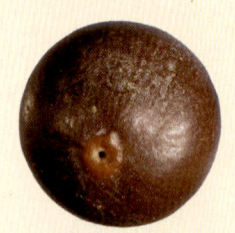
▲ 石莲子顶端及基部

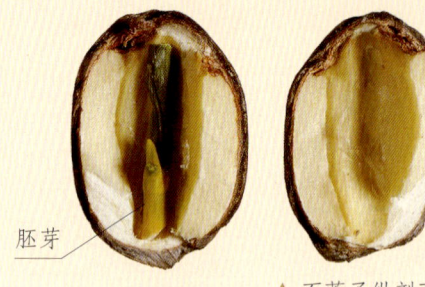
▲ 石莲子纵剖面（胚芽）

非正品

苦石莲

为豆科植物喙荚云实 *Caesalpinia minax* Hance 的种子。

本品呈椭圆形，两端钝圆，长1.5～2.5cm，直径0.7～1.2cm。表面棕褐色至黑褐色，有的具环形横裂纹。质坚硬，难破开。除去种皮后，内有2片肥厚的子叶，黄白色。气微，味极苦。

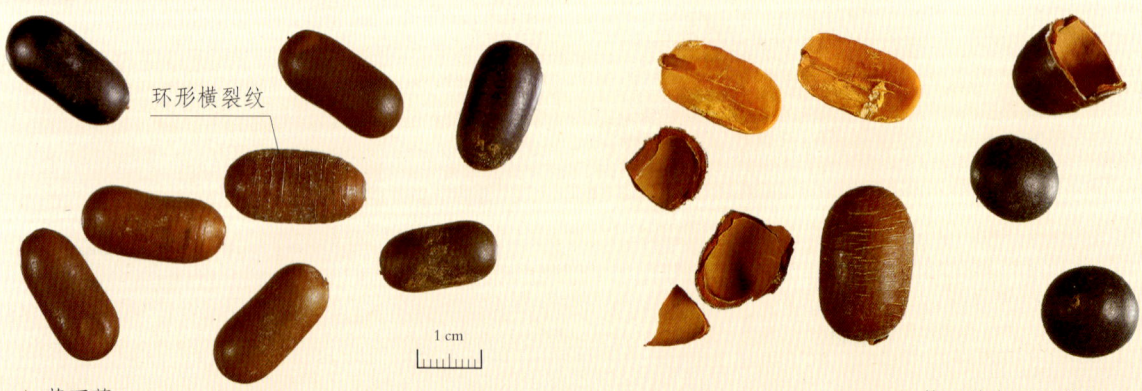
▲ 苦石莲　　　　　　　　　　　▲ 苦石莲表面及纵剖面

石 榴 皮 /Shiliupi

正 品

石榴皮（药典品种）

药材为石榴科植物石榴 *Punica granatum* L. 的干燥成熟果皮。

本品呈不规则的片状或瓣状，大小不一，厚 0.15～0.3cm。外表面红棕色、棕黄色或暗棕色，略有光泽，粗糙，有多数疣状突起；有的具突起的筒状宿存萼及粗短果梗或果梗痕。内表面黄色或红棕色，有隆起呈网状的果蒂残痕。质硬而脆，断面黄色，略显颗粒状。气微，味苦涩。

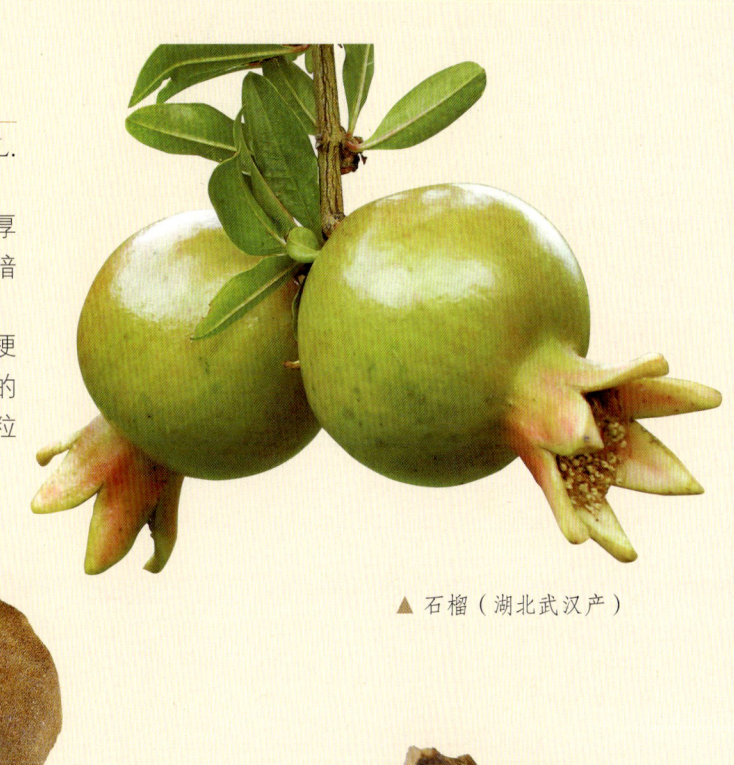

▲ 石榴（湖北武汉产）

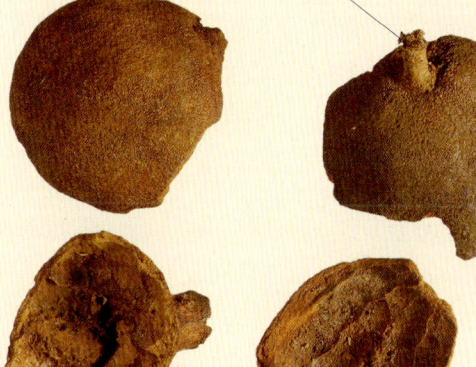

▲ 石榴皮外表面

▲ 石榴皮内表面

▲ 石榴皮

龙眼肉 /Longyanrou

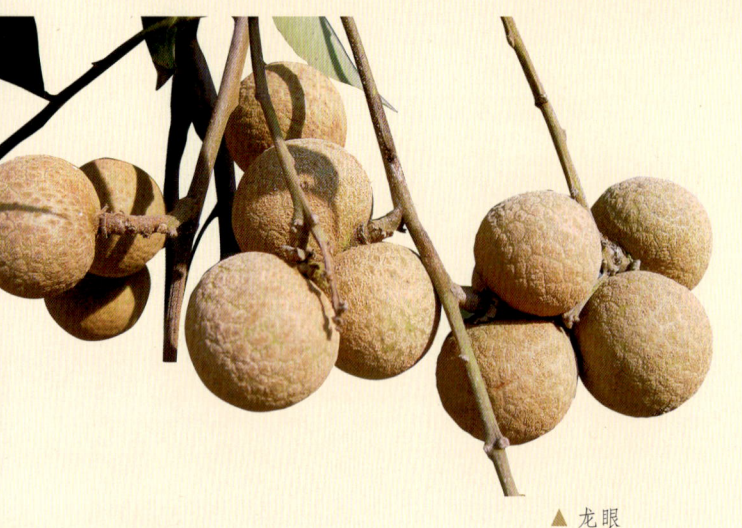

▲ 龙眼

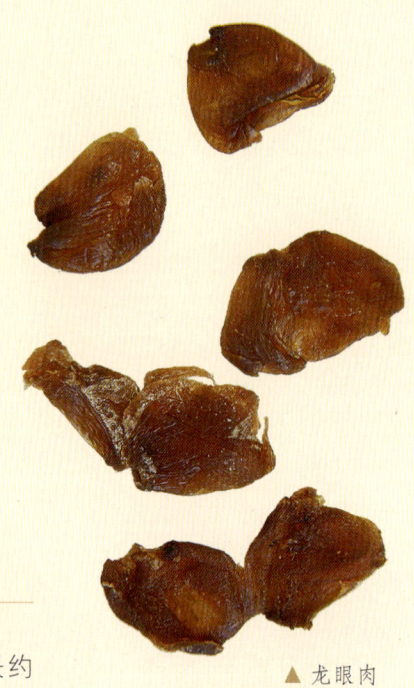

▲ 龙眼肉

正 品

龙眼肉（药典品种）

药材为无患子科植物龙眼 Dimocarpus longan Lour. 的假种皮。
本品为纵向破裂的不规则薄片，常数片黏结成团块状，长约1.5cm，宽2～4cm，厚约0.1cm。棕褐色，半透明，外表面皱缩不平，内表面较光亮而有细密的纵皱纹。质柔润。气微香，具特殊的甜味。

非正品

荔枝肉

为无患子科植物荔枝 Litchi chinensis Sonn. 的假种皮。
本品形似龙眼肉，长2～2.5cm。黑褐色，不透明，外表面皱缩不平，内表面光亮且有较宽的细纵皱纹。较干硬，柔润感差。气微香，味微甜、略酸。

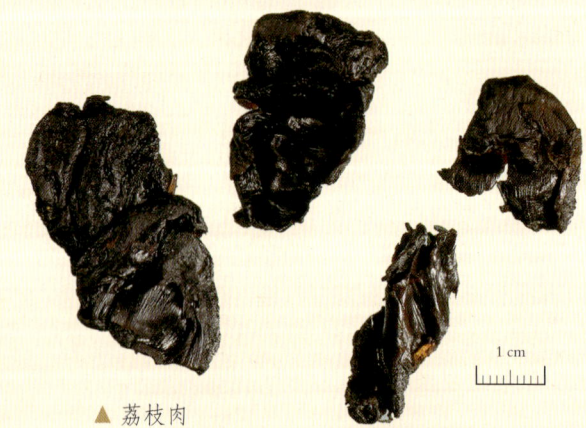

▲ 荔枝肉

果脯

为食品果脯加工而成。
本品呈不规则团块状，大小不一。表面黑棕色或棕褐色，近无纹理。质柔软，黏性强。气香，味酸、甜。

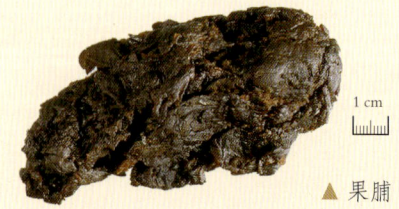

▲ 果脯

白 巨 胜 /Baijusheng

正品

白巨胜（部颁品种）

药材为菊科植物莴苣 *Lactuca sativa* L. 的干燥成熟果实。本品呈长卵形，略扁，长0.3～0.4cm，宽0.1～0.2cm。表面灰白色、黄白色或棕褐色，有光泽，两面具突起的弧形棱线7～8条。质脆，断面白色，富油性。气微，味淡。

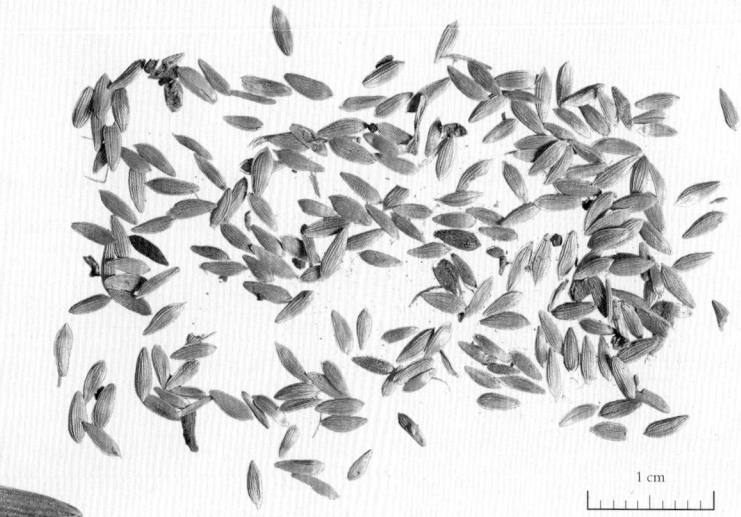

▲ 白巨胜

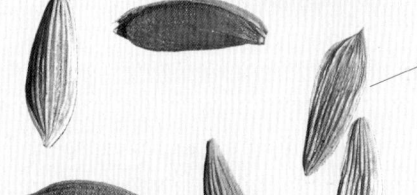

两面具多条弧形棱线

▲ 白巨胜果实表面

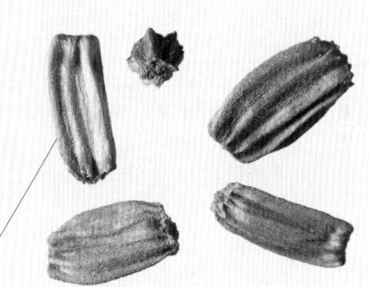

每边棱间具1～2条棱线

▲ 北巨胜果实表面

非正品

北巨胜

为续断科植物拉毛果 *Dipsacus sativus* (L.) Honck. 的干燥成熟果实。

本品呈长方柱形，长0.3～0.5cm，宽约0.2cm。表面灰棕色或棕褐色，无光泽，具明显的四边棱，每边棱间有纵向棱线1～2条。质略硬，断面略显油性。气微，味微苦涩。

注：部分地区将毛茛科植物腺毛黑种草 *Nigella glandulifera* Freyn et Sint. 的干燥成熟种子称为南巨胜子，其性状特征参见本册黑种草子项下。

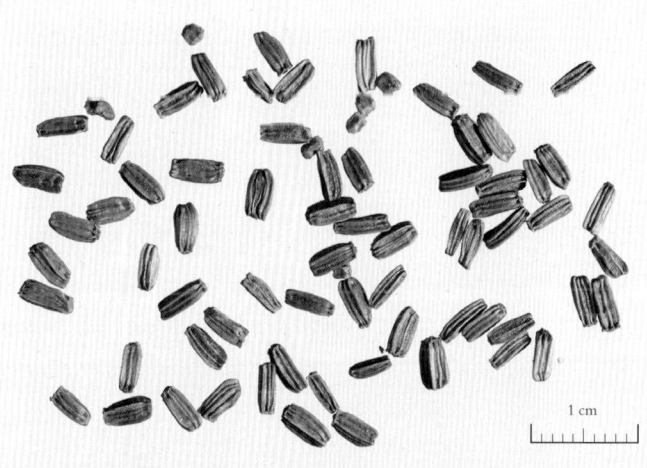

▲ 北巨胜

白花菜子 /Baihuacaizi

正 品

白花菜子

药材为白花菜科植物白花菜 *Cleome gynandra* L. 的干燥种子。

本品呈扁圆形，直径0.1～0.15cm，厚约0.1cm。表面棕色至棕褐色，粗糙，边缘有一深沟。放大镜下可见种子表面有细密的网纹状突起，排列较规则，略呈同心环状。气微，味苦。

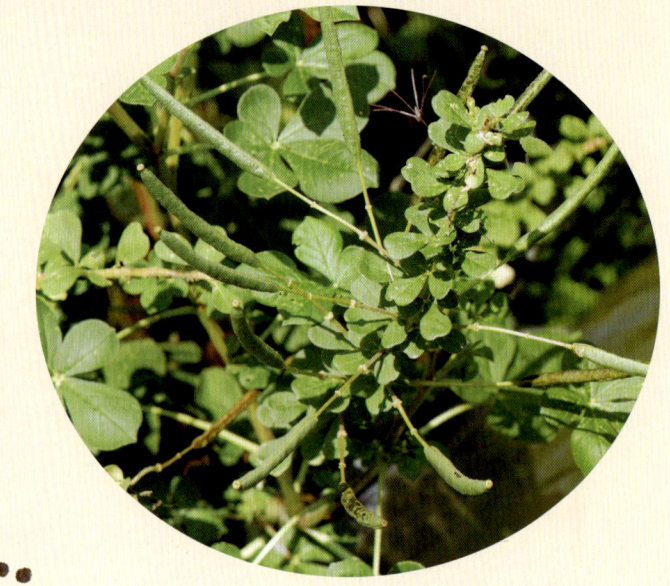

▲ 白花菜原植物

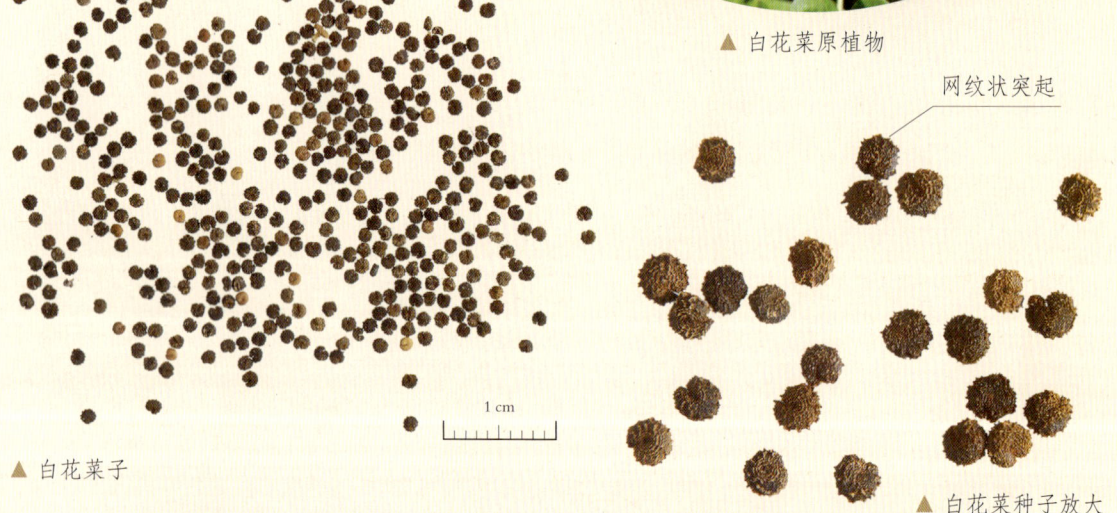

▲ 白花菜子

网纹状突起

▲ 白花菜种子放大

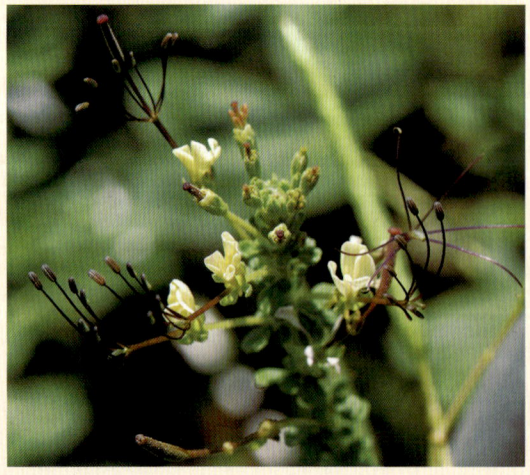

▲ 白花菜局部放大

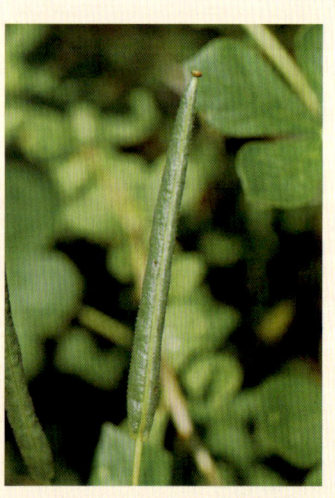

▲ 白花菜果实放大

白 果 /Baiguo

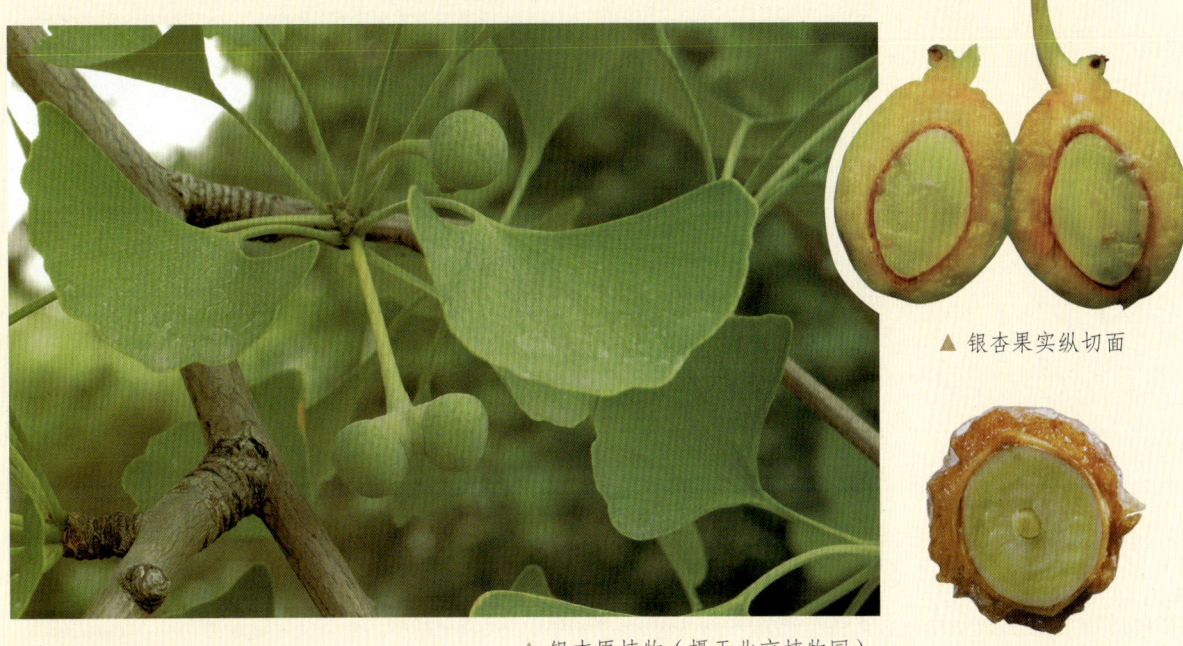

▲ 银杏果实纵切面

▲ 银杏种子横切面

▲ 银杏原植物（摄于北京植物园）

正 品

白果（药典品种）

药材为银杏科植物银杏 *Ginkgo biloba* L. 的干燥成熟种子。本品略呈椭圆形，长1.5~2.5cm，宽1~2cm，厚约1cm。表面黄白色或淡棕色，平滑。一端稍尖，另一端钝，边缘有2~3条棱线。中种皮质硬，种仁呈宽卵形或椭圆形，一端残存淡棕色的膜质内种皮。种仁断面淡黄色或淡绿色，粉性，中间有空隙。气微，味甘、微苦。

银杏植物的干燥叶即为常用中药银杏叶，相关内容详见《中国中药材及饮片真伪鉴别图典 第四册》银杏叶项下。

▲ 白果种仁放大

▲ 白果种仁断面

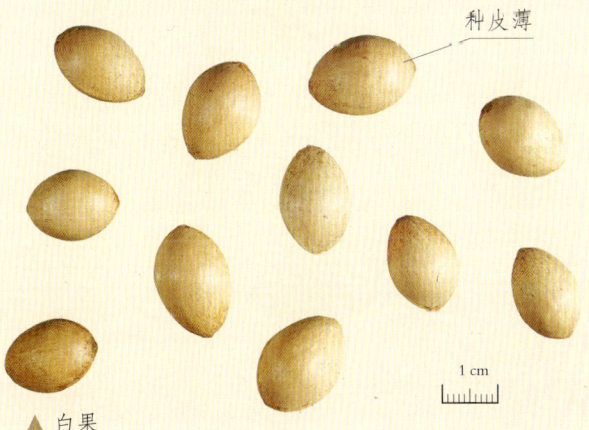

种皮薄

▲ 白果

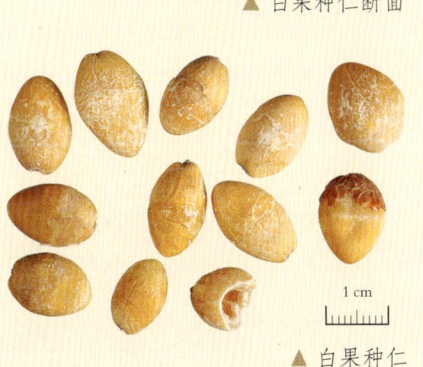

▲ 白果种仁

白 扁 豆 /Baibiandou

正 品

白扁豆（药典品种）

药材为豆科植物扁豆 *lablab purpureus* (L.) Sweet 的干燥成熟种子。

本品呈扁椭圆形或扁卵圆形，长0.8～1.3cm，宽0.6～0.9cm，厚约0.7cm。表面淡黄白色或淡黄色，平滑，略有光泽，一侧边缘有隆起的白色半月形种阜。质坚硬，种皮薄而脆。子叶2片，肥厚，黄白色。气微，味淡，嚼之有豆腥气。

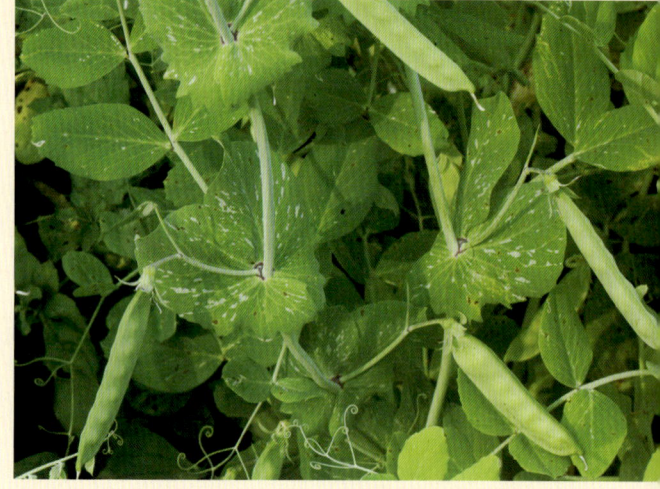

▲ 扁豆原植物

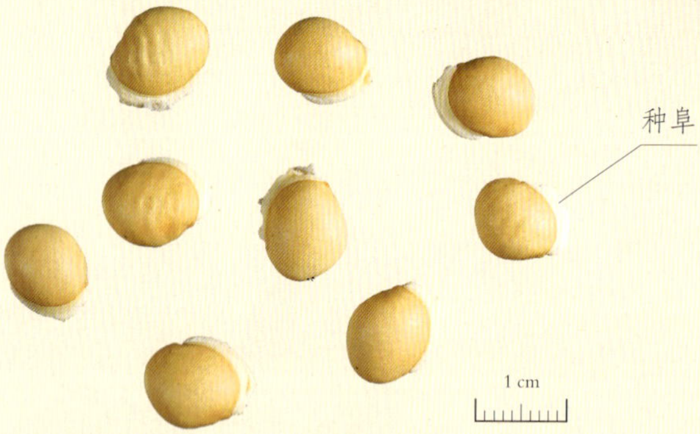

▲ 白扁豆（种阜）

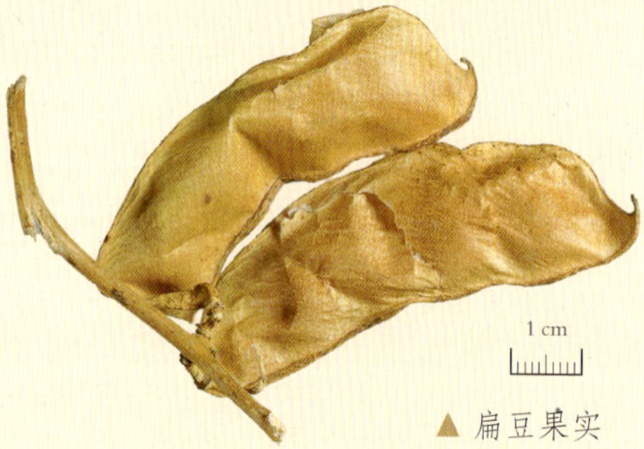

▲ 扁豆果实

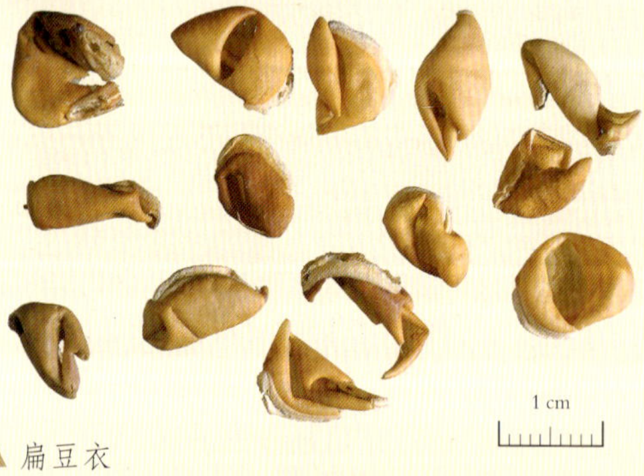

▲ 扁豆衣

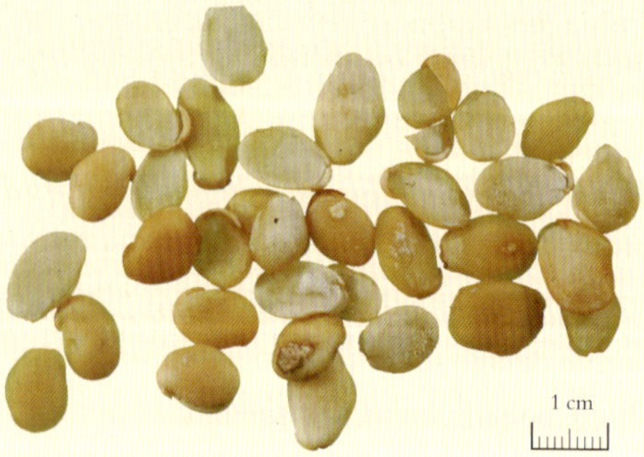

▲ 净白扁豆

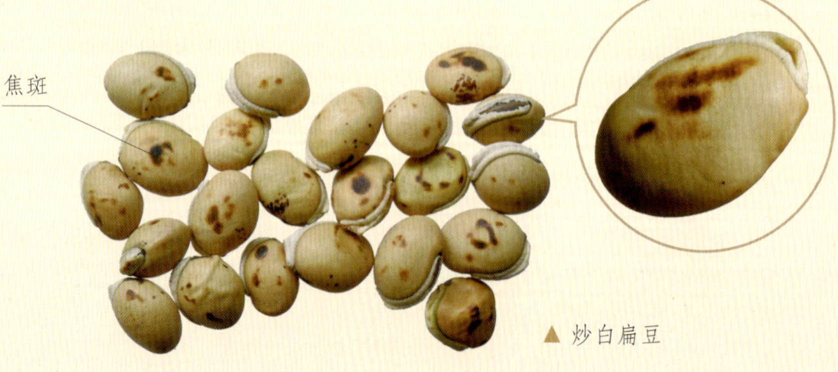

▲ 炒白扁豆（焦斑）

瓜 蒌 /Gualou

正 品

瓜蒌（药典品种）

药材为葫芦科植物栝楼 *Trichosanthes kirilowii* Maxim. 或双边栝楼 *Trichosanthes rosthornii* Harms 的干燥成熟果实。

本品呈类球形或宽椭圆形，长 7～15cm，直径 6～10cm。表面橙红色或橙黄色，皱缩或较光滑，顶端有圆形的花柱残基，基部略尖，具残存的果梗。轻重不一。质脆，易破开，内表面黄白色，有红黄色丝络，果瓤橙黄色，黏稠，与多数种子黏结成团。具焦糖气，味微酸、甜。

注：栝楼和双边栝楼的果皮、种子分别是中药材瓜蒌皮和瓜蒌子，其特征参见本册瓜蒌皮项下和瓜蒌子项下。

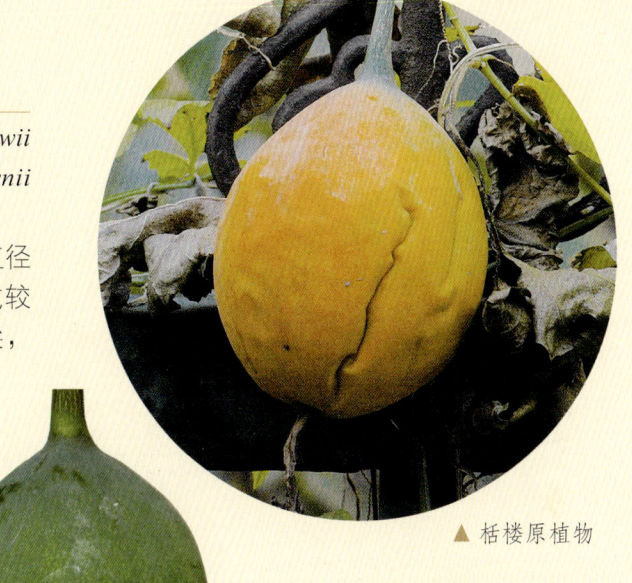
▲ 栝楼原植物

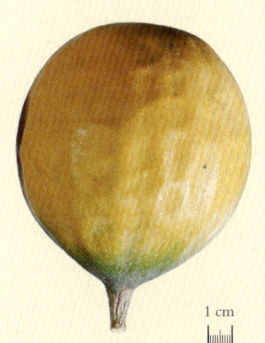
▲ 栝楼近成熟鲜果

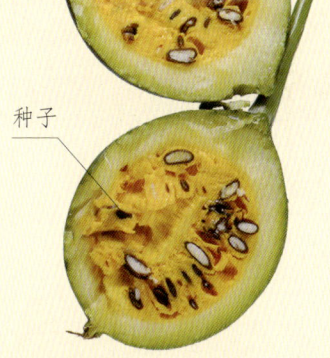
▲ 栝楼近成熟鲜果纵切面

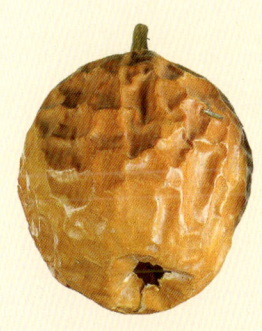
▲ 栝楼成熟果实

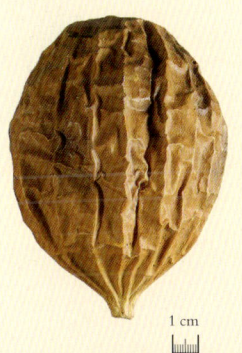

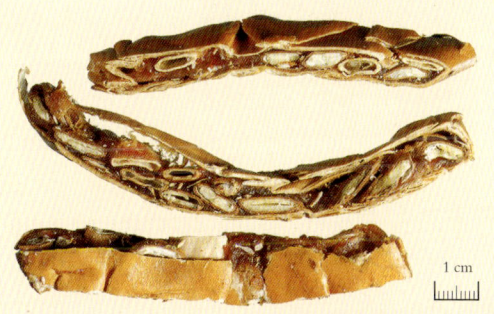
▲ 瓜蒌饮片

▲ 栝楼老熟果实

> **非正品**

糙点栝楼

为葫芦科植物糙点栝楼 *Trichosanthes dunniana* Levl. 的果实。

本品呈宽卵形或卵形，长8~12cm，宽6~8cm。表面橙黄色至棕褐色，光滑，残存的果梗粗壮。果瓤墨绿色。

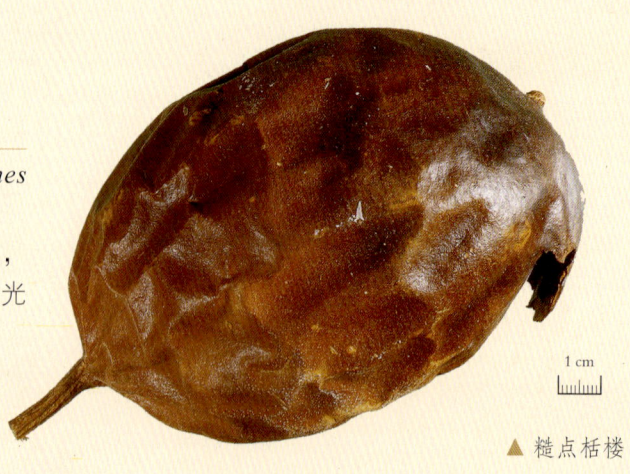

▲ 糙点栝楼

长萼栝楼

为葫芦科植物长萼栝楼 *Trichosanthes laceribractea* Hayata 的果实。

本品呈球形，偶见倒卵状球形，直径5~8cm。表面棕褐色，光滑，顶端具花柱残基，基部有果梗痕。果瓤墨绿色。

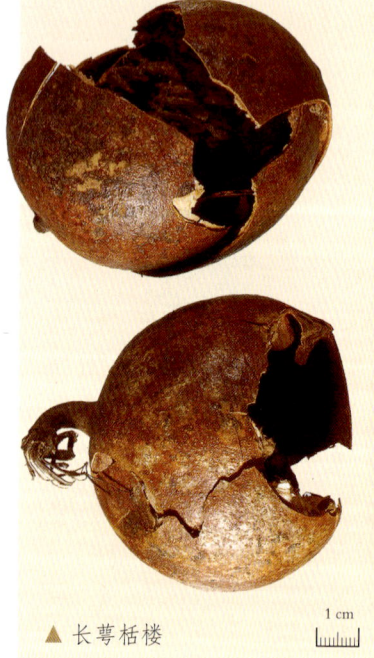

▲ 长萼栝楼

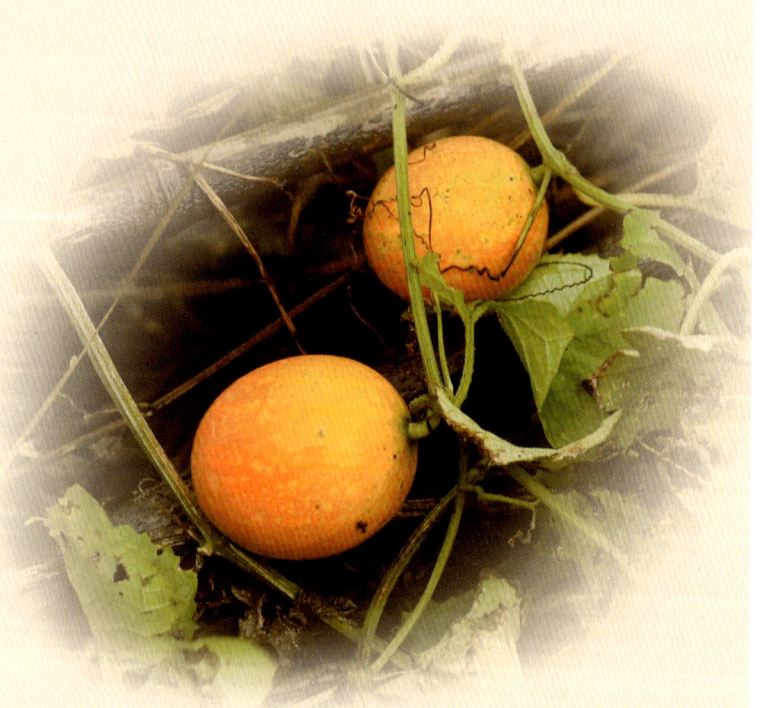

▲ 长萼栝楼原植物

瓜蒌子 /Gualouzi

正 品

栝楼子（药典品种）

药材为葫芦科植物栝楼 *Trichosanthes kirilowii* Maxim. 的干燥成熟种子。

本品呈扁平椭圆形，长1.2～1.5cm，宽0.6～1cm，厚约0.35cm。表面浅棕色至棕褐色，平滑，沿边缘有一环状沟纹。顶端较尖，有种脐，基部钝圆或较狭。外种皮坚硬，内种皮膜质，灰绿色。子叶2，黄白色，富油性。气微，味淡。

注： 栝楼和双边栝楼的果实、果皮分别是中药材瓜蒌和瓜蒌皮，其特征参见本册瓜蒌项下和瓜蒌皮项下。

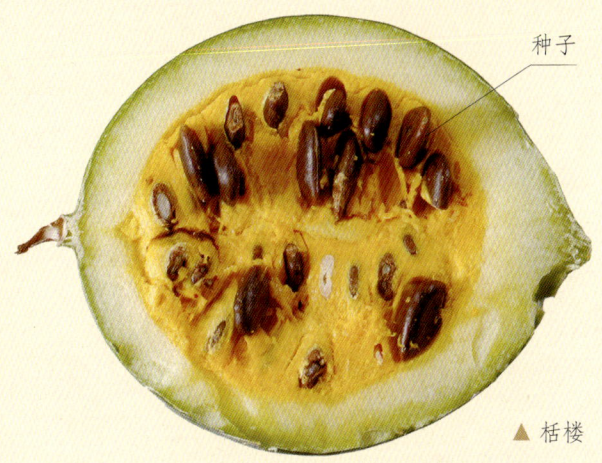

▲ 栝楼

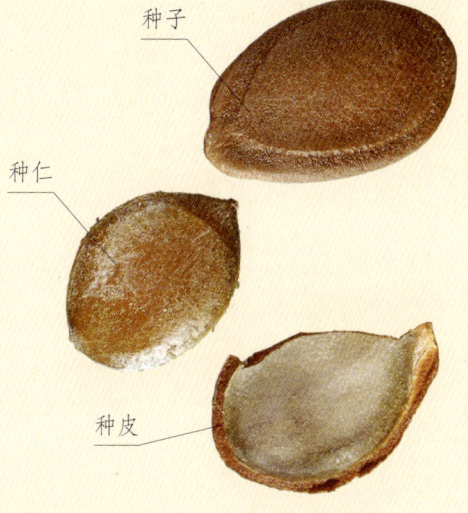

▲ 栝楼种子、种仁表面及纵剖面

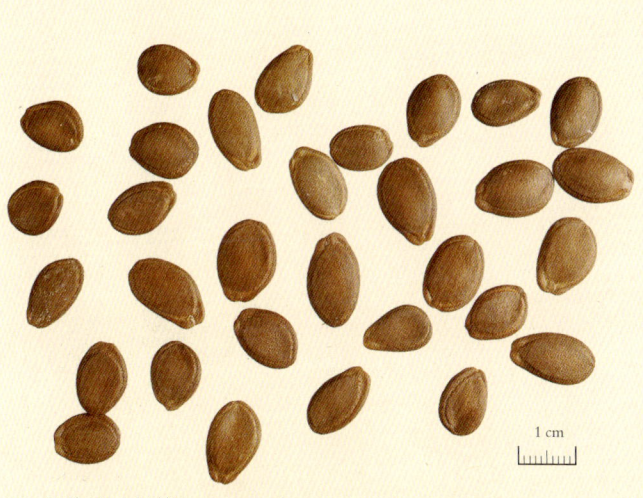

▲ 瓜蒌子（栝楼）

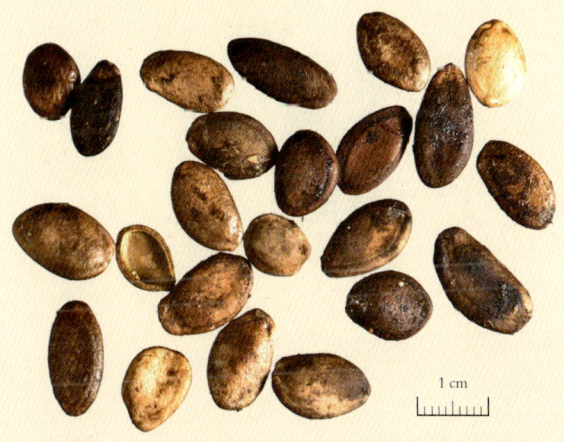

▲ 炒瓜蒌子（栝楼）

▲ 蜜炙瓜蒌子（栝楼）

双边栝楼子（药典品种）

药材为葫芦科植物双边栝楼 *Trichosanthes rosthornii* Harms 的干燥成熟种子。

本品呈长椭圆形或矩状椭圆形，长1.5～1.9cm，宽0.8～1cm，厚0.2～0.3cm。表面灰棕色至棕褐色，光滑，沿边缘的一环状沟纹明显靠近内侧。顶端较宽，平截。

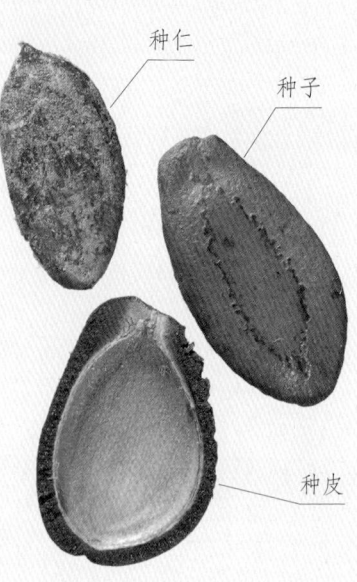

▲ 双边栝楼种子表面及纵剖面

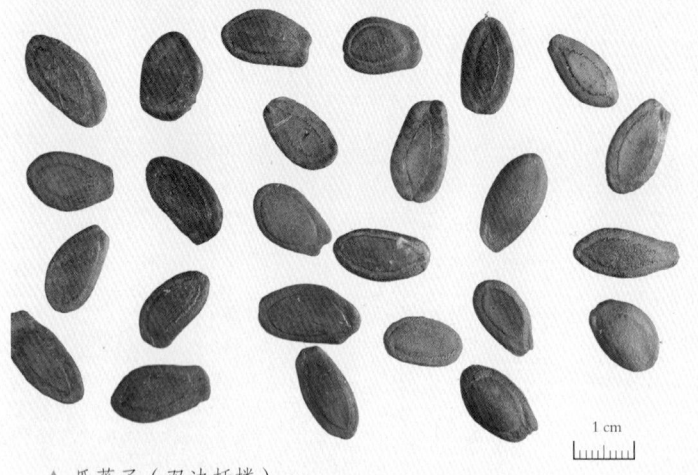

▲ 瓜蒌子（双边栝楼）

非正品

大子栝楼子

为葫芦科植物大子栝楼 *Trichosanthes truncata* C.B. Clarke 的干燥种子。

本品呈卵状椭圆形，长2～3cm，宽1.5～2cm，厚0.4～0.6cm。表面浅棕色或黄棕色，较平滑。种脐端钝或斜方形，有时微凹；另一端钝圆，沿边缘有一环状棱纹。

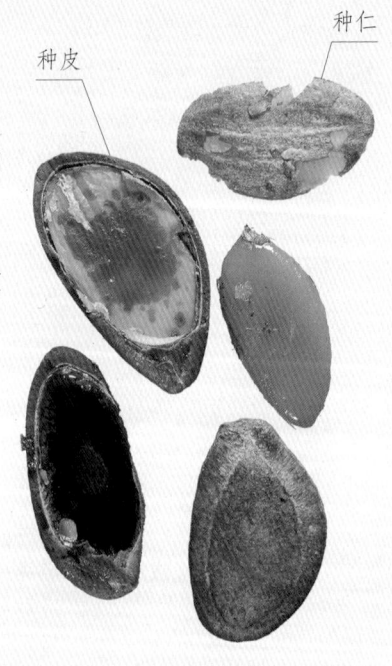

▲ 大子栝楼种子、种仁表面及纵剖面

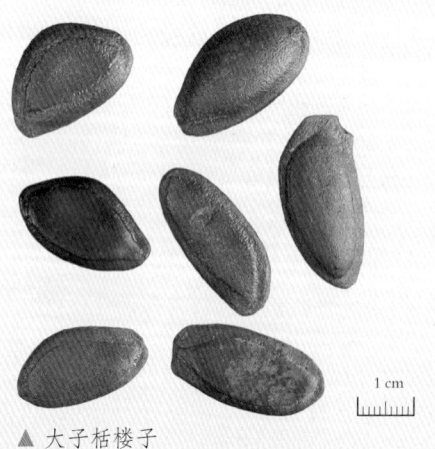

▲ 大子栝楼子

喜马梏楼子

为葫芦科植物喜马梏楼 *Trichosanthes pilosa* Lour. 的干燥种子。

本品呈类三角形，长0.7~1cm，宽0.8~1.1cm。表面灰棕色或黄棕色，有突起的细皱纹。中央环带隆起，宽0.3~0.4cm，两侧耳状室较小，室内不中空，直径约0.25cm。

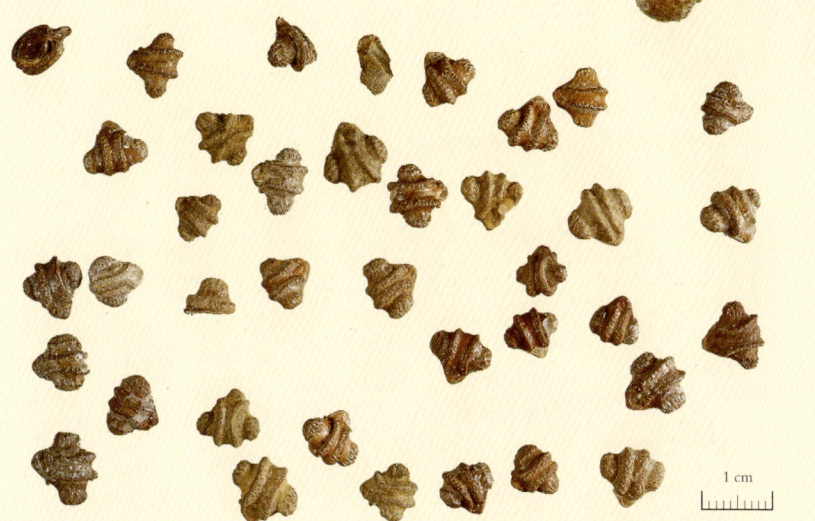

▲ 喜马梏楼种子、种仁表面及纵剖面

▲ 喜马梏楼子

王瓜子

为葫芦科植物王瓜 *Trichosanthes cucumeroides* (Ser.) Maxim. 的干燥种子。

本品略呈横长十字形，长0.9~1.2cm，宽1~1.4cm。表面黄棕色，有细皱纹。中部环带明显隆起，宽约0.5cm，两侧耳状室扁圆形，较大，室内中空，直径约0.45cm。

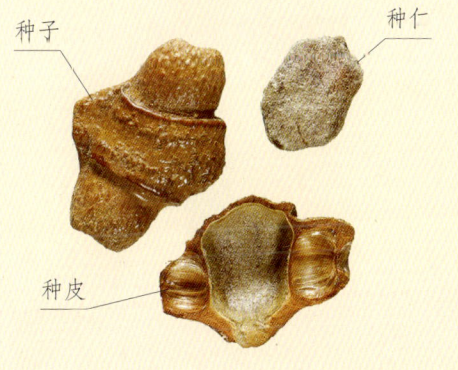

▲ 王瓜种子、种仁表面及纵剖面

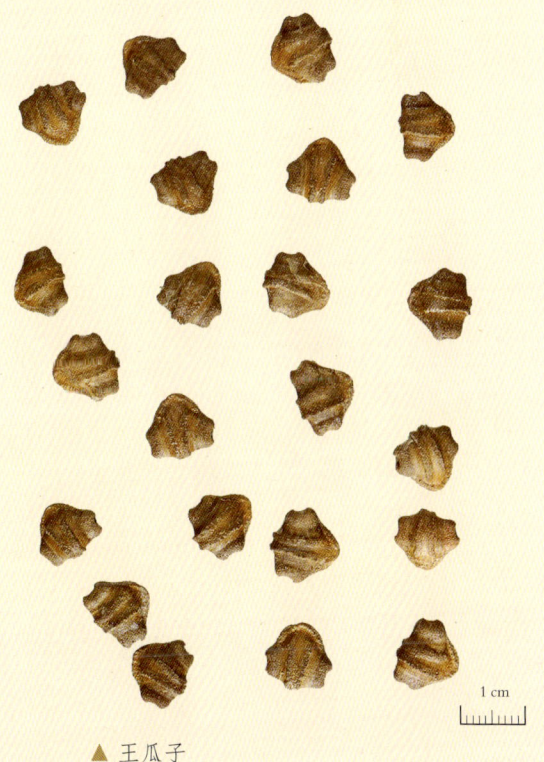

▲ 王瓜子

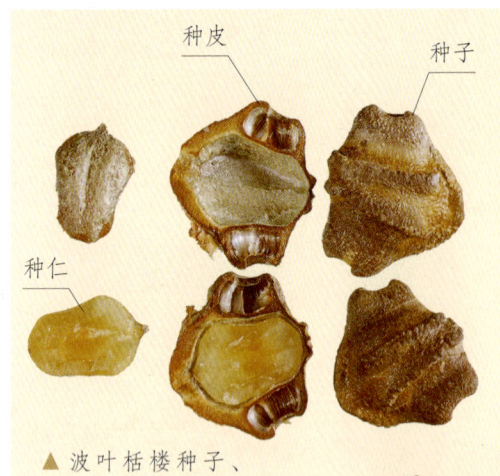

▲ 波叶栝楼种子、种仁表面及纵剖面

波叶栝楼子

为葫芦科植物波叶栝楼 *Trichosanthes cucumeroides* (Ser.) Maxim. var. *dicoelosperma* (C. B. Clarke) S. K. Chen 的干燥种子。

本品略呈十字形，较扁，长0.7～0.8cm，宽0.8～0.9cm，厚0.3cm。表面棕黄色至深棕色。中部环带稍隆起，上端窄，下端宽，呈三角形，耳状室外侧略凹入，室内中空。

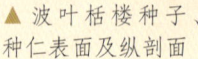

▲ 波叶栝楼子

红花栝楼子

为葫芦科植物红花栝楼 *Trichosanthes rubriflos* Thorel ex Cayla 的干燥种子。
本品呈长方形或长圆形，长0.8～1.4cm，宽0.4～0.7cm。表面类白色至淡棕色。种脐端圆，具黑色斑点，另端平截或微凹。

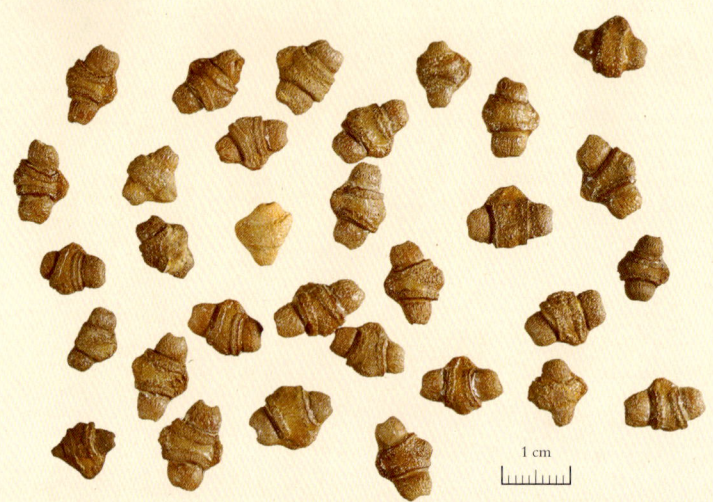

▲ 红花栝楼子

▲ 红花栝楼种子、种仁表面及纵剖面

马干铃栝楼子

为葫芦科植物马干铃栝楼 *Trichosanthes lepiniana* (Naud.) Cogn. 的干燥种子。

本品呈不规则卵形或形似斧头,较扁平,长1.4~1.9cm,宽0.7~1.1cm,厚约0.25cm。表面呈深棕色或黑褐色,略平滑。种脐端平截,另一端窄缩,中央有一条稍隆起的窄棱线。

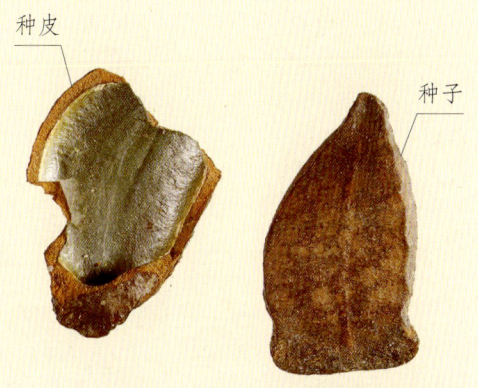

▲ 马干铃栝楼种子表面及纵剖面

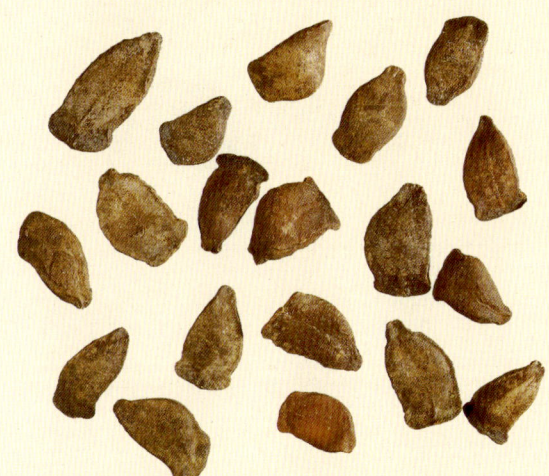

▲ 马干铃栝楼子

湖北栝楼子

为葫芦科植物湖北栝楼 *Trichosanthes hupehensis* C. Y. Cheng et C. H. Yueh 的干燥种子。

本品多呈长方椭圆形,长1~1.5cm,宽0.5~0.8cm,厚0.4~0.5cm。表面呈黄棕色至棕色,有细皱纹或较光滑,没有明显的边棱,可见一条浅棕色的环带。一端钝圆,另一端平截或微凹。

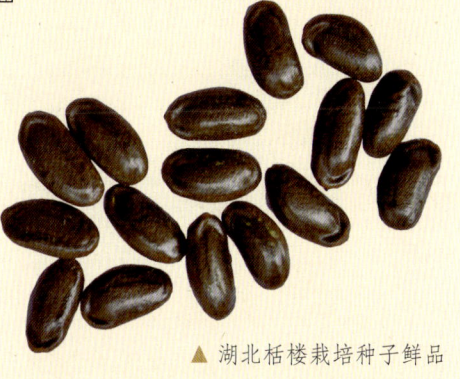

▲ 湖北栝楼栽培种子鲜品

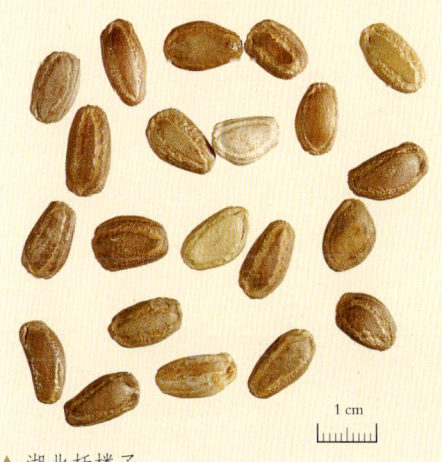

▲ 湖北栝楼子

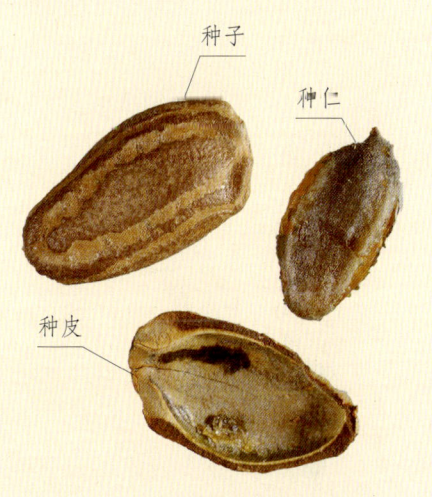

▲ 湖北栝楼种子、种仁表面及纵剖面

长萼栝楼子

为葫芦科植物长萼栝楼 *Trichosanthes laceribractea* Hayata 的干燥种子。

本品略呈长方形，长1.1～1.4cm，宽0.5～0.6cm，厚0.25～0.3cm。表面呈棕褐色或灰绿色。两端均平截，中央有一条稍隆起的窄带，窄带两侧各有一行瘤状细皱。

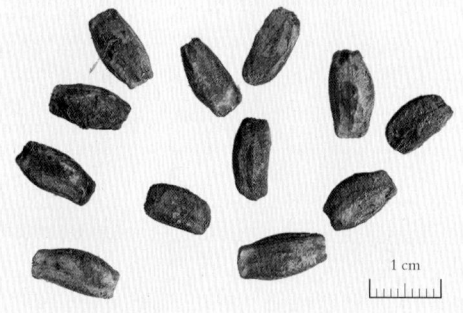

▲ 长萼栝楼子

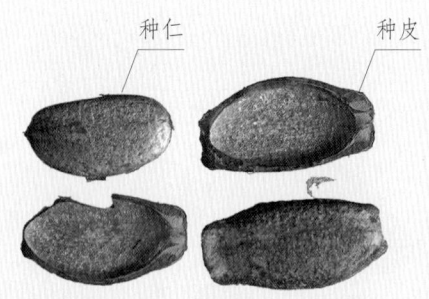

▲ 长萼栝楼种子、种仁表面及纵剖面

长方子栝楼子

为葫芦科植物长方子栝楼 *Trichosanthes fissibracteata* C. Y. Wu ex C. Y. Cheng et Yueh 的干燥种子。

本品略呈长方形，长1.1～1.7cm，宽0.4～0.8cm，厚0.2～0.3cm。表面呈浅棕色或灰棕色。两端均平截，中央有一条稍隆起的棱线，棱线两侧各有一行瘤状细皱。

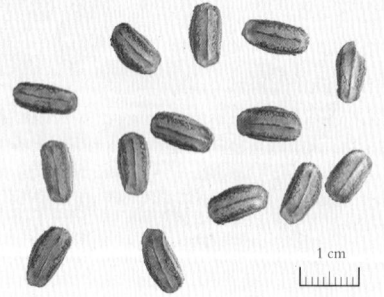

▲ 长方子栝楼子

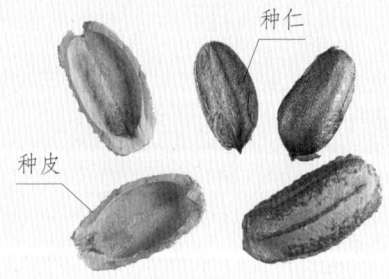

▲ 长方子栝楼种子、种仁表面及纵剖面

糙点栝楼子

为葫芦科植物糙点栝楼 *Trichosanthes dunniana* Levl. 的干燥种子。

本品呈卵状椭圆形，长1.3～1.7cm，宽0.7～0.9cm，厚0.4～0.6cm。表面呈棕色或棕褐色，较平滑。一端略尖，一端略钝圆。

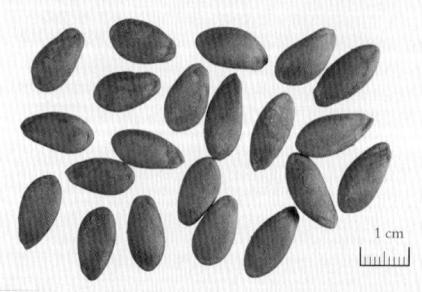

▲ 糙点栝楼子

▲ 糙点栝楼种子、种仁表面及纵剖面

瓜 蒌 皮 /Gualoupi

正 品

瓜蒌皮（药典品种）

药材为葫芦科植物栝楼 *Trichosanthes kirilowii* Maxim. 或双边栝楼 *Trichosanthes rosthornii* Harms 的干燥成熟果皮。

本品完整的果皮呈椭圆形或圆球形，长7～15cm，直径6～10.5cm。破开后的果皮，边缘向内卷曲，呈长纺锤形、半圆球形或不规则形。顶部可见花柱残基，有的基部残存果梗。外表面棕红色或橙黄色，略皱缩，有时皱缩成网格状。内表面黄白色，附有丝络。质较脆，易折断。微具焦糖气，味淡、微酸。

注：栝楼和双边栝楼的果实、种子分别是中药材瓜蒌和瓜蒌子，其特征参见本册瓜蒌项下和瓜蒌子项下。

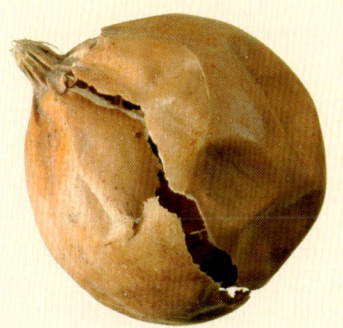

▲ 瓜蒌皮①

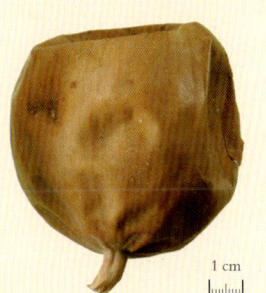

▲ 瓜蒌皮②

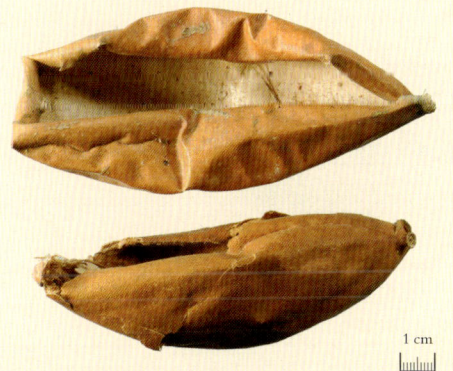

▲ 瓜蒌皮③（双边栝楼）

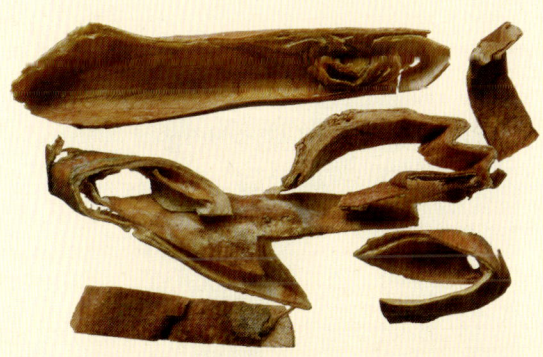

▲ 瓜蒌皮丝

非正品

王瓜

为葫芦科植物王瓜 *Trichosanthes cucumeroides* (Ser.) Maxim. 的果皮。

本品完整的果皮呈椭圆形，长6～7cm，直径3～5cm。破开的果皮多不完整，边缘向内卷曲，呈长纺锤形或不规则形。表面黄色，皮薄，易碎，果梗细短。

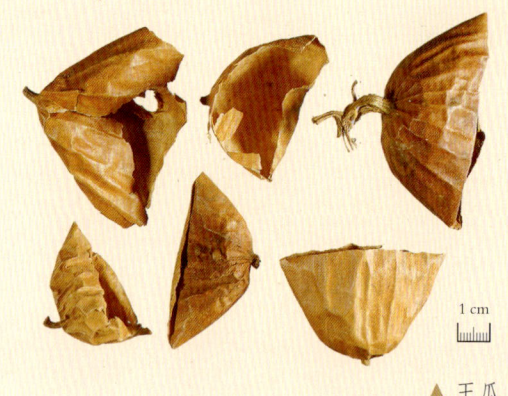

▲ 王瓜

长萼栝楼

为葫芦科植物长萼栝楼 *Trichosanthes laceribractea* Hayata 的果皮。

本品完整的果皮呈球形，直径6～8cm。果皮表面呈土黄色至深棕褐色，略光滑，具不明显的斑点。果柄痕较大，直径约1cm。

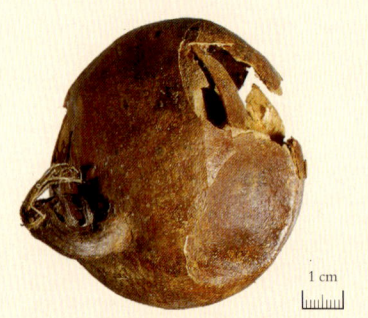

▲ 长萼栝楼

木鳖

为葫芦科植物木鳖子 *Momordica cochinchinensis* (Lour.) Spreng. 的果皮。

本品完整的果皮呈近球形，直径12～25cm。表面呈黄棕色，密生肉质短刺突起。无皱纹，有时可见顶端的短喙。

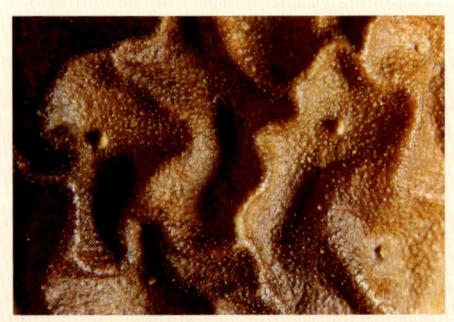

▲ 木鳖果皮表面

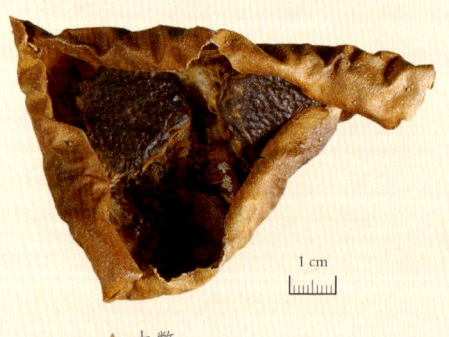

▲ 木鳖

冬 瓜 子 /Dongguazi

正 品

冬瓜子

药材为葫芦科植物冬瓜 *Benincasa hispida* (Thunb.) Cogn. 的干燥成熟种子。

本品呈卵圆形或长椭圆形，扁平，长1~1.4cm，宽0.5~0.8cm，厚约0.2cm。种皮外表面黄白色，略粗糙。一端钝圆，另一端尖，并有两个小突起，较大的突起上有一明显的珠孔，较小的突起为种脐。边缘光滑（单边形冬瓜子）或两面外缘各有一环纹（双边形冬瓜子）。体轻，有油性，气微，味微甜。

注：冬瓜的果皮为常用中药，其特征参见本册冬瓜皮项下。

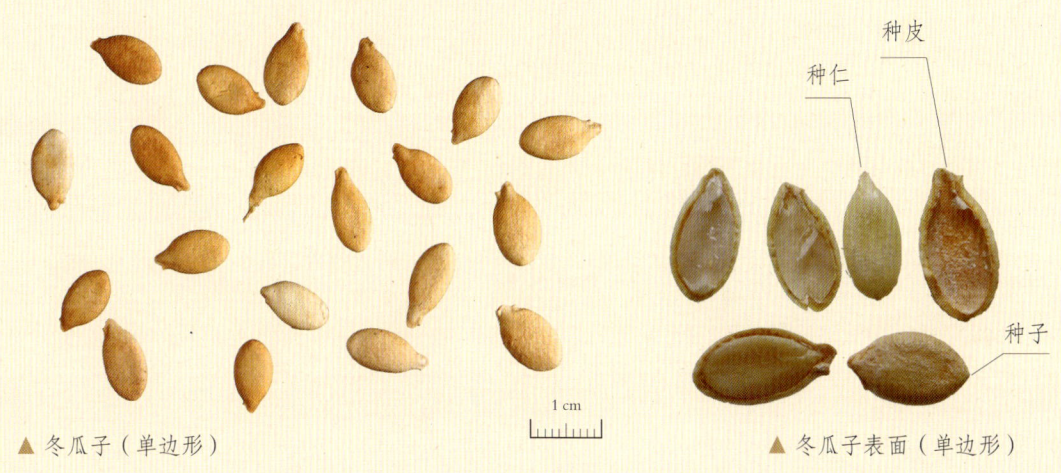

▲ 冬瓜子（单边形）　　　　　　　　　　▲ 冬瓜子表面（单边形）

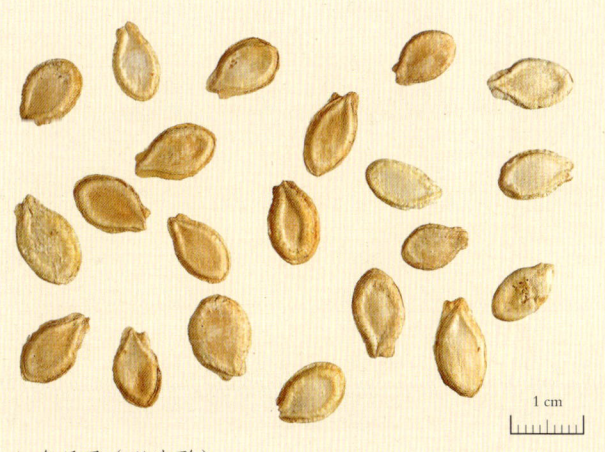

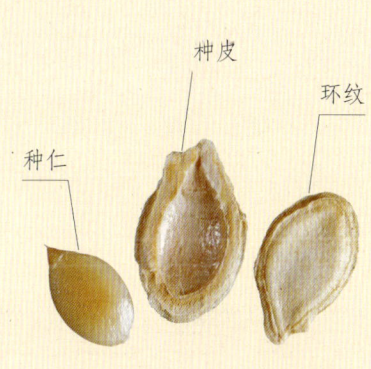

▲ 冬瓜子（双边形）　　　　　　　　　　▲ 冬瓜子表面（双边形）

冬 瓜 皮 /Dongguapi

正 品

冬瓜皮（药典品种）

药材为葫芦科植物冬瓜 *Benincasa hispida* (Thunb.) Cogn. 的干燥外层果皮。

本品为不规则碎片，常向内卷曲，大小不一。外表面灰绿色或黄白色，被有"白霜"，有的较光滑不被"白霜"；内表面较粗糙，有的可见筋脉状维管束。体轻，质脆。气微，味淡。

注：冬瓜的种子为常用中药，其特征参见本册冬瓜子项下。

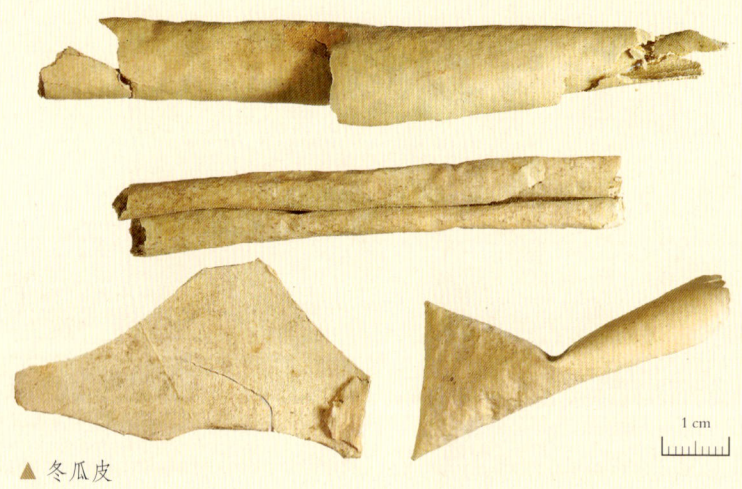

▲ 冬瓜皮

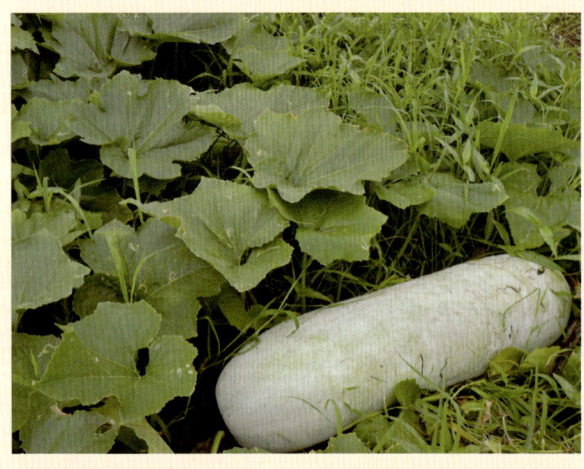

▲ 冬瓜原植物

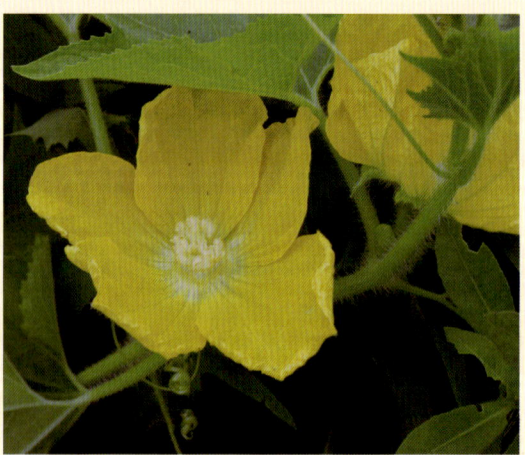

▲ 冬瓜花

冬葵果 /Dongkuiguo

正 品

冬葵果（药典品种）

药材为锦葵科植物冬葵 *Malva verticillata* L. 的干燥成熟果实。本品呈扁球状盘形，直径0.4～0.7cm。完整果实外被膜质宿存萼，宿存萼钟状，黄绿色或黄棕色，先端5齿裂，裂片内卷，其下小苞片3片，条状披针形，先端尖。果梗短或无。果实由10～11枚分果爿组成，呈一环着生于中轴外侧，中轴顶端具一圆锥形花柱残基。分果呈橘瓣状扁圆形，直径0.14～0.25cm。表面黄白色或黄棕色，背面光滑，略隆起，两侧均具稀疏的车辐状纹理，其纹理略隆起。种子橘瓣状，棕黄色或黑褐色。气微，味涩。

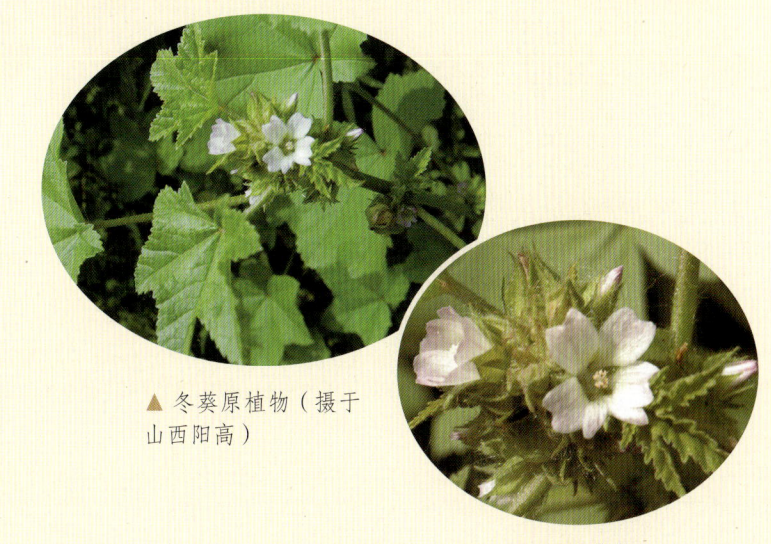

▲ 冬葵原植物（摄于山西阳高）

▲ 冬葵花

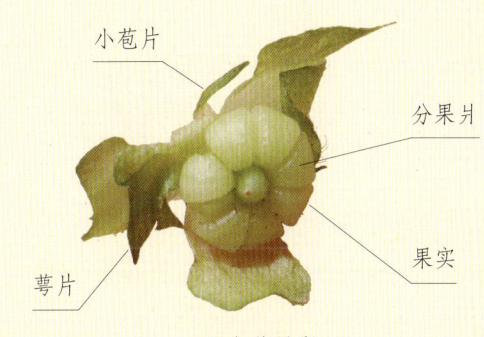

▲ 冬葵果实

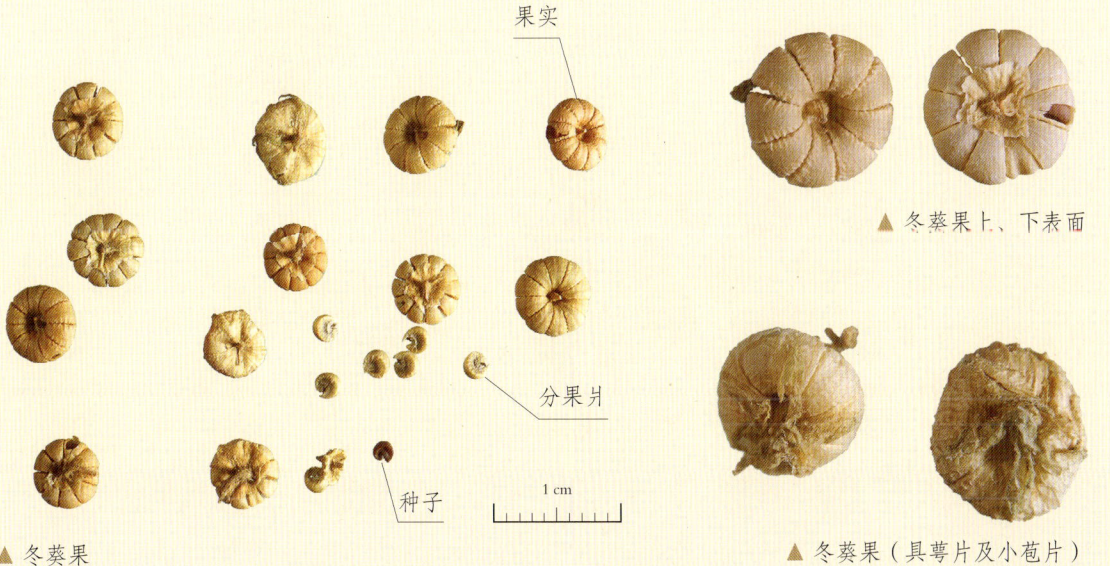

▲ 冬葵果

▲ 冬葵果上、下表面

▲ 冬葵果（具萼片及小苞片）

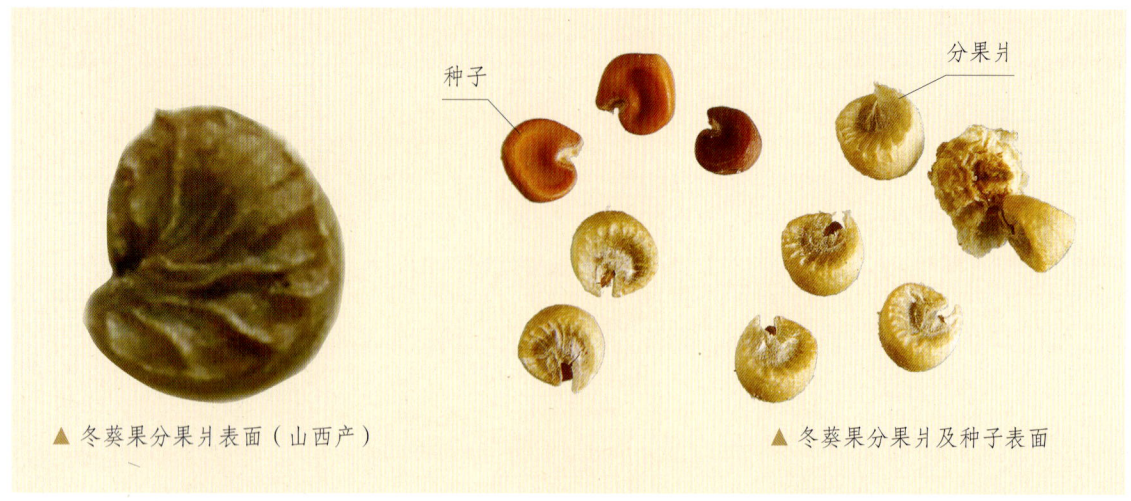

▲ 冬葵果分果爿表面(山西产)　　▲ 冬葵果分果爿及种子表面

非正品

锦葵

为锦葵科植物锦葵 *Malva cathayensis* M. G. Gilbert, Y. Tang et Dorr 的干燥果实。

本品呈扁球状盘形,直径0.5~0.7cm。完整果实外被膜质宿存萼,宿存萼黄绿色或黄棕色,先端5齿裂,裂片内卷,其下小苞片3片,长圆形,先端圆。果梗长。果实由9~11枚分果爿组成,呈一环着生于中轴外侧,中轴顶端具一圆锥形花柱残基;分果呈橘瓣状扁圆形,表面黄白色或黄棕色,背面具明显突起的网纹,两侧均具稀疏的车辐状纹理,其纹理显著隆起。种子呈橘瓣状,棕黄色或黑褐色。气微,味涩。

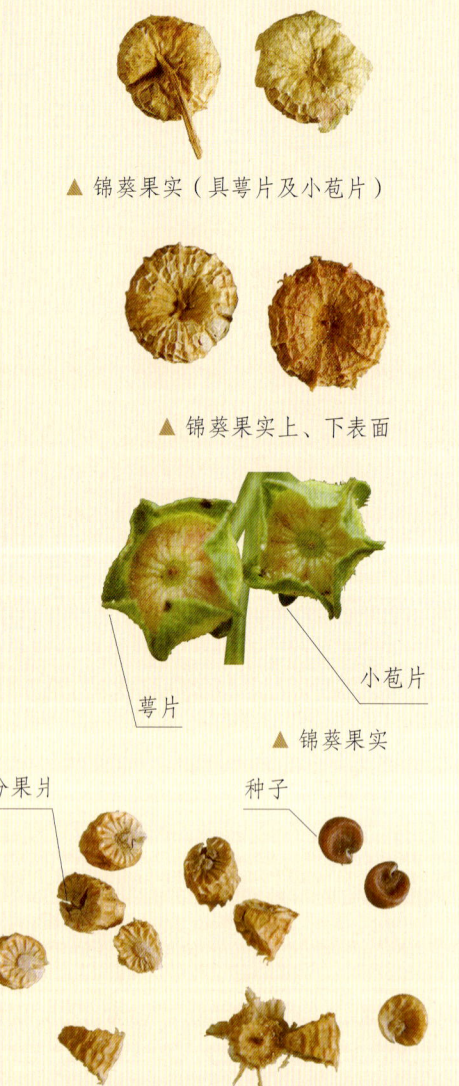

▲ 锦葵果实(具萼片及小苞片)

▲ 锦葵果实上、下表面

▲ 锦葵果实

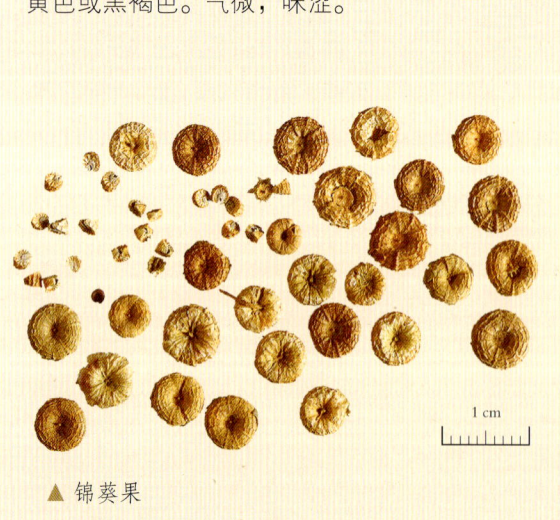

▲ 锦葵果　　▲ 锦葵分果爿及种子表面

圆叶锦葵

为锦葵科植物圆叶锦葵 *Malva pusilla* Sm. 的干燥果实。

本品呈扁球状盘形，直径0.4~0.6cm。完整果实外被膜质宿存萼，宿存萼黄绿色或黄棕色，先端5齿裂，裂片内卷，其下小苞片3片，条状披针形，先端尖。果梗长。果实由13~15枚分果爿组成，呈一环着生于中轴外侧，中轴顶端具一圆锥形花柱残基；分果呈橘瓣状扁圆形，表面多呈棕色，全体具明显的白色短柔毛，背面及两侧均纹理不明显。种子呈橘瓣状，棕色或黑褐色。气微，味涩。

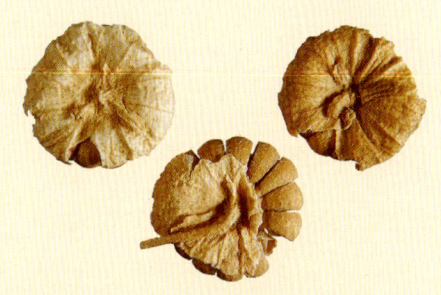

▲ 圆叶锦葵果实（具萼片及小苞片）

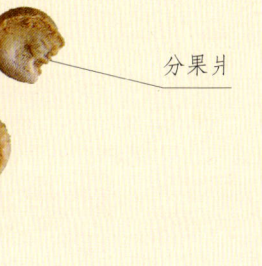

▲ 圆叶锦葵果实上、下表面

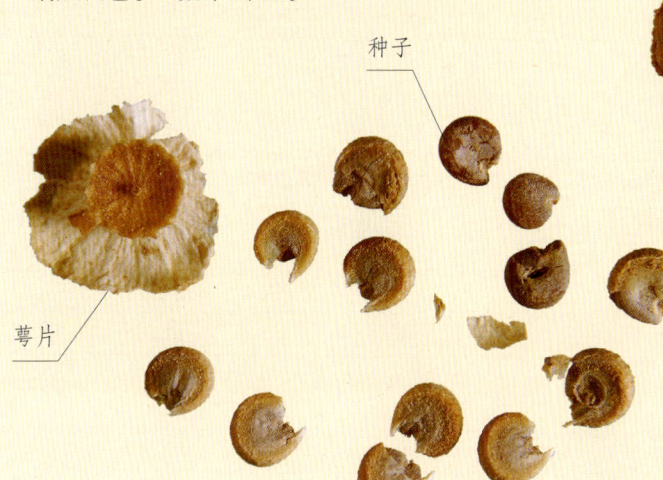

▲ 圆叶锦葵分果爿、萼片及种子表面

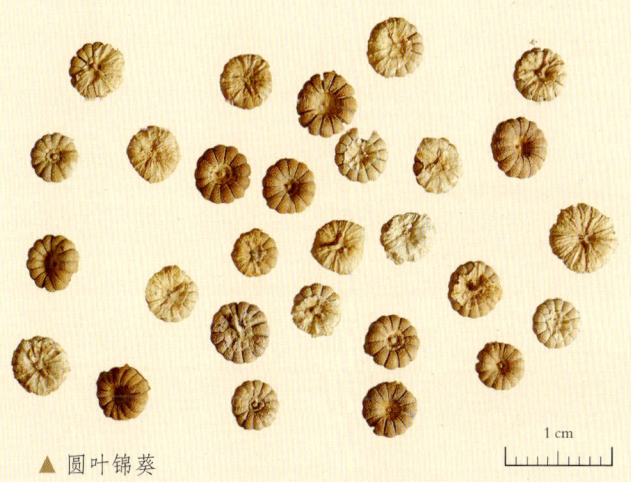

▲ 圆叶锦葵

丝 瓜 络 /Sigualuo

正品

丝瓜络（药典品种）

药材为葫芦科植物丝瓜 *Luffa cylindrica* (L.)Roem. 的干燥成熟果实的维管束。

本品为丝状维管束交织而成，多呈长棱形或长圆筒形，略弯曲，长30～70cm，直径7～10cm。表面淡黄白色。体轻，质韧，有弹性，不能折断，横切面多可见子房3室，呈空洞状。气微，味淡。

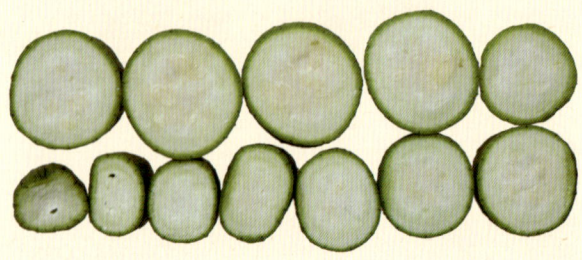

▲ 丝瓜横切面

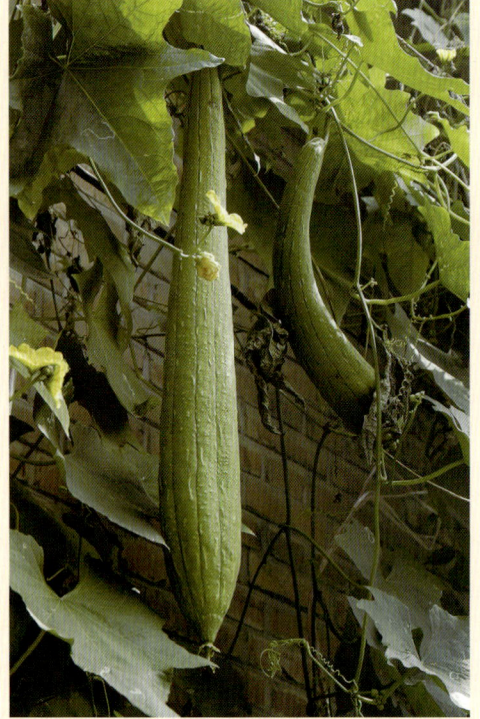

▲ 丝瓜原植物

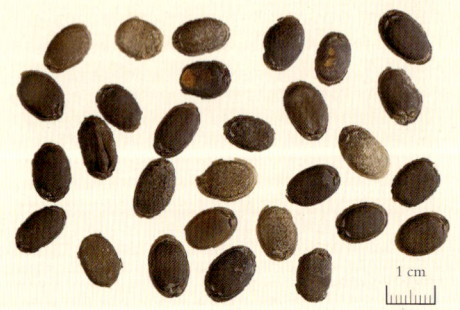

▲ 丝瓜种子

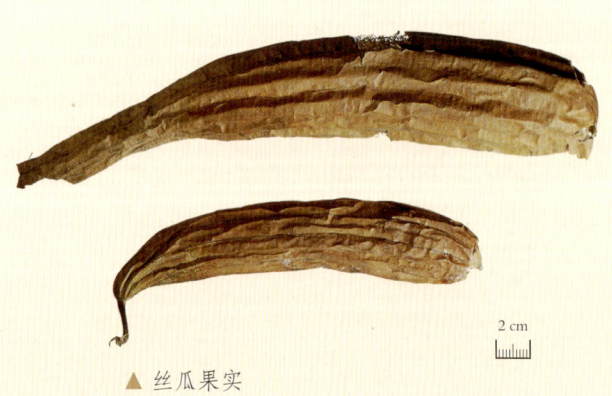

▲ 丝瓜果实

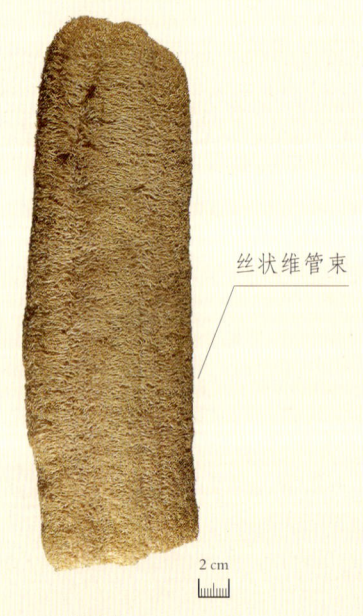

丝状维管束

▲ 丝瓜络

▲ 丝瓜种子、种仁及种皮内表面　　　　　　　　　　▲ 丝瓜络饮片

非正品

棱角丝瓜

为葫芦科植物棱角丝瓜 *Luffa acutangula* (L.) Roxb. 的干燥成熟果实的维管束。

本品呈棒状或圆柱状，稍弯曲，长25～60cm，下端宽处直径5～6cm。表面黄色、棕黄色至红棕色。果梗一端较细，另一端较粗，常有1道横切未断的口，全体具10条明显的纵向突出的棱线，间有9条棱线。表皮稍光滑而隐约显露突起的筋脉，有的表皮脱落处可见粗纤维交织成网状。体轻，质坚韧，不能折断，切断面可见子房3室，灰黄色，网状筋络交织疏松而紧实，有较强的弹性。气微，味苦。

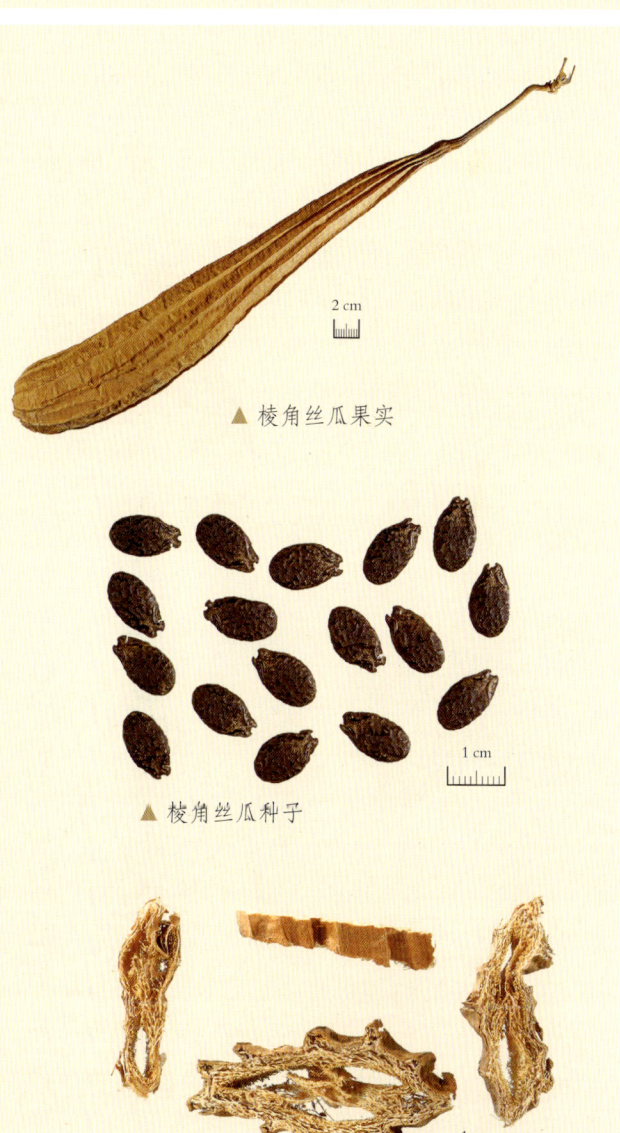

▲ 棱角丝瓜果实

▲ 棱角丝瓜种子

▲ 棱角丝瓜片

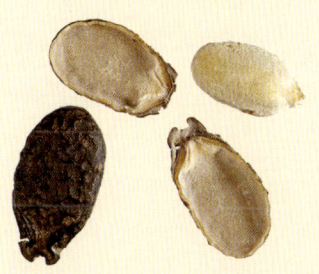

▲ 棱角丝瓜种子、种仁及种皮内表面

地 肤 子 /Difuzi

正 品

地肤子（药典品种）

药材为藜科植物地肤 *Kochia scoparia* (L.) Schrad. 的干燥成熟果实。

本品完整者呈五角星形，直径0.2～0.3cm。外被宿存花被，表面灰绿色或浅棕色，周围具膜质小翅5枚；背面中心有微突起的点状果梗痕及放射状脉纹5～10条；剥离花被，可见膜质果皮，半透明。种子扁卵形，长约0.1cm，黑色。气微，味微苦。

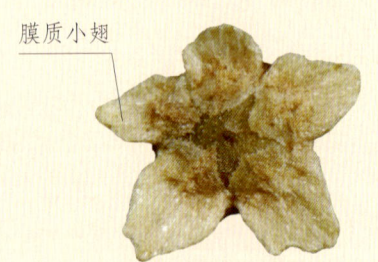

▲ 地肤果实上表面

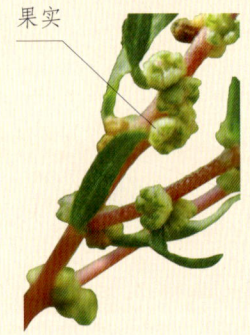

▲ 地肤果序

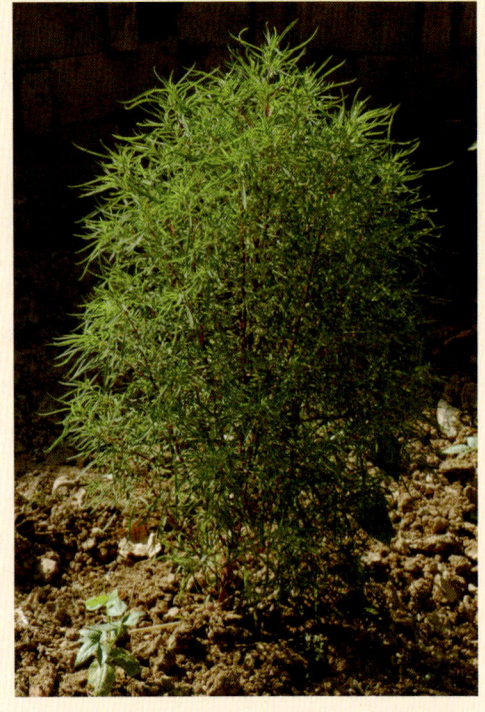

▲ 地肤原植物（摄于河北涉县）

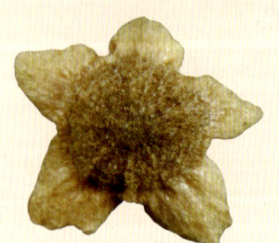

▲ 地肤果实下表面

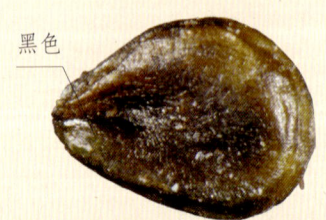

▲ 地肤种子放大

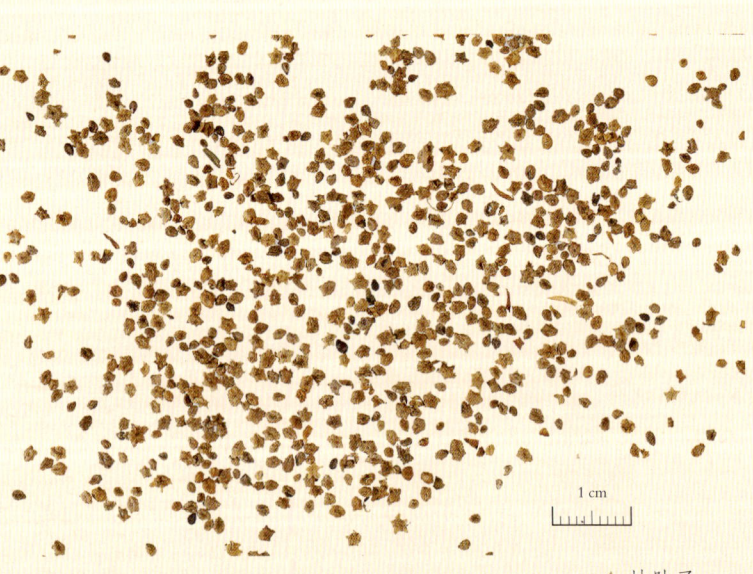

▲ 地肤子

非正品

藜

为藜科植物藜 *Chenopodium album* L. 的干燥果实。本品呈扁平五角形，直径0.1~0.2cm。宿存花被呈黄绿色或绿褐色，紧包果实。顶端5裂，裂片近三角形，基部中央有果梗残痕，可见放射状排列的5条棱线，不具翅，内藏果实1枚。果皮薄膜状，半透明，易剥离，种子扁圆形，黑色，有光泽，内有环状弯曲的黄白色胚，包围乳白色的胚乳。气微，味微苦。

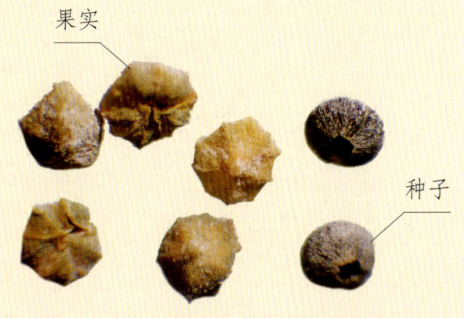

▲ 藜果实及种子表面

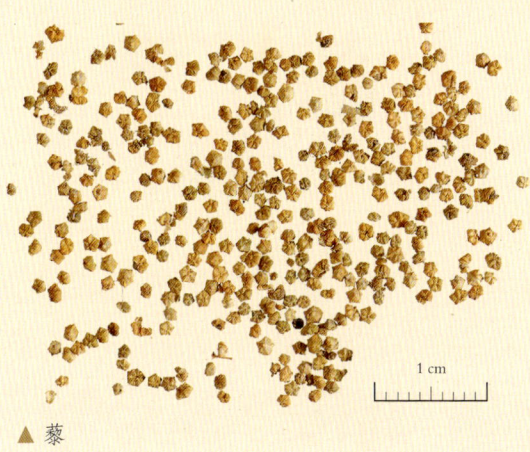

▲ 藜

土荆芥

为藜科植物土荆芥 *Dysphania ambrosioides* (L.) Mosyakin et Clemants 的干燥果实。本品呈不规则的扁平五角形，直径约0.1cm。宿存花被呈黄褐色或灰绿色，紧包果实。顶端5裂，裂片近三角形，基部中央有果梗残痕，可见放射状排列的5条棱线，不具翅，内藏果实1枚。果皮薄膜状，半透明，易剥离，种子近扁圆形、球形或略呈肾形，黑色，有光泽，坚硬，内有环状弯曲的黄白色胚，包围乳白色的胚乳。气微，味辛、微凉。

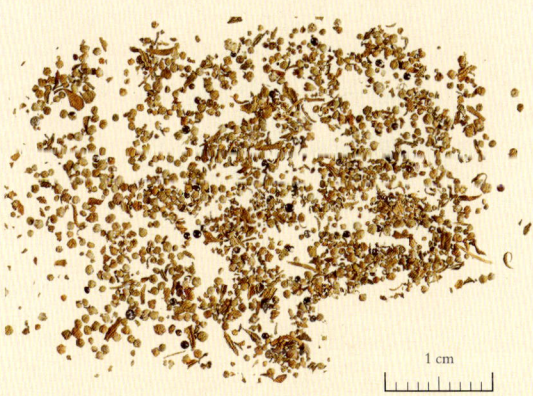

▲ 土荆芥

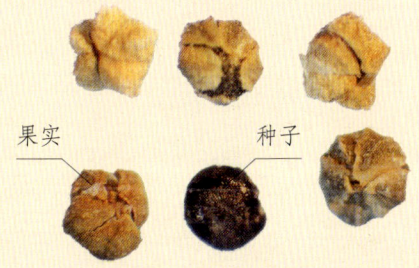

▲ 土荆芥果实及种子表面

岗松

为桃金娘科植物岗松 *Baeckea frutescens* L. 的干燥果实。

本品呈钟形，带有细小的果柄，萼筒直径约0.2cm，下部呈黄绿色或绿棕色；上部呈红棕色，萼先端具5裂片，常向内卷。萼筒内蒴果已开裂，子房3室，中央伸出细长的宿存花柱。种子往往脱落，偶可见种子多数，细小，扁平，圆形，红黄色，放大镜下可见萼筒表面具许多小点（油腺）。质硬而脆。用手搓之散发特殊香气，味涩而辛、凉。

▲ 岗松

▲ 岗松叶片表面

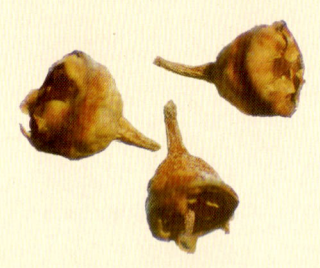

▲ 岗松果实表面

草木樨

为豆科植物草木樨 *Melilotus officinalis* (L.) Pall. 的干燥果实。

本品呈倒卵形，扁平，长约0.3cm，宽约0.2cm。表面灰褐色，具网状纹理。顶端渐尖，基部常有宿存杯状花萼，萼片5裂，披针形。果梗略呈钩状，荚果不开裂，内含1粒浅棕色的种子，卵圆形，有2片黄色子叶。气微，味微苦。

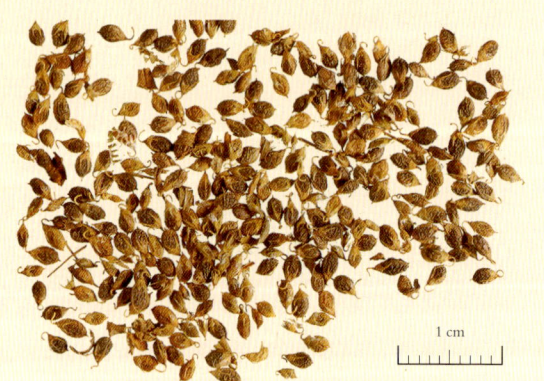

▲ 草木樨

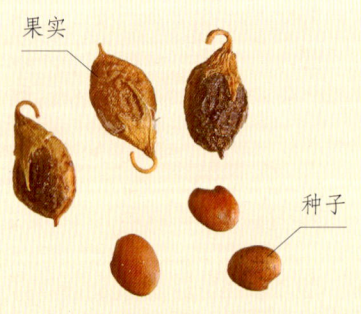

果实

种子

▲ 草木樨种子及果实表面

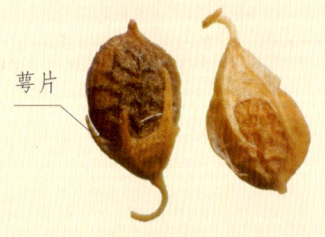

萼片

▲ 草木樨果实表面

亚 麻 子 /Yamazi

正 品

亚麻子（药典品种）

药材为亚麻科植物亚麻 *Linum usitatissimum* L. 的干燥成熟种子。本品呈扁平卵圆形，长0.4~0.6cm，宽0.2~0.3cm。表面红棕色或灰褐色，平滑，有光泽，可见细小的棕色小点。一端钝圆，另一端尖而略偏斜，种脐位于尖端的凹入处，种脊浅棕色，位于一侧边缘。种皮薄，胚乳棕色，薄膜状；子叶2，黄白色，富油性。气微，嚼之有豆腥味。

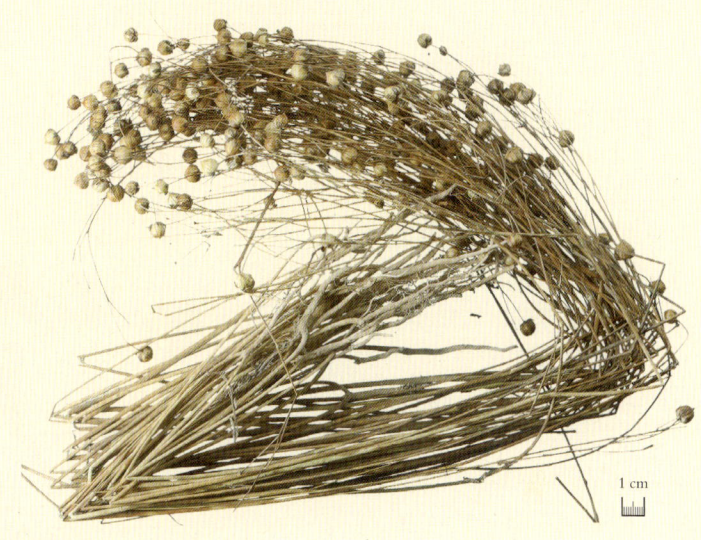

▲ 亚麻

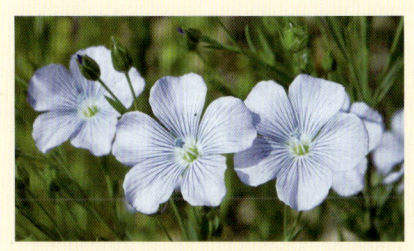

▲ 亚麻原植物（摄于河北张家口）

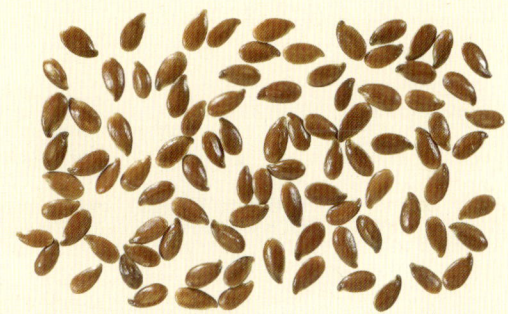

▲ 亚麻子

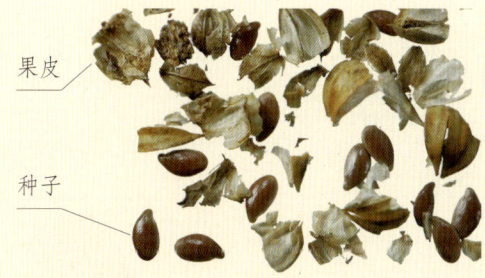

▲ 亚麻果皮与种子

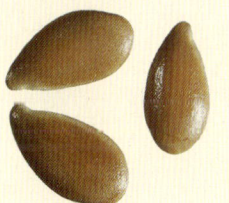

▲ 亚麻子表面

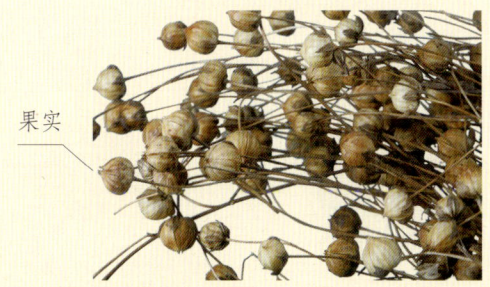

▲ 亚麻果实

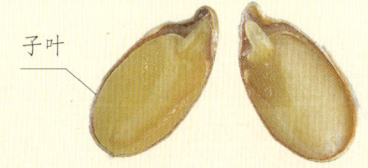

▲ 亚麻子纵剖面

肉 桂 子 /Rouguizi

正品

肉桂子（部颁品种）

药材为樟科植物肉桂 *Cinnamomum cassia* Presl 的干燥带宿存萼的未成熟果实。

本品呈倒锥形，长0.4~1.8cm，直径0.4~0.7cm。宿存萼杯状，直径0.4~0.7cm。边缘有不明显的6浅齿裂。表面褐色至黑褐色，有皱纹，下部延长成萼筒，有的连有果梗。宿存萼内的未成熟果实椭圆形或类圆形，直径0.2~0.5cm，黄棕色至棕褐色，略有光泽，有皱纹。顶端稍平截，上部有一微凸起的花柱残基，下部钝圆，可见凸起的子房柄。质松软，易压碎。气香，味甜而辛辣。

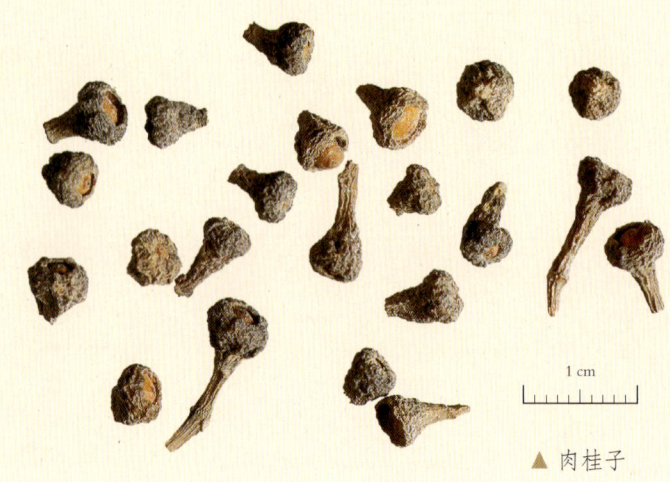

▲ 肉桂子

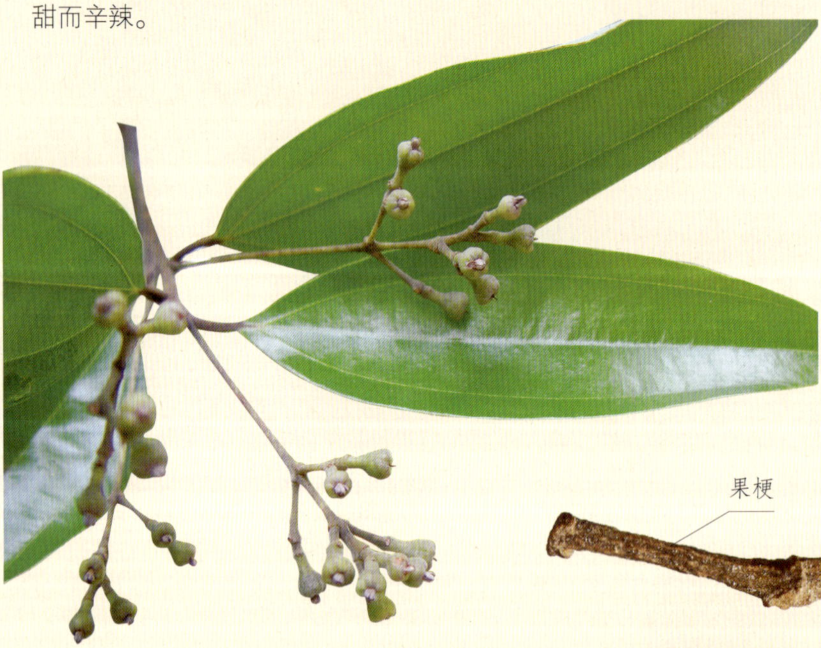

▲ 肉桂原植物（摄于广东深圳）

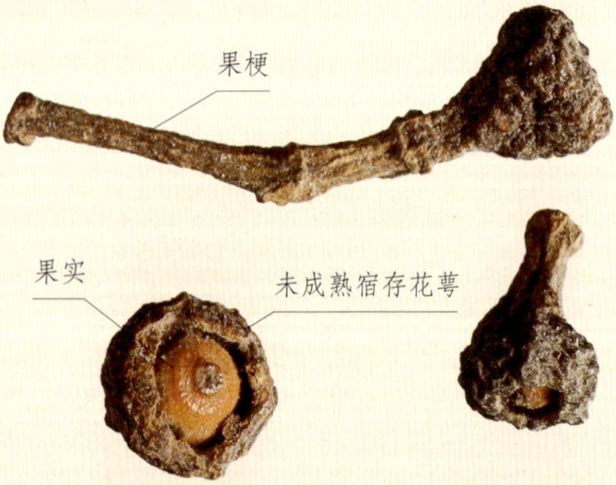

果梗

果实　　未成熟宿存花萼

▲ 肉桂子表面

决 明 子 /Juemingzi

正 品

决明（药典品种）

药材为豆科植物钝叶决明 *Cassia obtusifolia* L. 的干燥成熟种子。本品略呈四棱状短圆柱形，两端呈平行状倾斜，其中一端钝圆或平截，另一端具一斜尖。长 0.3～0.6cm，宽0.2～0.4cm。表面棕绿色或暗棕色，平滑，有光泽，侧面各有一条细带状略下凹的纹理，黄棕色。质坚硬，不易破碎。横断面可见灰白色胚乳，其间有2片"S"形橘黄色子叶。气微，味微苦，具微弱豆腥气，稍有黏性。

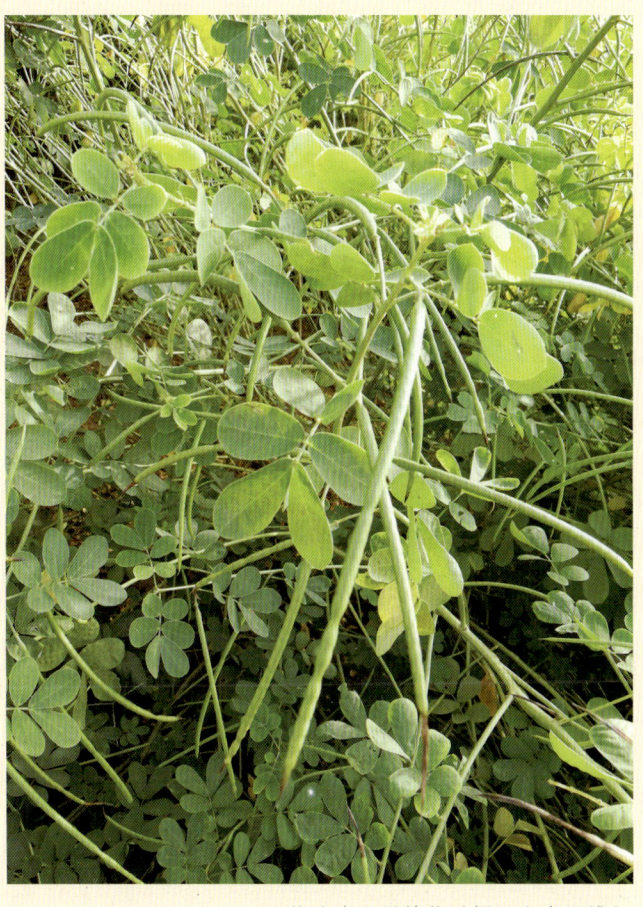

▲ 钝叶决明原植物（摄于山东淄博）

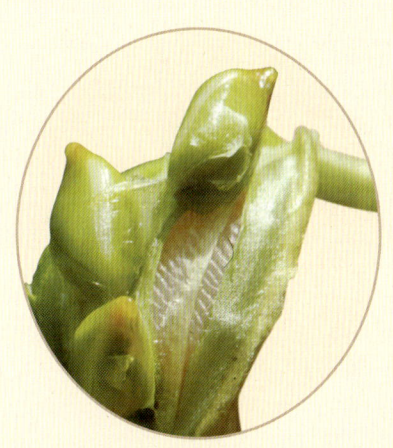

▲ 钝叶决明种子放大（鲜品）

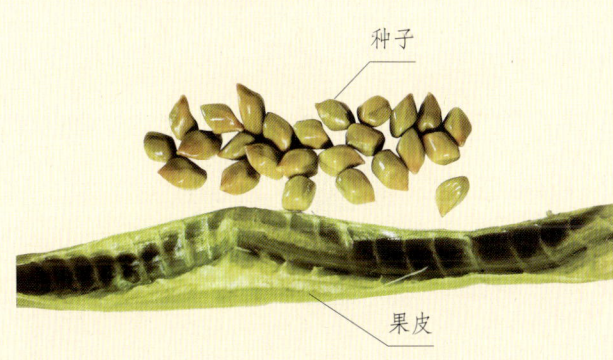

▲ 钝叶决明果实纵剖面（鲜品）

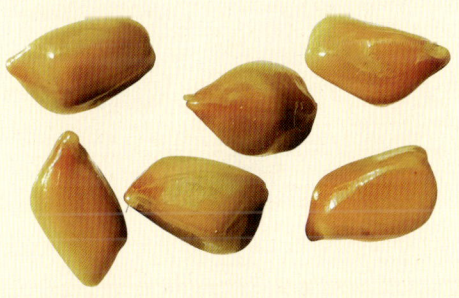

▲ 钝叶决明种子放大（鲜品）

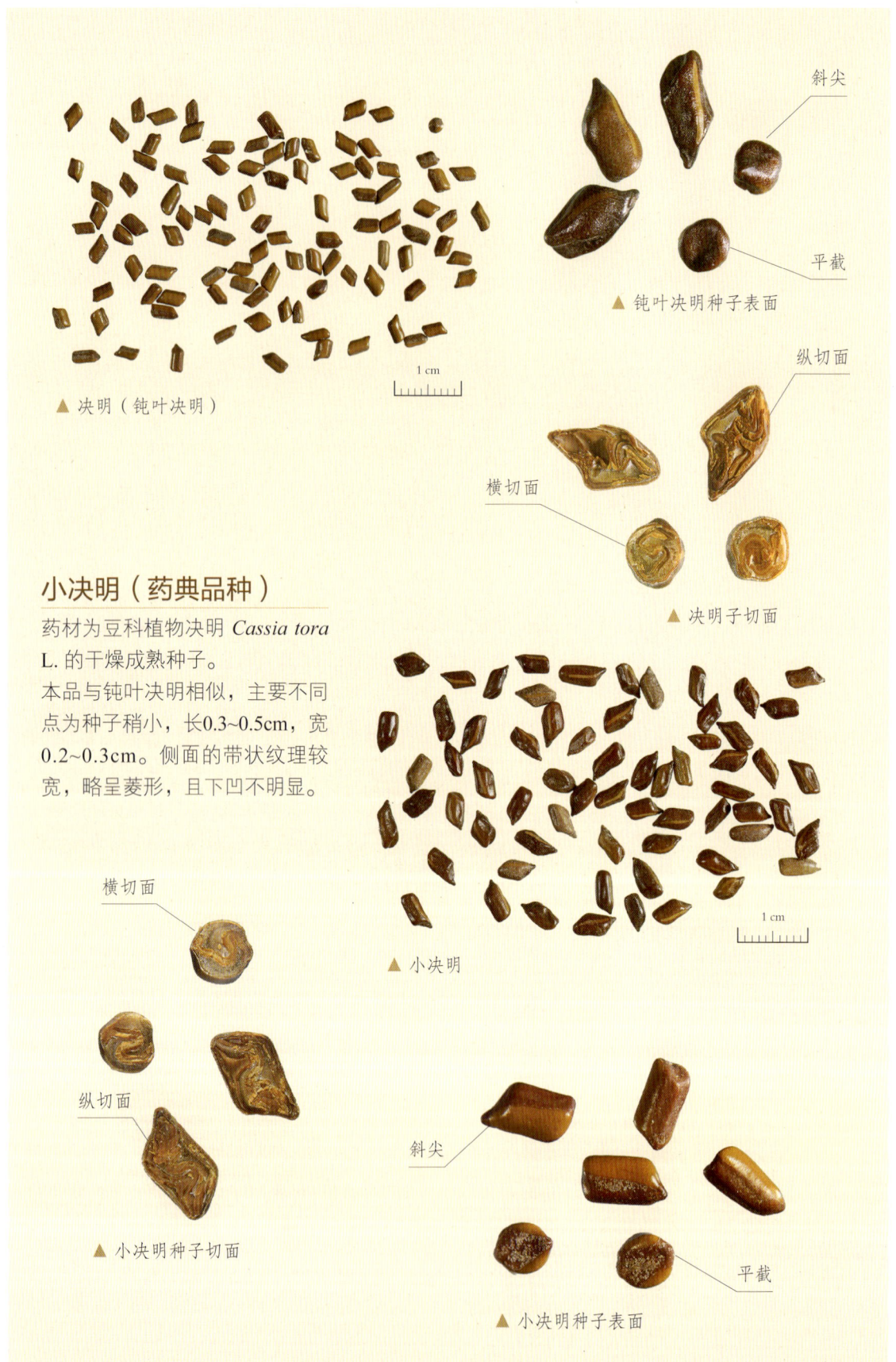

小决明（药典品种）

药材为豆科植物决明 *Cassia tora* L. 的干燥成熟种子。

本品与钝叶决明相似，主要不同点为种子稍小，长0.3~0.5cm，宽0.2~0.3cm。侧面的带状纹理较宽，略呈菱形，且下凹不明显。

非正品

望江南

为豆科植物望江南 *Cassia occidentolis* L. 的干燥种子。

本品呈扁圆形,一端具1喙状突起,长0.23~0.4cm,厚0.1~0.2cm。表面灰绿色或灰棕色,有椭圆形下凹纹理,颜色明显较周围深。质坚硬,横断面子叶2片,橘黄色,平直。气微,味淡。本品果实扁平,常弯曲,顶端急尖,基部楔形收缩,常具果柄,长10cm以上,宽约0.8cm,厚约0.3cm。表面褐黄色,两侧自顶端至基部有一条宽约0.3cm的暗深紫色带。腹缝线明显,常开裂,背、腹缝线间凹凸横纹明显可见,种子间有横隔。果皮薄,易碎。

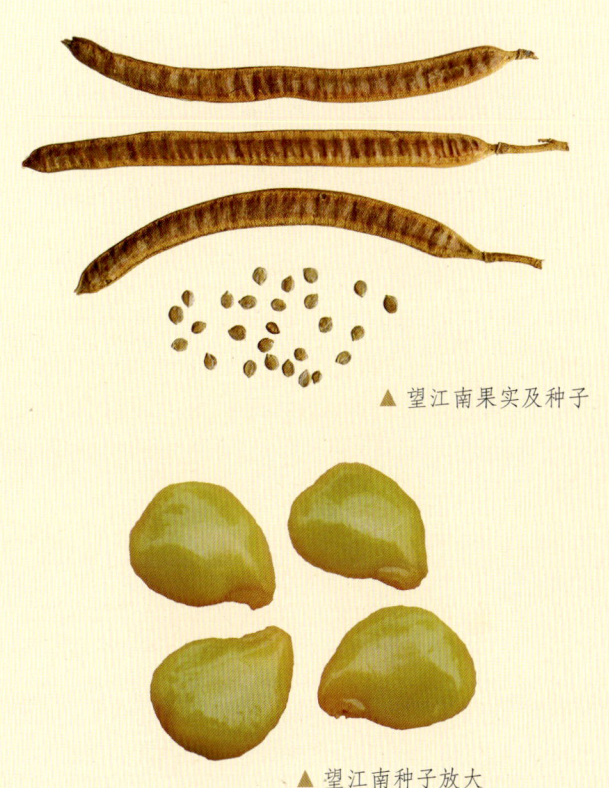

▲ 望江南果实及种子

▲ 望江南种子放大

茳芒决明

为豆科植物茳芒决明 *Cassia sophera* L. 的干燥种子。

本品与望江南相似,唯种子多稍大。本品果实呈圆柱形,粗壮,顶端锐尖,基部收缩,常具果柄,长5~8cm,直径0.6~0.8cm。表面褐黄色,两侧自顶端至基部有一条宽约0.3cm的暗深紫色带。腹缝线明显,常开裂,背、腹缝线间凹凸横纹明显可见,种子间有横隔。

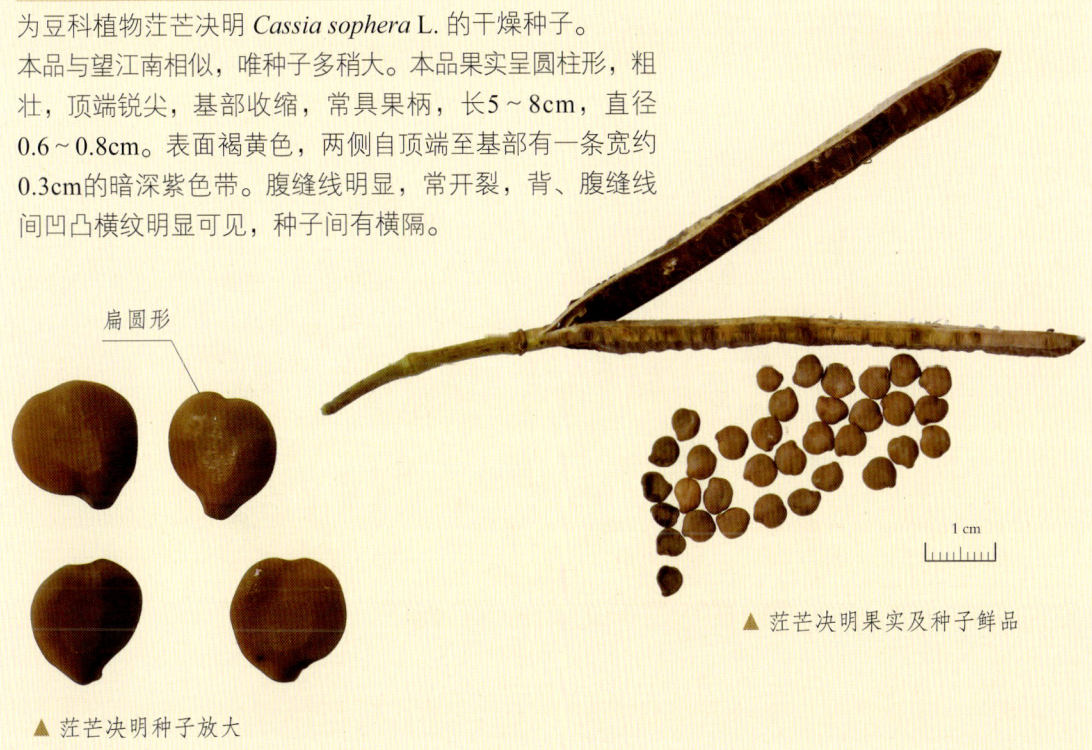

扁圆形

▲ 茳芒决明种子放大

▲ 茳芒决明果实及种子鲜品

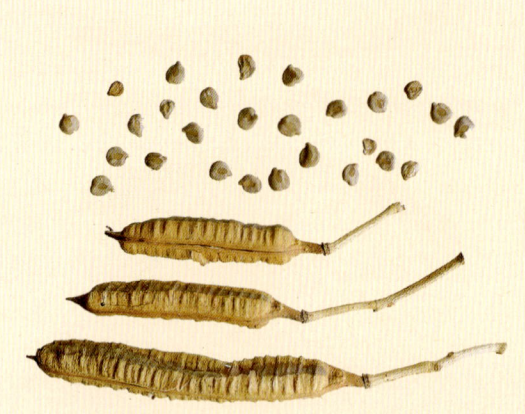

▲ 茳芒决明果实及种子

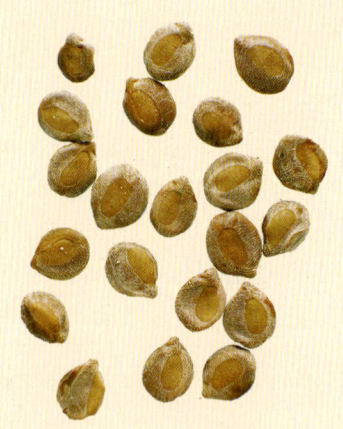

▲ 茳芒决明

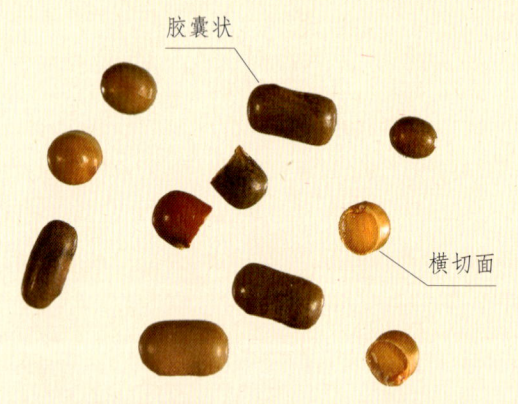

胶囊状

横切面

▲ 刺田菁种子表面及切面

刺田菁

为豆科植物刺田菁 *Sesbania bispinosa* (Jacq.) W. F. Wight 的干燥种子。本品呈胶囊状短圆柱形，长0.2～0.4cm，宽0.1～0.2cm。表面黄棕色至深绿褐色，光滑，两端钝圆，中部略缢缩，种脐白色，圆形，位于腹侧中部。气微，具浓郁的豆腥味。

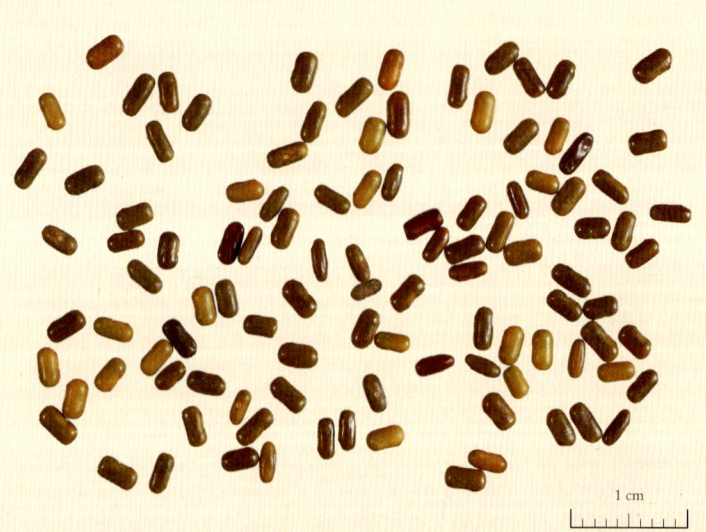

▲ 刺田菁

红豆蔻 /Hongdoukou

正 品

红豆蔻（药典品种）

药材为姜科植物大高良姜 *Alpinia galanga* (L.) Willd. 的干燥成熟果实。本品呈椭圆形，中部略细，长0.7～1.2cm，直径0.5～0.7cm。表面红棕色或暗红色，光滑或稍有皱纹，顶端有黄白色管状宿存萼，基部有果梗痕。果皮薄而脆，易碎，内表面淡黄色。种子团3瓣，种子6粒，每瓣2粒，呈扁圆形或三角状多面形，表面浅棕色，除去假种皮的种子呈黑棕色或红棕色，胚乳灰白色。气香，味辛辣。

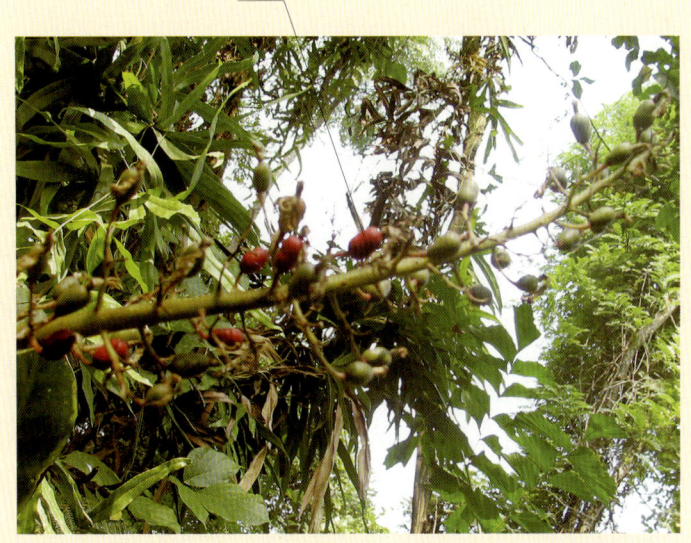

▲ 大高良姜原植物

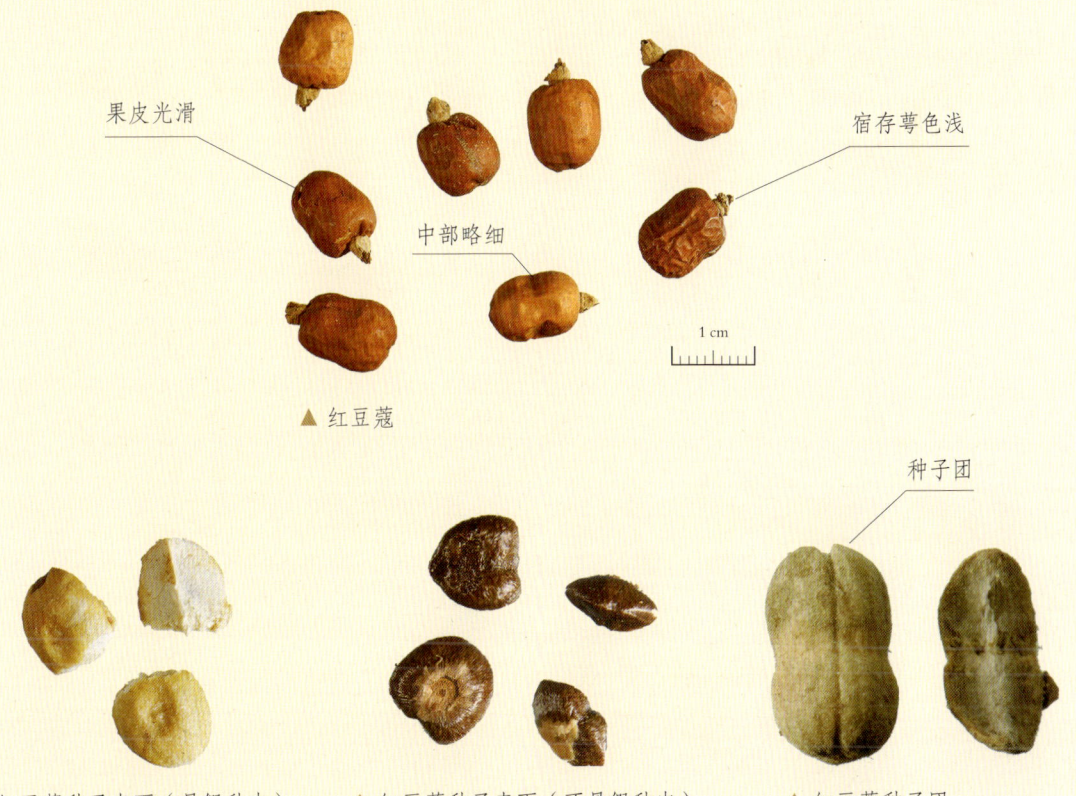

▲ 红豆蔻

▲ 红豆蔻种子表面（具假种皮）　▲ 红豆蔻种子表面（不具假种皮）　▲ 红豆蔻种子团

麦 芽 /Maiya

正 品

麦芽（药典品种）

药材为禾本科植物大麦 *Hordeum vulgare* L. 的成熟果实经发芽后的干燥品。

本品略呈纺锤形，长0.8～1.2cm，直径0.3～0.4cm。表面淡黄色，背面为外稃包围，具5脉。顶端长芒多已断落。腹面为内稃包围，有1条纵沟。除去内稃后，基部胚根处生出胚芽及须根，胚芽长披针状条形，长约0.5cm，须根数条，纤细而弯曲。质硬，断面白色，粉性。气微，味酸甘。

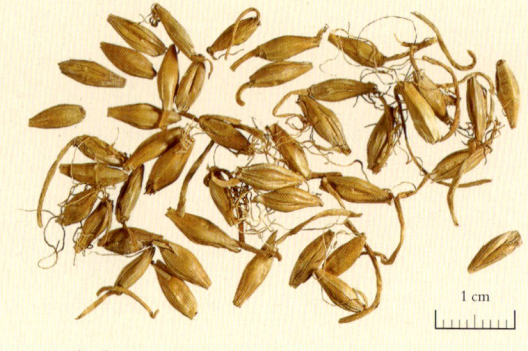
▲ 麦芽

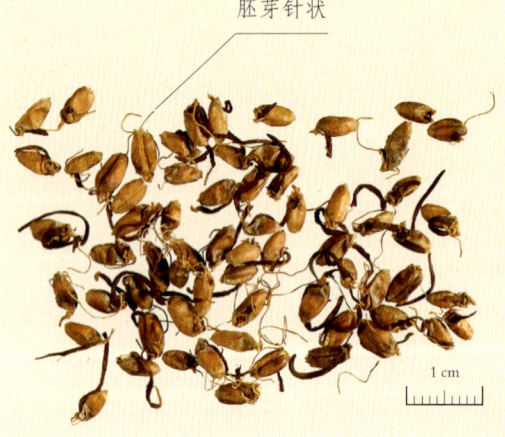
胚芽针状
▲ 炒麦芽

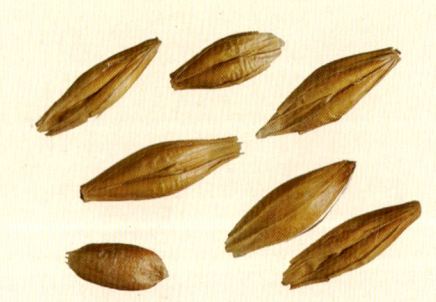
▲ 麦芽果实表面

非正品

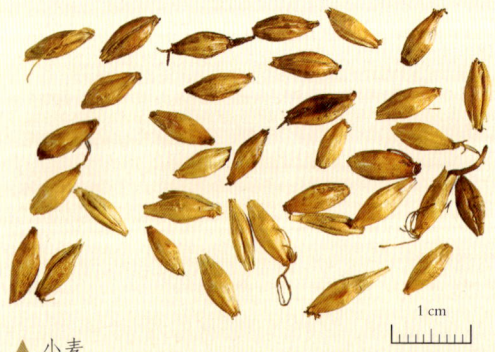
▲ 小麦

小麦

为禾本科植物小麦 *Triticum aestivum* L. 的成熟果实经发芽后的干燥品。

本品呈矩形或卵形，长约0.6cm，腹面有1条深沟，外稃膜质，具数条纵脉，内稃与外稃等长。

赤小豆 /Chixiaodou

正 品

赤小豆（药典品种）

药材为豆科植物赤小豆 *Vigna umbellate* Ohwi et Ohashi 的干燥成熟种子。

本品呈长圆形而稍扁，长0.5～0.8cm，直径0.3～0.5cm。表面暗紫红色，一侧有线形突起的种脐，偏向一端，白色，约为全长2/3，种脐处有一明显的凹陷成纵沟；另一侧有1条不明显的棱脊。质硬，不易破碎。子叶2，乳白色。气微，味微甘。

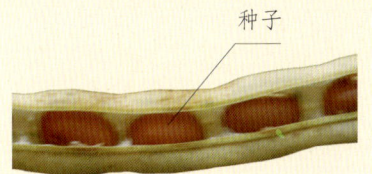

▲ 赤小豆果实

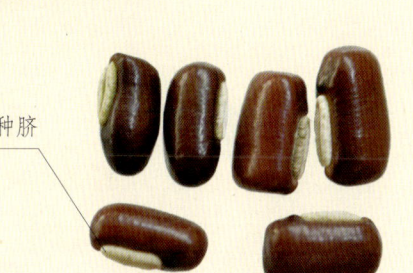

▲ 赤小豆表面

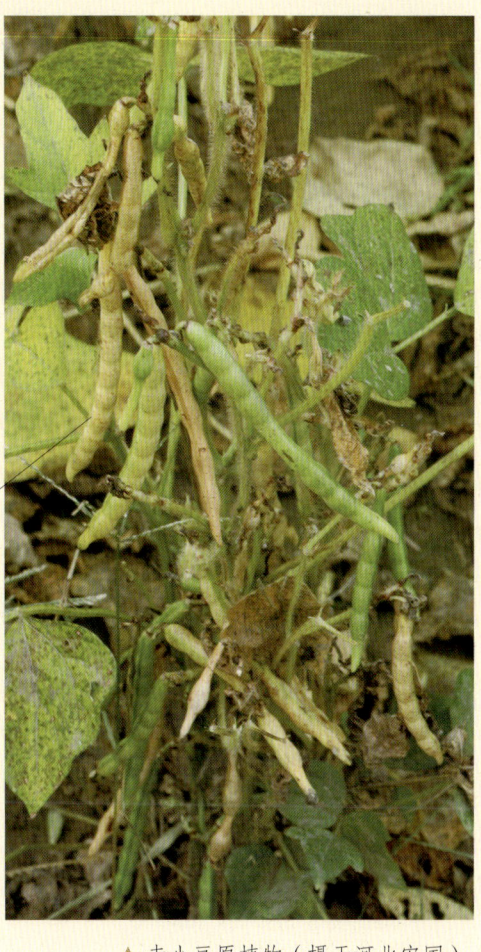

▲ 赤小豆原植物（摄于河北安国）

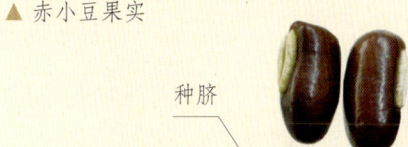

▲ 赤小豆

赤豆（药典品种）

药材为豆科植物赤豆 *Vigna angularis* Ohwi et Ohashi 的干燥成熟种子。

本品呈短圆柱形，两端较平截或钝圆，直径0.4～0.6cm。表面暗棕红色，种脐不突起，中间的纵沟不明显。

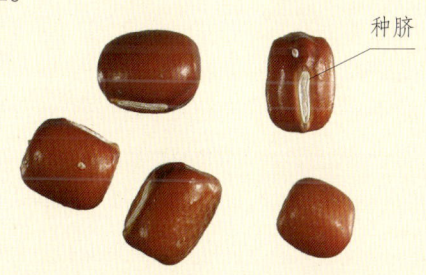

▲ 赤豆表面

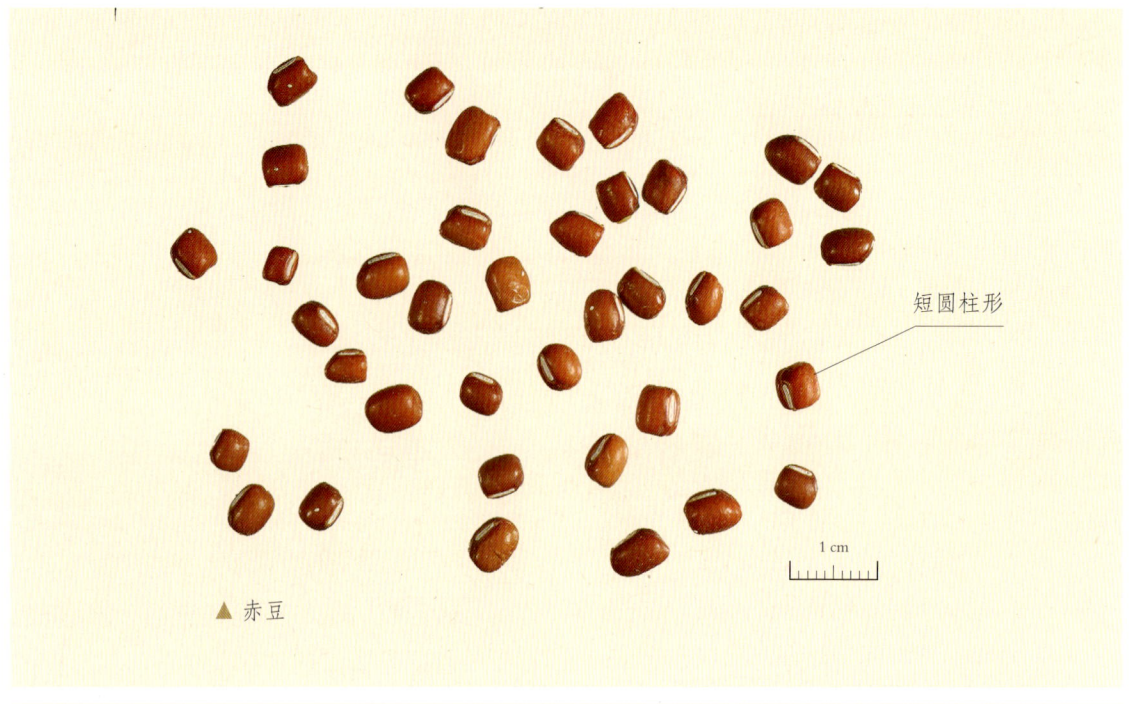

▲ 赤豆

非正品

木豆

为豆科植物木豆 *Cajanus cajan* (L.) Millsp. 的干燥种子。

本品呈扁球形，一端略平截，直径 0.4～0.6cm。表面棕色至暗棕色。种脐位于平截一端，白色，长圆形，显著突起。质硬，不易破碎。种皮薄，内含黄色肥厚的子叶。气微，味淡。

注：部分地区将同科植物相思子 *Abrus precatorius* L. 的干燥成熟种子误作赤小豆药用，其特征详见本册相思子项下。

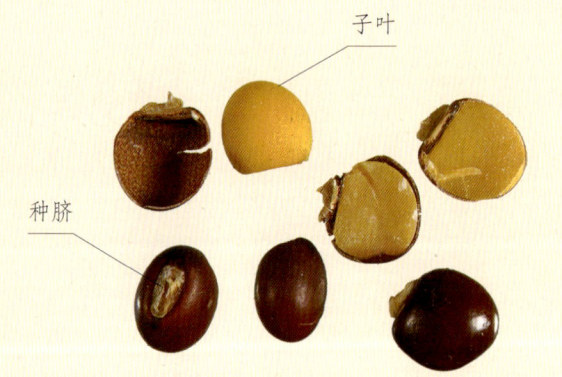

▲ 木豆表面及剖面

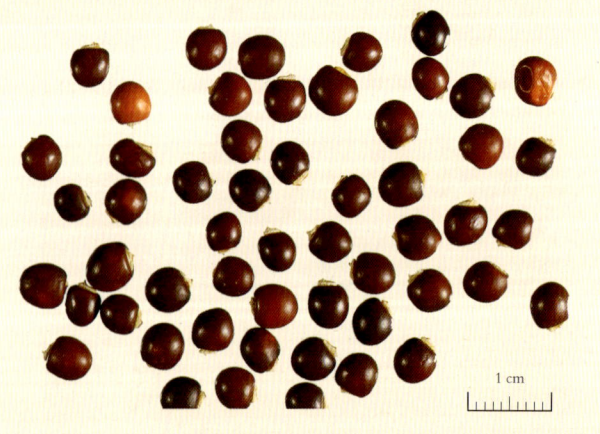

▲ 木豆

芫荽子 /Yansuizi

正 品

芫荽子（部颁品种）

药材为伞形科植物芫荽 *Coriandrum sativum* L. 的干燥成熟果实。

本品为双悬果，呈圆球形，直径0.3～0.5cm。表面淡黄棕色或黄棕色。有较明显而纵直的次生棱脊10条及不甚明显而呈波浪形弯曲的初生棱脊10条，相间排列。顶端可见极短的柱头残迹及5个萼齿残痕，基部有长约0.15cm的小果柄或果柄痕。双悬果分果瓣腹面中央下凹，具3条纵棱，中央较直，两侧呈弧形弯曲。质坚硬。气香，味微辣。

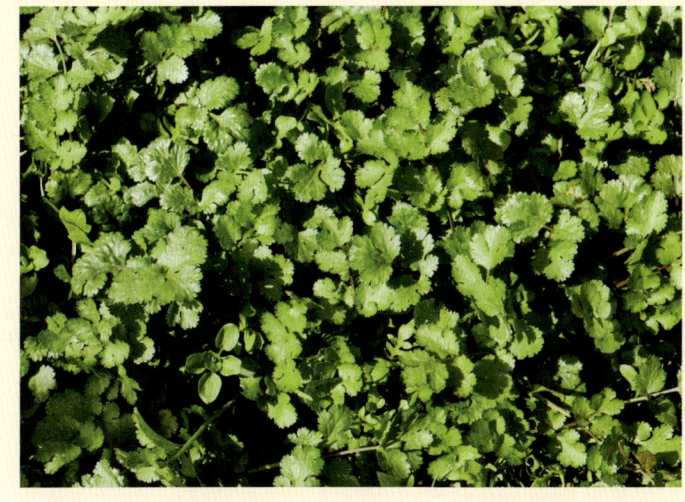

▲ 芫荽原植物

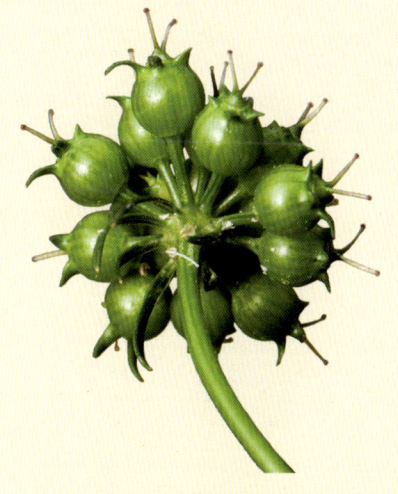

▲ 芫荽果（未成熟）

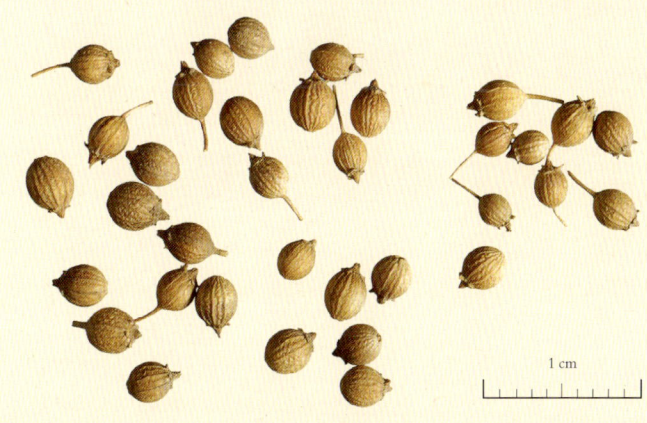

▲ 芫荽子

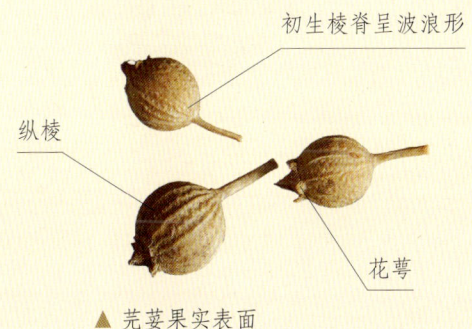

▲ 芫荽果实表面（初生棱脊呈波浪形、纵棱、花萼）

▲ 芫荽子分果合生面

芸苔子 /Yuntaizi

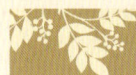

正品

芸苔子（部颁品种）

药材为十字花科植物油菜 *Brassica campestris* L. 的干燥成熟种子。

本品呈近球形，直径0.15～0.2cm。种皮红褐色或棕黑色。放大镜下观察表面具有细密网状纹理，一侧具1浅沟纹，一端具黑色而近圆形的种脐。气微，味淡。

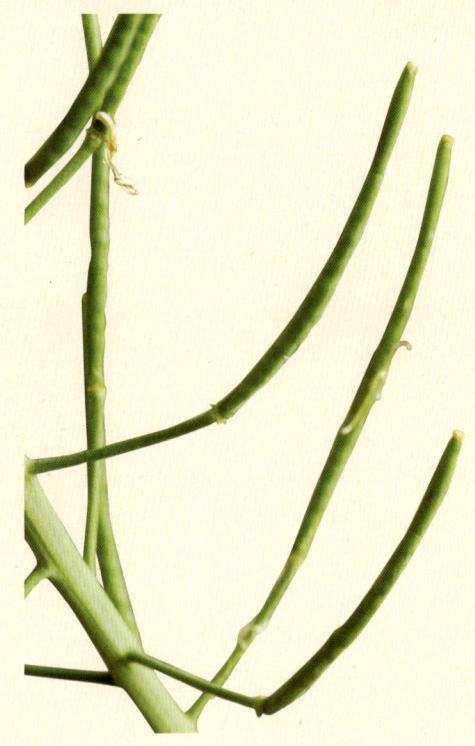

▲ 油菜果实

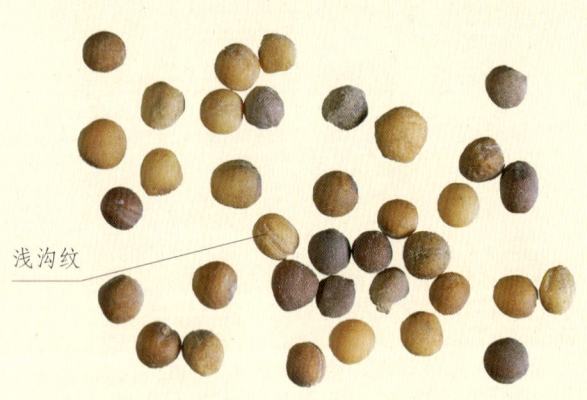

浅沟纹

▲ 芸苔子表面

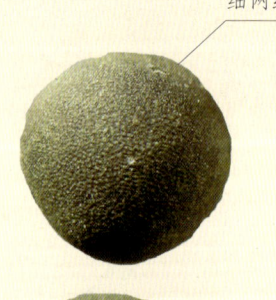

细网纹

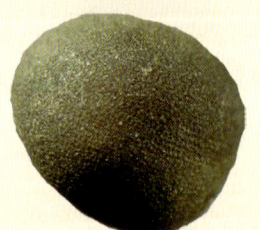

▲ 芸苔子表面放大

1 cm

▲ 芸苔子

花　椒 /Huajiao

正　品

花椒（药典品种）

药材为芸香科植物花椒 *Zanthoxylum bungeanum* Maxim. 的干燥成熟果皮。

本品多为单生的类球形的蓇葖果，直径0.4～0.5cm。外表面紫红色或棕红色，散有多数疣状突起的油点，直径0.05～0.1cm，对光观察呈半透明；内表面光滑，淡黄色。香气浓，味麻辣而持久。

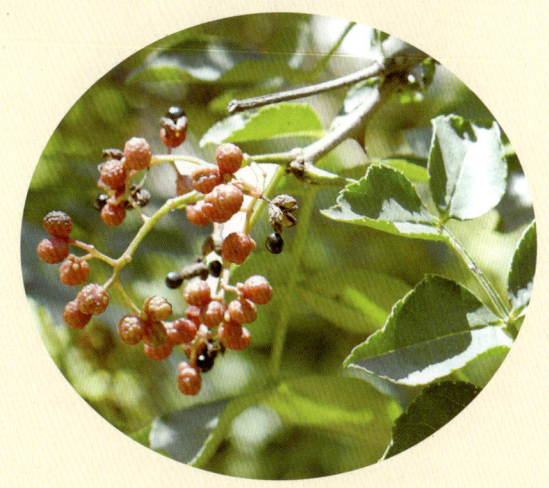

▲ 花椒（近成熟果实）

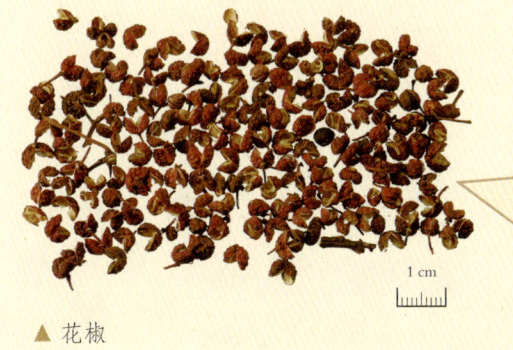

▲ 花椒

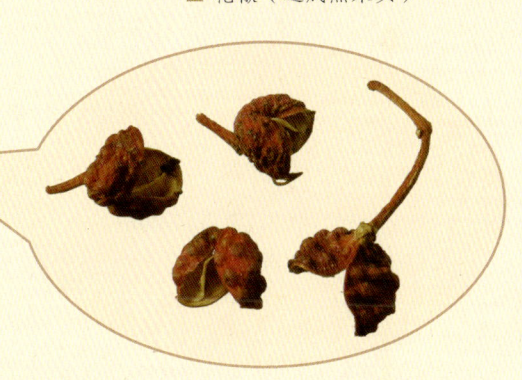

青椒（药典品种）

药材为芸香科植物青椒 *Zanthoxylum schinifolium* Sieb. et Zucc. 的干燥成熟果皮。

本品多为2～3个上部离生的小蓇葖果，集生于小果梗上。蓇葖果球形，直径0.3～0.4cm。沿腹缝线开裂。外表面灰绿色或暗绿色，散有多数油点及细密的网状隆起皱纹；内表面类白色，光滑。内果皮常与外果皮由基部分离，残存种子呈卵形，长0.3～0.4cm，直径0.2～0.3cm，表面黑色，有光泽。气香，味微甜而辛。

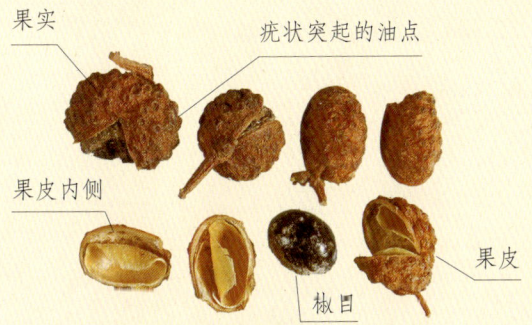

▲ 花椒果实及种子表面

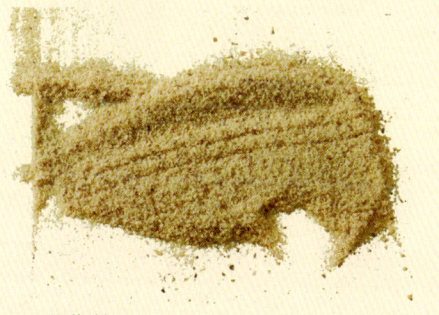

▲ 花椒粉

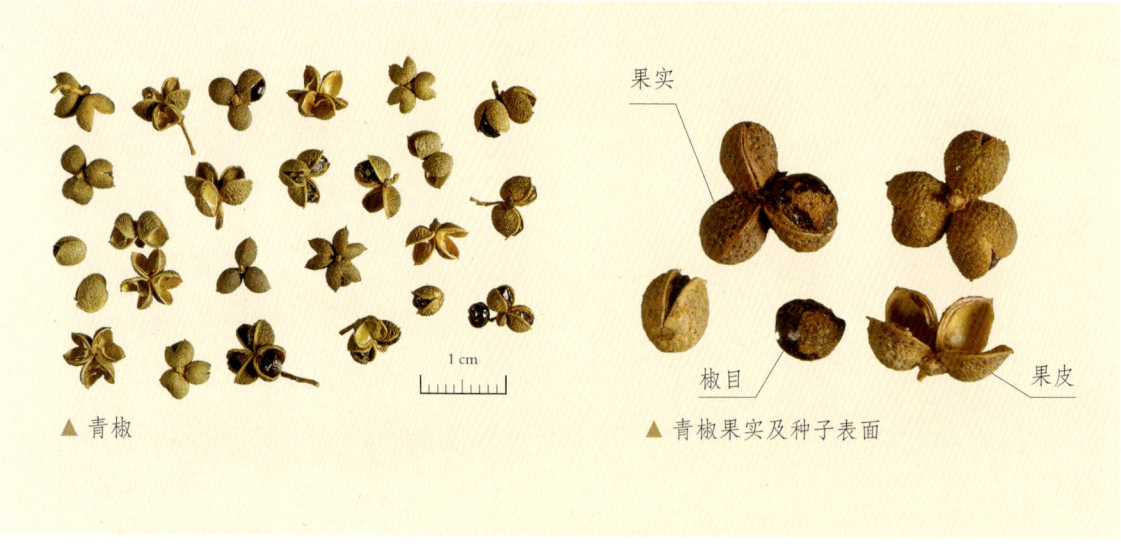

▲ 青椒　　　▲ 青椒果实及种子表面

（果实／椒目／果皮）

非正品

竹叶椒

为芸香科植物竹叶椒 *Zanthoxylum armatum* DC. 的干燥果皮。

本品为单生类球形蓇葖果，直径 0.3～0.5cm。基部果柄或已脱落，顶端具短小喙尖。外表面红棕色或暗红棕色，散有大而明显的半圆形突起的油点；内表面光滑，淡黄色，薄革质，有的与外果皮分离而卷起。香气较浓，味辣。

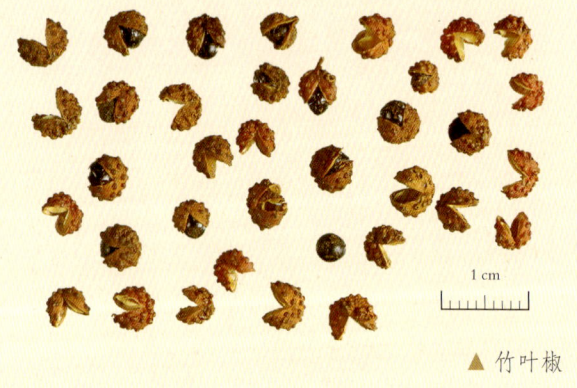

▲ 竹叶椒

野花椒

为芸香科植物野花椒 *Zanthoxylum simulans* Hance 的干燥成熟果皮。

本品为球形的蓇葖果，直径 0.4～0.5cm。基部有子房柄，长 0.1～0.2cm，着生于果柄上，有的果柄已脱落。外表面红棕色或浅红棕色，有皱缩网纹及突起或凹陷的点状油点；内表面光滑，淡黄色，薄革质，常与外果皮分离而卷起。气香，味微辣而后稍苦。

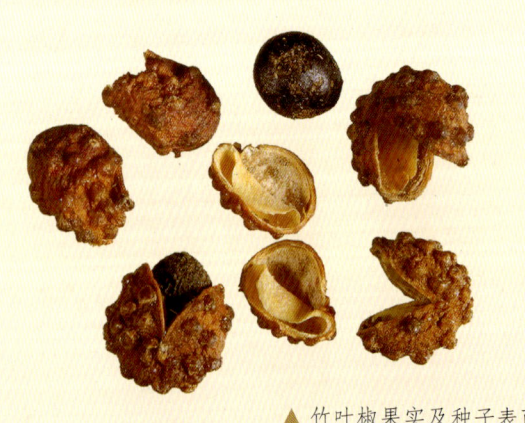

▲ 竹叶椒果实及种子表面

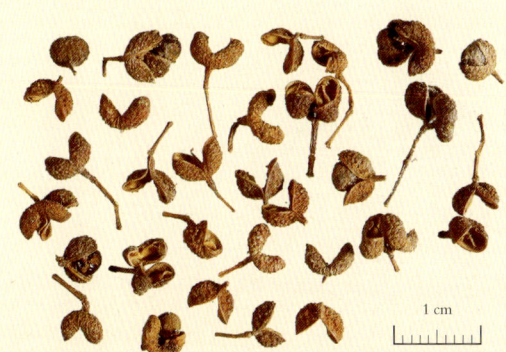

▲ 野花椒

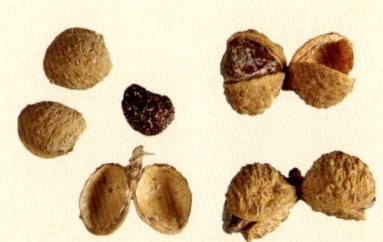

▲ 野花椒果实及种子表面

簕樘

为芸香科植物簕樘 *Zanthoxylum avicennae* (Lam.) DC. 的干燥果实。

本品为类圆形的蓇葖果，较小，长 0.4～0.45cm，无伸长的子房柄。外表面黄绿色至灰棕褐色，腺点近圆形，突起不甚明显。种子多为卵圆形。

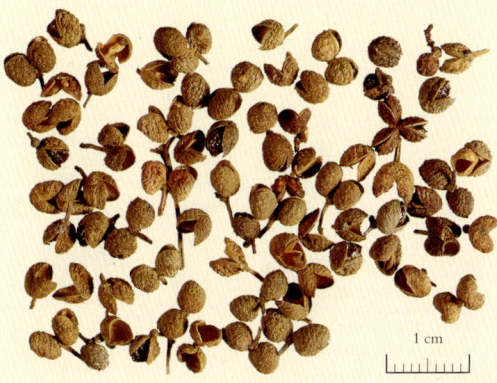

▲ 簕樘

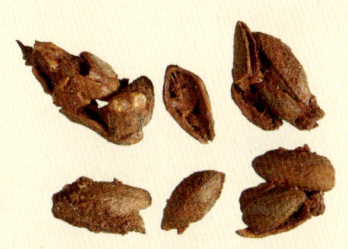

▲ 簕樘果实及种子表面

伪制品

侧柏子

为柏科植物侧柏 *Platycladus orientalis* (L.) Franco 的干燥种皮。

本品为花椒药材中常见的掺伪物，呈类长卵圆形，一端较尖，一端较钝，长 0.5～0.8cm，宽 0.3～0.5cm。表面黑褐色，具明显的纵向细纹，外表面常裹附棕色颗粒状物。

注：部区地区将芸香科植物巴氏吴茱萸 *Euodia baberi* Rehd. et Wills. 及三丫苦 *Euodia lepta* (Spreng.) Merr. 的干燥果实误作花椒药用，其特征详见本册吴茱萸项下。

▲ 侧柏种子及种皮表面

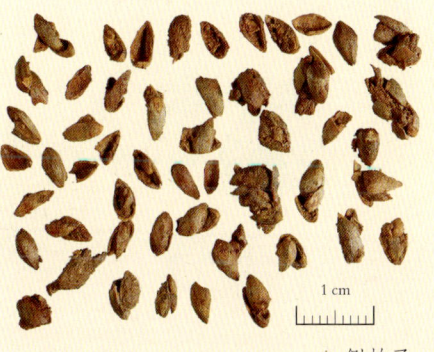

▲ 侧柏子

花椒掺伪品

为芸香科植物花椒 Zanthoxylum bungeanum Maxim. 或青椒 Zanthoxylum schinifolium Sieb. et Zucc. 的干燥成熟果皮中掺入经染色的异物。

本品为花椒药材中常见的掺伪物，呈类圆形、长卵圆形或多角形。有的外表面常裹附棕色颗粒状物，断面常空洞或可见深色填充物。

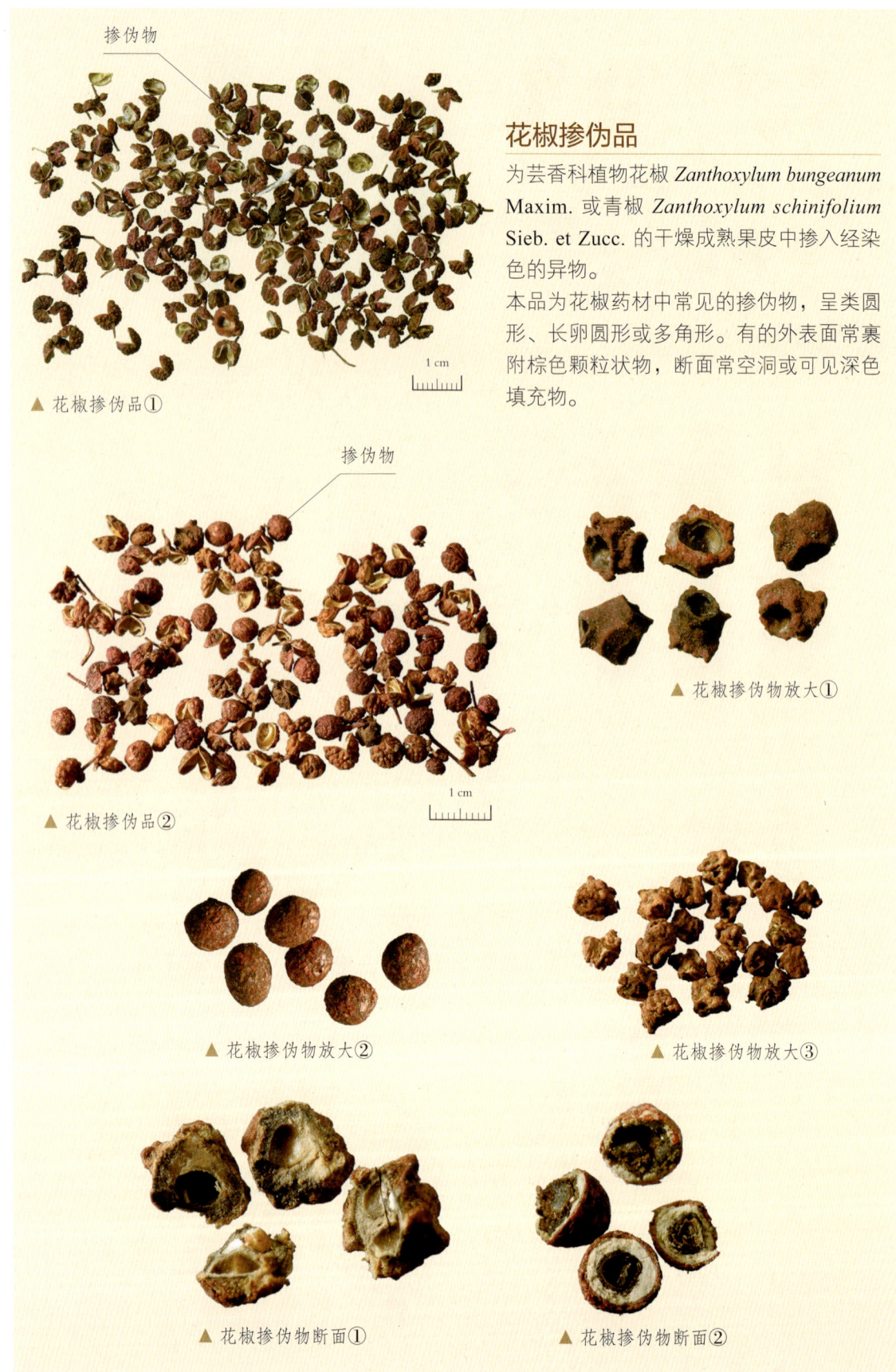

▲ 花椒掺伪品①

▲ 花椒掺伪品②

▲ 花椒掺伪物放大①

▲ 花椒掺伪物放大②

▲ 花椒掺伪物放大③

▲ 花椒掺伪物断面①

▲ 花椒掺伪物断面②

苍耳子 /Cang'erzi

正 品

苍耳子（药典品种）

药材为菊科植物苍耳 *Xanthium sibiricum* Patr. 的干燥成熟带总苞的果实。

本品呈纺锤形或卵圆形，长1.2～1.5cm，直径0.4～0.7cm。表面黄棕色或黄绿色，总苞愈合，外具白色短毛及密生的钩状刺，刺基部渐扩大。刺长0.1～0.18cm。总苞顶端有2枚较粗的喙状刺，分离或相连，基部扩大呈三角锥状，多略内弯，喙状刺内侧各具一花柱痕。总苞基部可见着生痕，总苞质硬而韧，破开后，内壁棕黄色，具光泽，可见纵向而薄的隔膜将总苞分为2室，各有1枚瘦果。瘦果略呈扁纺锤形，瘦果外表面灰黑色，且具纵纹，果皮较薄而易裂。种子呈扁纺锤形，棕色。一面具纵条纹，顶端具1突起的花柱基。种子横切面呈类椭圆形。无胚乳。子叶2，油性。胚根小，直生于基部。气微，味微苦。

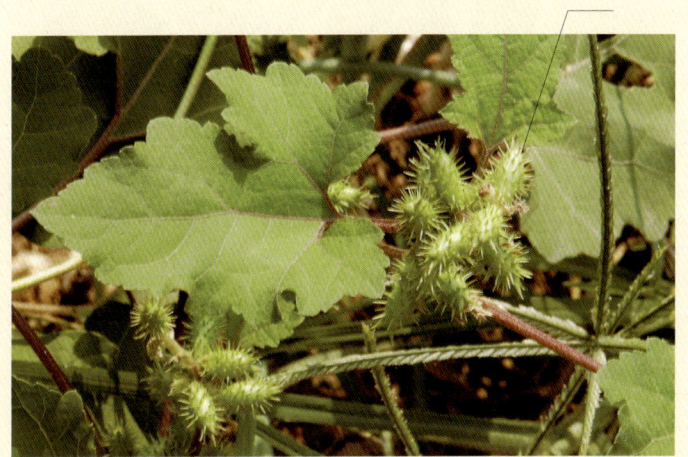

▲ 苍耳原植物

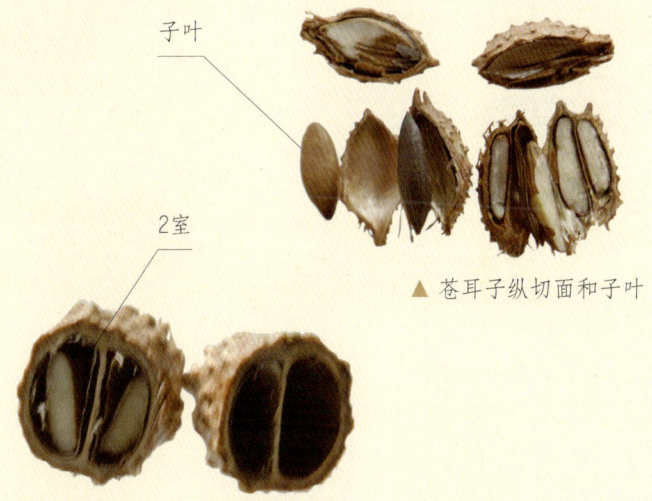

▲ 苍耳子纵切面和子叶

▲ 苍耳子横切面

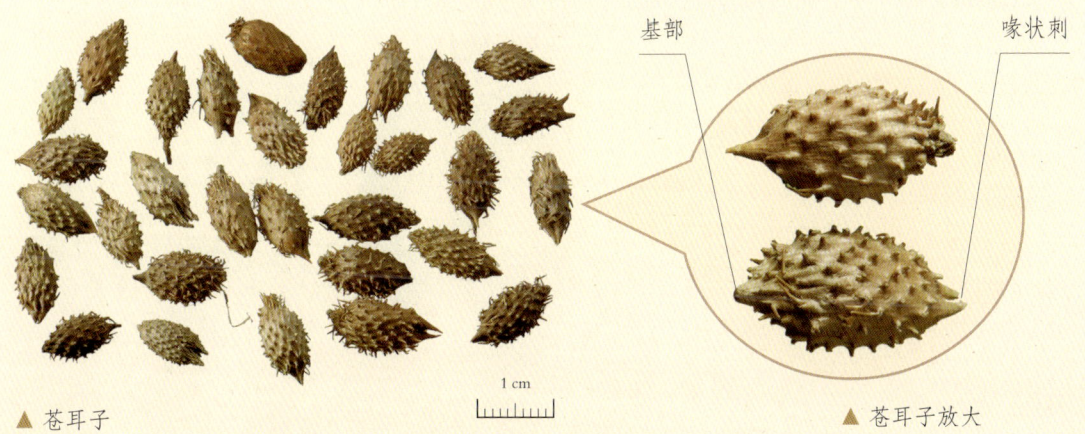

▲ 苍耳子

▲ 苍耳子放大

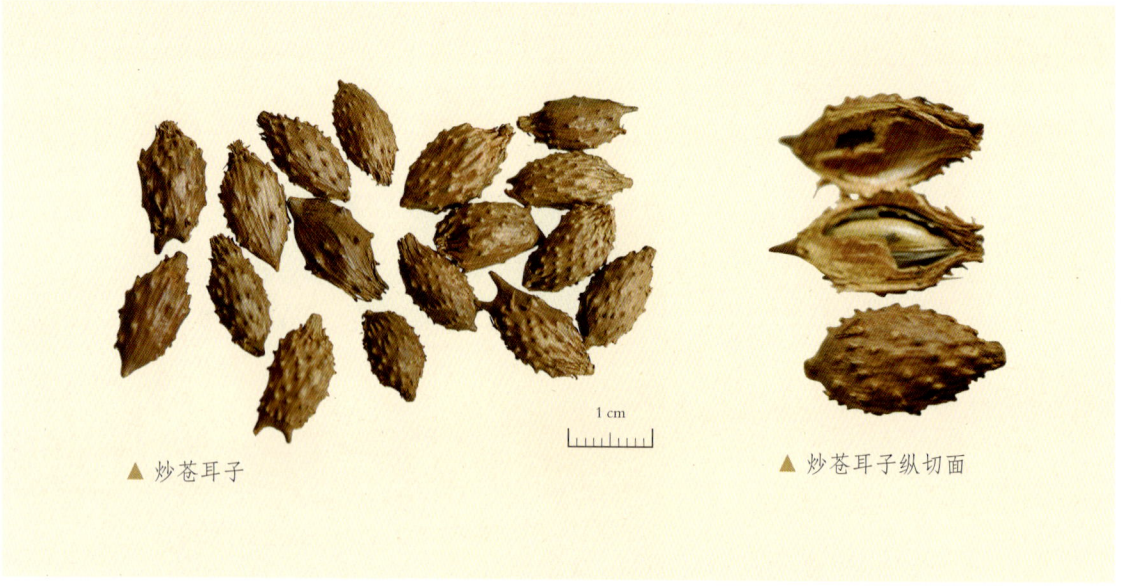

▲ 炒苍耳子　　　▲ 炒苍耳子纵切面

非正品

东北苍耳子

为菊科植物东北苍耳 *Xanthium mongolicum* Kitag. 的干燥带总苞的果实。

本品呈椭圆形，长1.8～2cm，直径0.7～1.2cm。总苞表面黄棕色、棕色或棕黑色，着生多数钩刺，长0.3～0.55cm，基部增粗。一端具2枚粗的喙状刺，长0.3～0.6cm。总苞质坚硬而韧，中间一隔膜分为2室，每室有1枚瘦果。瘦果长椭圆形，果皮灰褐色。种子外面具浅灰色膜质种皮。子叶2。胚根位于一端。气微，味微苦。

注：常称本品为"蒙古苍耳"。

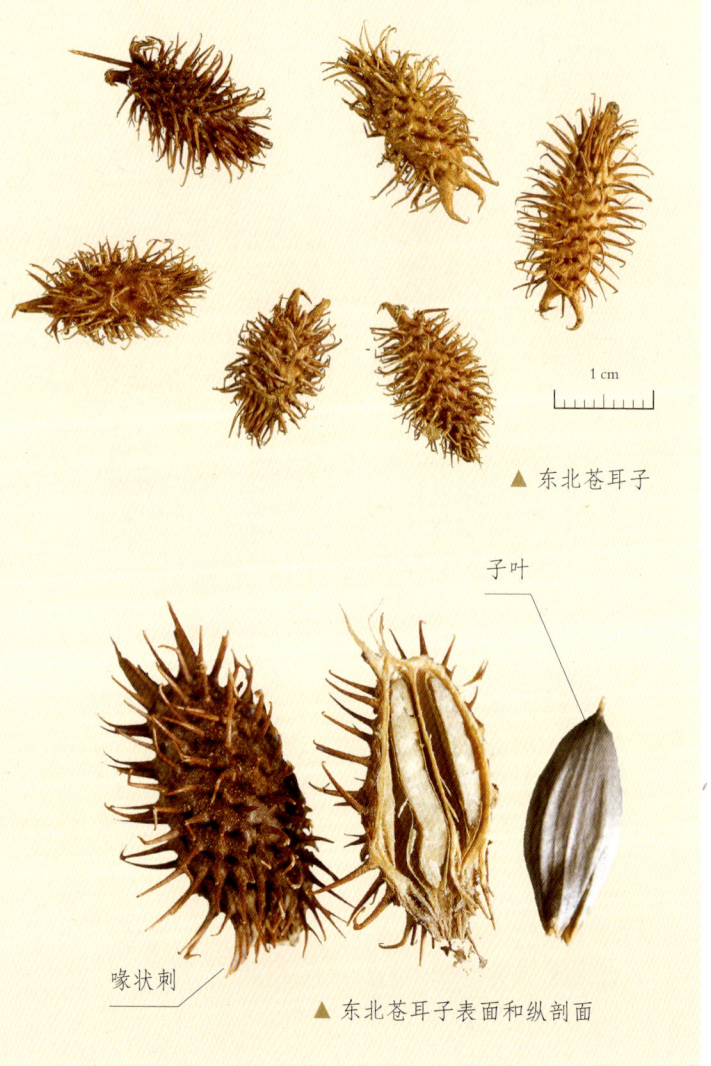

▲ 东北苍耳子

▲ 东北苍耳子表面和纵剖面（喙状刺、子叶）

刺果甘草果实

为豆科植物刺果甘草 *Glycyrrhiza pallidiflora* Maxim. 的干燥果实。本品呈类扁纺锤形，长1.2~1.6cm，宽0.4~0.6cm，顶端具一个锥状花柱基，长0.2~0.35cm。表面黄棕色。荚果常沿背缝线和腹缝线开裂为二。针状刺较稀疏，长0.4~0.6cm。果皮内表面浅棕灰色，具光泽，1室。每瓣腹缝线各着生种子1粒，种子长约0.4cm，宽约0.3cm，略呈扁肾形，棕褐色，一侧中部具圆形凹陷的种脐，一端具略突起的合点。种子横切面近椭圆形，种皮薄，种皮内两侧及胚根处胚乳略多，相对于胚根一端的胚乳极少。子叶2，淡黄色，可见胚根较短，弯向子叶一侧。市场偶见具果序者，荚果密集簇生，基部具果序柄。气微，味淡。

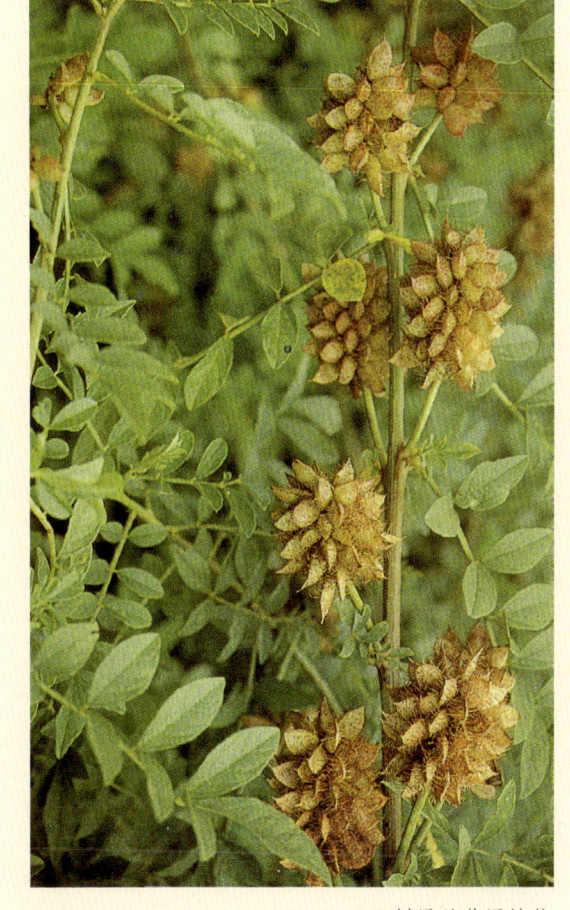

▲ 刺果甘草原植物

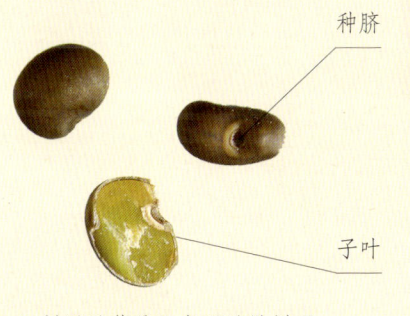

▲ 刺果甘草种子表面及纵剖面

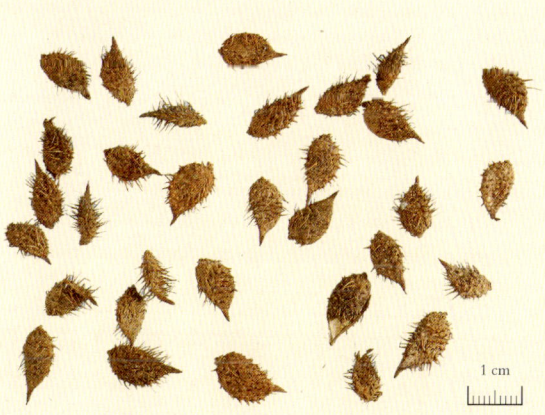

▲ 刺果甘草果实表面

▲ 刺果甘草果实

芥 子 /Jiezi

正 品

芥子（药典品种）

药材为十字花科植物白芥 *Sinapis alba* L. 的干燥成熟种子。

本品呈球形，直径0.15～0.25cm。表面灰白色至淡黄色，具细微的网纹，有明显的点状种脐。种皮薄而脆，破开后内有白色折叠的子叶，有油性。气微，味辛辣。

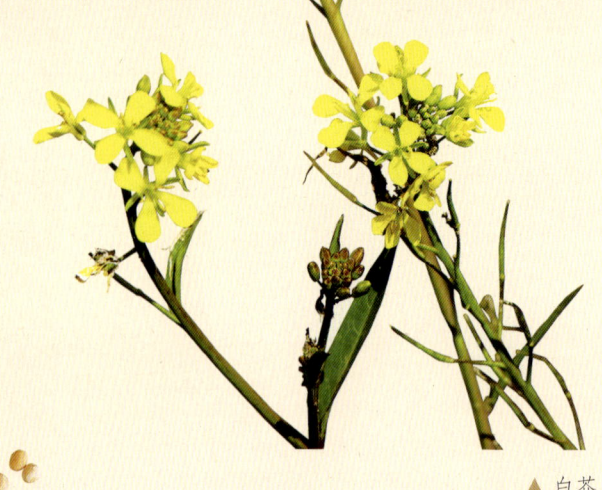

▲ 白芥

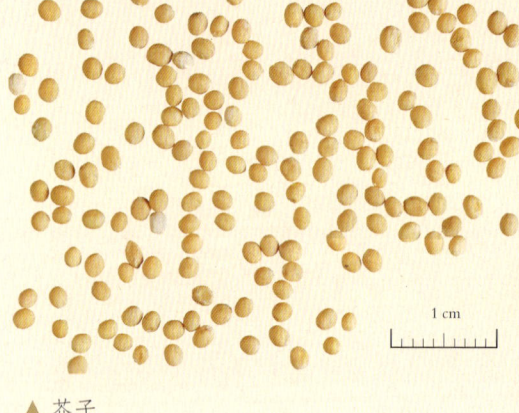

▲ 芥子

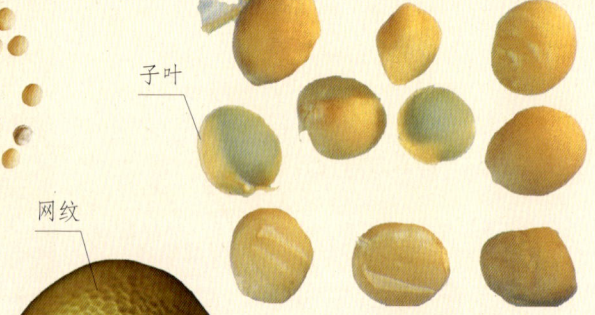

▲ 芥子表面

▲ 芥子表面及剖面

黄芥子（药典品种）

药材为十字花科植物芥 *Brassica juncea* (L.) Czern. et Coss. 的干燥成熟种子。

本品较小，直径0.1～0.2cm。表面黄色至棕黄色，少数呈红棕色。破碎后加水浸湿，则产生辛烈的特异臭气。

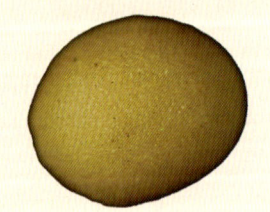

▲ 黄芥子表面

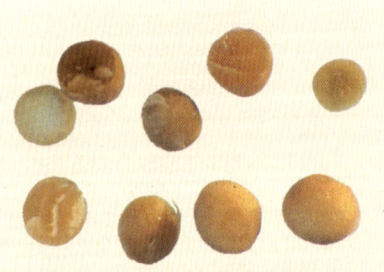

▲ 黄芥子表面及剖面

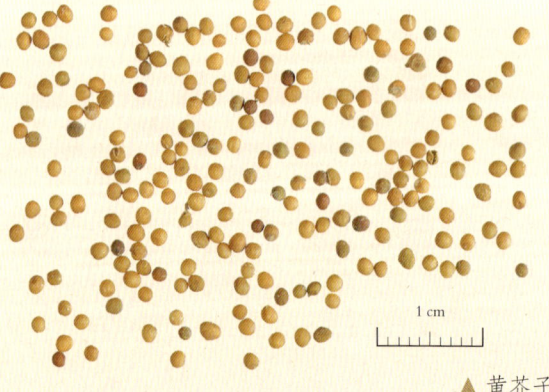

▲ 黄芥子

芡 实 /Qianshi

正 品

芡实（药典品种）

药材为睡莲科植物芡 *Euryale ferox* Salisb. 的干燥成熟种仁。

本品呈类球形，多为破粒，完整者直径0.5～0.8cm。2/3的表面有棕红色内种皮，一端黄白色，约占表面积1/3，有凹点状的种脐痕，除去内种皮显白色。质较硬，断面白色，粉性。气微，味淡。

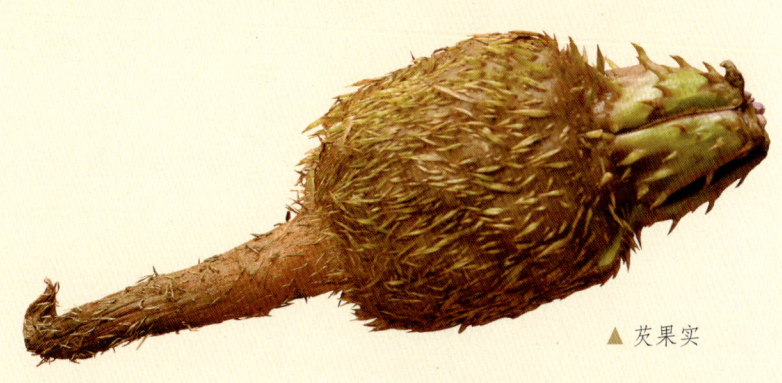

▲ 芡果实

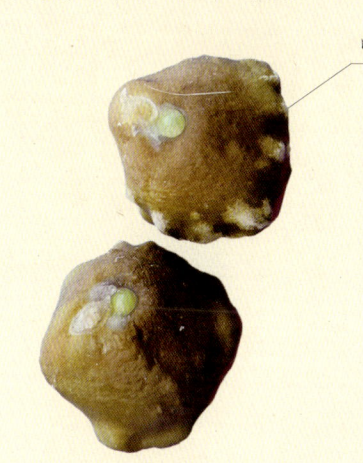

▲ 芡浆果除去外果皮放大（江西余干产）

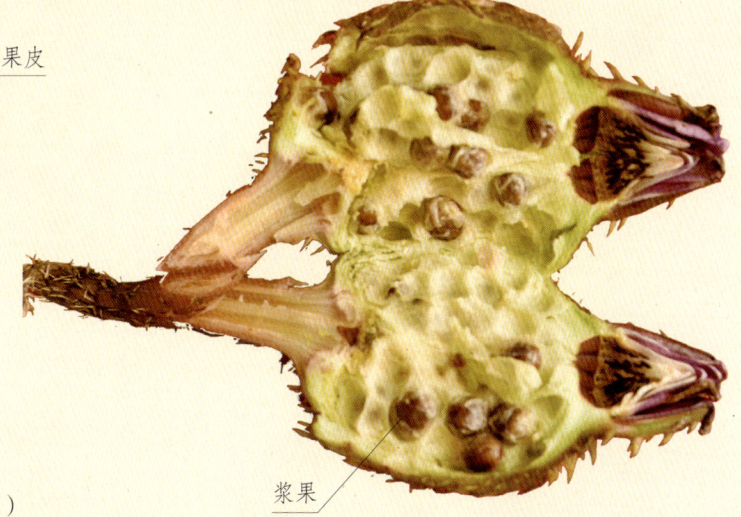

▲ 芡果实纵剖面

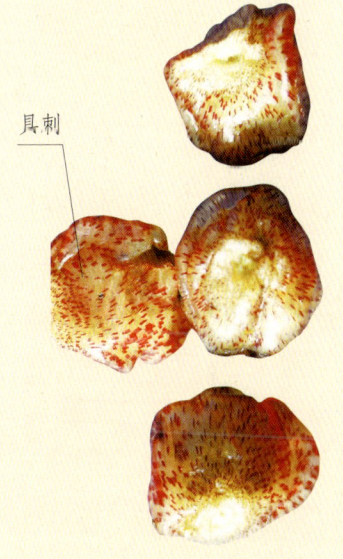

▲ 芡浆果放大（江西余干产）

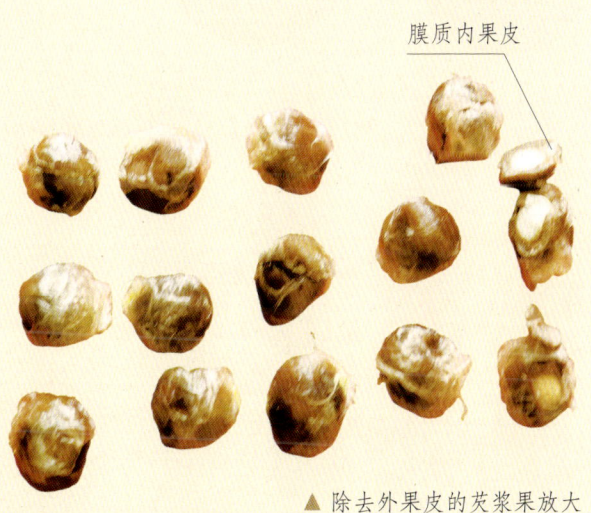

▲ 除去外果皮的芡浆果放大

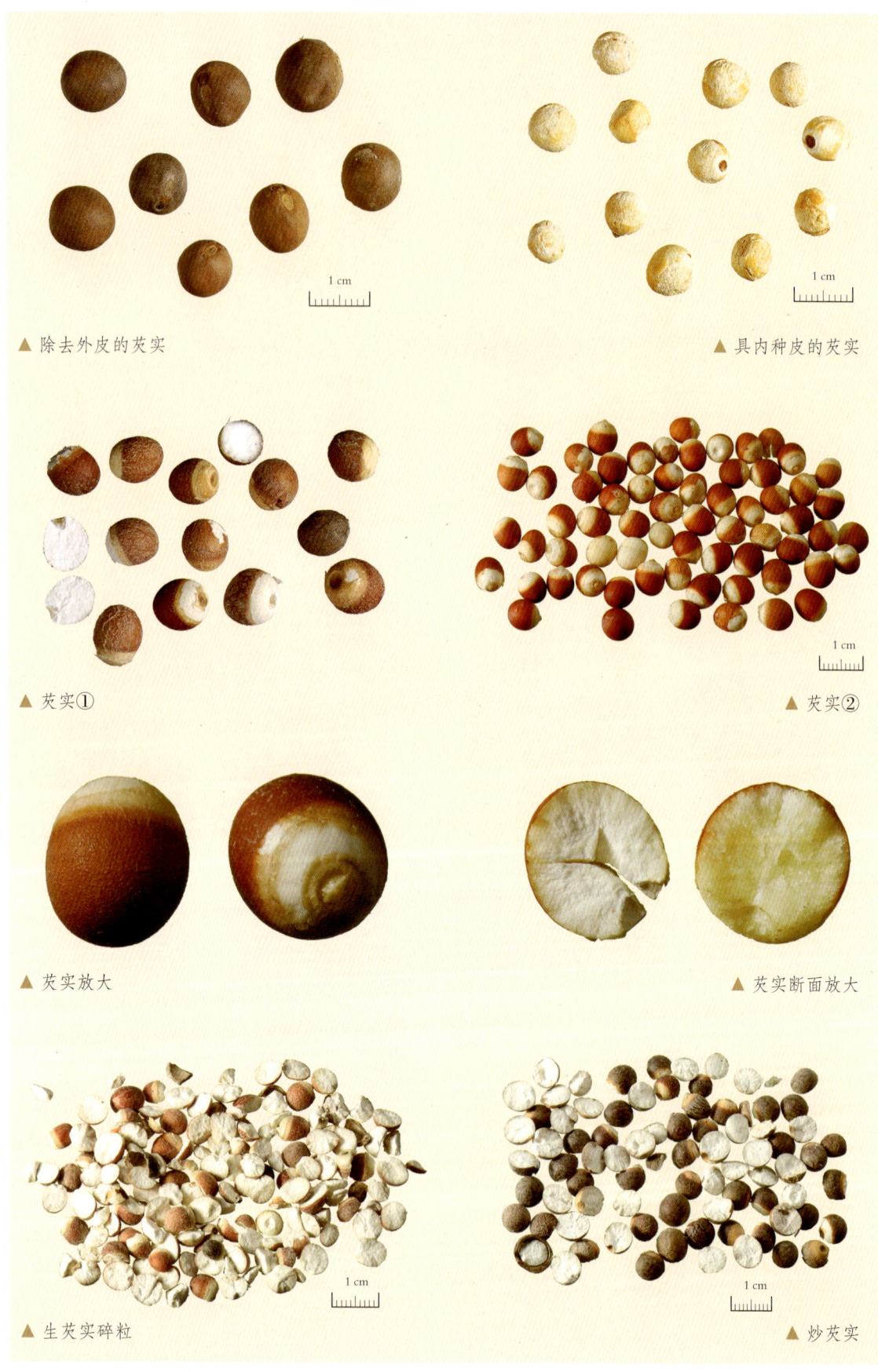

▲ 除去外皮的芡实　　　　　　　　　　　　　　▲ 具内种皮的芡实

▲ 芡实①　　　　　　　　　　　　　　　　　▲ 芡实②

▲ 芡实放大　　　　　　　　　　　　　　　　▲ 芡实断面放大

▲ 生芡实碎粒　　　　　　　　　　　　　　　▲ 炒芡实

连 翘 /Lianqiao

正 品

连翘（药典品种）

药材为木犀科植物连翘 *Forsythia suspensa* (Thunb.) Vahl 的干燥果实。

本品呈长卵形至卵形，稍扁，长1.5～2.5cm，直径0.5～1.3cm。表面有不规则的纵皱纹及多数突起的小斑点，两面各有1条明显的纵沟。顶端锐尖，基部有小果梗或已脱落。青翘多不开裂，表面绿褐色，突起的灰白色小斑点较少；质硬；种子多数，黄绿色，细长，一侧有翅。老翘自顶端开裂或裂成两瓣，表面黄棕色或红棕色，内表面多为浅黄棕色，平滑，具一纵隔；质脆；种子棕色，多已脱落。气微香，味苦。

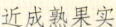
近成熟果实

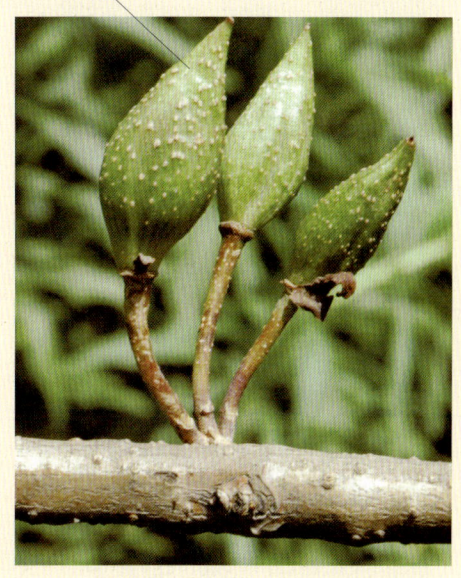
▲ 连翘原植物（摄于河南禹州）

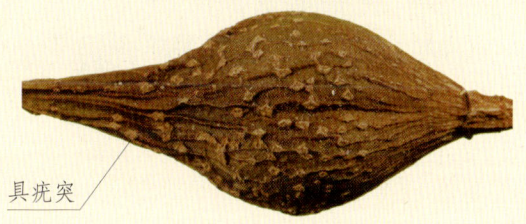
具疣突
▲ 连翘果实表面

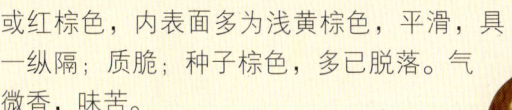
▲ 成熟连翘

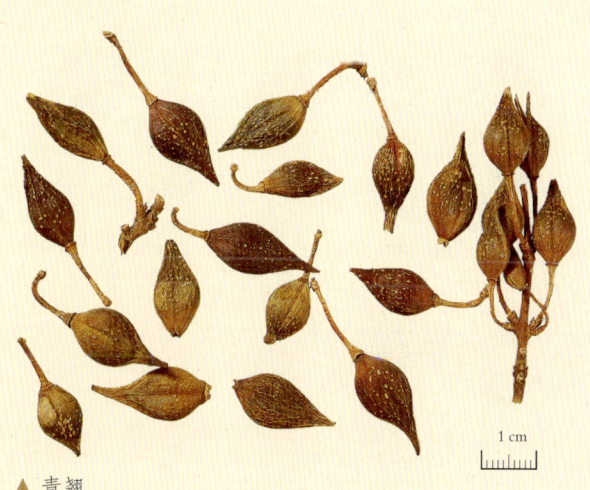
1 cm
▲ 青翘

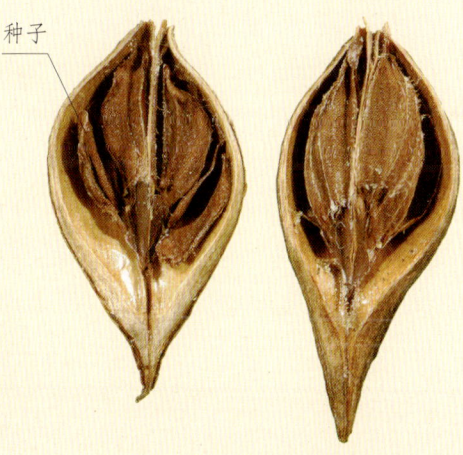
种子
▲ 连翘果实纵剖面

连翘 | 135

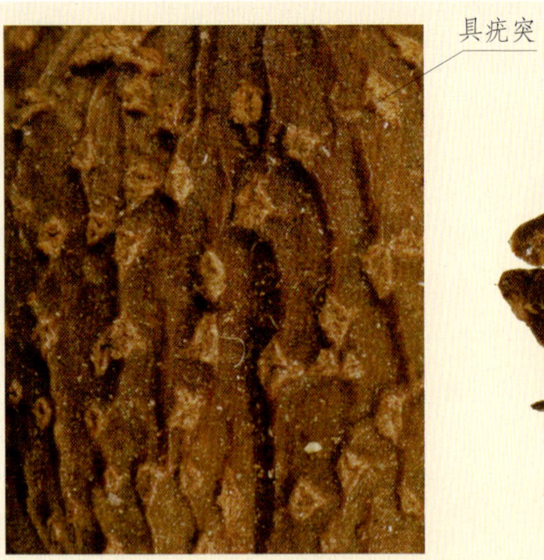

具疣突

▲ 连翘果实表面放大

▲ 连翘种子表面

种子多脱落
1 cm

▲ 老翘

种子
果梗

▲ 连翘种子及果梗放大

非正品

华北紫丁香

为木犀科华北紫丁香 *Syringa oblata* Lindl. 的干燥果实。本品呈细瘦长卵形。表面略光滑，顶端细尖，稍弯曲。种子狭长，一端细尖，另一端斜截。

1 cm

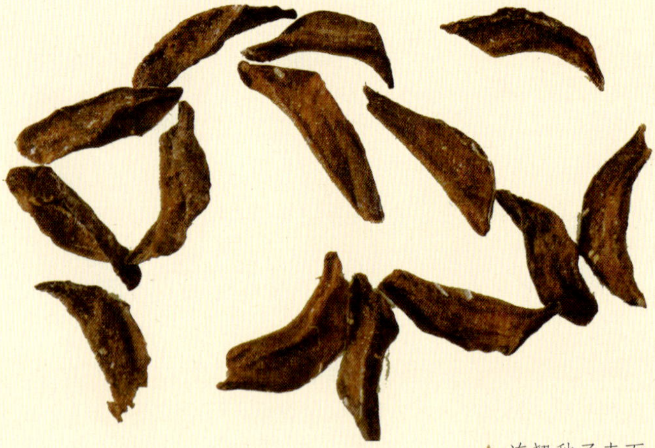

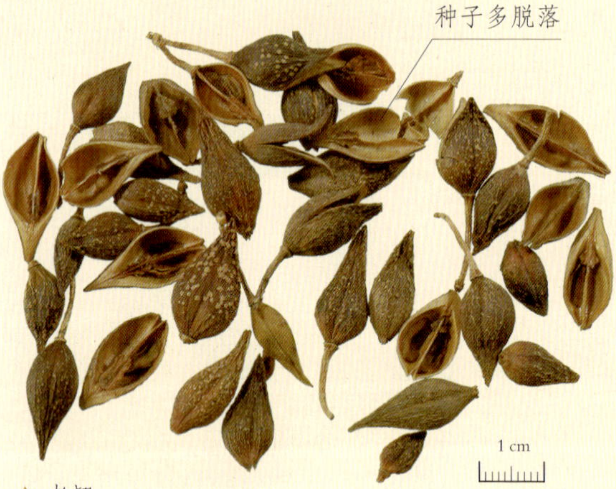

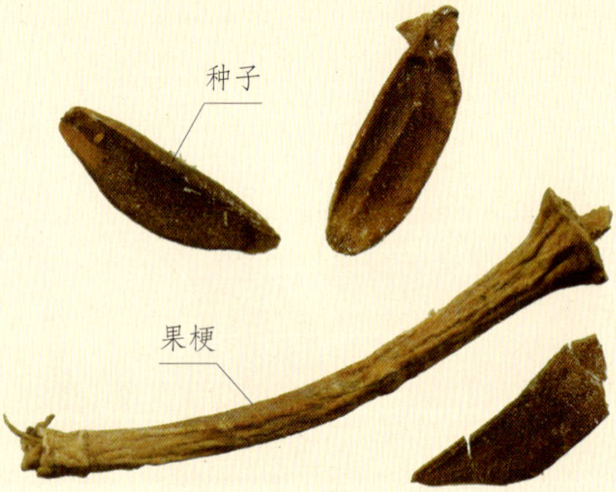

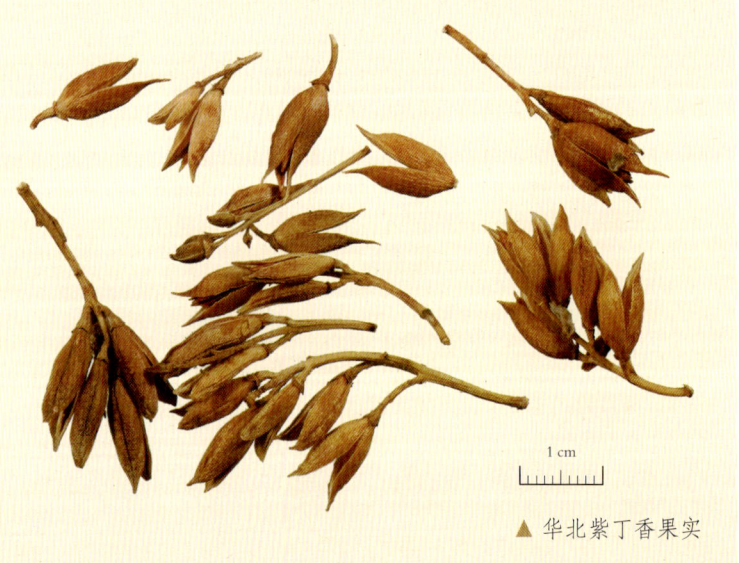

▲ 华北紫丁香果实

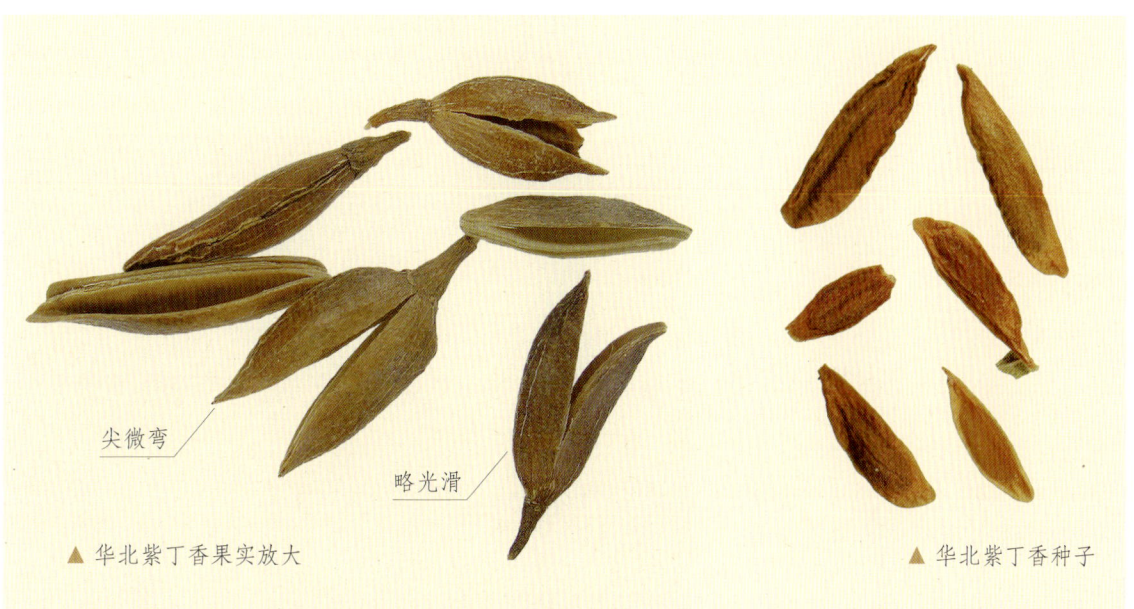

尖微弯

略光滑

▲ 华北紫丁香果实放大　　　　　　　　　　　　　▲ 华北紫丁香种子

伪制品

蒸煮提取后的连翘

为木犀科植物连翘 *Forsythia suspensa* (Thunb.) Vahl 经蒸煮提取有效物质后的果实。

本品呈长卵形至卵形，稍扁，长1.5～2.5cm，直径0.5～1.3cm。表面有不规则的纵皱纹及多数突起的小斑点，两面各有1条明显的纵沟。顶端锐尖，小果梗多已脱落。果实多开裂成两瓣，表面灰棕色，内表面多浅黄棕色，光亮而平滑，纵隔多翘起。质脆，种子多已脱落。气微香，味苦。

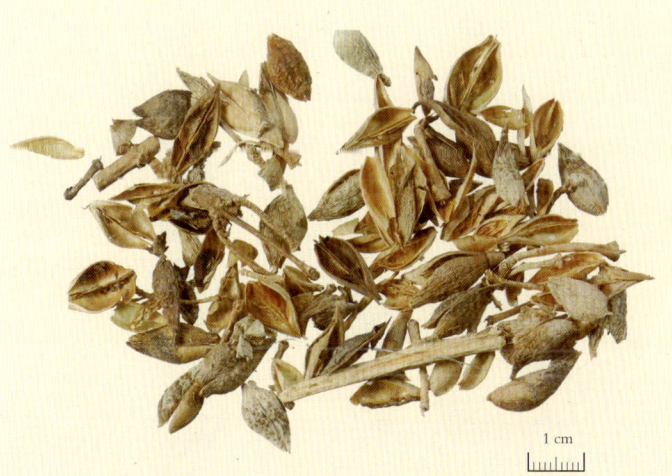

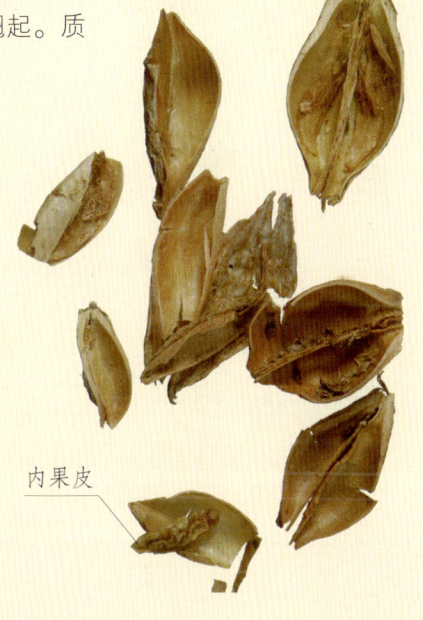

内果皮

▲ 蒸煮提取后的连翘（采自药材市场）　　　　　　▲ 蒸煮提取后的连翘放大（采自药材市场）

吴茱萸 /Wuzhuyu

正 品

吴茱萸（药典品种）

药材为芸香科植物吴茱萸 *Euodia rutaecarpa* (Juss.) Benth.、石虎 *Euodia rutaecarpa* (Juss.) Benth. var. *officinalis* (Dode) Huang 或疏毛吴茱萸 *Euodia rutaecarpa* (Juss.) Benth. var. *bodinieri* (Dode) Huang 的干燥近成熟果实。

本品呈球形或略呈五角状扁球形，直径0.2～0.5cm。表面暗黄绿色至褐色，粗糙，有多数点状突起或凹下的油点。顶端有五角星状的裂隙，基部残留被有黄色茸毛的果梗。质硬而脆，横切面可见子房5室，每室有淡黄色种子1～2粒。气芳香浓郁，味辛辣而苦。

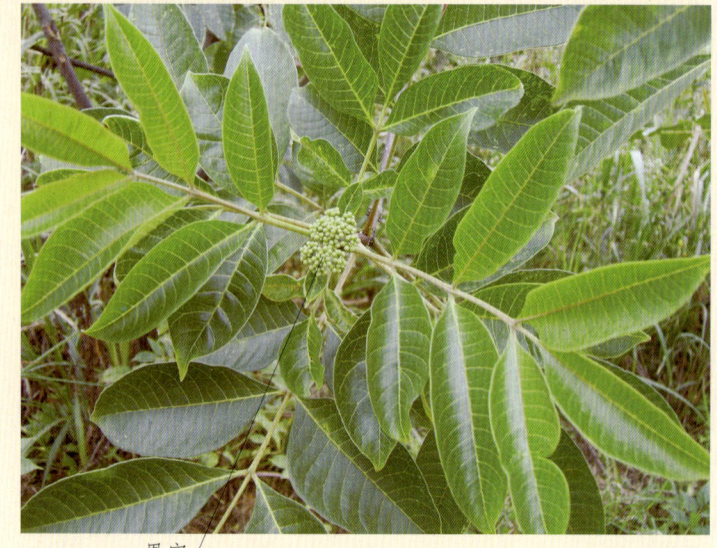

果实 / ▲ 吴茱萸

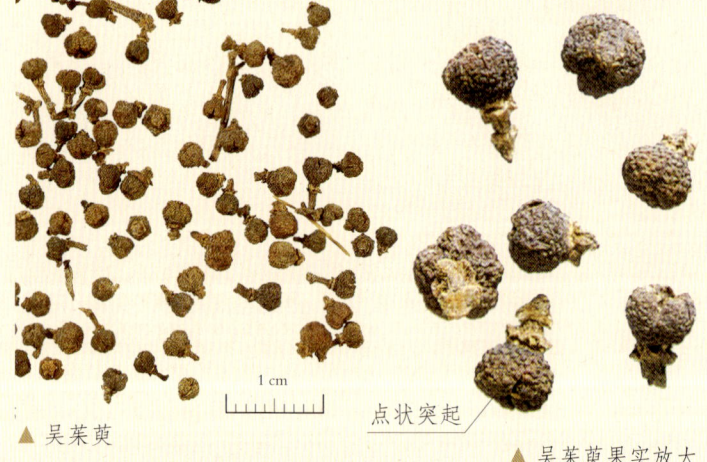

▲ 吴茱萸 / 点状突起 / ▲ 吴茱萸果实放大

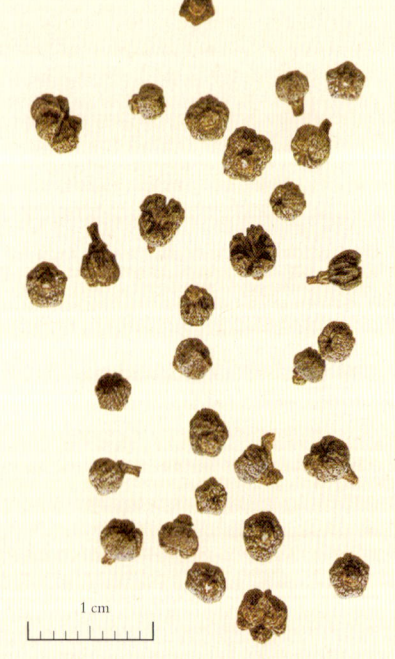

▲ 石虎

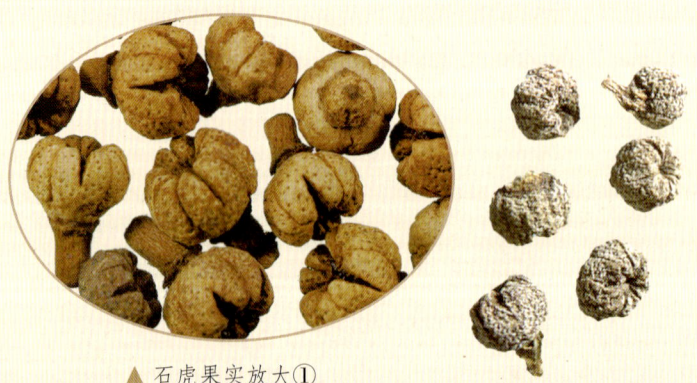

▲ 石虎果实放大① / ▲ 石虎果实放大②

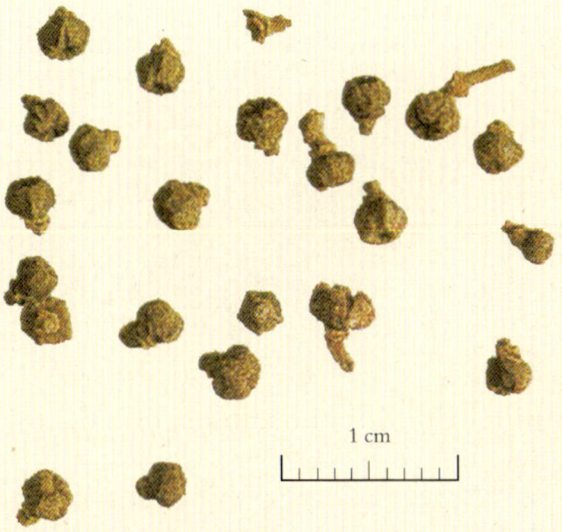

▲ 疏毛吴茱萸

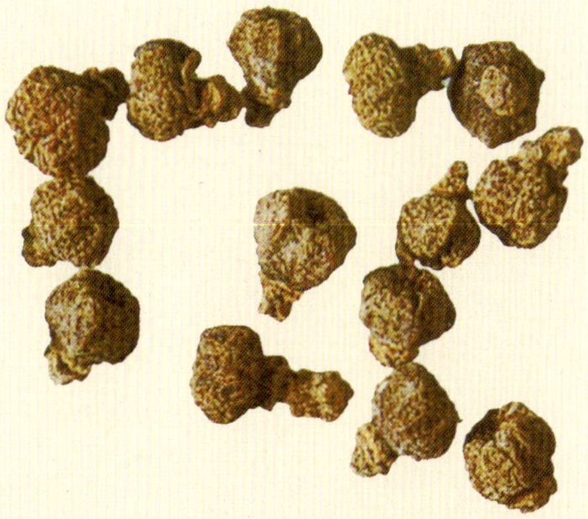

▲ 疏毛吴茱萸果实放大

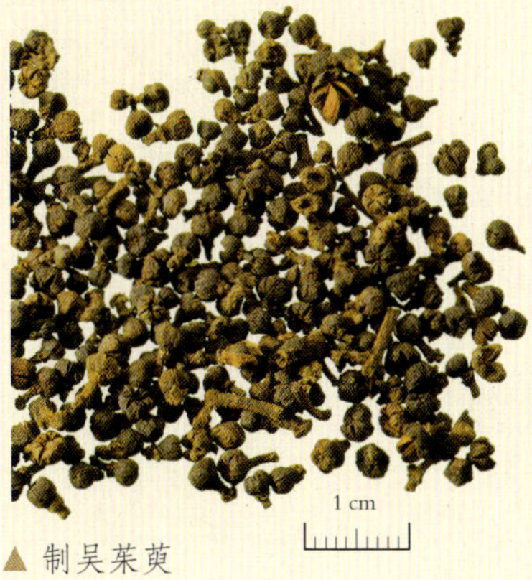

▲ 制吴茱萸

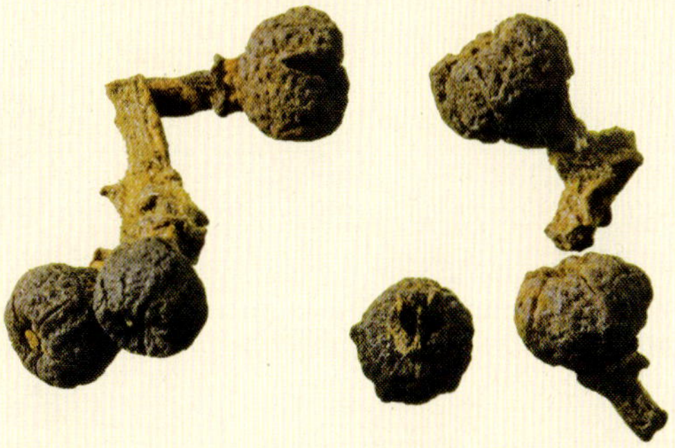

▲ 制吴茱萸放大

非正品

成熟吴茱萸

为芸香科植物吴茱萸 *Euodia rutaecarpa* (Juss.) Benth. 的干燥成熟果实。

本品呈五角星状，直径0.8~1.2cm。表面暗黄绿色或紫红色，腺点明显突起，无网纹，分果腹缝线开裂，部分背缝线亦开裂，果皮反卷，种子脱落，分果瓣开裂至近中部，其下部联合。

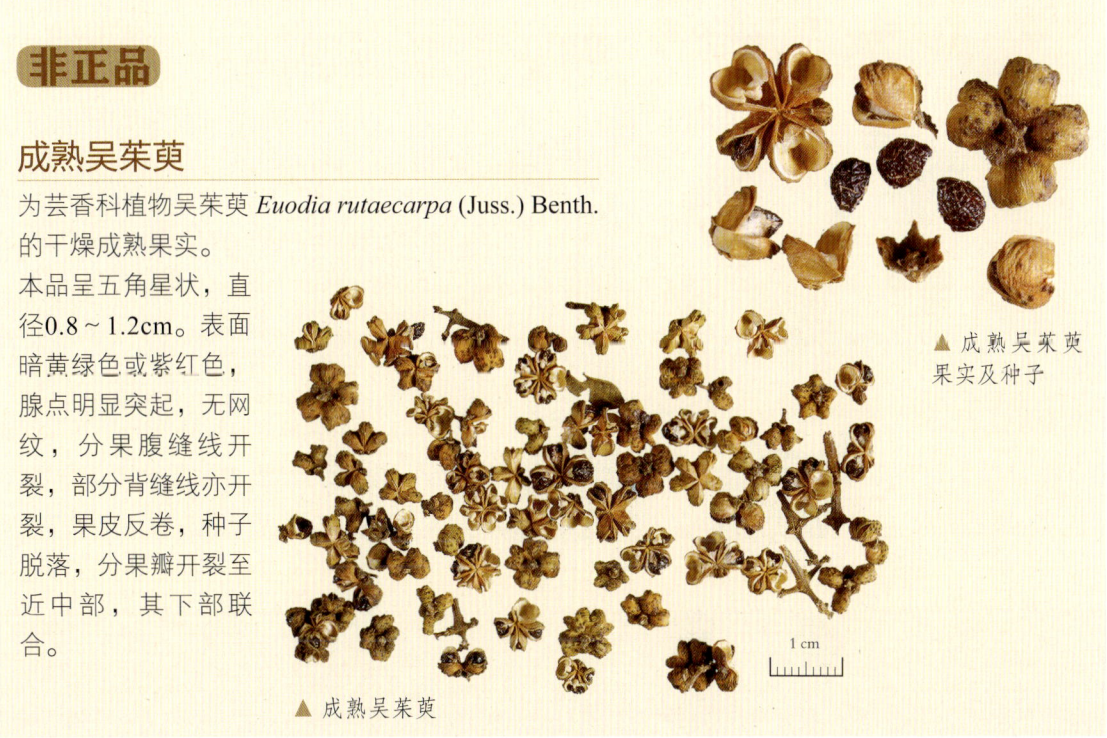

▲ 成熟吴茱萸果实及种子

▲ 成熟吴茱萸

少果吴茱萸

为芸香科植物少果吴茱萸 *Euodia rutaecarpa* f. *meionocarpa* (Hand.-Mazz.) Huang 的干燥成熟或近成熟的果实。

本品呈扁球形,直径0.8～1cm。多数开裂,分果瓣常为5瓣,辐射状排列,果序中果实排列紧密。外果皮绿黄色至棕褐色,粗糙,具突起的腺点;内果皮淡黄色,光滑,由基部向上反卷与外部果皮分离。果实下部有小型宿存萼,先端5齿裂,具果梗,果梗上密被黄色茸毛。每分果瓣中具1粒种子,长0.25～0.4cm,宽0.05～0.25cm,卵球形,表面皱缩,一端较尖,另一端钝圆,黑色,有光泽。具香气,嚼之味辛、麻辣。

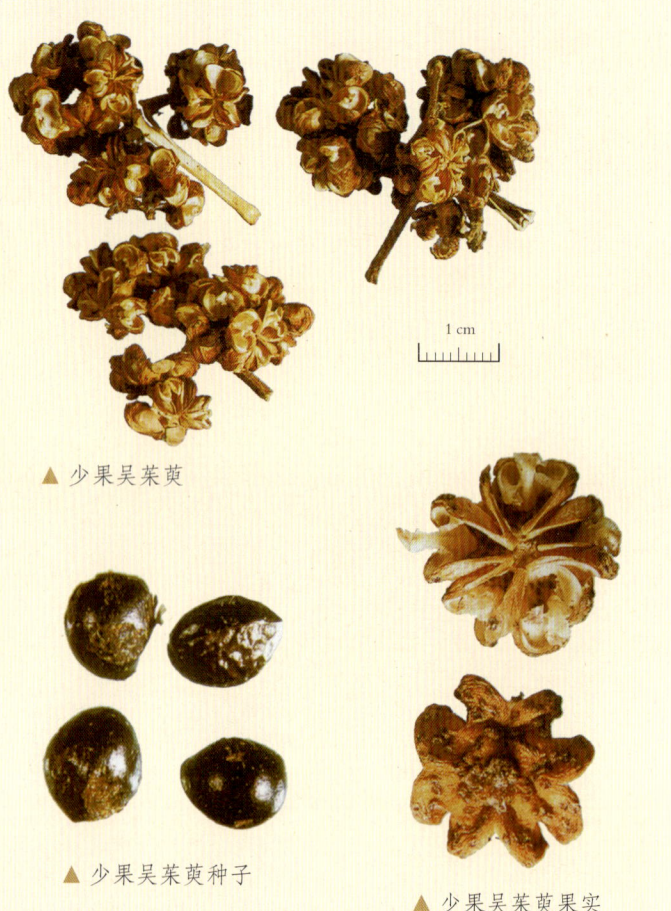

▲ 少果吴茱萸

▲ 少果吴茱萸种子

▲ 少果吴茱萸果实

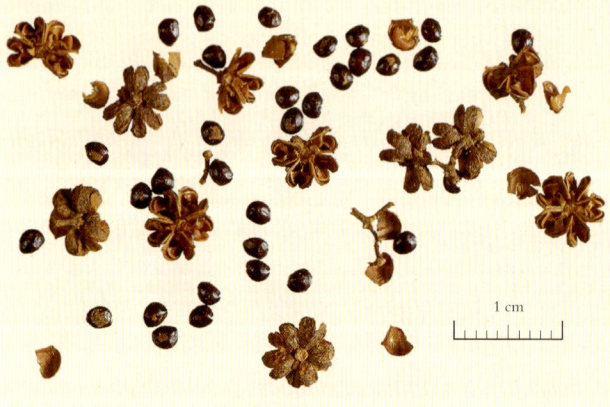

▲ 华南吴茱萸

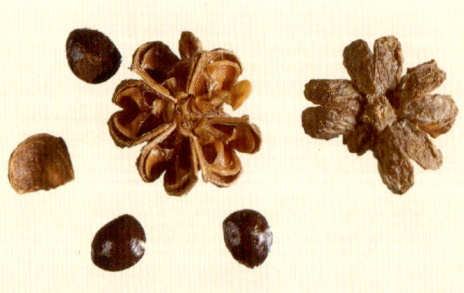

▲ 华南吴茱萸果实及种子

华南吴茱萸

为芸香科植物华南吴茱萸 *Euodia austrosinensis* Hand.-Mazz. 的干燥成熟果实。

本品果实多已成熟。直径0.55～0.65cm,开裂,分果瓣4～5,辐射状排列。外果皮棕褐色至红褐色,粗糙,具黄白色窝点;内果皮黄棕色,光滑,由基部向上反卷与外果皮分离。果实下部具小型宿存萼及果梗,果梗上疏被淡黄白色茸毛或近无毛。每分果瓣中具1粒种子,长0.2～0.3cm,宽0.15～0.2cm,卵球形,一端较尖,另一端钝圆,黑色,有光泽。气淡,嚼之具芳香味。

巴氏吴茱萸

为芸香科植物巴氏吴茱萸 *Euodia baberi* Rehd. et Wills. 的干燥果实。

本品果实多已成熟。直径0.6~1cm，开裂或不开裂，分果瓣4~5，辐射状排列。外果皮棕褐色至黑褐色，粗糙，少数具略突起的腺点；内果皮淡黄棕色，光滑，由基部向上反卷与外部果皮分离。果实下部具小型宿存萼及果梗，果梗上疏被淡黄棕色茸毛。每分果瓣中具1粒种子，长0.35~4.5cm，宽0.25~3.5cm，卵球形，一端较尖，另一端钝圆，黑色，有光泽。气淡，嚼之味苦，有辛、麻舌感。

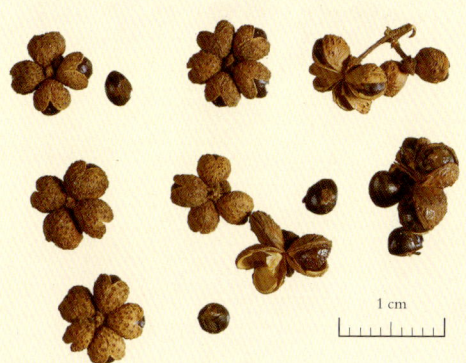
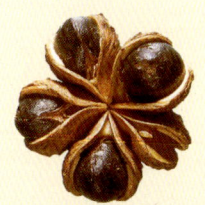
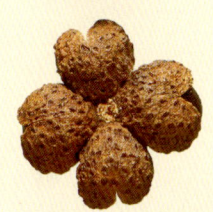

▲ 巴氏吴茱萸

▲ 巴氏吴茱萸果实

臭辣子

为芸香科植物臭辣树 *Euodia fargesii* Dode 的干燥未成熟或近成熟的果实。

本品果实呈星状扁球形，直径0.4~0.8cm。多由4枚或5枚中部以下离生的蓇葖果组成。表面棕褐色或黑褐色，粗糙，有皱纹，突起的油点没有吴茱萸明显。顶端呈梅花状深裂，果梗上疏被茸毛。横切面可见子房5室，每室有椭圆形种子1粒，黑褐色，有凸起的皱纹。质硬而脆。气特异，味苦、微辛辣或无辛辣味。

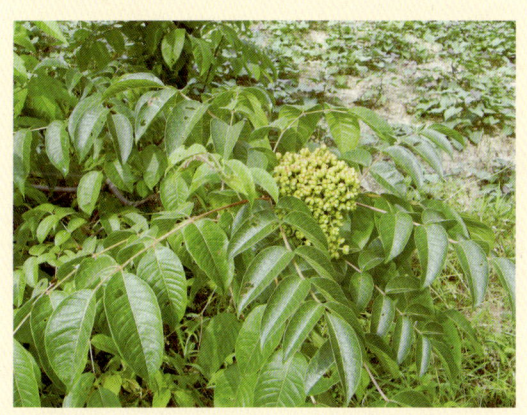

▲ 臭辣树（摄于江西修水）

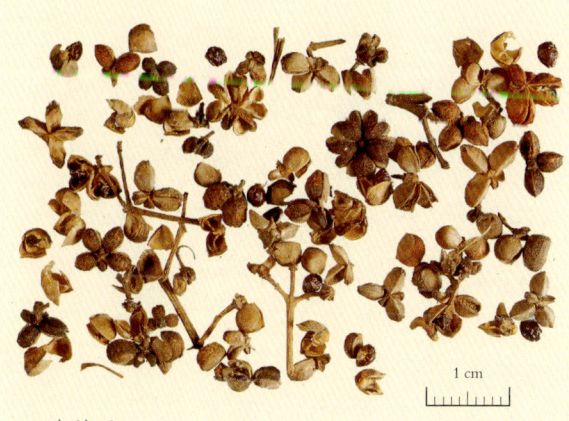
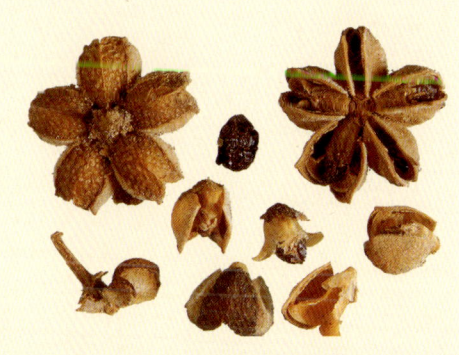

▲ 臭辣子

▲ 臭辣子果实及种子

臭檀子

为芸香科植物臭檀 *Euodia danielli* Hemsl. 的干燥种子。

本品呈卵球形。直径0.8～1cm，一端略尖，另一端钝圆，黑色，稍有光泽，外表面常被棕褐色的残存内果皮。气微，嚼之味苦。

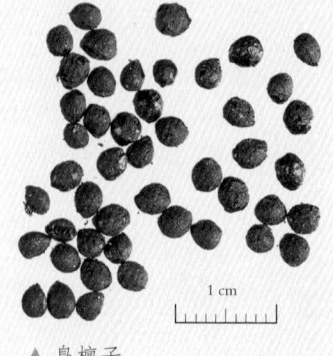
▲ 臭檀子

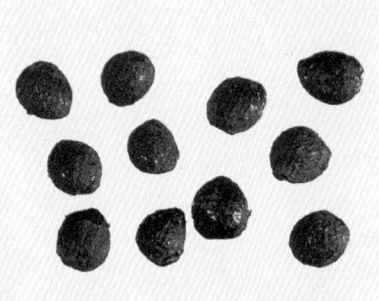
▲ 臭檀种子

三叉苦

为芸香科植物三叉苦 *Euodia lepta* (Spreng.) Merr. 的干燥果实。

本品果实多已成熟。直径0.6～1cm，开裂或不开裂，分果瓣1～3。外果皮浅灰棕色，略粗糙，少数具略突起的腺点；内果皮淡黄棕色。果实下部具小型宿存萼及果梗，果梗上疏被类白色茸毛。每分果瓣开裂或稍开裂，具1粒种子，类球形，直径0.2～0.3cm，一端稍尖，另一端钝圆，黑色，皱缩，有光泽。气微，嚼之味苦。

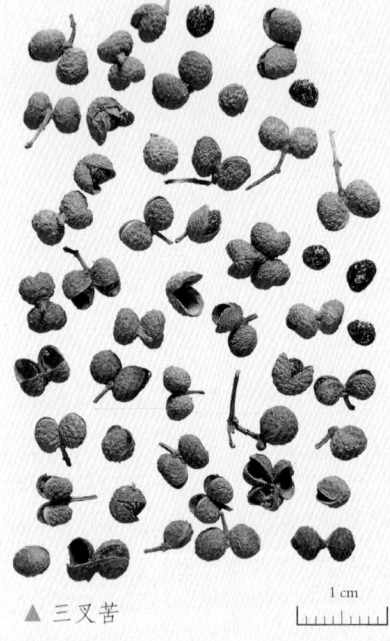
▲ 三叉苦

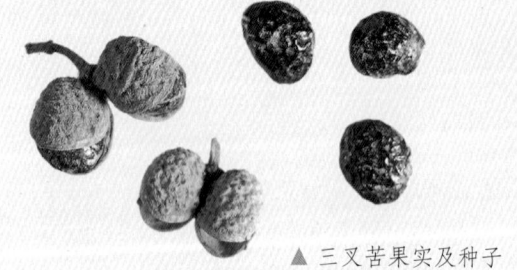
▲ 三叉苦果实及种子

野茶辣

为芸香科植物野茶辣 *Euodia* sp. 的干燥果实。
本品常为五角状扁球形，直径0.7～1cm，由1～5个开裂的心皮组成。外果皮暗褐色或棕褐色，稍粗糙，具细圆形的黑色腺点；内果皮白色，光滑，由基部向上反卷与外果皮分离。果实下部具不明显的宿存萼，果梗具密集柔毛。每分果瓣中具1粒种子，种子长0.35～0.4cm，宽0.25～0.3cm，卵球形，黑色，有光泽。气微，味辛辣。

注：部分地区将芸香科植物青椒 *Zanthoxylum schinifolium* Sieb. et Zucc. 的干燥果实误作吴茱萸药用，其特征详见本册花椒项下。

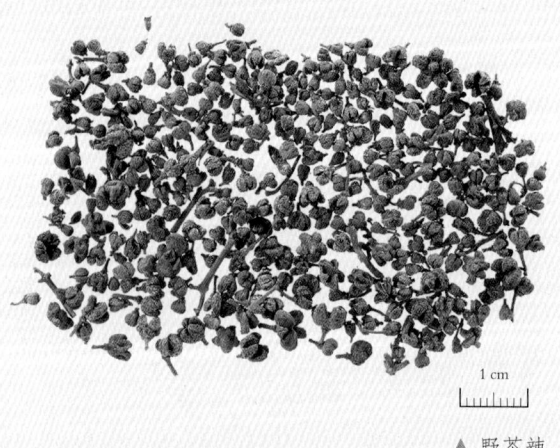
▲ 野茶辣

皂 角 /Zaojiao

正 品

皂角

药材为豆科植物皂荚 *Gleditsia sinensis* Lam. 的干燥成熟果实。

本品扁长，呈弯曲剑鞘状，长15～20cm，宽2～3.5cm，厚0.8～1.5cm。表面深紫棕色至黑棕色，被灰色粉霜。种子所在处隆起，基部渐狭而略弯，有短果柄或果柄痕，两侧有明显的纵棱线，摇之有响声。质硬，剖开后，果皮断面黄色，纤维性。种子多数，扁椭圆形，黄棕色，光滑。气特异，有强烈刺激性，味辛辣。

注：皂荚的不育果实为猪牙皂，棘刺为皂角刺。皂荚原植物特征见本册猪牙皂项下和《中国中药材及饮片真伪鉴别图典 第四册》皂角刺项下。

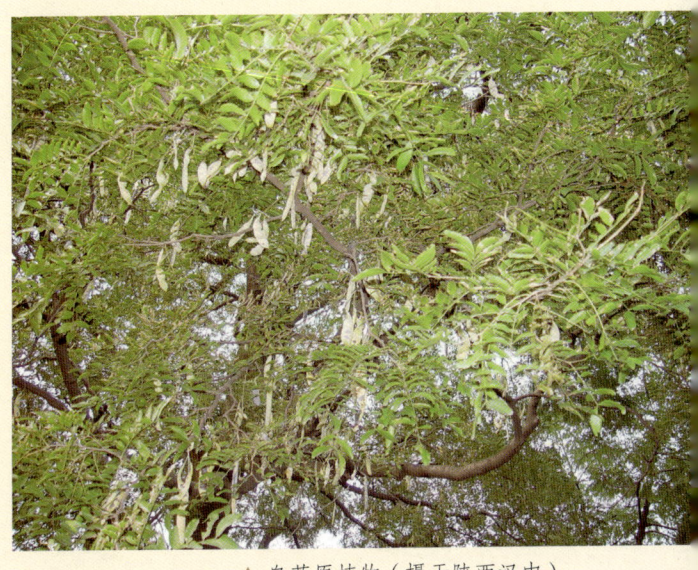

▲ 皂荚原植物（摄于陕西汉中）

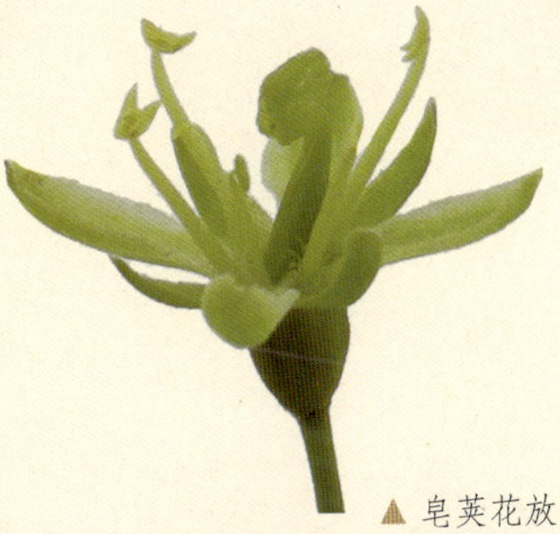

▲ 皂荚花放大

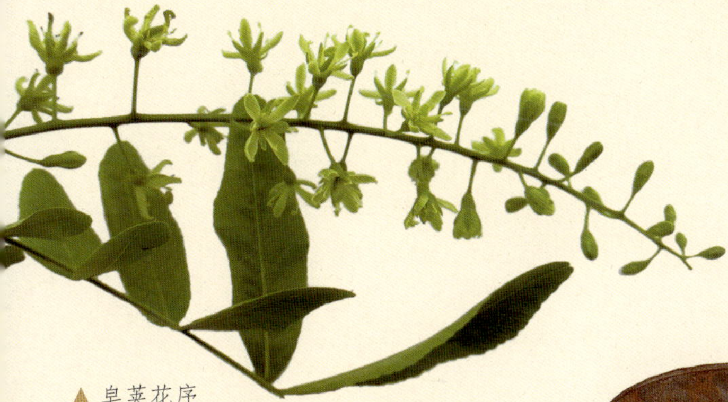

▲ 皂荚花序

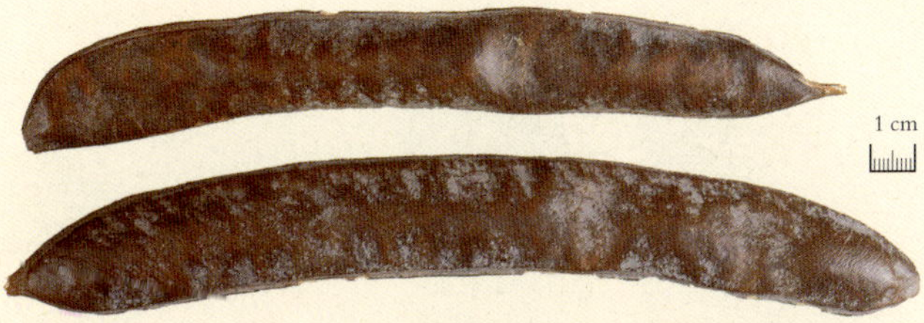

果皮断面黄色，纤维性

种子

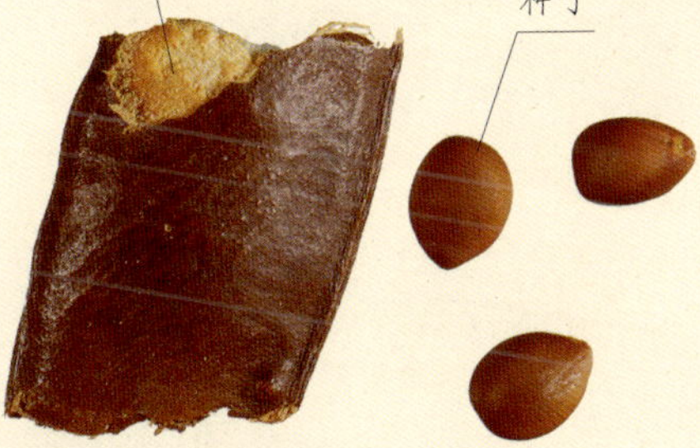

▲ 皂角果皮及种子

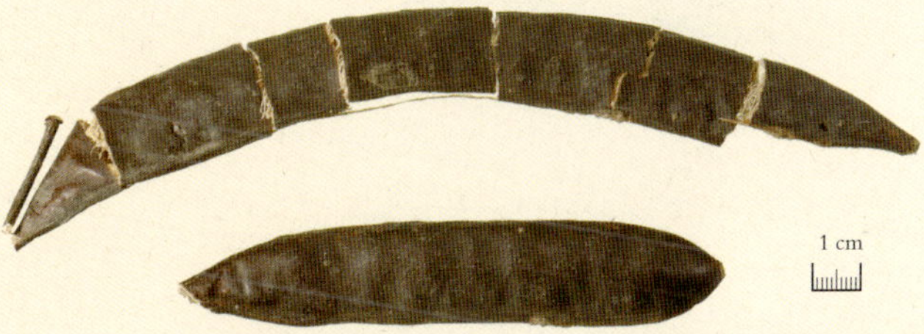

▲ 皂角①

▲ 皂角②

非正品

日本皂角

为豆科植物日本皂荚 *Gleditsia japonica* Miq. 的干燥成熟果实。本品呈扁条形，扭转，并有泡状隆起。长25～30cm。表面黄褐色，种子棕黄色，多略干瘪，可见明显的裂纹。

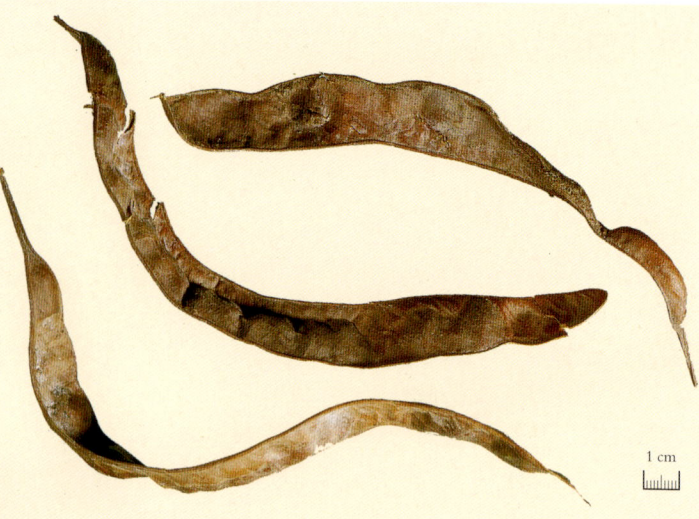

▲ 日本皂角

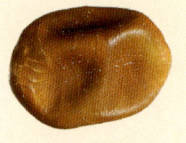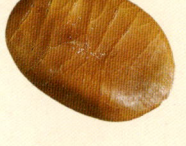
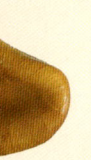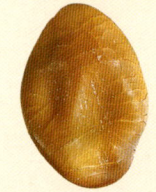

▲ 日本皂角种子

肥皂荚

为豆科植物肥皂荚 *Gymnocladus chinensis* Baill. 的干燥果实。

本品呈扁圆柱形，肥厚，长7～10cm，宽3～4cm，厚2～3cm。外表面黑褐色，具光泽，光滑或皱缩；果壳内表面淡褐色，有横向皱缩及裂纹，内有种子2～4粒。种子类圆球形而稍扁，直径1.5～2cm，表面黑褐色，平滑或稍粗糙，具裂纹，有时可见珠柄，长0.5～0.7cm。质硬，不易破碎。气微，味辛辣。

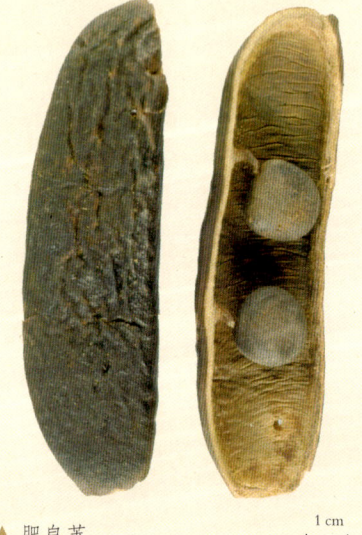

▲ 肥皂荚

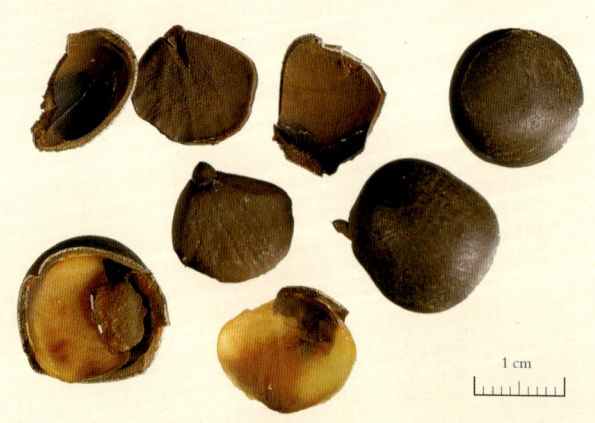

▲ 肥皂荚种子

佛 手 /Foshou

正 品

佛手（药典品种）

药材为芸香科植物佛手 *Citrus medica* L. var. *sarcodactylis* Swingle 的干燥成熟果实。本品多纵切为薄片，呈类椭圆形或卵圆形，长6～10cm，宽3～7cm，厚0.2～0.4cm。顶端稍宽，常有3～5个手指状的裂瓣；基部略窄，有的可见果梗痕。外皮黄绿色或橙黄色，有皱纹和油点。果肉浅黄白色，散有凹凸不平的线状或点状维管束。质硬而脆，受潮后柔韧。气香，味微酸后苦。

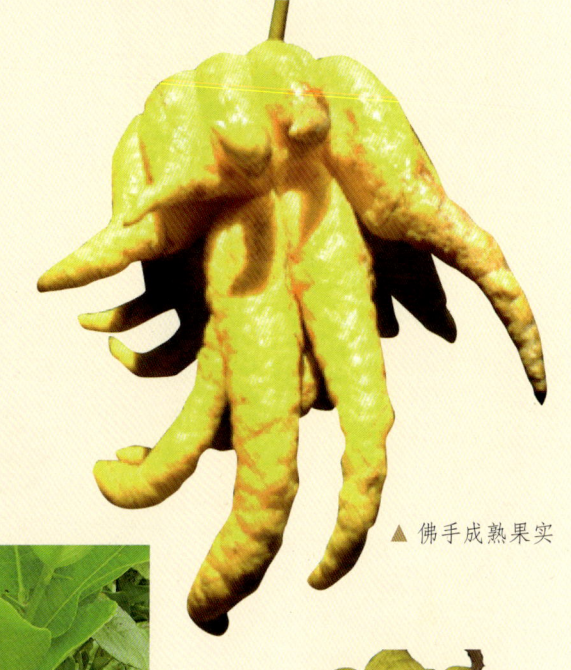
▲ 佛手成熟果实

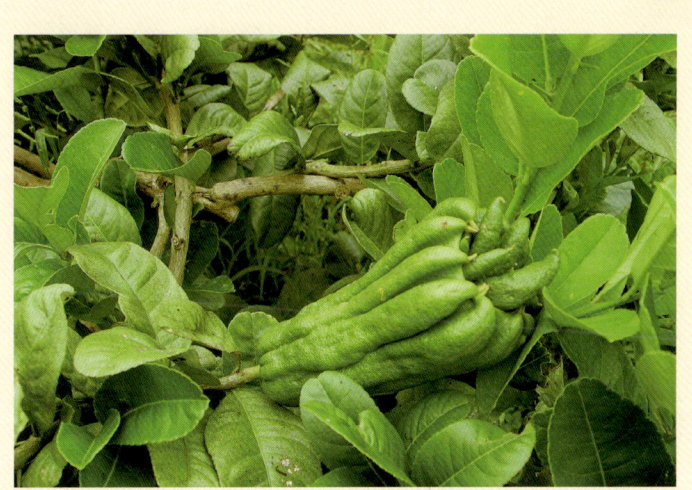
▲ 佛手近成熟果实（广东德庆产）

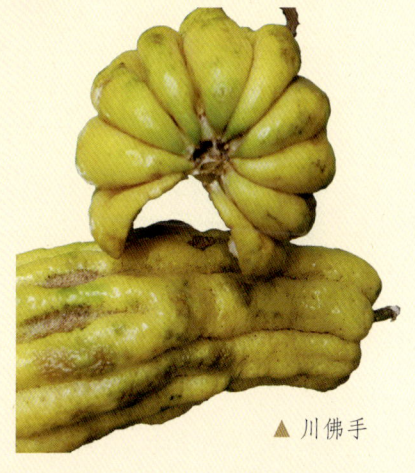
▲ 川佛手

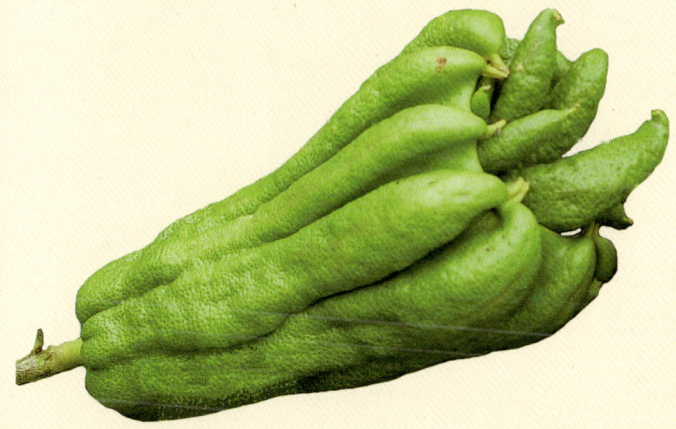
▲ 广佛手（广东德庆产）

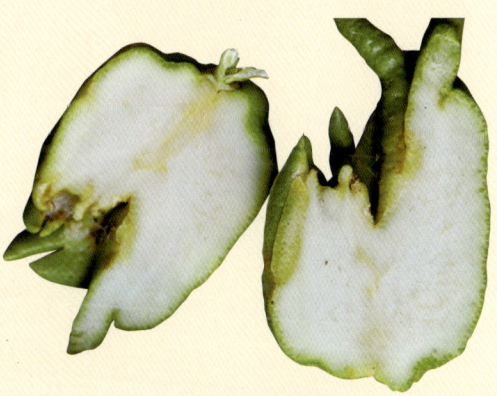
▲ 川佛手纵切面

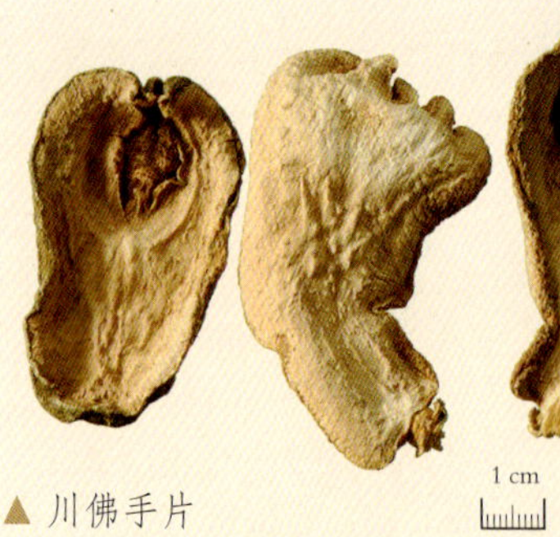

▲ 川佛手片 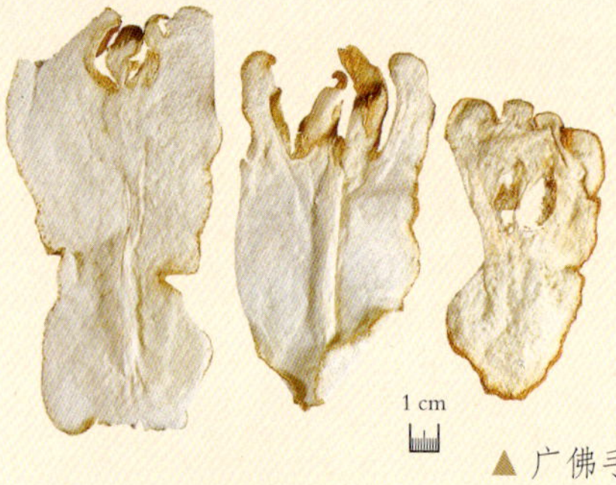　　　　　　　　　　　　　　　▲ 广佛手片

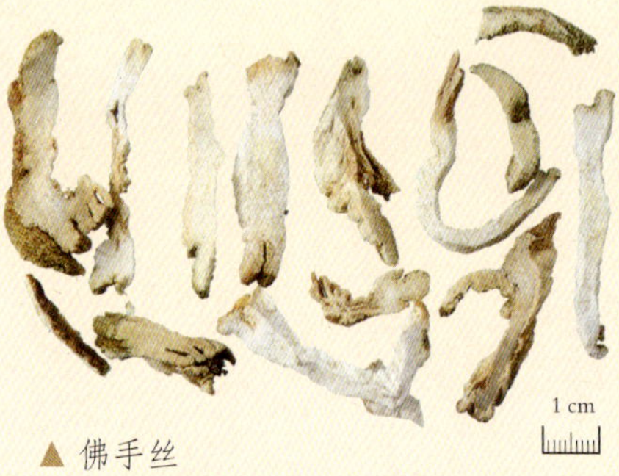

油室凹痕

▲ 佛手丝 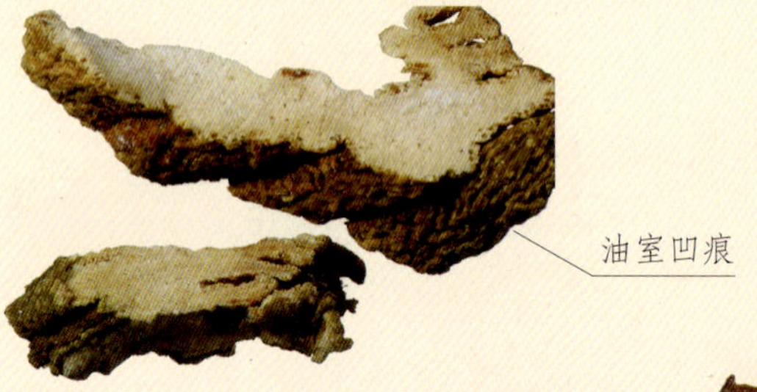　　　▲ 佛手丝局部放大

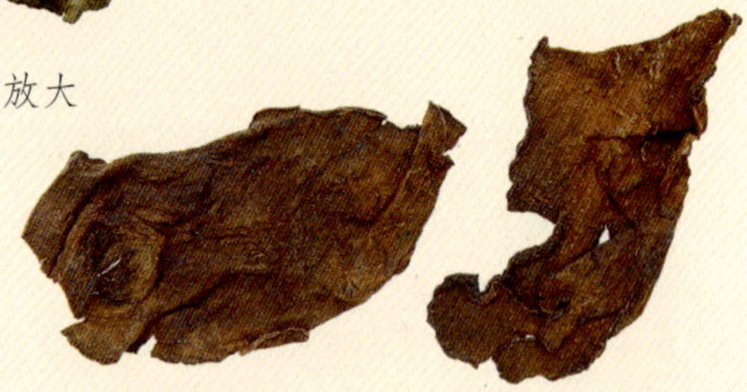

▲ 制佛手

非正品

佛手瓜

为葫芦科植物佛手瓜 *Sechium edule* (Jacq.) Swartz 的干燥果实。本品多切成长圆形纵片，常皱缩卷曲。上半部稍宽，顶端多裂为两瓣，不呈指状分枝。外表面黄白色，具不规则的纵皱纹，偶见刺状突起，无凹点；内表面类白色，散有点状维管束。中央果具明显的中脉，上半部有大型的子房室，内有一枚特大种子残片。质硬脆，粉性。气微，味微甘。

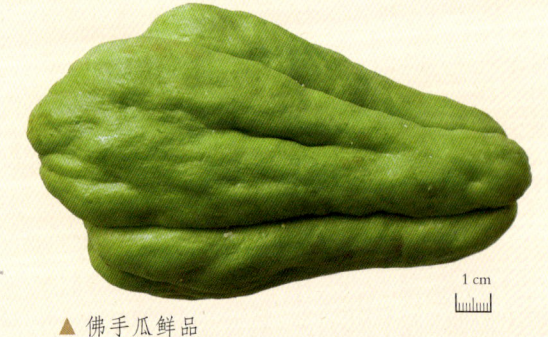

▲ 佛手瓜鲜品 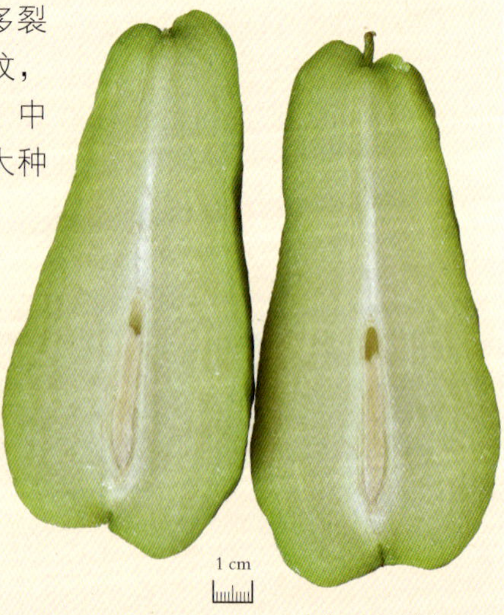　　　　　　　　　　▲ 佛手瓜纵切面

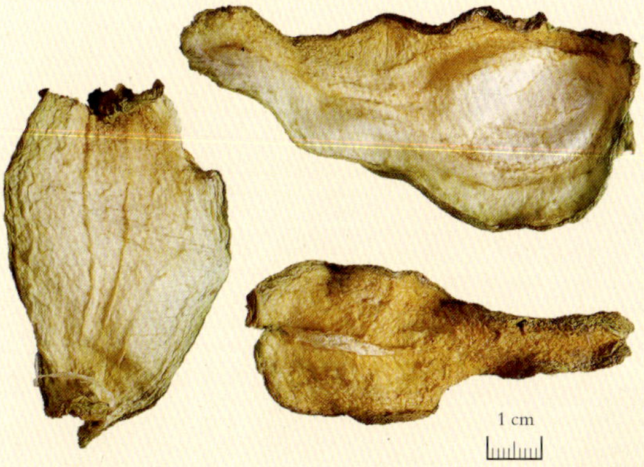

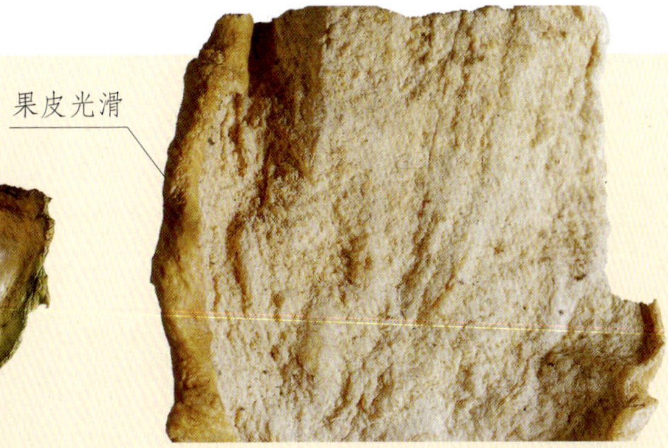

果皮光滑

▲ 佛手瓜片放大

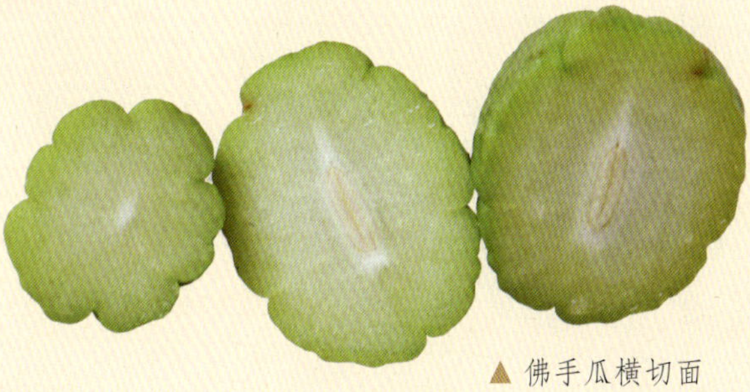

▲ 佛手瓜片

▲ 佛手瓜横切面

皱纹

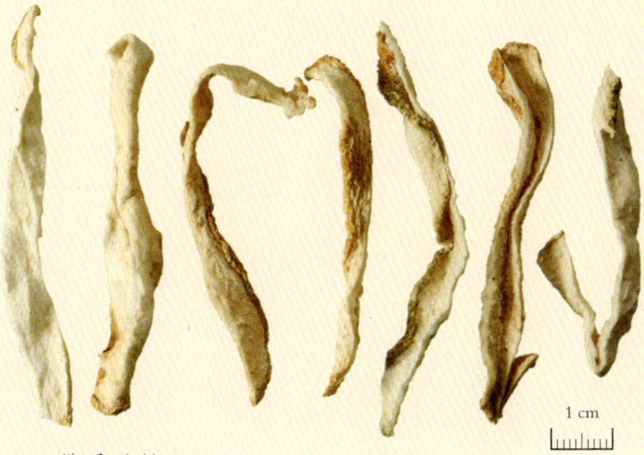

▲ 佛手瓜丝

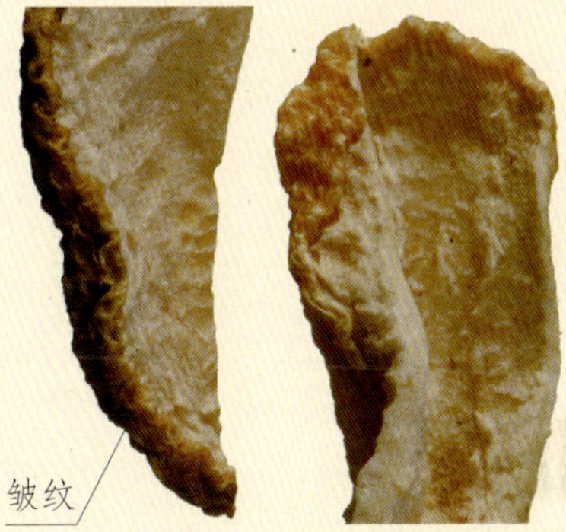

▲ 佛手瓜丝局部放大

柚

为芸香科植物柚 Citrus grandis (L.) Osbeck 的干燥未成熟果实。

本品呈不规则类圆形厚片,直径 5~10cm。外果皮表面棕褐色或灰棕色,略粗糙、细皱缩。横剖面淡黄棕色,中果皮明显较厚,0.5~1.5cm,瓤囊多数,浅棕色、较小,中轴不明显。

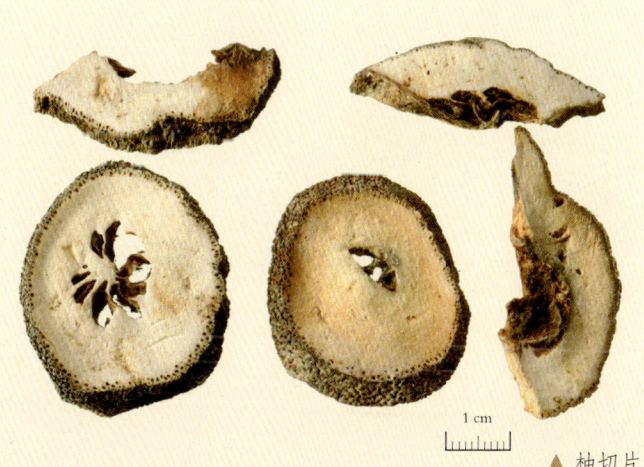

▲ 柚切片

余甘子 /Yuganzi

正品

余甘子（药典品种）

药材为大戟科植物余甘子 *Phyllanthus emblica* L. 的干燥成熟果实。

本品呈球形或扁球形，直径1.2～2cm，果梗长约0.1cm。表面棕褐色至墨绿色，有浅黄色颗粒状突起，具皱纹及不明显的6棱。果肉厚（外、中果皮）0.1～0.4cm，质硬而脆。果核（内果皮）黄白色，木质，表面略具6棱，背缝线的偏上部有数条维管束，干后可裂成6瓣。种子6，近三棱形，棕色。气微，味酸涩、回甜。

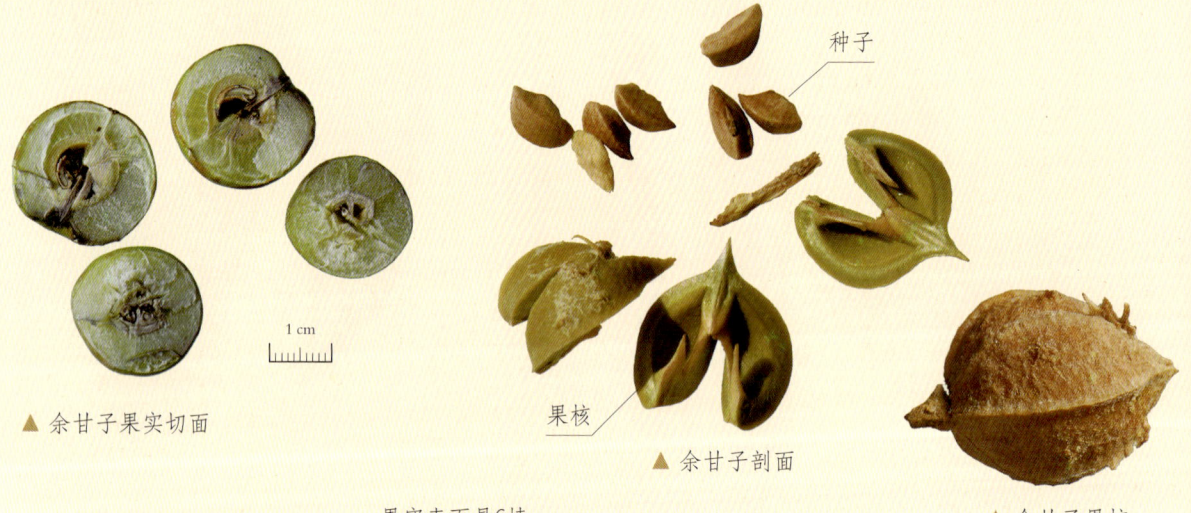

▲ 余甘子果实鲜品

▲ 余甘子果实切面

▲ 余甘子剖面

▲ 余甘子果核

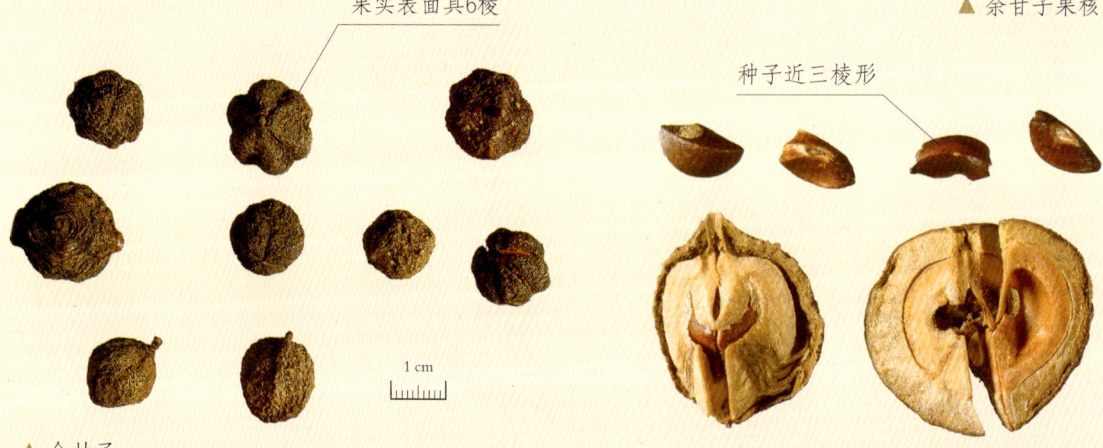

▲ 余甘子

▲ 余甘子剖面

谷 芽 /Guya

正 品

谷芽（药典品种）

药材为禾本科植物粟 *Setaria italica* (L.) Beauv. 的成熟果实经发芽后的干燥品。本品呈类圆球形，顶端钝圆，基部略尖，直径约0.2cm。外壳为革质稃片，略光滑，淡黄色，具点状皱纹，下端有初生的细须根，长0.2～0.5cm，剥去稃片，内含淡黄色或黄白色颖果1粒。气微，味微甘。

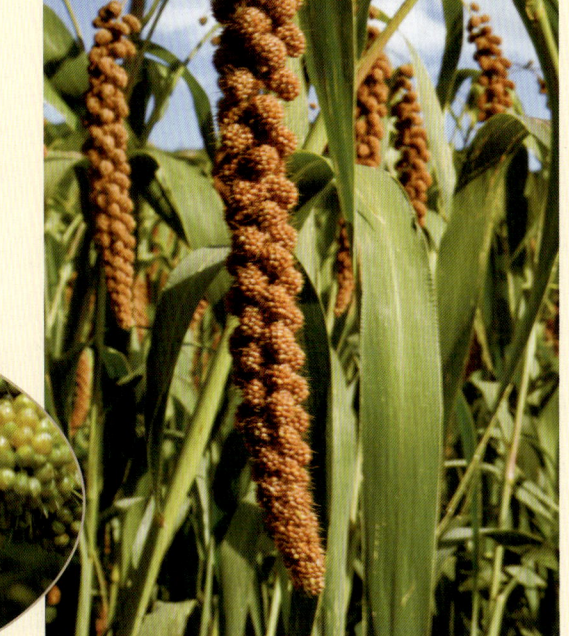

▲ 粟（河北承德产）

▲ 粟放大

果皮略光滑

▲ 谷芽表面

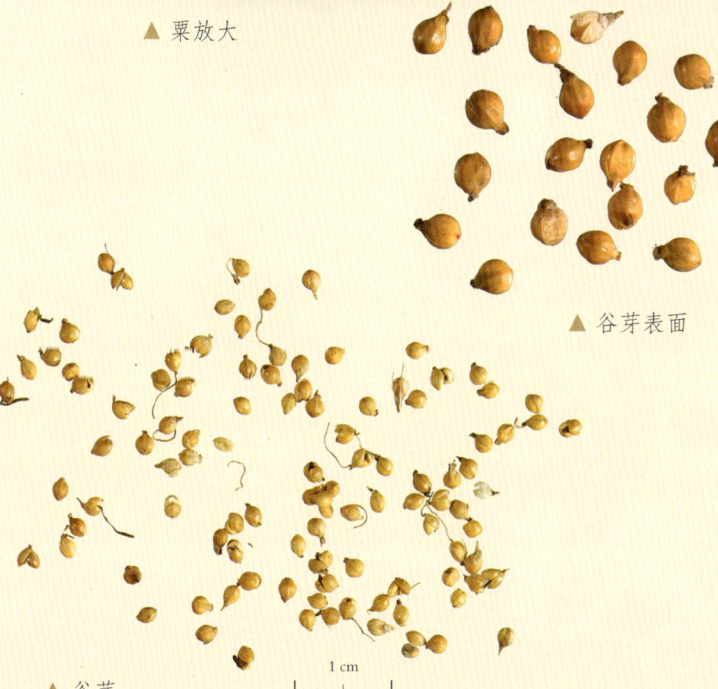

▲ 谷芽

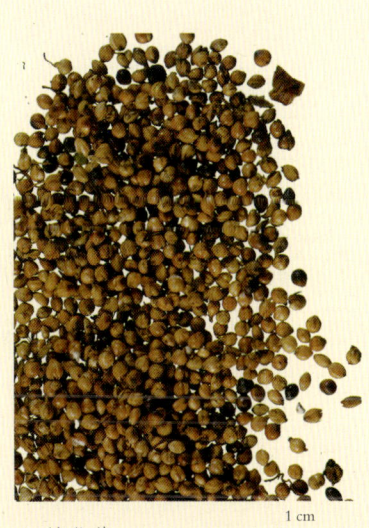

▲ 炒谷芽

沙 苑 子 /Shayuanzi

正 品

沙苑子（药典品种）

药材为豆科植物扁茎黄芪 *Astragalus complanatus* R. Br. 的干燥成熟种子。

本品略呈圆肾形而稍扁，长0.2~0.25cm，宽0.15~0.2cm，厚约0.1cm。表面光滑，褐绿色或灰褐色，边缘一侧微凹处具圆形种脐。质坚硬，不易破碎。子叶2，淡黄色；胚根弯曲，长约0.1cm。气微，味淡，嚼之有豆腥味。

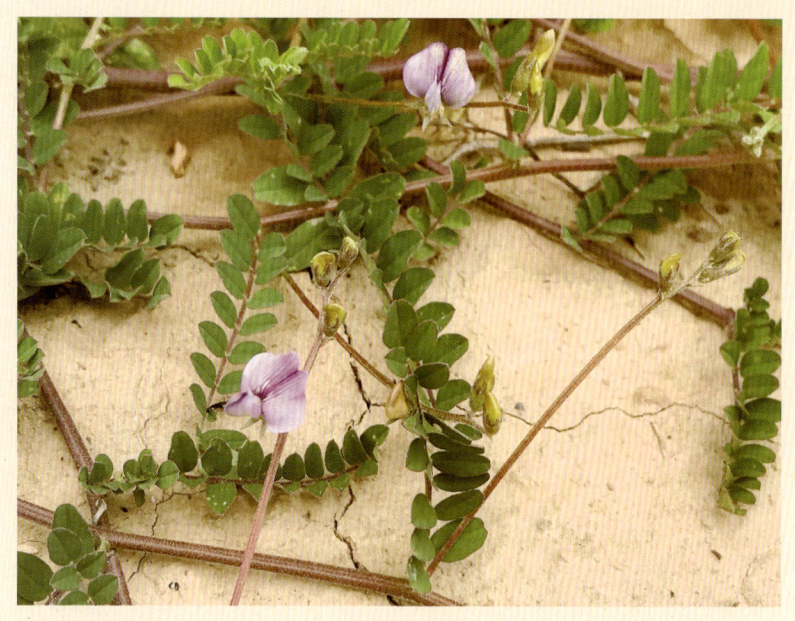

▲ 扁茎黄芪

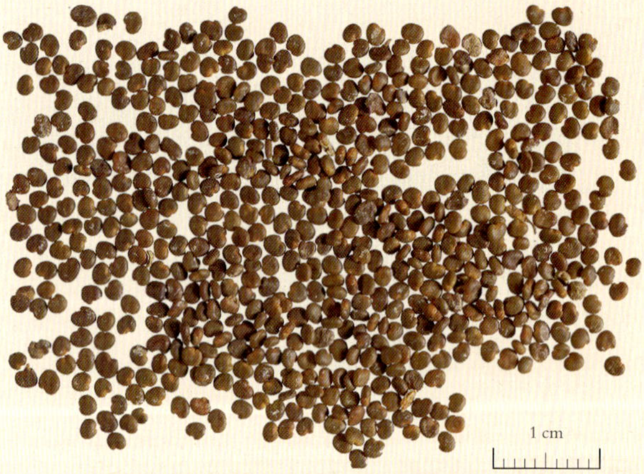

▲ 沙苑子

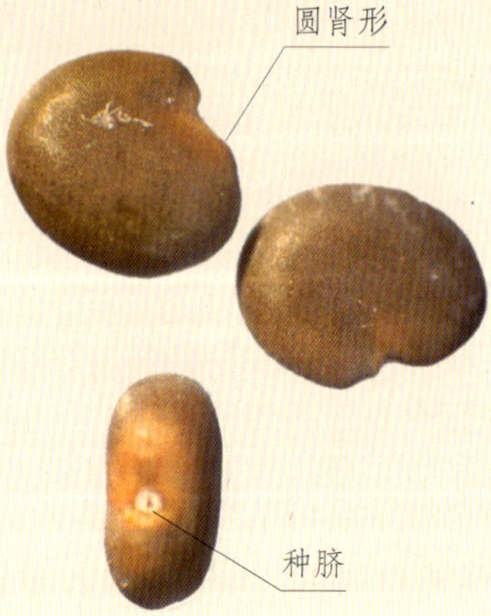

▲ 沙苑子放大

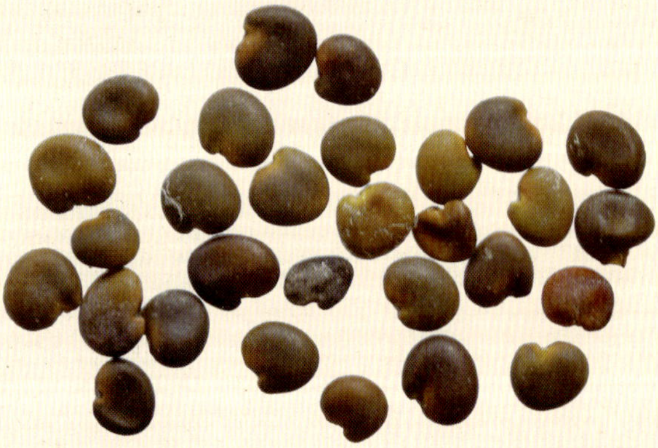

▲ 沙苑子表面

圆肾形

种脐

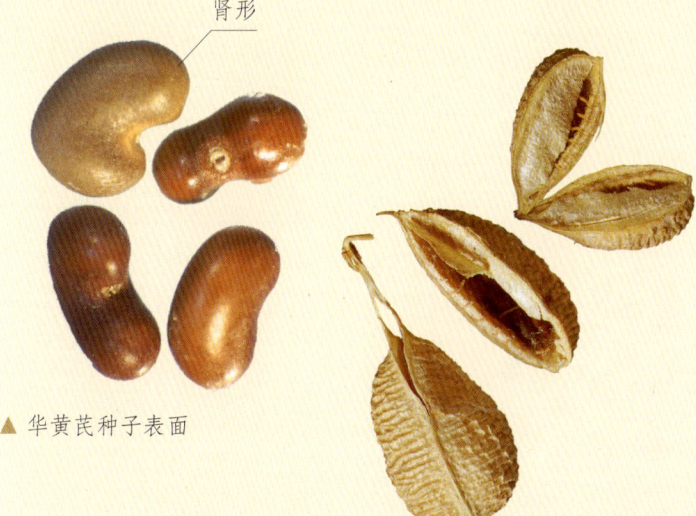

▲ 华黄芪

▲ 华黄芪种子表面

▲ 华黄芪果实及纵切面

非正品

华黄芪

为豆科植物华黄芪 *Astragalus chinensis* L. 的干燥种子。

本品与沙苑子类似，主要区别在于：种子呈肾形，稍扁，稍大，长0.2~0.28cm，宽0.18~0.2cm，厚约0.1cm；表面暗绿色或棕绿色。

紫云英

为豆科植物紫云英 *Astragalus sinicus* L. 的干燥种子。

本品呈肾状斜长方形，明显两侧压扁，长0.25~0.35cm，宽0.15~0.2cm。表面黄绿色或棕黄色，光滑。一端平截，向下弯成钩状；另一端圆或平截。腹面中央内陷较深，种脐长条形。质坚硬，不易破碎。气微，味淡。

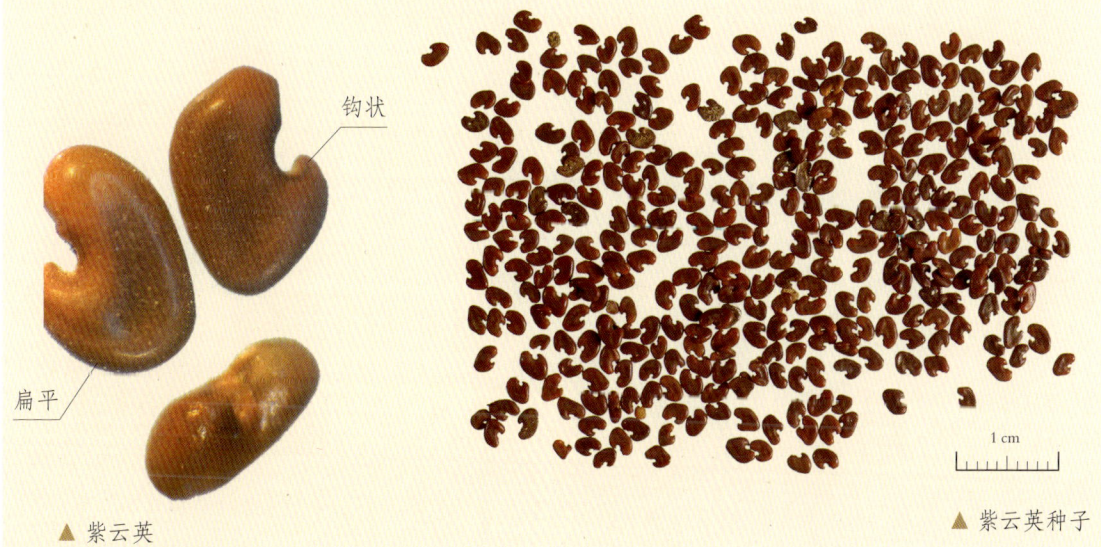

▲ 紫云英

▲ 紫云英种子

沙苑子

直立黄芪

为豆科植物直立黄芪 Astragalus adsurgens Pall. 的干燥种子。本品与沙苑子类似，主要区别在于：表面有细小黑褐色斑点及细密点状网纹；气微，嚼之有麻舌感。

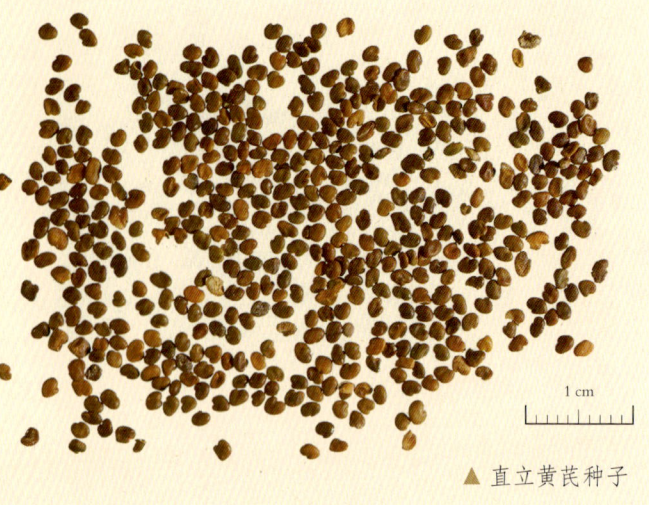
▲ 直立黄芪种子

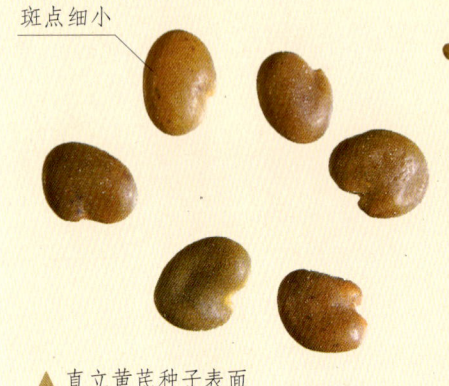
斑点细小
▲ 直立黄芪种子表面

黄芪子

为豆科植物蒙古黄芪 Astragalus membranaceus (Fisch.) Bge. var. mongholicus (Bge.) Hsiao 或膜荚黄芪 Astragalus membranaceus (Fisch.) Bge. 的干燥种子。
本品呈圆肾形而扁，直径0.2～0.3cm。表面棕褐色或浅棕黑色，无明显光泽，具深色斑点，边缘一侧凹入处具明显种脐。质略松脆。气微，嚼之有豆腥味。

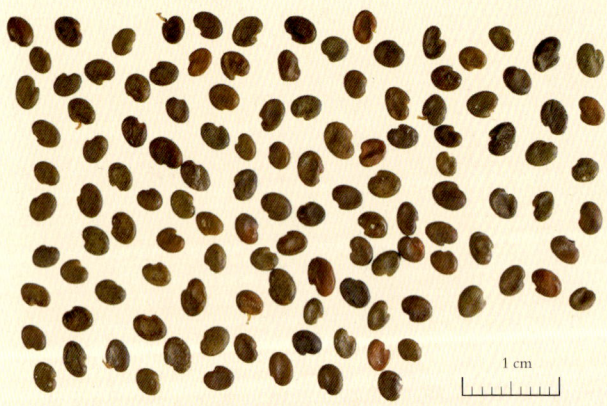
▲ 膜荚黄芪种子

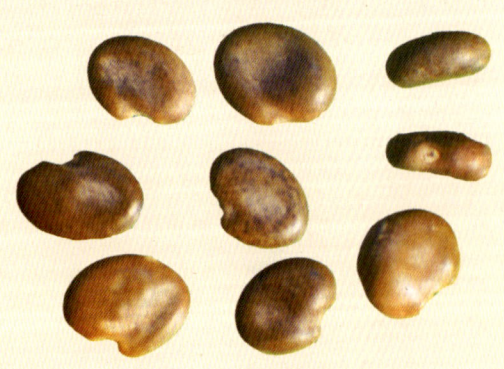
▲ 膜荚黄芪种子表面　　深色斑点
▲ 蒙古黄芪种子表面

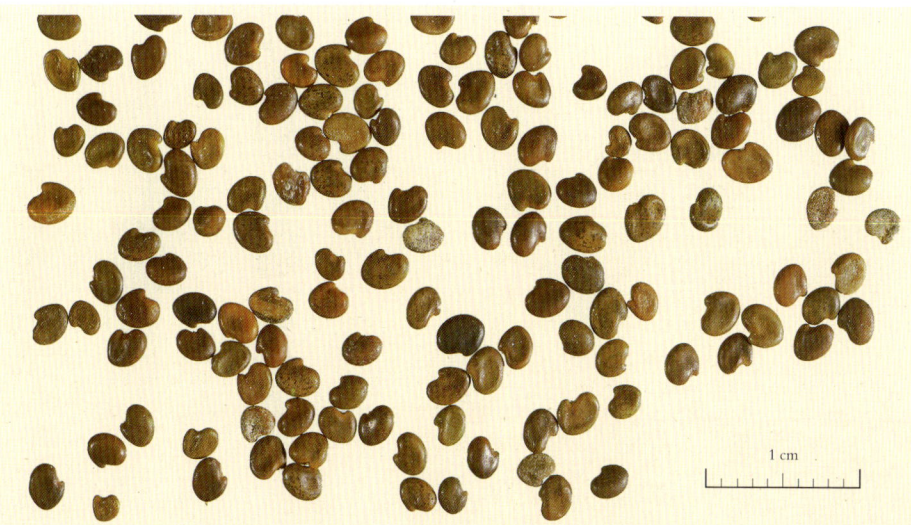
▲ 蒙古黄芪种子

猪屎豆

为豆科植物猪屎豆 *Crotalaria pallida* Ait. 的干燥种子。

本品呈肾状三角形,两侧面有的饱满,有的显著压扁,长0.25~0.35cm,宽0.2~0.25cm。表面黄绿色或淡黄棕色,光滑,在放大镜下观察有的具暗色花纹。一端较宽,圆截形,微向下弯成钩状,另一端稍钝圆。腹面中央凹陷较深。种脐棕色,略呈圆形。质坚硬,不易破碎。气微,味淡。

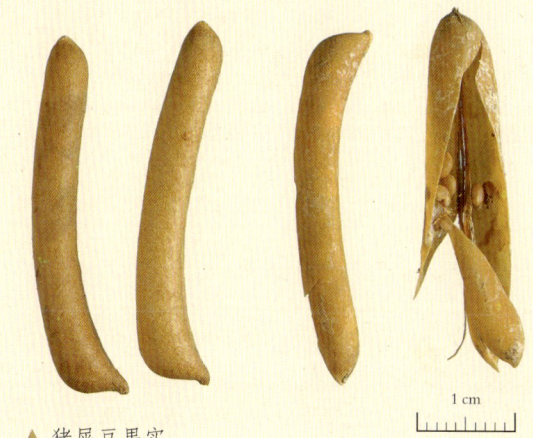
▲ 猪屎豆果实

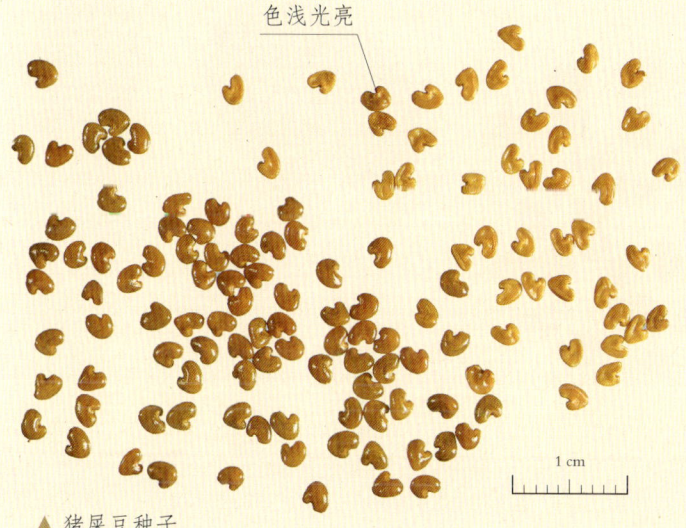
色浅光亮
▲ 猪屎豆种子

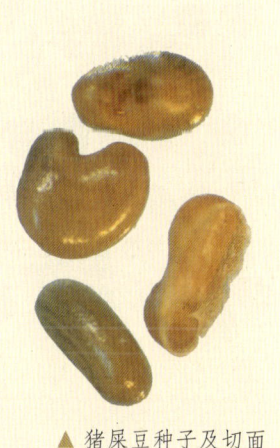
▲ 猪屎豆种子及切面

光萼猪屎豆

为豆科植物光萼猪屎豆 *Crotalaria trichotoma* Bojer 的干燥种子。

本品与猪屎豆类似,主要不同在于:种子稍小,多饱满;表面橙红色或棕红色,光滑。

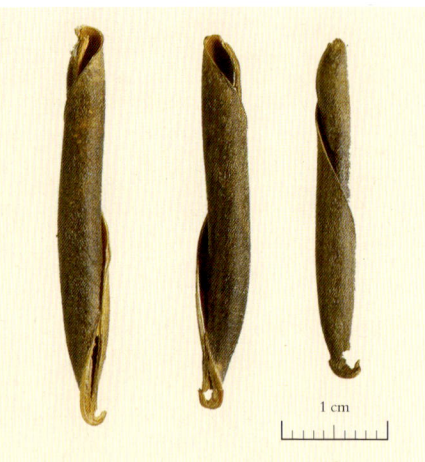

▲ 光萼猪屎豆果实

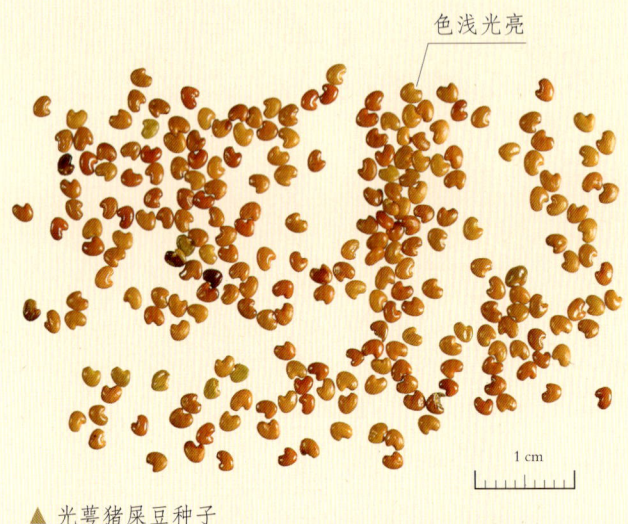

▲ 光萼猪屎豆种子

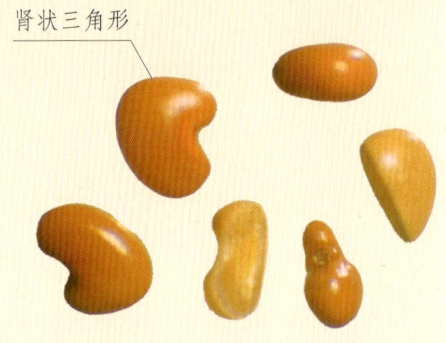

▲ 光萼猪屎豆种子及切面

凹叶野百合

为豆科植物凹叶野百合 *Crotalaria retusa* L. 的干燥种子。
本品略呈肾状三角形,饱满或稍压扁,长0.4~0.6cm,宽0.3~0.5cm。表面黑褐色、黄色或黄褐色。种脐长圆形,胚根长0.3~0.4cm。气微,味微苦。

▲ 凹叶野百合种子及横切面

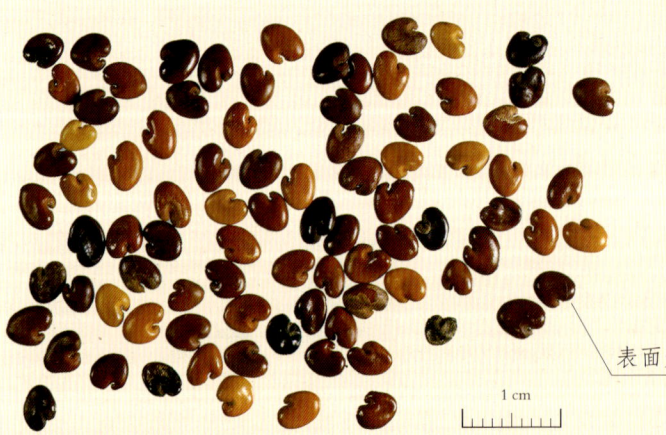

▲ 凹叶野百合种子

崖州野百合

为豆科植物崖州野百合 *Crotalaria yaihsienensis* T. C. Chen 的干燥种子。

本品呈肾状三角形,均较饱满,长0.25~0.35cm,宽0.2~0.25cm。表面紫黑色或黑色。种脐类圆形。

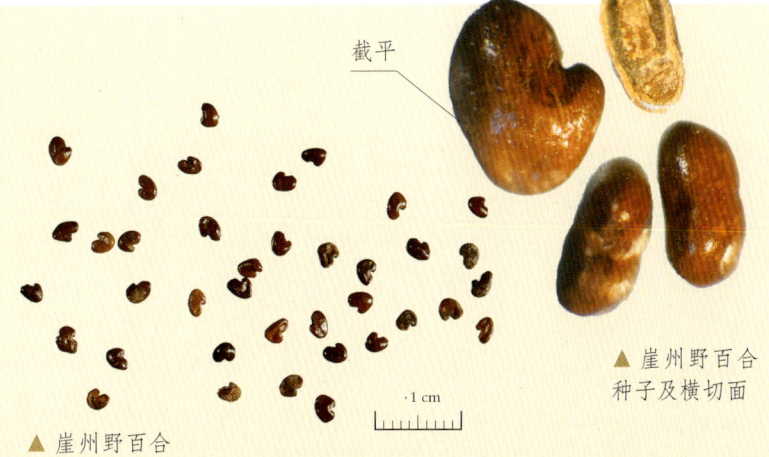

▲ 崖州野百合

▲ 崖州野百合种子及横切面

田皂角

为豆科植物田皂角 *Aeschynomene indica* L. 的干燥种子。

本品呈肾状长椭圆形,饱满,长0.3~0.35cm,宽0.2~0.25cm。表面棕黑色或黑色。种脐长圆形,胚根长0.1~0.15cm。气微,嚼之有豆腥味。

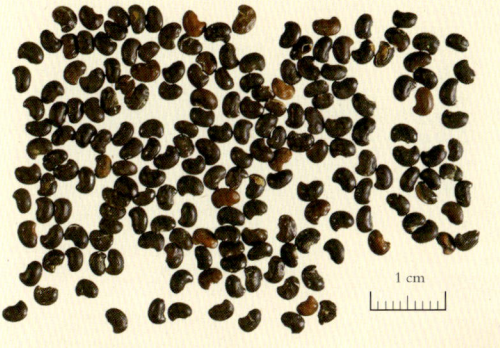

▲ 田皂角

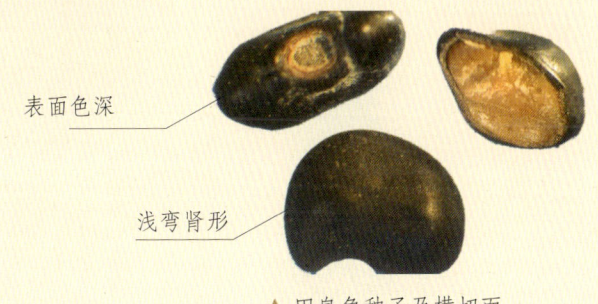

▲ 田皂角种子及横切面

磨盘草

为锦葵科植物磨盘草 *Abutilon indicum* (Linn.) Sweet 的干燥种子。

本品呈肾状三角形,棕褐色或灰棕色,疏被浅灰色绒毛。味微涩。

注:部分地区将蓼科植物酸模叶蓼 *Polygonum lapathifolium* L. 的干燥果实及锦葵科植物冬葵 *Malva verticillata* L. 的干燥种子误作沙苑子药用,其特征详见本册水红花子项下和冬葵果项下。

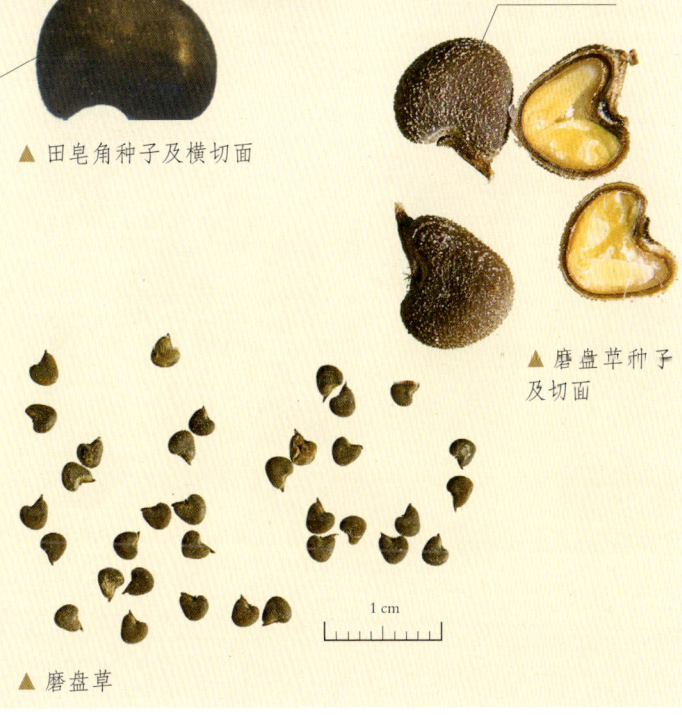

▲ 磨盘草

▲ 磨盘草种子及切面

沙 棘 /Shaji

正品

沙棘（药典品种）

药材为胡颓子科植物沙棘 *Hippophae rhamnoides* L. 的干燥成熟果实。本品呈类球形或扁球形，有的数个粘连，单个直径5~8mm。表面橙黄色或棕红色，皱缩，基部具短小果梗或果梗痕，顶端有残存的花柱。果肉油润，质柔软。种子斜卵形，长约0.4cm，宽约0.2cm；表面褐色，有光泽，两侧各有1条纵沟；种皮较硬，子叶乳白色，有油性。气微，味酸、涩。

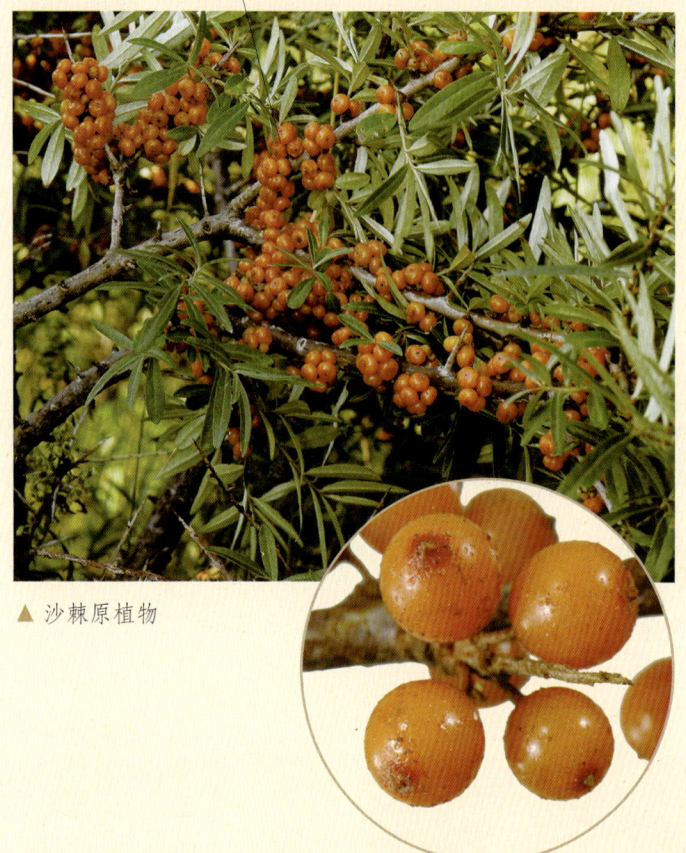
▲ 沙棘原植物

▲ 沙棘果实鲜品放大

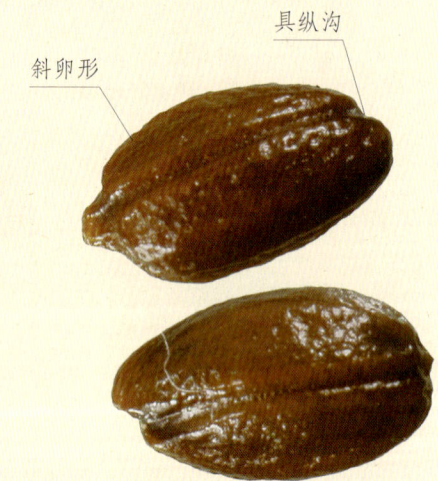
▲ 沙棘种子表面

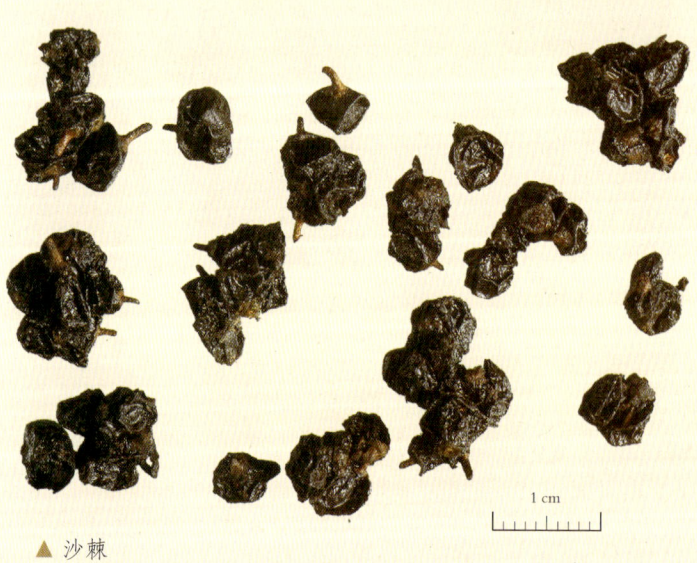
▲ 沙棘

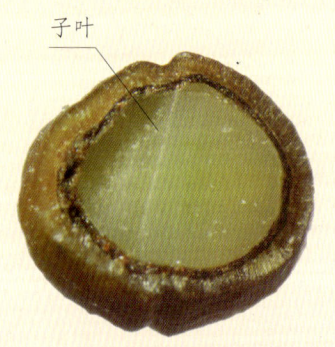
▲ 沙棘种子横切面

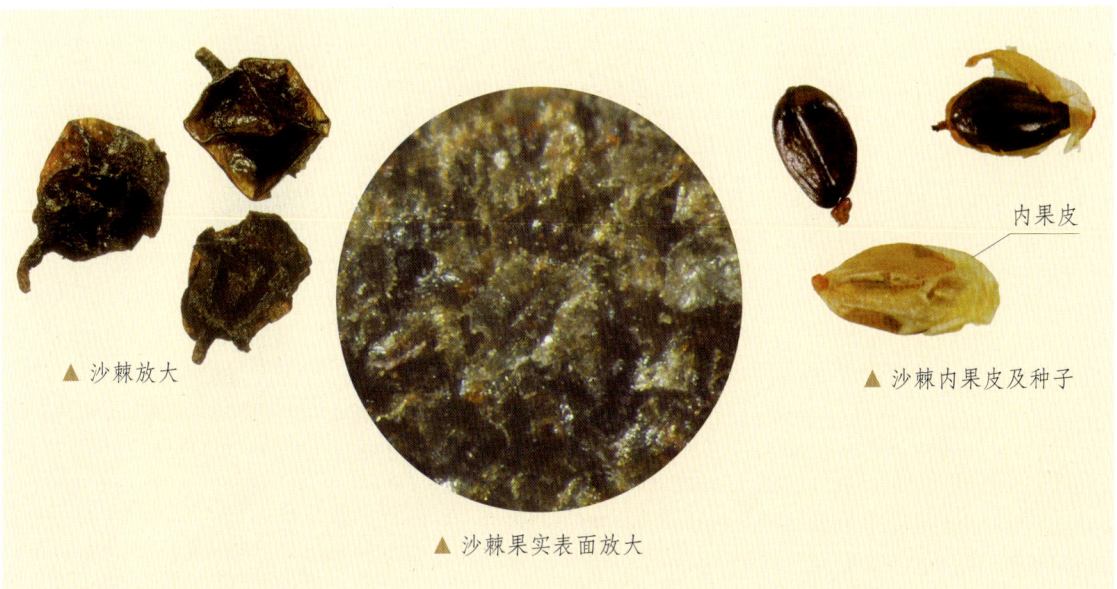

▲ 沙棘放大　　▲ 沙棘内果皮及种子

▲ 沙棘果实表面放大

伪制品

掺入白刺果实的沙棘伪制品

为胡颓子科植物沙棘 *Hippophae rhamnoides* L. 的干燥成熟果实中掺入蒺藜科植物白刺 *Nitraria tangutorum* Bobrov 的干燥成熟果实。

本品呈类球形，常数个粘连。表面棕褐色，皱缩。果肉油润，质柔软。核尖卵形，长约0.5cm，宽约0.2cm，表面褐色，具凹坑及凹沟。气微，味酸、涩。

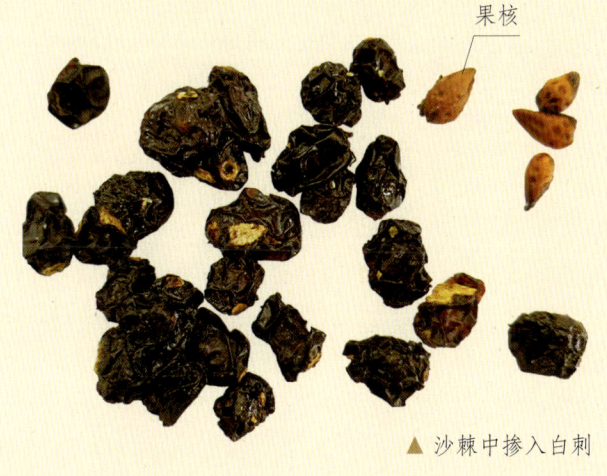

▲ 沙棘中掺入白刺

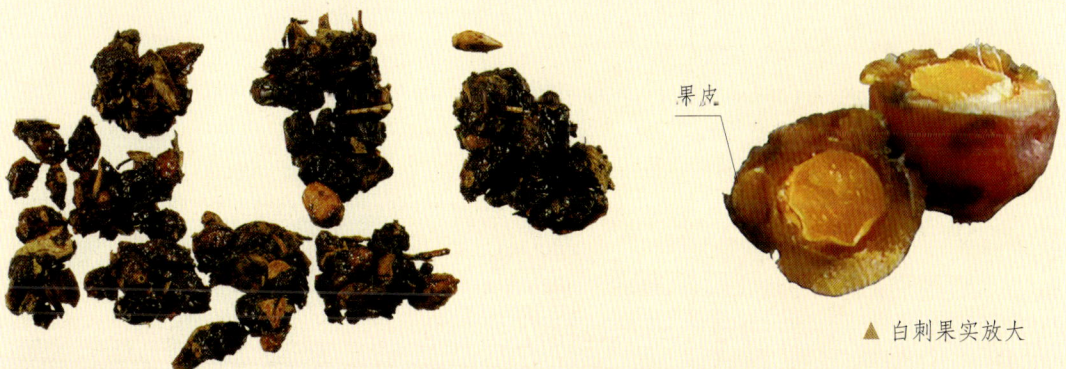

▲ 白刺　　▲ 白刺果实放大

沙棘 | 157

补骨脂 /Buguzhi

正品

补骨脂（药典品种）

药材为豆科植物补骨脂 *Psoralea corylifolia* L. 的干燥成熟果实。

本品呈肾状椭圆形，略扁，长0.3～0.5cm，宽0.2～0.4cm，厚约0.15cm。表面黑色或黑褐色，具细微网状皱纹。顶端圆钝，有一小突起，凹侧有果梗痕。质硬。果皮薄，与种子不易分离。种子1粒，子叶2，黄白色，有油性。气香，味辛、微苦。

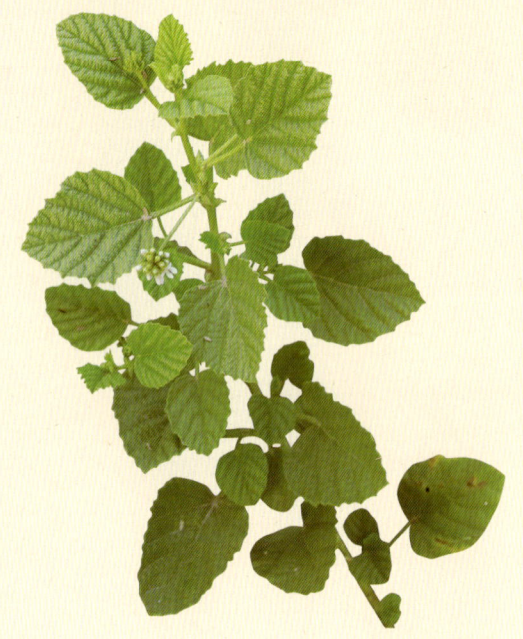
▲ 补骨脂原植物

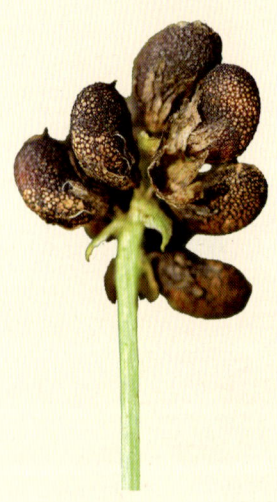
▲ 补骨脂果实放大①

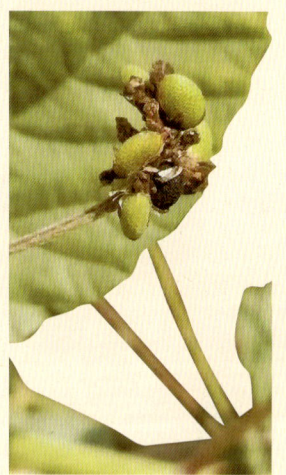
▲ 补骨脂果实①

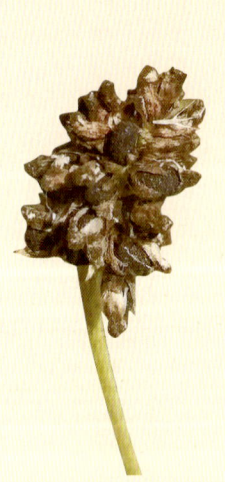
▲ 补骨脂果序

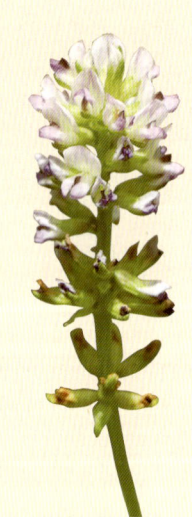
▲ 补骨脂花序

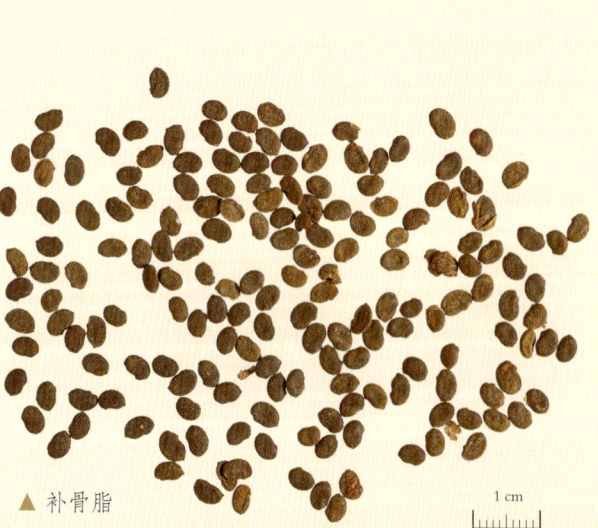
▲ 补骨脂

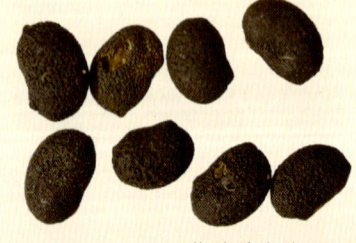
▲ 盐补骨脂放大

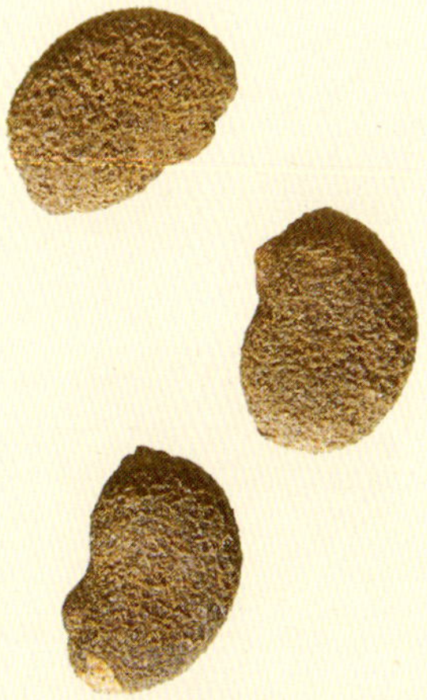

▲ 补骨脂果实② 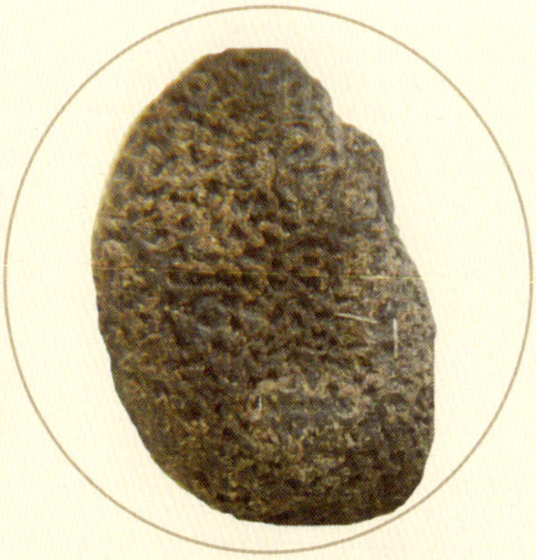   ▲ 补骨脂果实放大② 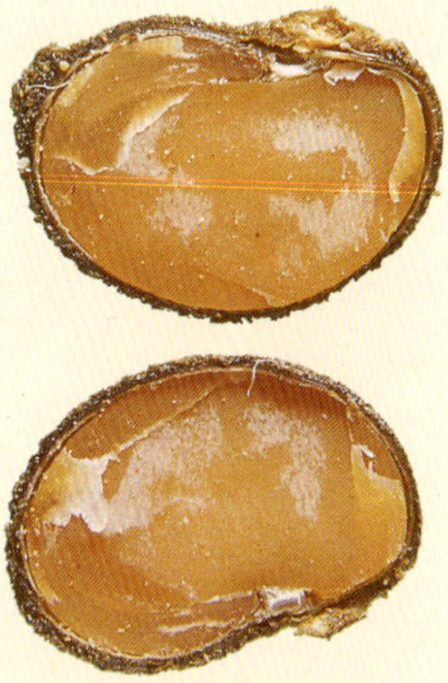   ▲ 补骨脂果实剖面

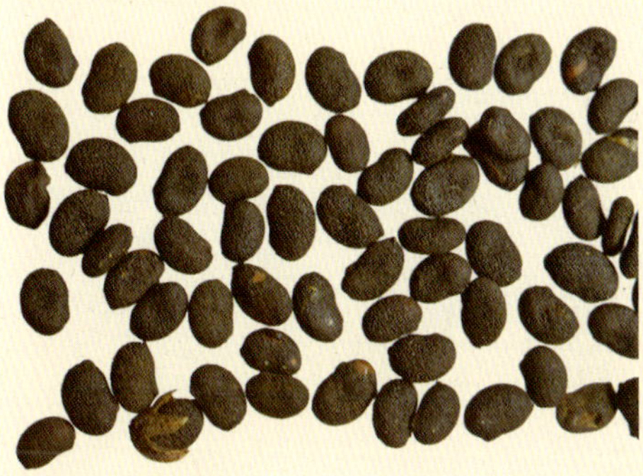

▲ 盐补骨脂① 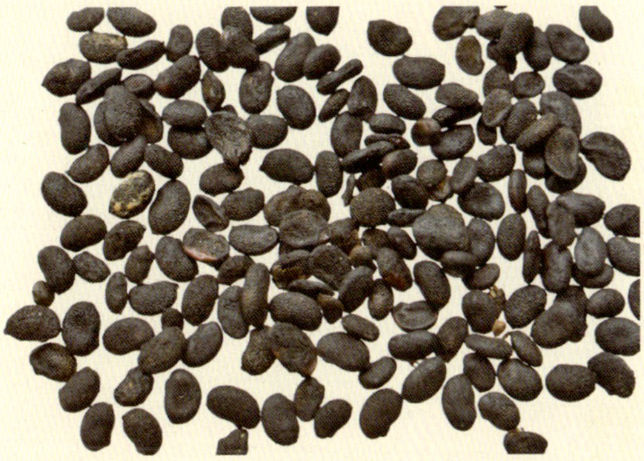   ▲ 盐补骨脂②

非正品

曼陀罗子

为茄科植物曼陀罗 Datura stramonium L. 的干燥种子。

本品略呈肾形，稍扁平，长0.33～0.4cm，宽0.26～0.32cm，厚0.15～0.18cm。表面黑色、灰黑色或棕黑色，不规则隆起，具细密的点状小凹坑，背侧呈弓形隆起，腹侧的下方具一楔形种脐，中间为一裂口状种孔。胚乳白色，胚曲折，具油性。

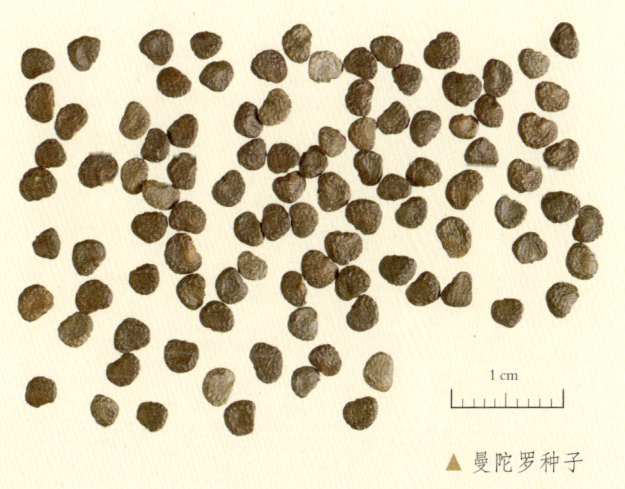

▲ 曼陀罗种子

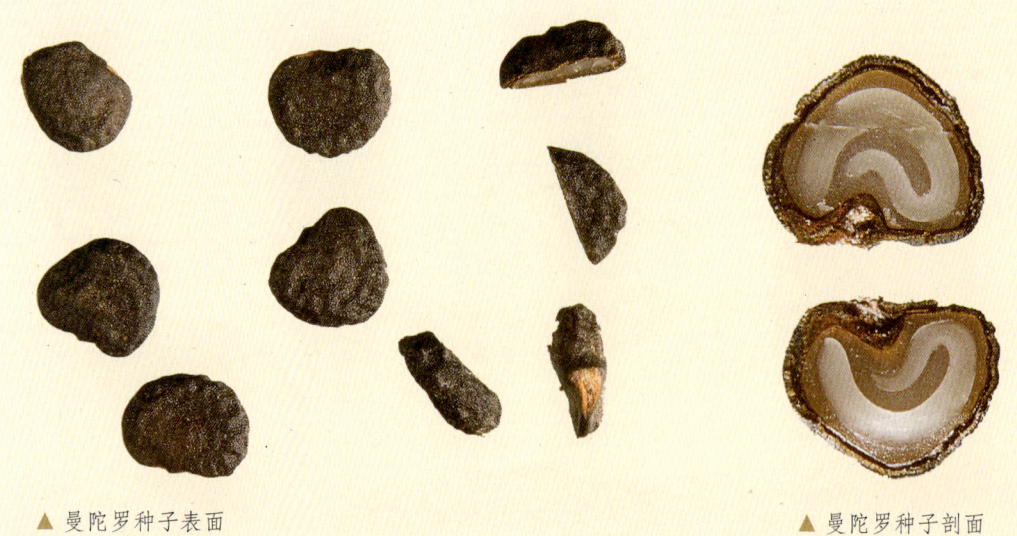

▲ 曼陀罗种子表面　　　　　　　　　▲ 曼陀罗种子剖面

毛曼陀罗子

为茄科植物毛曼陀罗 *Datura innoxia* Mill. 的干燥种子。

本品略呈扁肾形，长约0.5cm，宽约0.35cm，厚约0.15cm。表面黄棕色，具细微的网状纹理，边缘有明显不规则的弯曲沟纹，背侧呈弓形隆起，腹侧具黑色的种柄，种脐呈深缝状。胚乳白色，胚曲折，略显油性。

注：部分地区将紫葳科植物木蝴蝶 *Oroxylum indicum* (L.) Kurz 及锦葵科植物苘麻 *Abutilon theophrasti* Medik. 的种子误作补骨脂药用，其特征详见本册木蝴蝶项下和苘麻子项下。

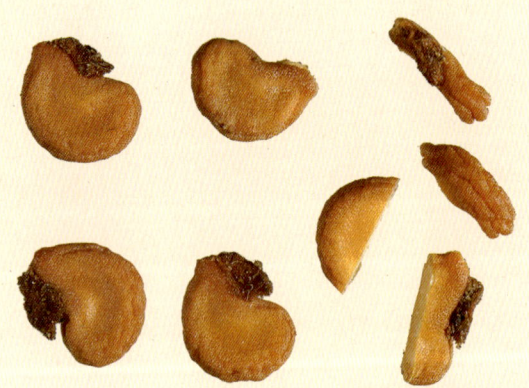

▲ 毛曼陀罗种子及剖面

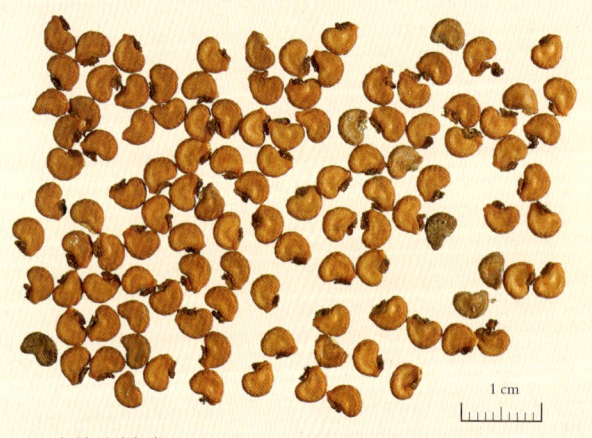

▲ 毛曼陀罗种子

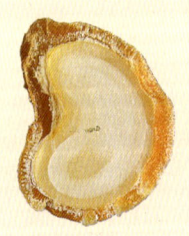

▲ 毛曼陀罗种子剖面

陈 皮 /Chenpi

正 品

陈皮（药典品种）

药材为芸香科植物橘 *Citrus reticulata* Blanco 及其栽培变种的干燥成熟果皮。药材分为"陈皮"和"广陈皮"。

陈皮 常剥成数瓣，基部相连，有的呈不规则的片状，厚0.1~0.4cm。外表面橙红色或红棕色，有细皱纹及凹下的点状油室；内表面浅黄白色，粗糙，附黄白色或黄棕色筋络状维管束。质稍硬而脆。气香，味辛、苦。

广陈皮 常3瓣相连，形状整齐，厚度均匀，厚约0.1cm。点状油室略大，对光照视，透明清晰。纹理网略扭曲。质较柔软。

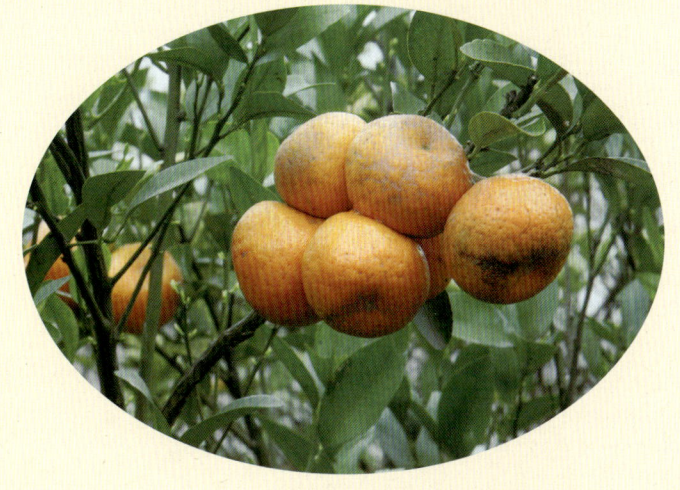

▲ 橘原植物（摄于广东蕉岭）

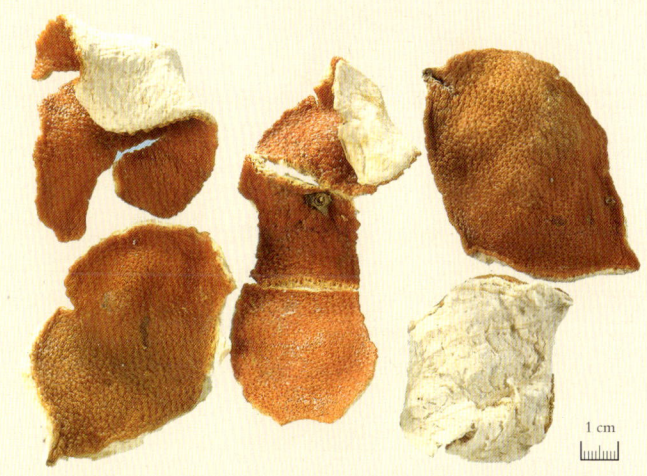

▲ 陈皮（略干品）

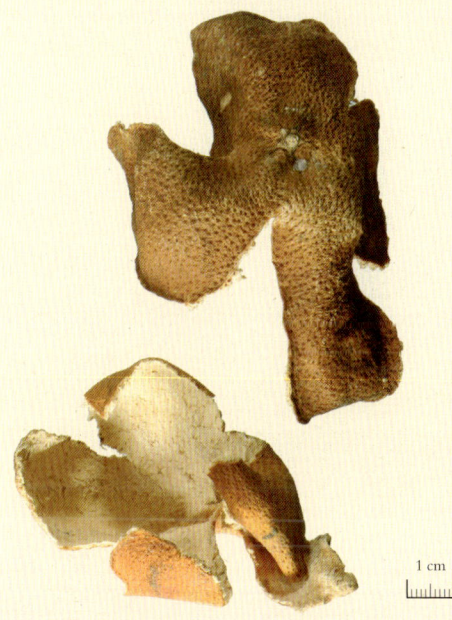

▲ 川陈皮（陈品）

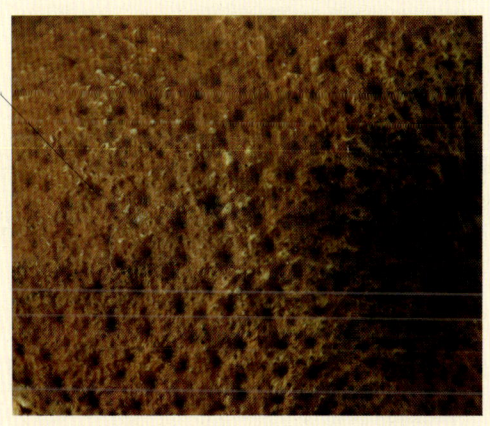

油室

▲ 橘皮表面

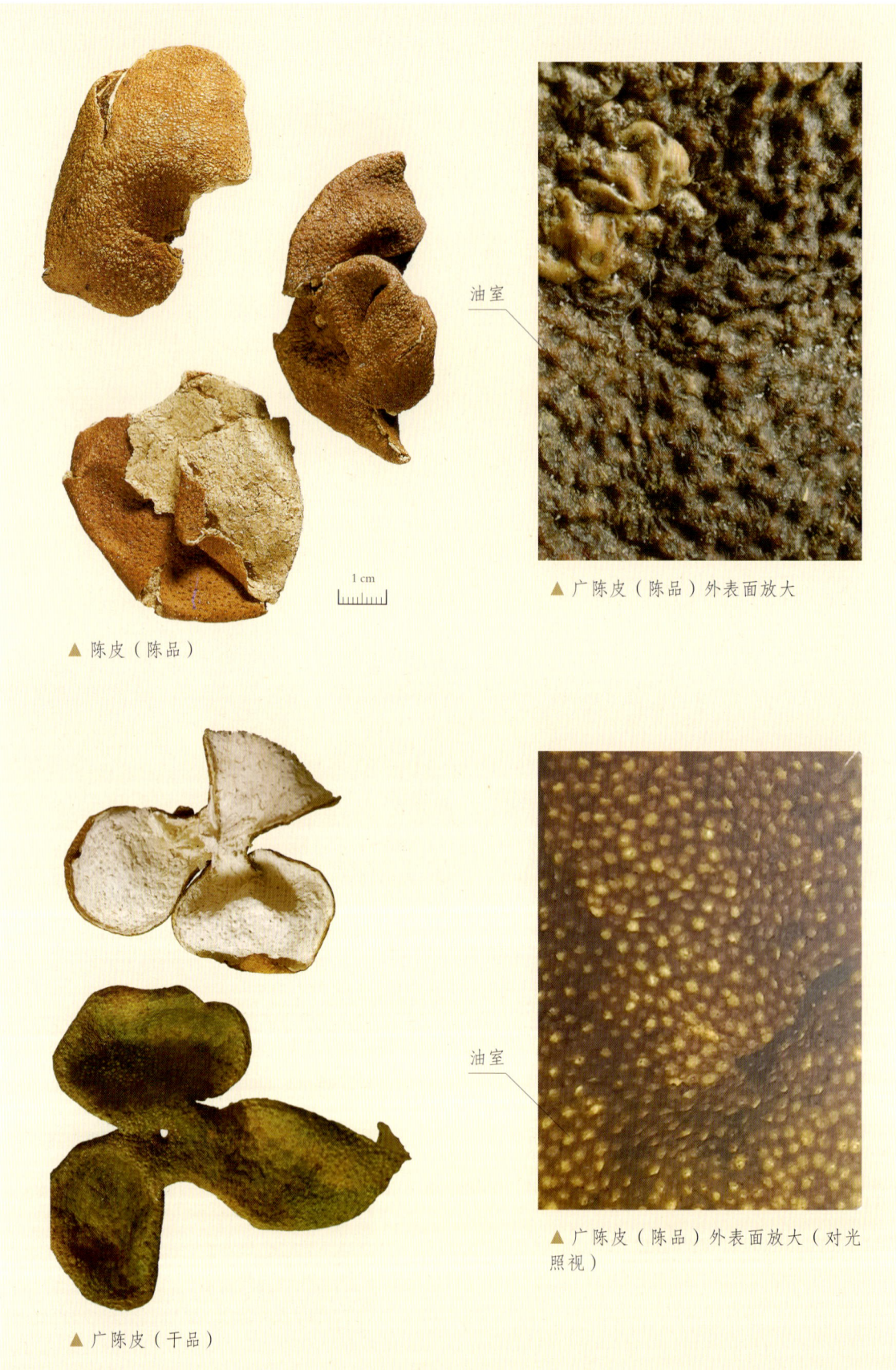

▲ 陈皮（陈品）

▲ 广陈皮（陈品）外表面放大

▲ 广陈皮（干品）

▲ 广陈皮（陈品）外表面放大（对光照视）

陈皮丝 本品呈不规则的条状或丝状。外表面橙红色或红棕色，有细皱纹和凹下的点状油室；内表面浅黄白色，粗糙，附黄白色或黄棕色筋络状维管束。气香，味辛、苦。

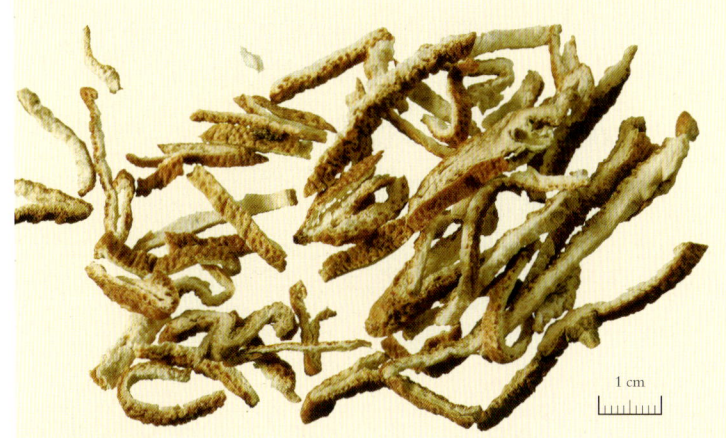

▲ 陈皮丝

▲ 陈皮丝放大（油室）

陈皮炭 形如陈皮丝。表面黑色。质松脆易碎，断面黑褐色。气微，味淡。

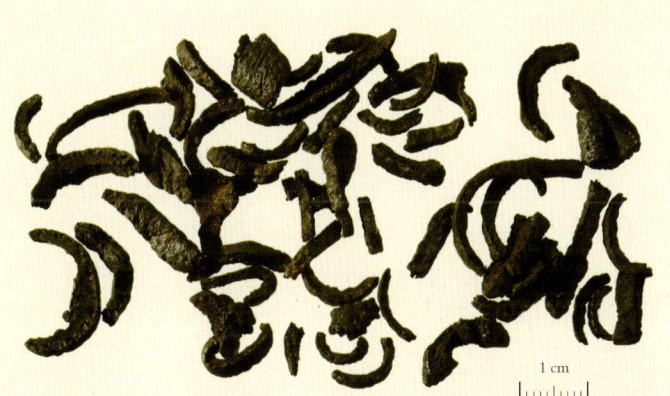

▲ 陈皮炭

蒸陈皮 形如陈皮丝。外表面棕褐色，内表面黄棕色。气微，味淡。

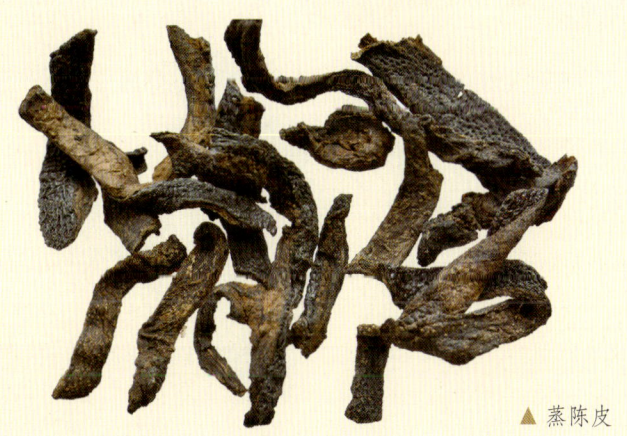

▲ 蒸陈皮

青龙衣 /Qinglongyi

正 品

青龙衣（部颁品种）

药材为胡桃科植物胡桃 *Juglans regia* L. 的干燥肉质果皮。

本品呈不规则的半球形或块片状，边缘多向内卷曲，直径2～3cm，厚0.6～1cm。外表面黑棕色或黑黄色，皱缩，略光滑，密生黄色斑点，一端有1条果柄痕；内表面黑黄色，粗糙，附纵向筋络维管束。质脆，易折断。气微，味微苦、涩，嚼之有沙粒感。

注：胡桃的干燥种子是中药材核桃仁，隔膜是中药材分心木，其特征分别参见本册核桃仁项下和分心木项下。

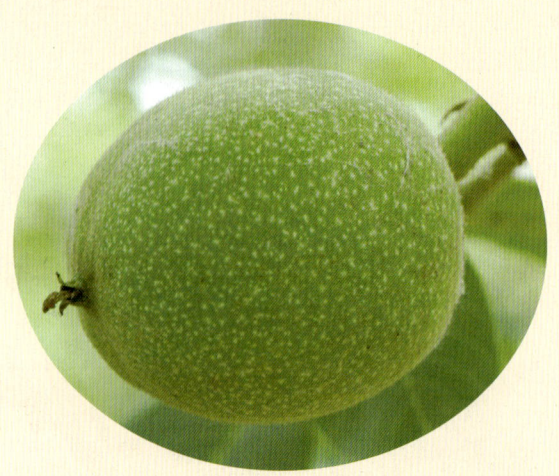

▲ 胡桃果实鲜品

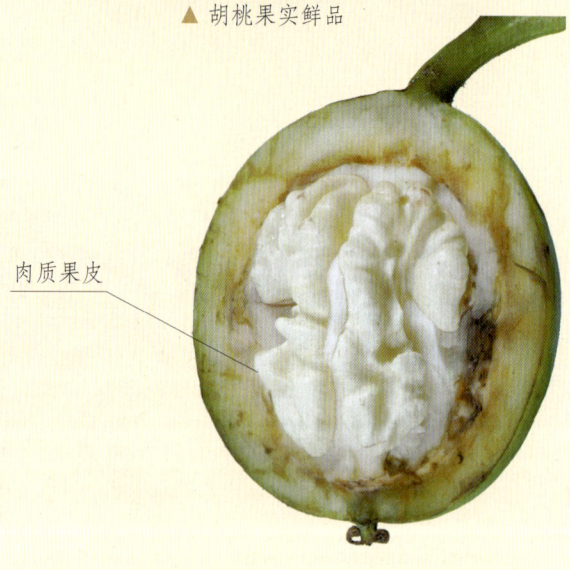

肉质果皮

▲ 胡桃剖面（河北安国产）

黄色斑点

▲ 青龙衣放大

▲ 青龙衣

青皮 /Qingpi

正 品

青皮（药典品种）

药材为芸香科植物橘 *Citrus reticulata* Blanco 及其栽培变种的干燥幼果及未成熟果实的外果皮。采摘或收集自落的幼果晒干，习称"个青皮"；采收未成熟的绿色果实，用刀剖成四瓣，除尽果瓤，晒干，习称"四花青皮"。

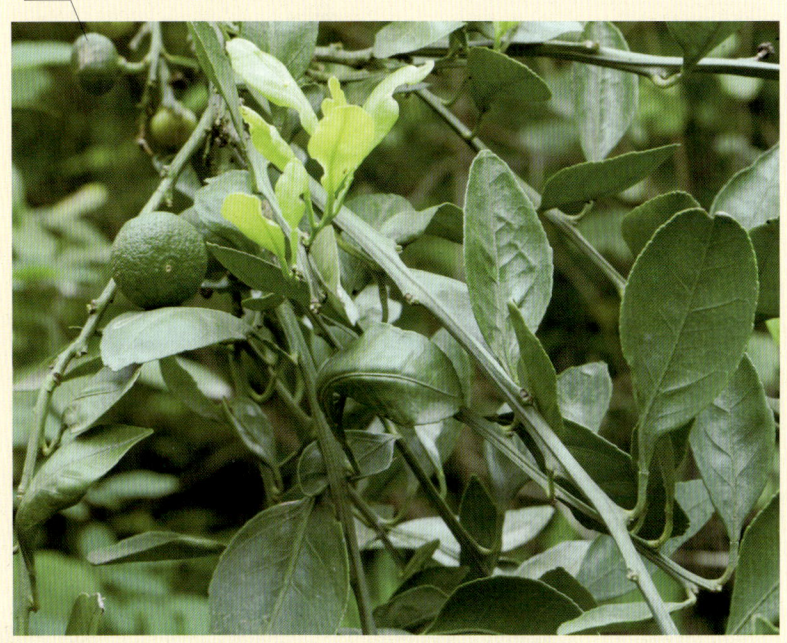

幼果

▲ 橘原植物（摄于湖北咸宁）

个青皮 类球形，直径1~2cm。表面灰绿色或黑绿色，微粗糙，有细密凹下的油室。顶端有稍突起的花柱基，基部有圆形果柄痕。质硬，断面外层果皮黄白色或淡棕色，厚0.1~0.3cm，外缘有油室1~2列，中央有8~10瓣瓤囊，淡棕色。气清香，味苦、辛。

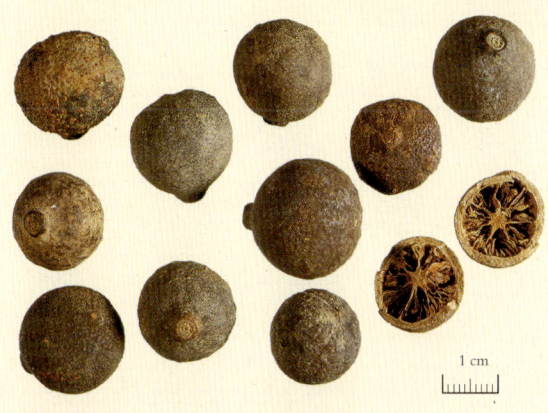

▲ 个青皮

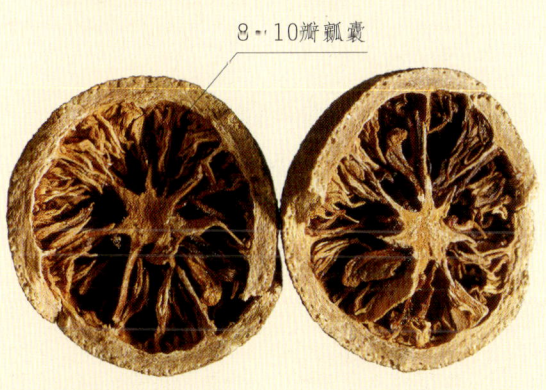

8~10瓣瓤囊

▲ 个青皮剖面放大

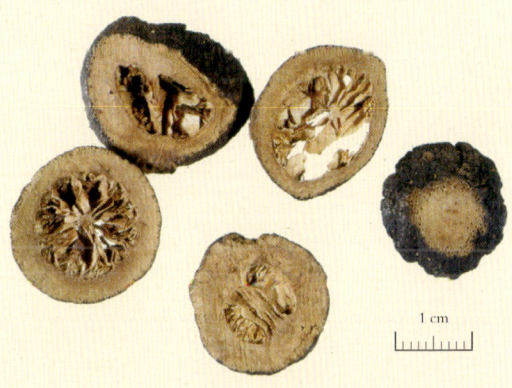

▲ 个青皮饮片

四花青皮 外层果皮剖成4裂瓣片，瓣片呈长椭圆形，长3~6cm。外表面灰绿色或黑绿色，微粗糙，有细密的油室；内表面类白色或黄白色，粗糙，附黄白色或黄棕色小筋络。质稍硬，易折断，断面外缘有1~2列油室。气香，味苦、辛。

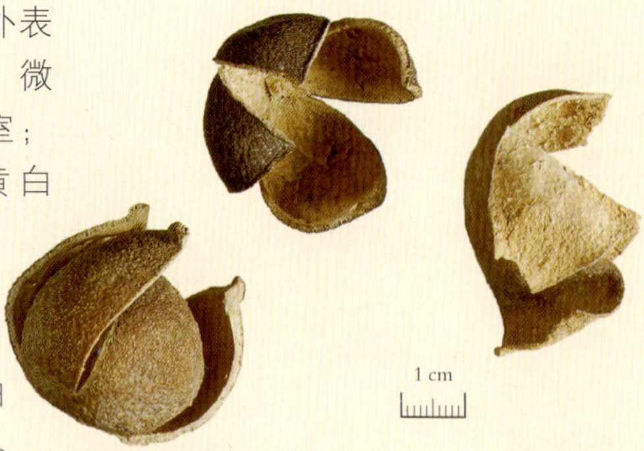

▲ 四花青皮 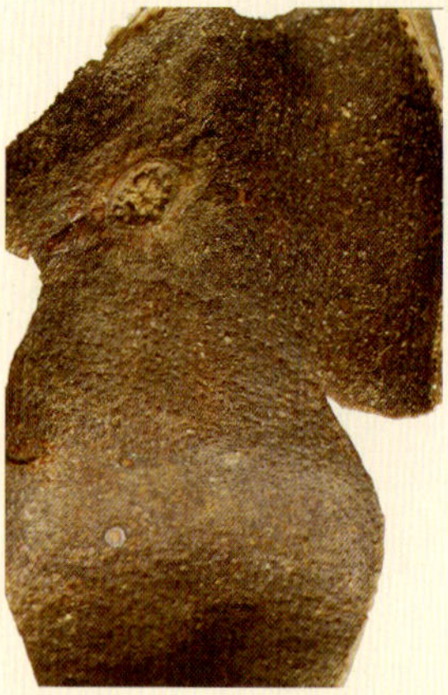　　▲ 四花青皮表面

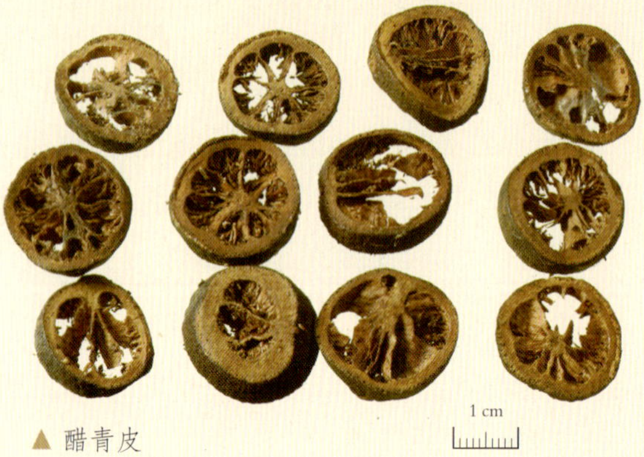

▲ 醋青皮 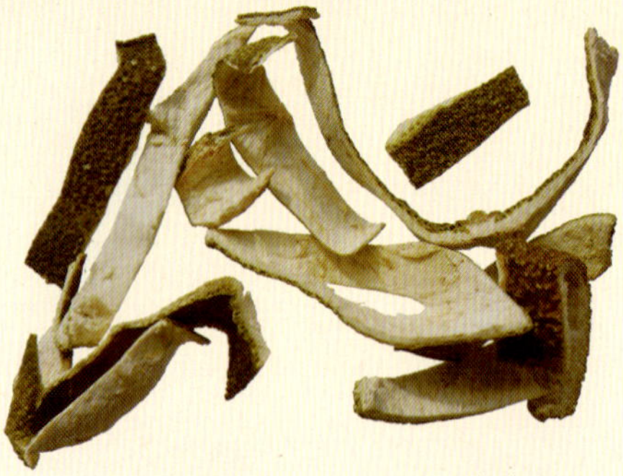　　▲ 青皮丝

非正品

柚

为芸香科植物柚 *Citrus grandis* (L.) Osbeck 的干燥幼果。

本品呈扁半球形或扁平形。外果皮黑褐色，果顶有突尖，尖处有柱基痕，切面黄棕色，瓤囊13瓣以上，小且显著外凸，果皮外翻。

注：部分地区将芸香科植物甜橙 *Citrus sinensis* Osbrck 或酸橙 *Citrus aurantium* L. 的干燥幼果及外果皮误作青皮药用，参见本册枳实项下。

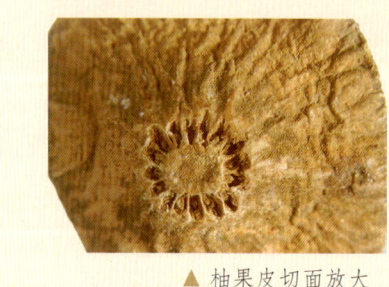
▲ 柚果皮切面放大

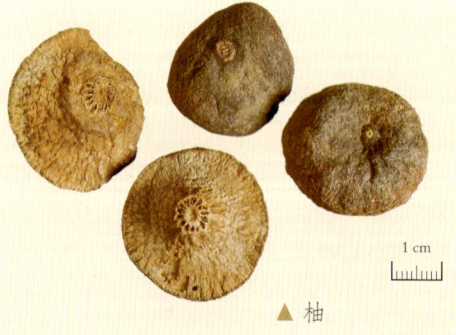
▲ 柚

青果 /Qingguo

正 品

青果（药典品种）

药材为橄榄科植物橄榄 *Canarium album* Raeusch. 的干燥成熟果实。本品呈纺锤形，两端钝尖，长2.5～4cm，直径1～1.5cm。表面棕黄色或黑褐色，有不规则皱纹。果肉灰棕色或棕褐色。果核梭形，暗红棕色，具突起的纵棱，质硬，内分3室，每室有种子1粒。气微，果肉味涩，久嚼微甜。

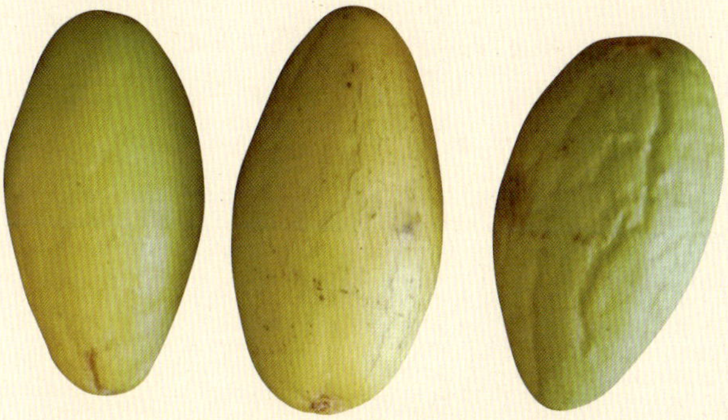

▲ 橄榄

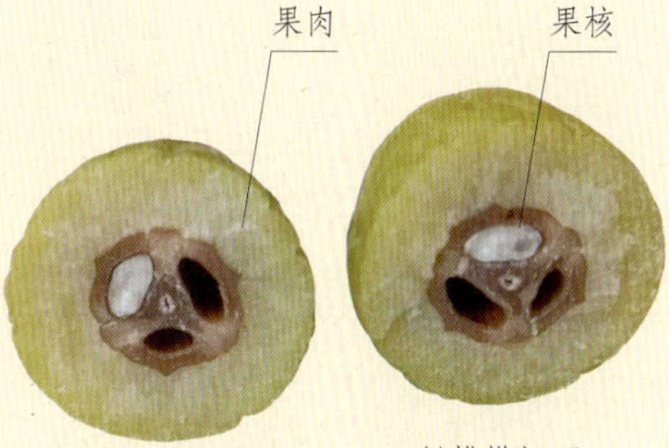

▲ 橄榄横切面（果肉、果核）

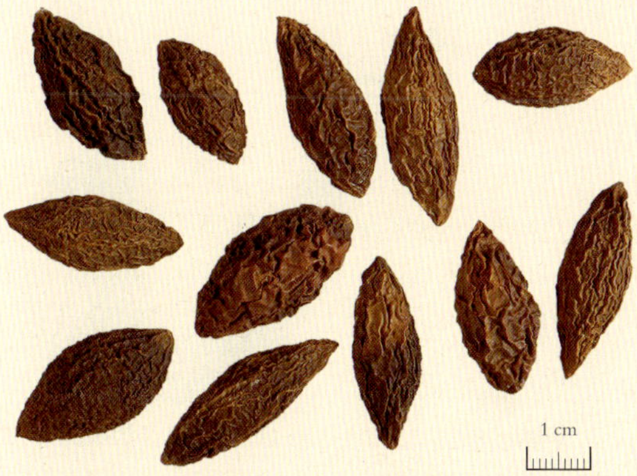

▲ 青果

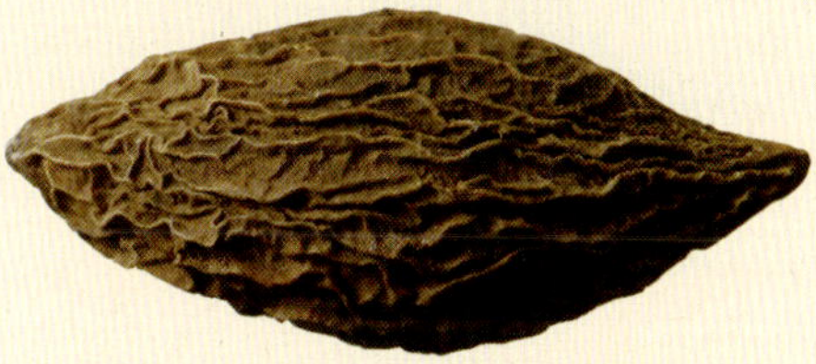

▲ 青果放大

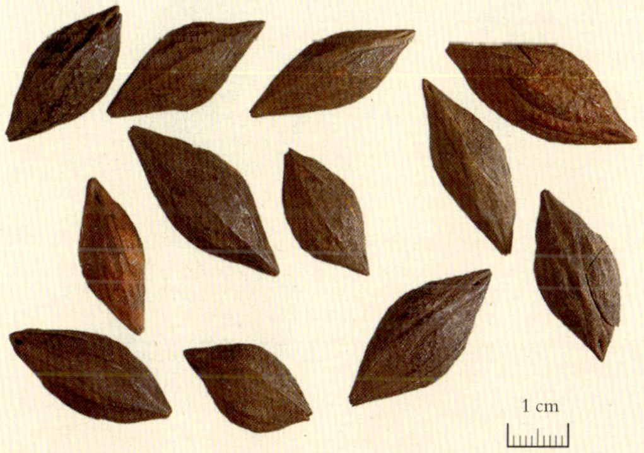

▲ 青果果核

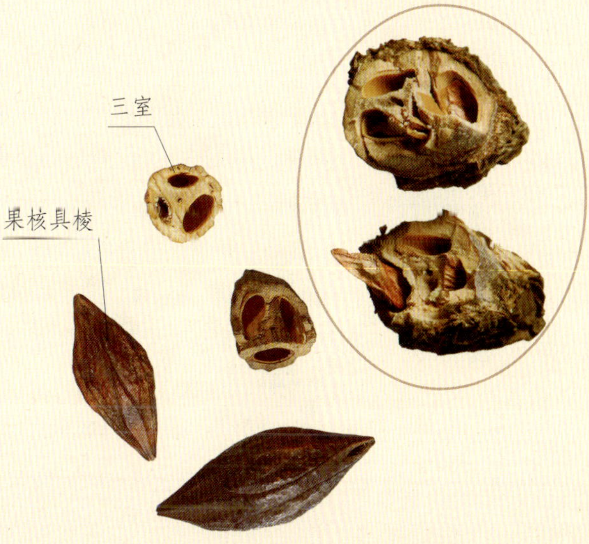

▲ 青果果核及断面（三室、果核具棱）

青葙子 /Qingxiangzi

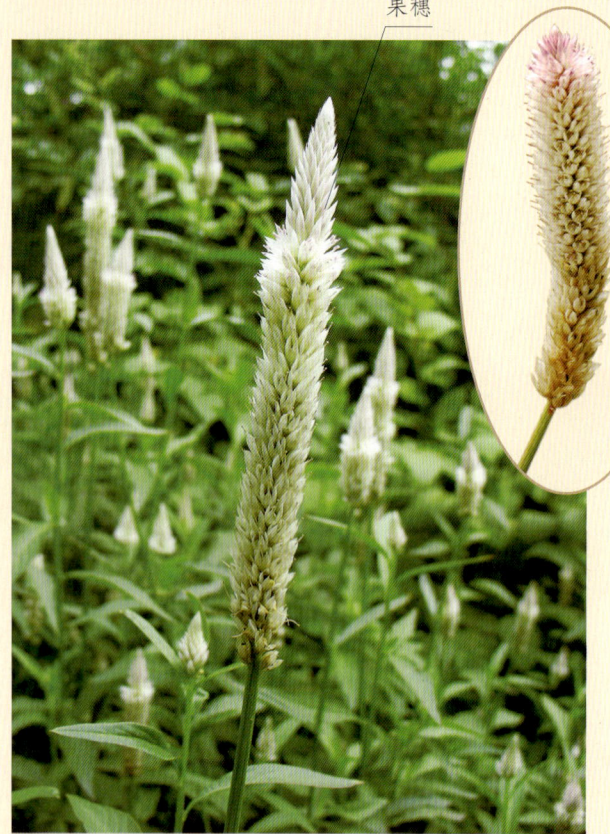

果穗

▲ 青葙原植物

正 品

青葙子（药典品种）

药材为苋科植物青葙 *Celosia argentea* L. 的干燥成熟种子。

本品呈扁圆形，少数呈圆肾形，直径 0.1～0.15cm。表面黑色或红黑色，光亮，中间微隆起，具细密的网状纹理，侧边微凹处有种脐。种皮薄而脆。气微，无味。

注：药材中偶见青葙的果实上残留花柱，长 0.4～0.6cm。

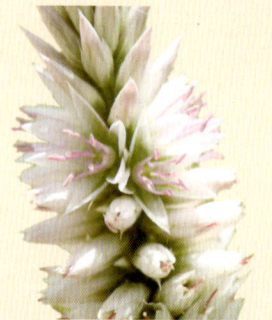

▲ 青葙花序（摄于广东）

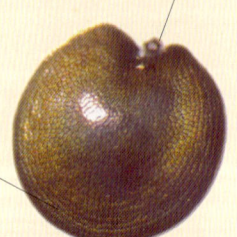

种脐

网状纹理

▲ 青葙子放大（显微镜下）

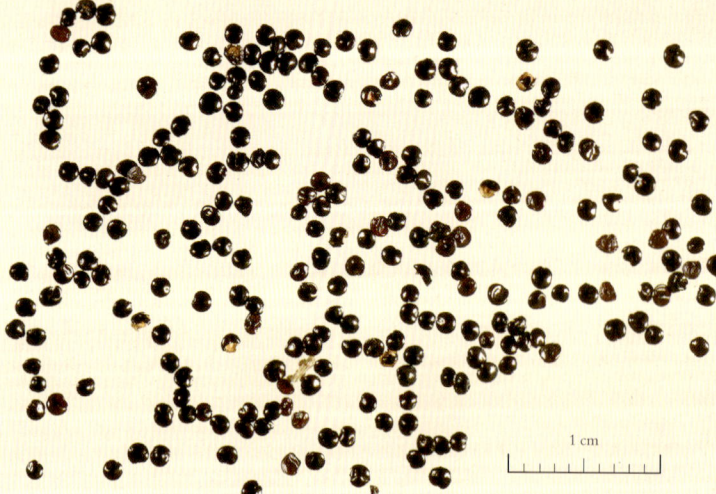

1 cm

▲ 青葙子

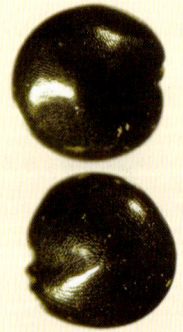

▲ 青葙子表面（放大40倍）

非正品

鸡冠花子

为苋科植物鸡冠花 *Celosia cristata* L. 的干燥成熟种子。

本品形状、大小、色泽与青葙子非常相近,极难区分,仅略扁或稍大,多瘪。在药材中偶见鸡冠花果实上残留花柱,长0.2~0.3cm,约为青葙的果实上残留的花柱长度的2/3。

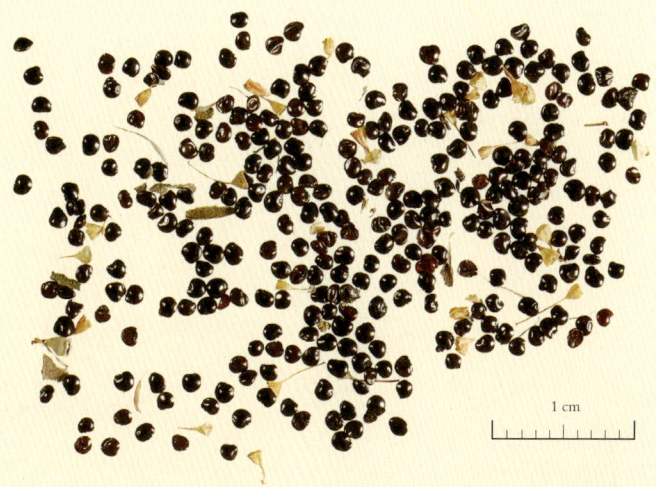

▲ 鸡冠花子

反枝苋子

为苋科植物反枝苋 *Amaranthus retroflexus* L. 的干燥成熟种子。

本品呈略扁的球形或卵形,两面凸,直径0.1~0.12cm。表面红棕色或棕黑色,较暗,有的附着薄膜状物。在高倍放大镜下观察,中心略凸,表面具网纹和放射状稍凸起的棱线,上、下表面近边缘处隐约可见环状棱线,边缘钝刃状。一侧凹窝不显著。气微,味淡。

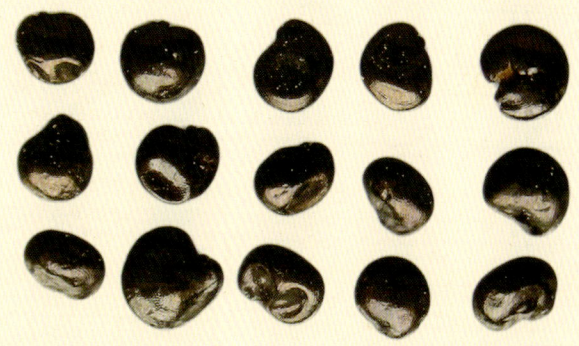

▲ 鸡冠花子表面(山西产)

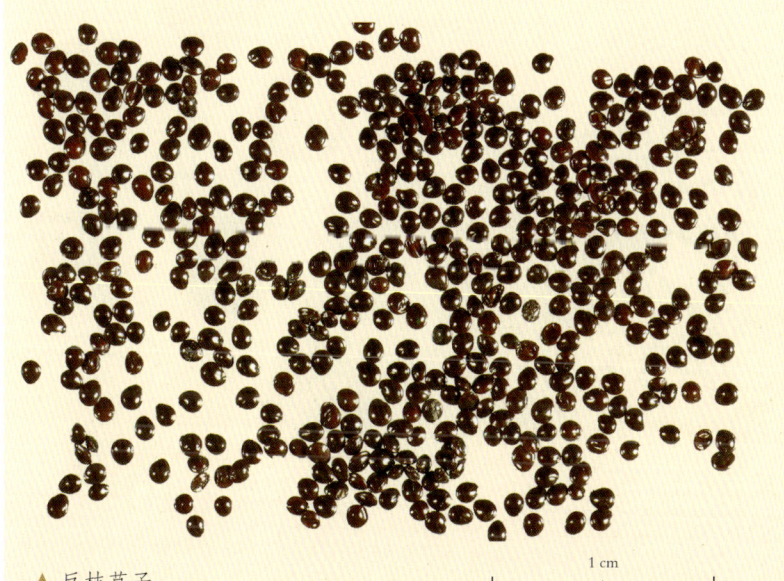

▲ 反枝苋子表面(放大90倍)

▲ 反枝苋子

刺苋子

为苋科植物刺苋 *Amaranthus spinosus* L. 的干燥种子。

本品呈略扁的球形或卵形，两面凸，直径0.1～0.12cm。表面红棕色或棕黑色，较暗。在高倍放大镜下观察，中心略凸，表面具网纹和放射状稍凸起的棱线，上、下表面近边缘处隐约可见环状棱线，边缘钝刃状。一侧凹窝不显著。气微，味淡。

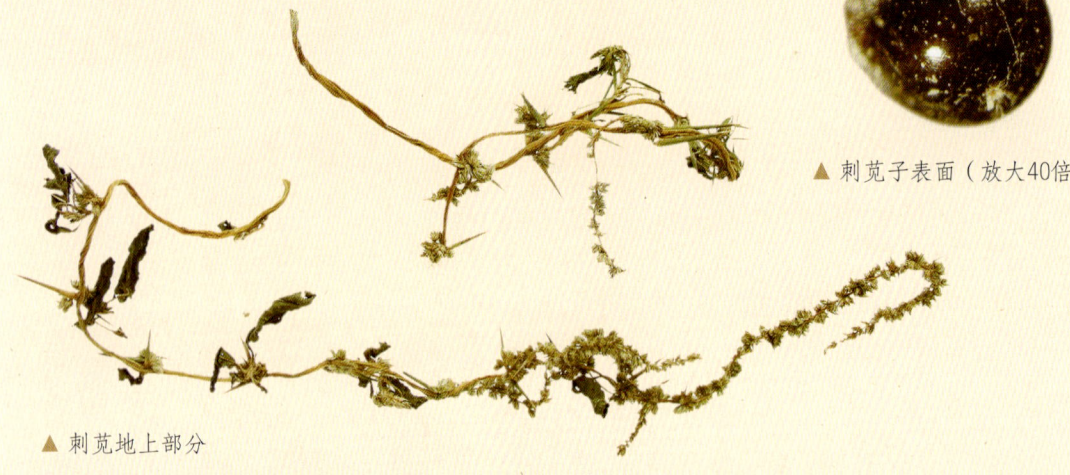

▲ 刺苋子表面（放大40倍）

▲ 刺苋地上部分

刺藜子

为藜科植物刺藜 *Dysphania aristata* (L.) Mosyakin et Clemants 的干燥种子。

本品呈类扁圆形，边缘有棱。表面棕褐色至黑褐色，有光泽。在高倍放大镜下观察，中心略凹。一侧具1明显的凹沟。气微，味淡。

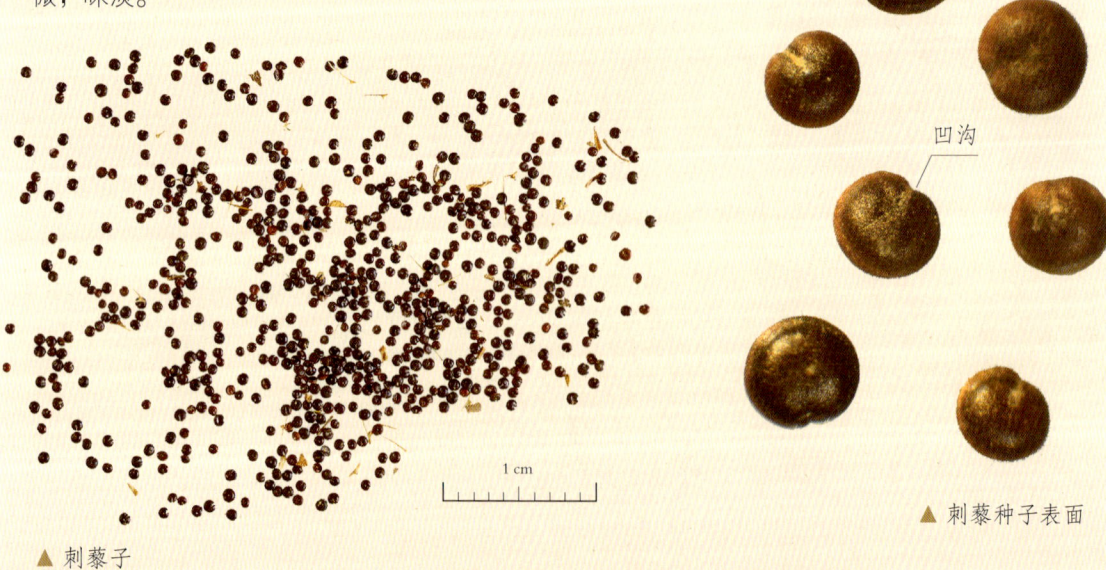

凹沟

▲ 刺藜种子表面

▲ 刺藜子

苦丁香 /Kudingxiang

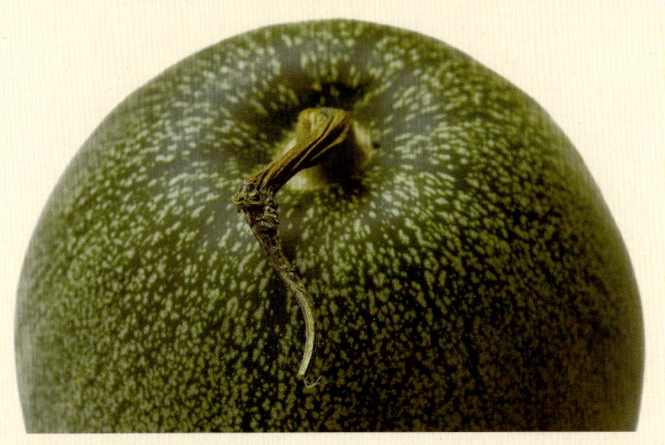

▲ 甜瓜蒂（香瓜蒂）鲜品（摄于广东深圳）

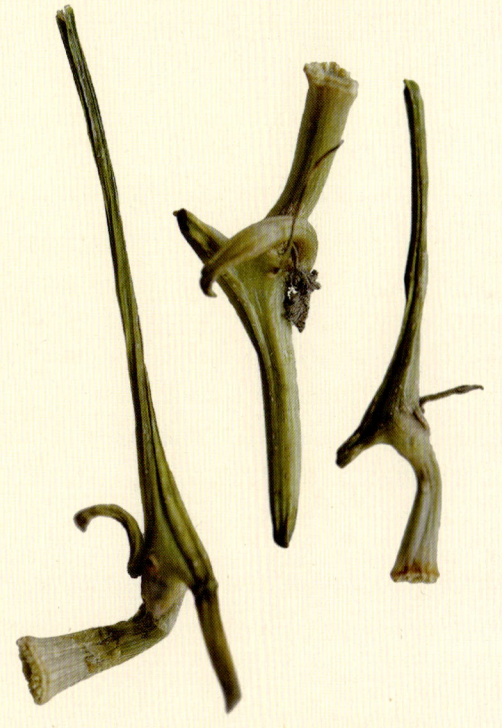

▲ 甜瓜蒂（香瓜蒂）放大

正 品

苦丁香

药材为葫芦科植物甜瓜 *Cucumis melo* L. 的干燥果柄。

本品呈类圆柱形，多弯曲，长3.5～5cm，直径约0.3cm。表面黄绿色或黄褐色，接近着生果实的一端膨大呈喇叭口状，可见放射状棱纹。质硬而韧，不易折断，断面纤维性。气微，味苦。

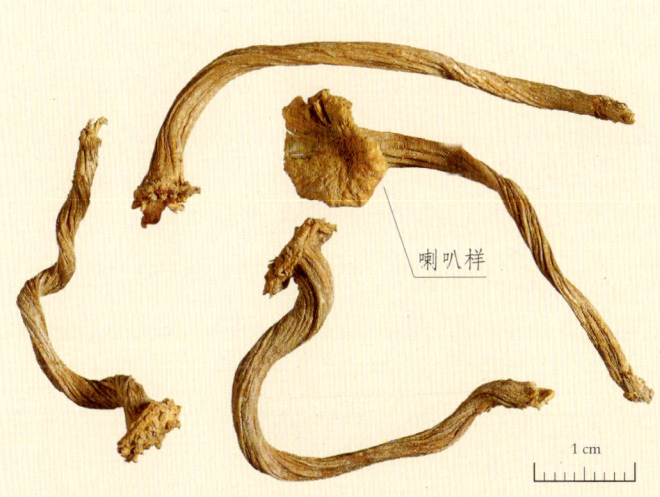

喇叭样

▲ 苦丁香

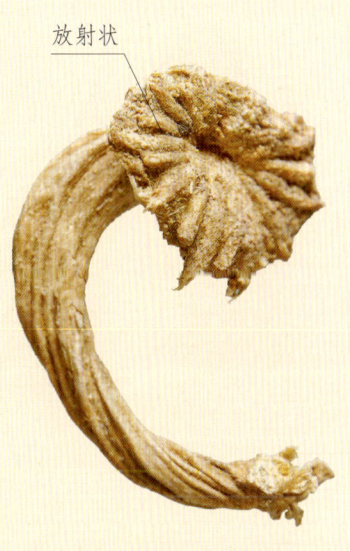

放射状

▲ 苦丁香表面

苦杏仁 /Kuxingren

正 品

苦杏仁（药典品种）

药材为蔷薇科植物山杏 *Prunus sibirica*（L.）Lam.、西伯利亚杏 *Prunus sibirica* L.、东北杏 *Prunus mandshurica*（Maxim.）Koehne 或杏 *Prunus armeniaca* L. 的干燥成熟种子。

本品略呈扁心形，顶端尖，基部钝圆，左右不对称，长 1～1.9cm，宽0.8～1.5cm，厚 0.5～0.8cm。表面黄棕色至暗棕色，可见细微颗粒状突起。尖端稍下一侧边缘有深色线状种脐，基部有1个椭圆形合点，有自合点向尖端放射的不规则脉纹。种皮薄，子叶2，乳白色，富油性。气微，味苦。

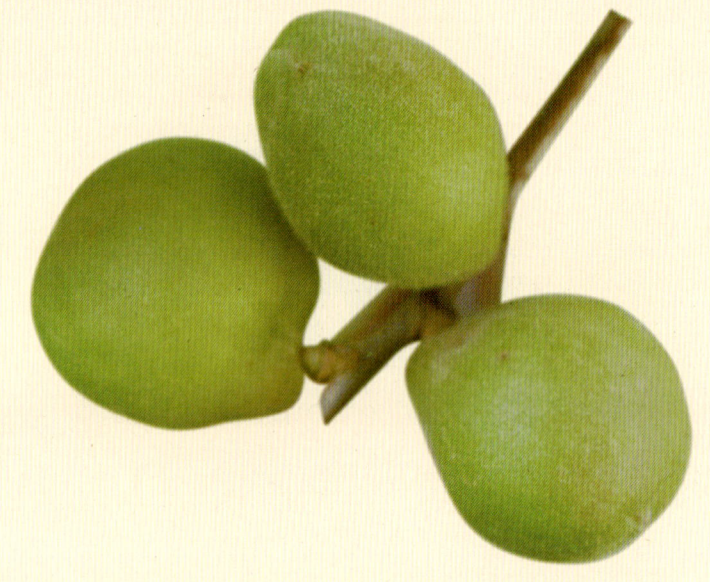

▲ 山杏鲜品

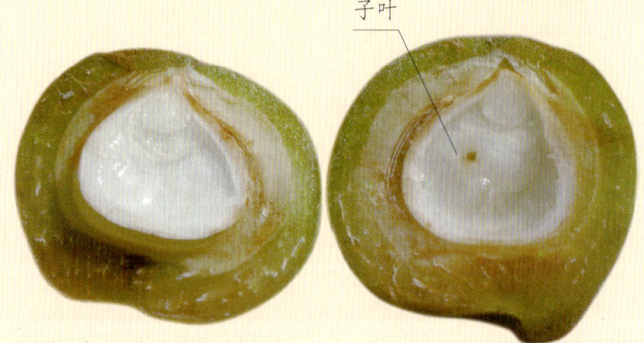

▲ 山杏剖面（子叶）

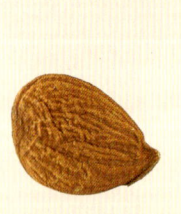
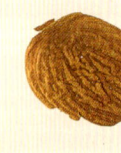

▲ 山杏仁（左右不对称）

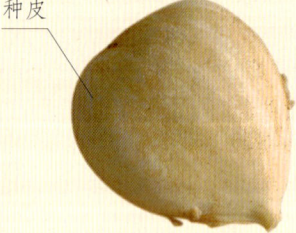

▲ 山杏仁表面（山西阳高产）（种皮）

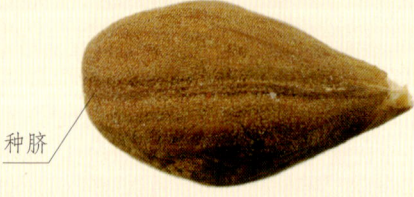

▲ 山杏仁侧面（种脐）

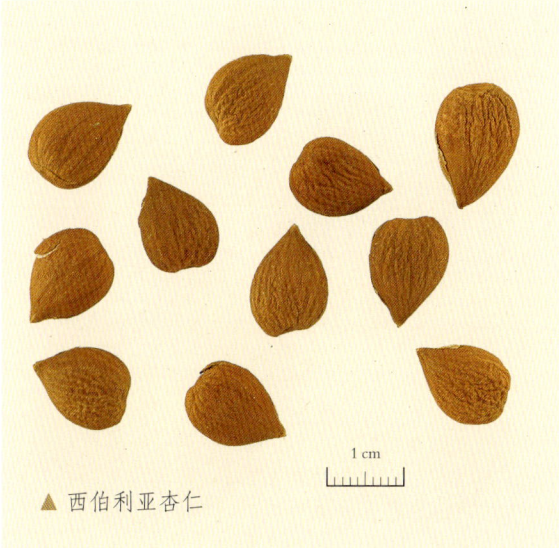

▲ 西伯利亚杏仁

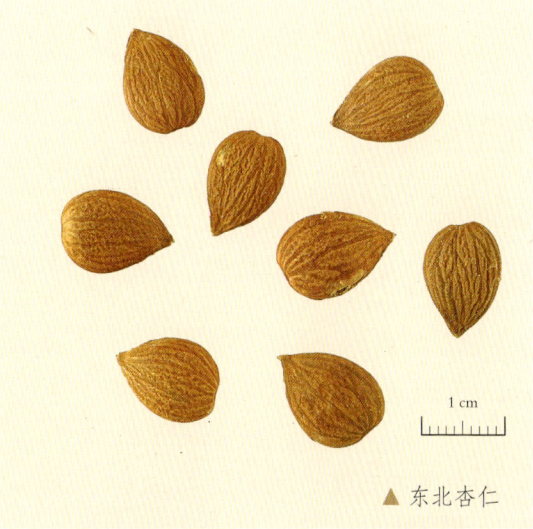

▲ 东北杏仁

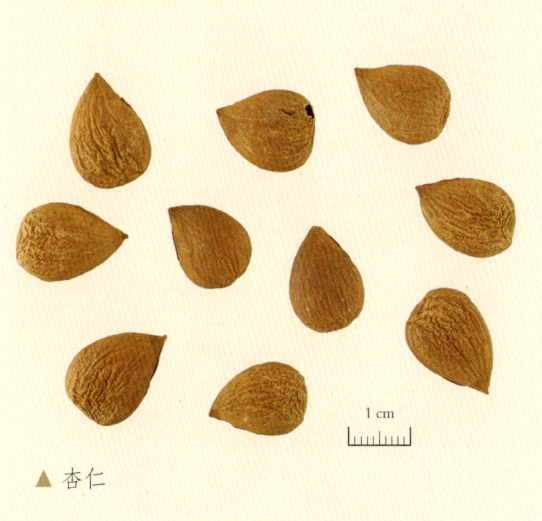

▲ 杏仁

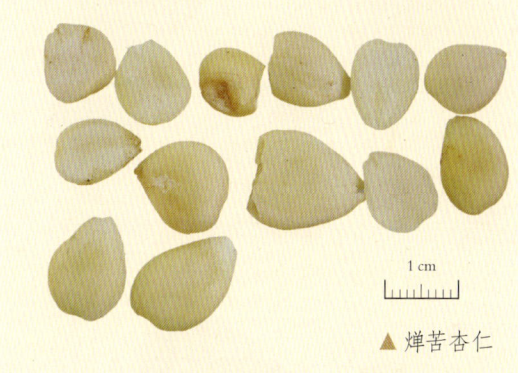

▲ 燀苦杏仁

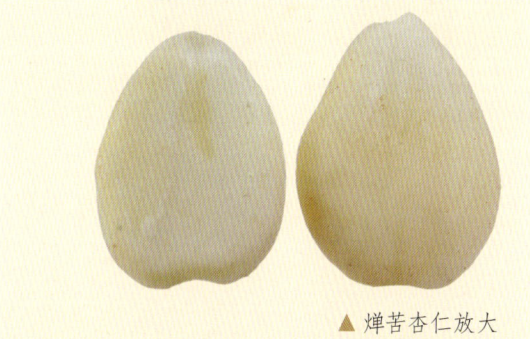

▲ 燀苦杏仁放大

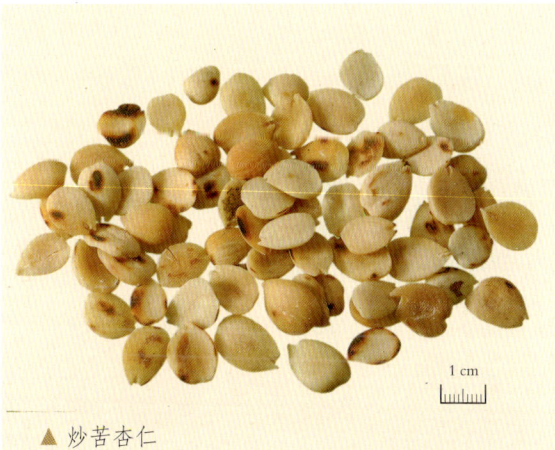

▲ 炒苦杏仁

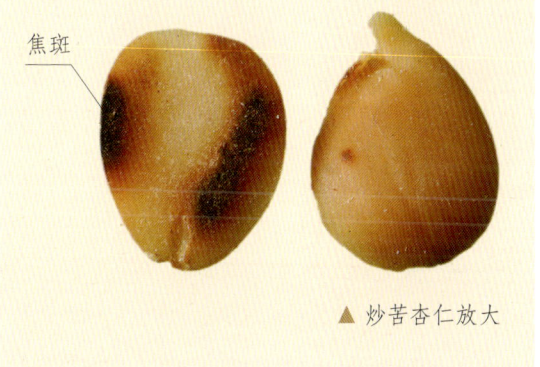

焦斑

▲ 炒苦杏仁放大

苦楝子 /Kulianzi

正 品

苦楝子（部颁品种）

药材为楝科植物楝 *Melia azedarach* L. 的干燥成熟果实。

本品与川楝子略类似，呈长椭圆形，长1.2～2cm，直径1～1.5cm。表面黄棕色至黑红色，有光泽，多皱缩。果核长椭圆形，具5～7条隆起的棱线。种子长卵形，两端略斜截平。

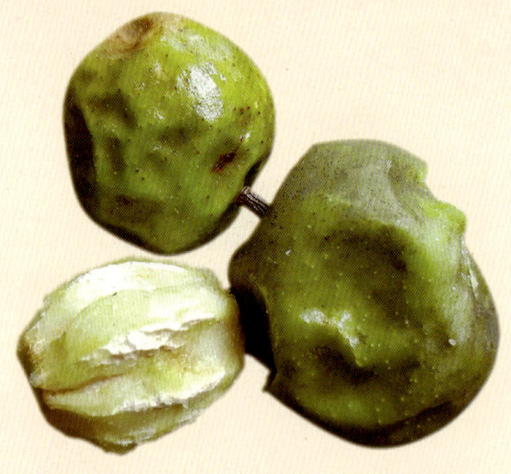

▲ 楝果实（四川青城山产）

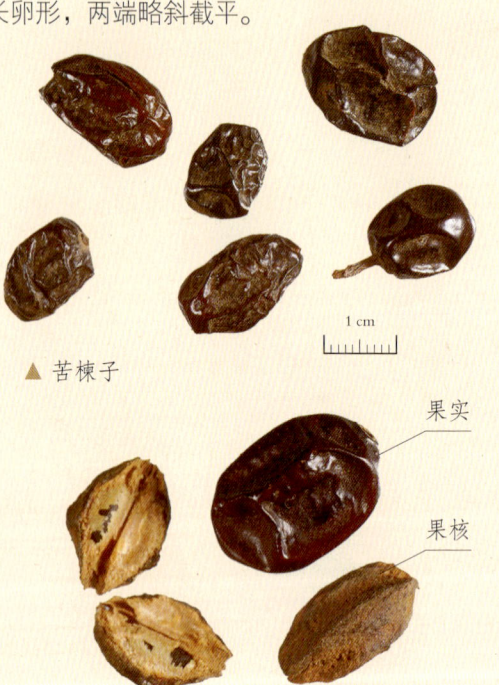

▲ 苦楝子

▲ 苦楝子果实及纵剖面

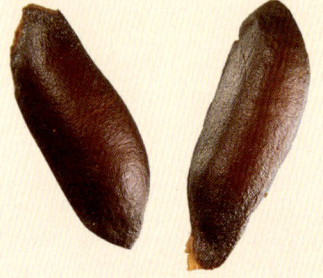

▲ 苦楝子种子放大

▲ 苦楝子果实横切面（果实5～7个孔）

非正品

厚果鸡血藤

为豆科植物厚果鸡血藤 *Millettia pachycarpa* Benth. 的干燥种子。

本品呈肾形，长3～4cm，宽约3cm。种皮棕紫色，具光泽，常不规则破裂而剥落，子叶2，黄白色，肥厚。气微。有毒。

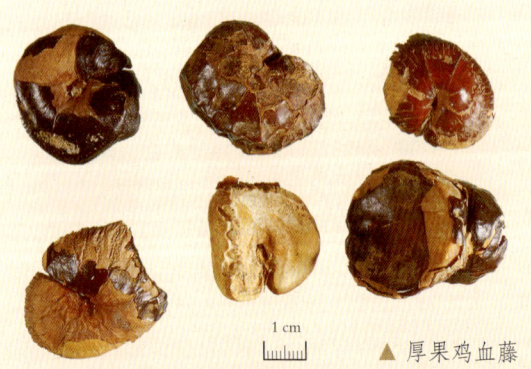

▲ 厚果鸡血藤

苘 麻 子 /Qingmazi

正 品

苘麻子（药典品种）

药材为锦葵科植物苘麻 *Abutilon theophrasti* Medic. 的干燥成熟种子。

本品呈三角状肾形，长0.35～0.6cm，宽0.25～0.45cm，厚0.1～0.2cm。表面灰黑色或暗褐色，有白色稀疏绒毛，凹陷处有类椭圆状种脐，淡棕色，四周有放射状细纹。种皮坚硬，子叶2，重叠折曲，富油性。气微，味淡。

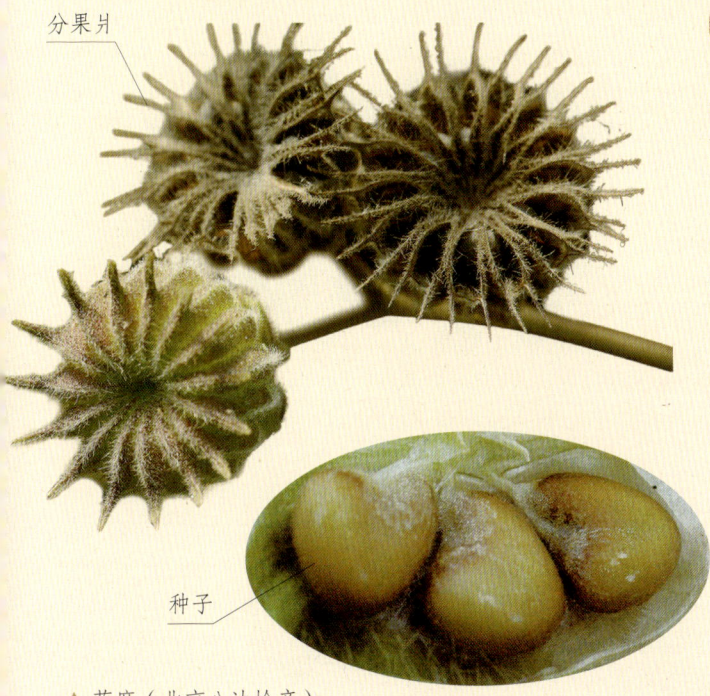

▲ 苘麻（北京八达岭产）

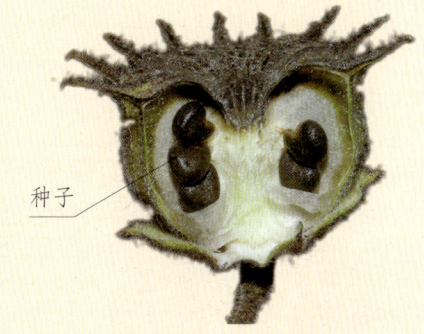

▲ 苘麻果实纵剖放大

◀ 苘麻子表面

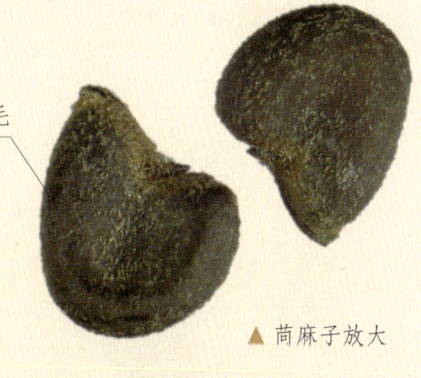

▲ 苘麻子放大

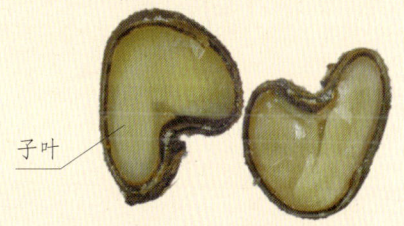

▲ 苘麻子切面放大

▲ 苘麻子

> **非正品**

玫瑰茄

为锦葵科植物玫瑰茄 *Hibiscus sabdariffa* L. 的干燥成熟种子。

本品呈三角状肾形，长0.4~0.7cm，宽0.3~0.5cm，厚0.2~0.3cm。表面灰棕红色或暗褐色，有稀疏半环样的斑纹，一端平截状，凹陷处有类扁片状种脐。种皮坚硬，子叶2，重叠折曲，富油性。气微，味淡。

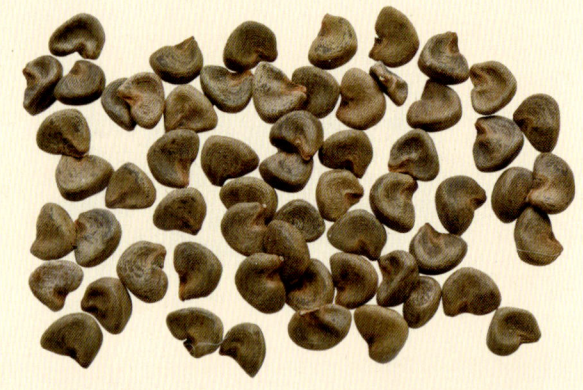

▲ 玫瑰茄种子

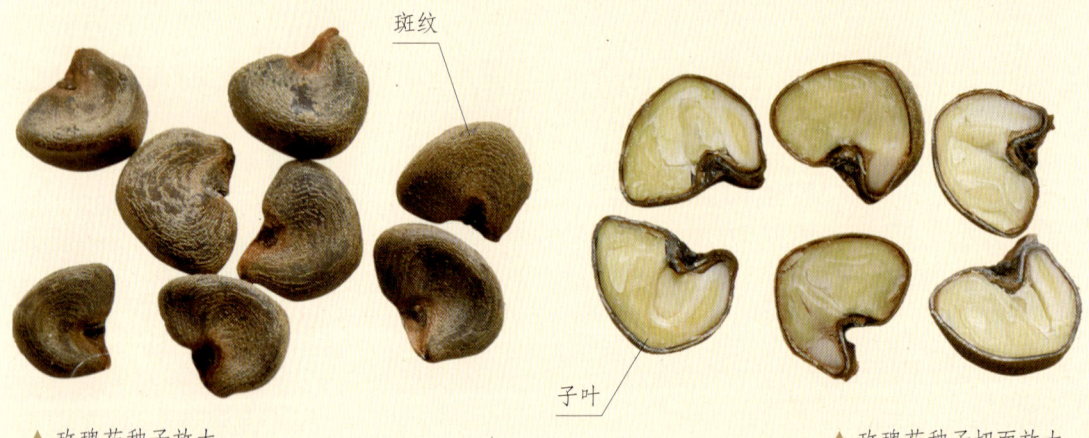

▲ 玫瑰茄种子放大　　　　　▲ 玫瑰茄种子切面放大

黄蜀葵

为锦葵科植物黄蜀葵 *Abelmoschus manihot* (L.) Medic. 的干燥种子。

本品呈三角状圆肾形，长0.3~0.5cm，宽0.3~0.54cm，厚0.2~0.3cm。表面灰棕红色或暗褐色，有稀疏半环样的突起条纹，凹陷处有浅色类扁片状种脐。种皮坚硬，子叶2，重叠折曲，富油性。气微，味淡。

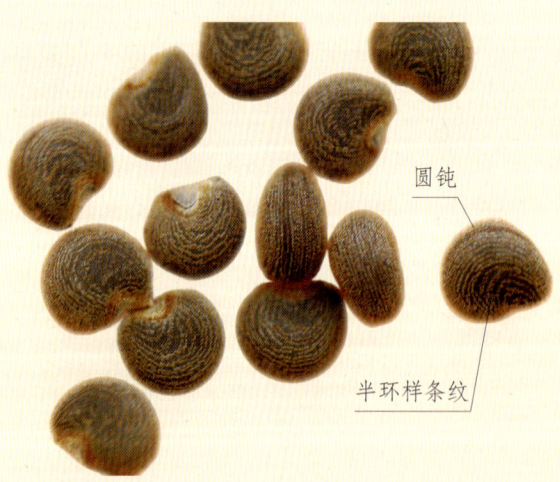

▲ 黄蜀葵种子放大（辽宁沈阳产）

郁李仁 /Yuliren

正品

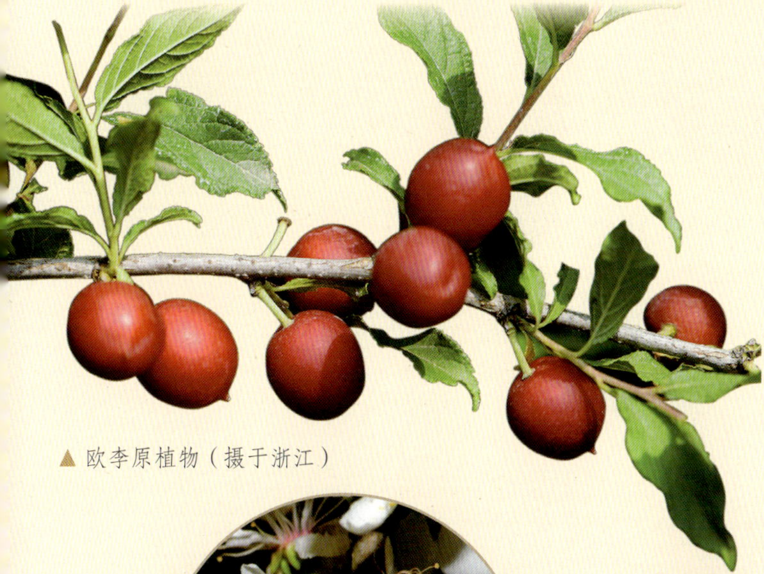

郁李仁（药典品种）

药材为蔷薇科植物欧李 *Prunus humilis* Bge.、郁李 *Prunus japonica* Thunb. 或长柄扁桃 *Prunus pedunculata* Maxim. 的干燥成熟种子。前二种习称"小李仁"，后一种习称"大李仁"。

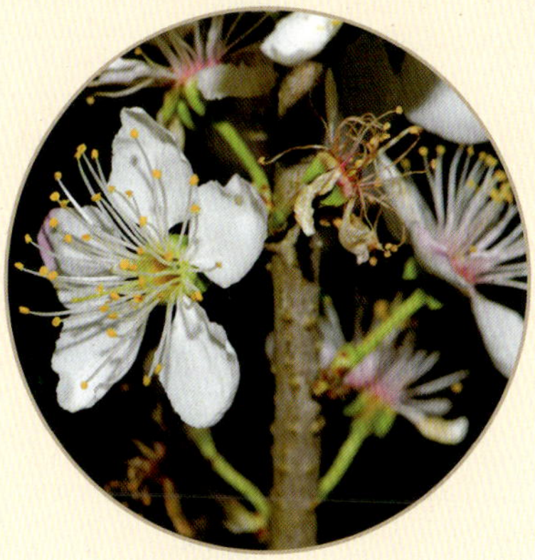

▲ 欧李原植物（摄于浙江）

▲ 欧李花

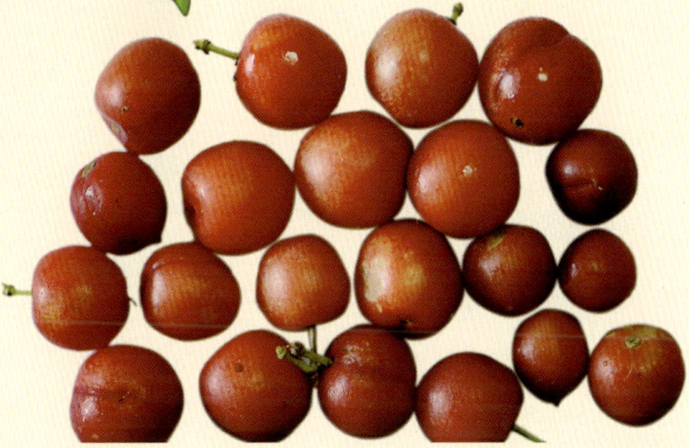

▲ 欧李果实

小李仁 本品呈卵形，长0.5~0.8cm，直径0.3~0.5cm。表面黄白色或浅棕色，一端尖，另一端钝圆。尖端一侧有线形种脐，圆端中央有深色合点，自合点处向上具多条纵向维管束脉纹。种皮薄，子叶2，乳白色，富油性。气微，味微苦。

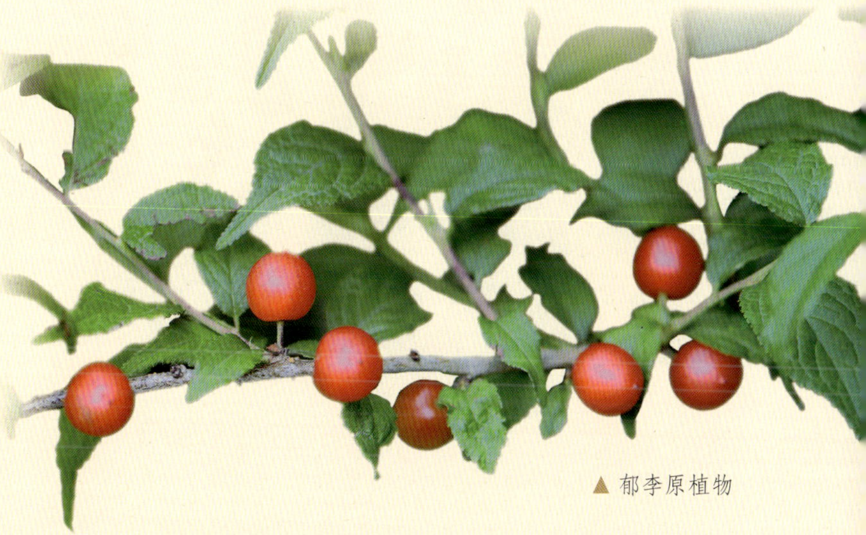

▲ 郁李原植物

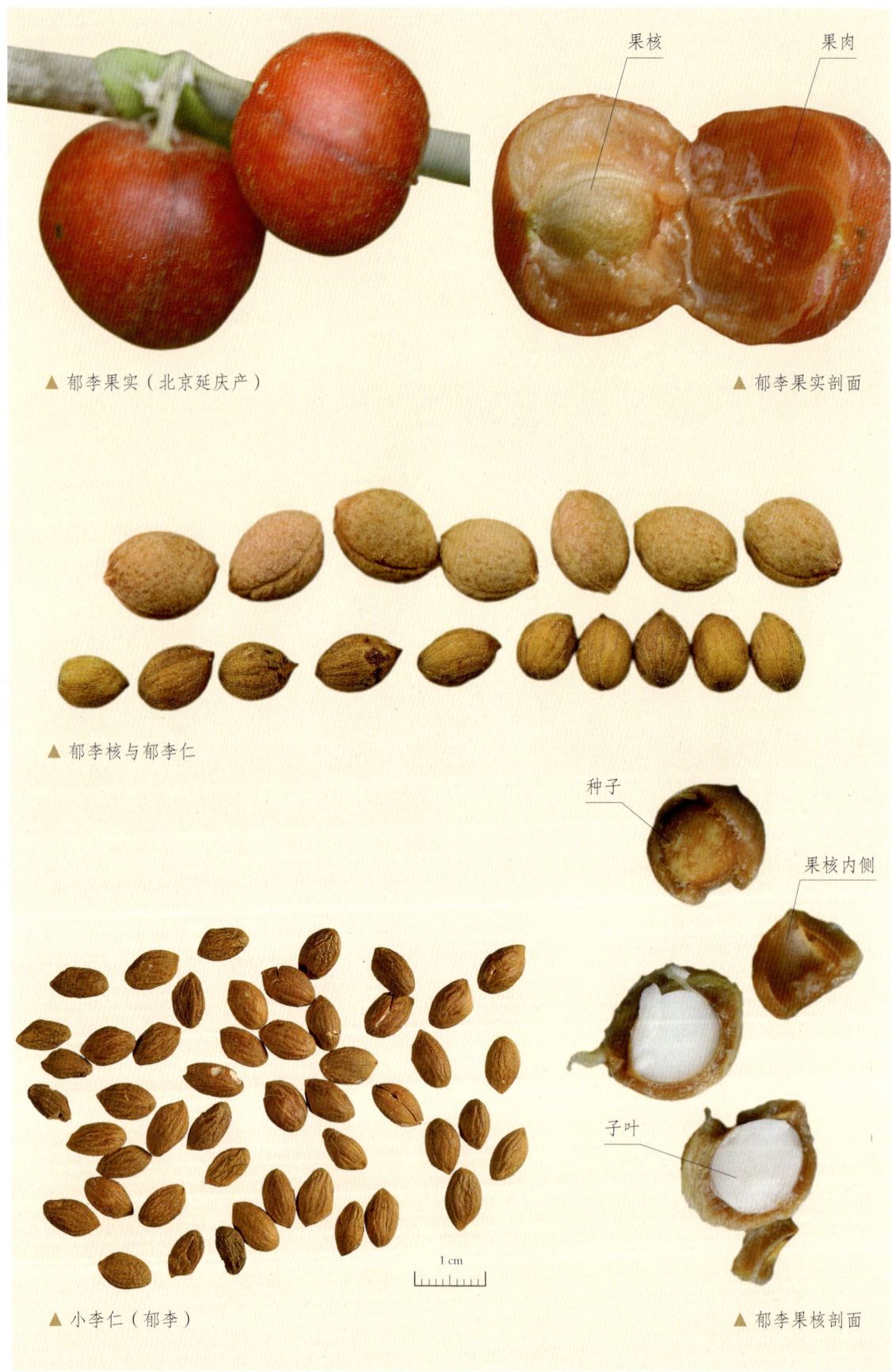

▲ 郁李果实（北京延庆产）　　　　　　　　　　　　　　　▲ 郁李果实剖面

▲ 郁李核与郁李仁

▲ 小李仁（郁李）　　　　　　　　　　　　　　　　　　▲ 郁李果核剖面

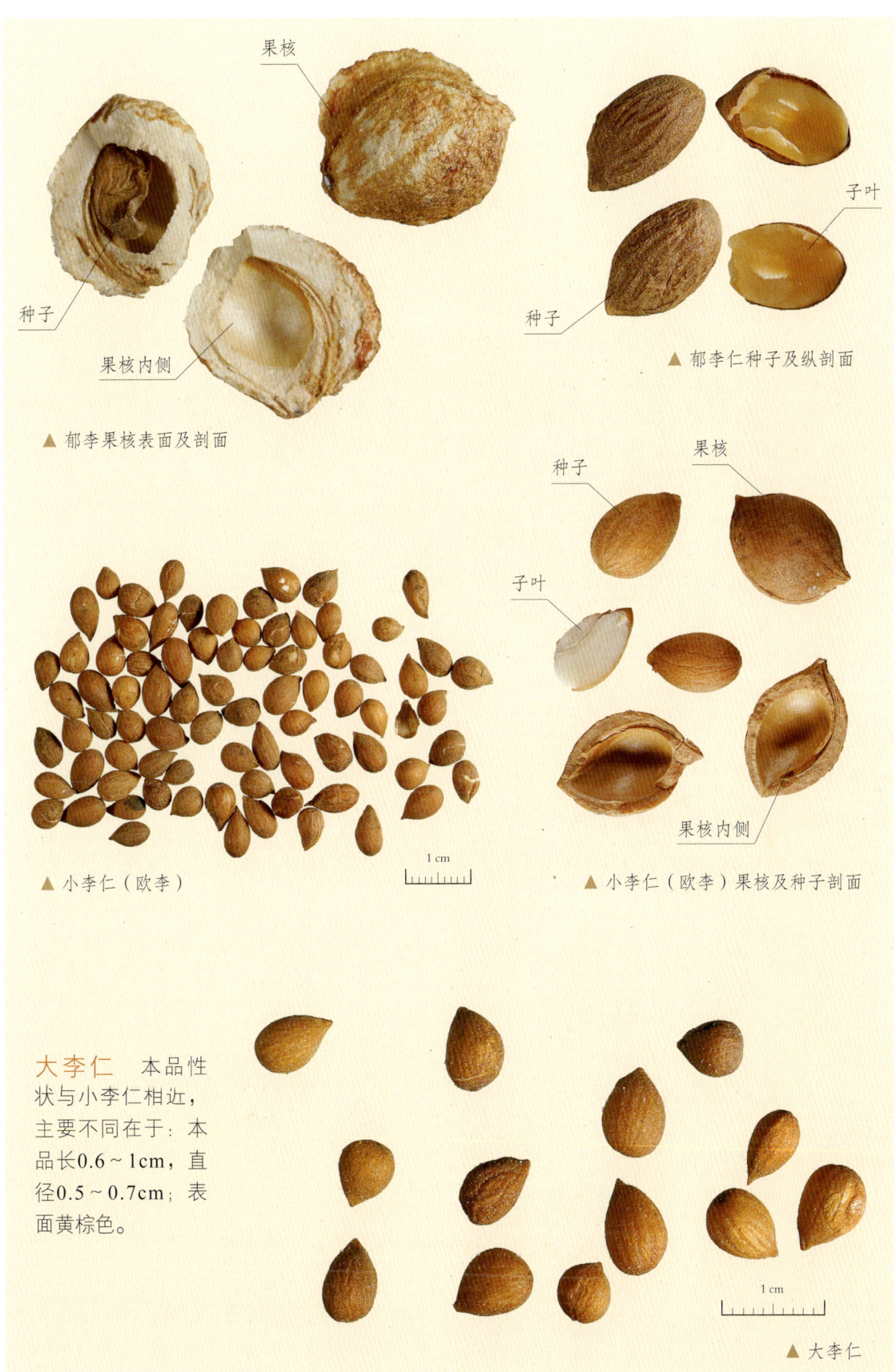

大李仁 本品性状与小李仁相近，主要不同在于：本品长0.6～1cm，直径0.5～0.7cm；表面黄棕色。

▲ 郁李果核表面及剖面

▲ 郁李仁种子及纵剖面

▲ 小李仁（欧李）

▲ 小李仁（欧李）果核及种子剖面

▲ 大李仁

非正品

毛樱桃仁

为蔷薇科植物毛樱桃 *Prunus tomentosa* Thunb. 的干燥成熟种子。

本品比郁李仁小。长约0.4cm，直径约0.3cm。

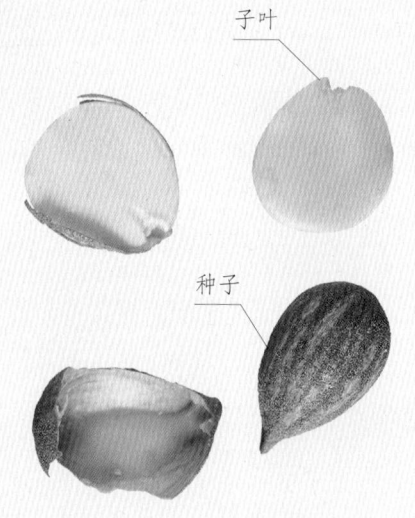

▲ 毛樱桃种子剖面

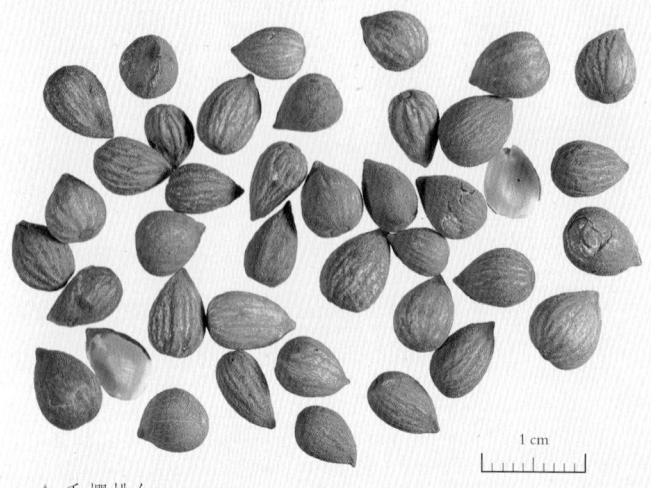

▲ 毛樱桃仁

蒙古扁桃

为蔷薇科植物蒙古扁桃 *Prunus mongolica* Maxim. 的干燥成熟种子。

本品性状与长柄扁桃种子相近。

注：个别地区将齿叶扁核木 *Prinsepia uniflora* Batal. var. *serrata* Rehd. 的种子称"扁核李"，误作郁李仁药用。其特征参见本册蕤仁项下。

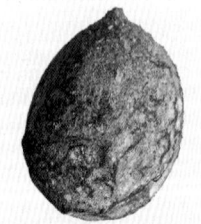

▲ 蒙古扁桃果核表面及剖面

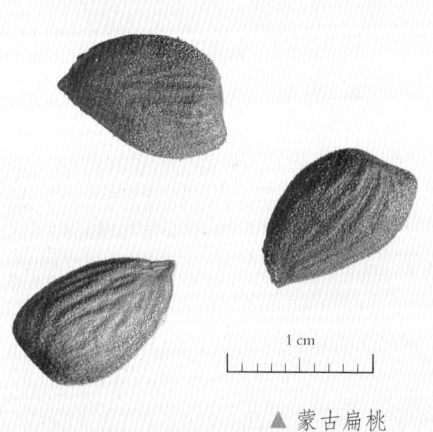

▲ 蒙古扁桃果核表面

▲ 蒙古扁桃

罗 汉 果 /Luohanguo

正 品

罗汉果（药典品种）

药材为葫芦科植物罗汉果 *Siraitia grosvenorii* (Swingle) C. Jeffrey ex A. M. Lu et Z. Y. Zhang 的干燥果实。本品呈卵形、椭圆形或球形。长 4.5～8.5cm，直径 3.5～6cm。表面褐色、黄褐色或绿褐色，有深色斑块及黄色柔毛，有的具果梗痕。体轻，质脆，果皮薄，易破。果瓤（中、内果皮）海绵状，浅棕色。种子扁圆形，多数，长约 1.5cm，宽约 1.2cm；浅红色至棕红色，两面中间微凹陷，四周有放射状沟纹，边缘有槽。气微，味甜。

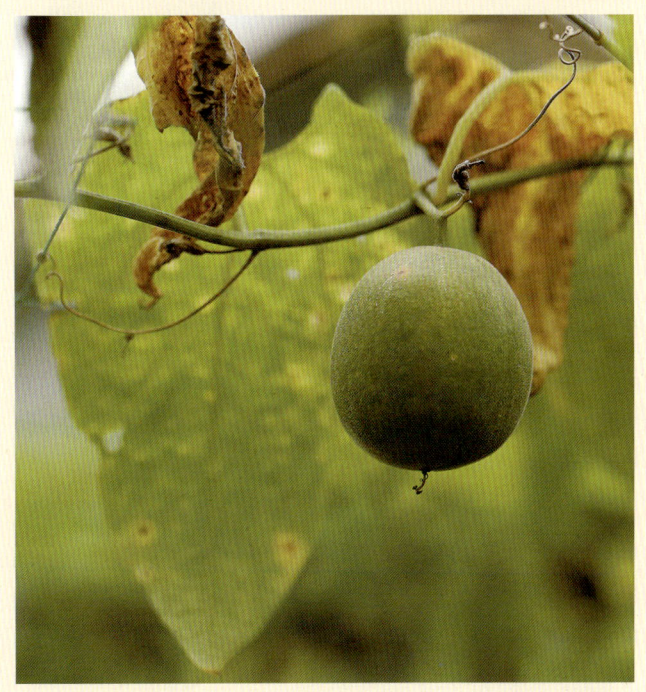

▲ 罗汉果原植物

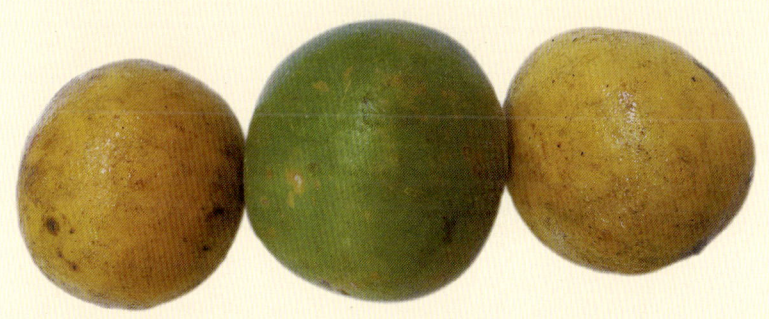

▲ 罗汉果鲜果（广西玉林产）

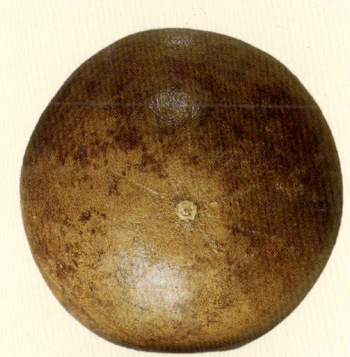

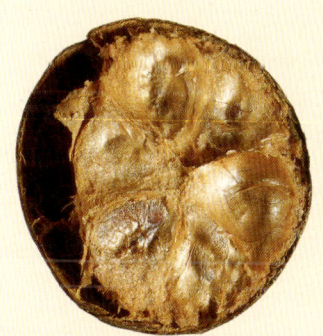 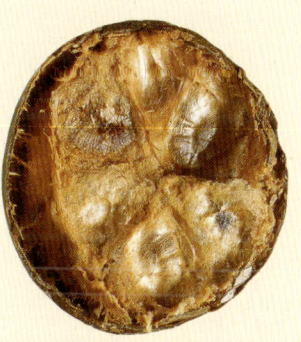

▲ 罗汉果剖面

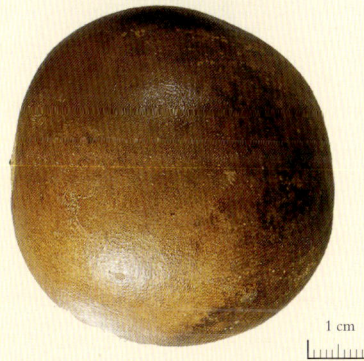

▲ 罗汉果

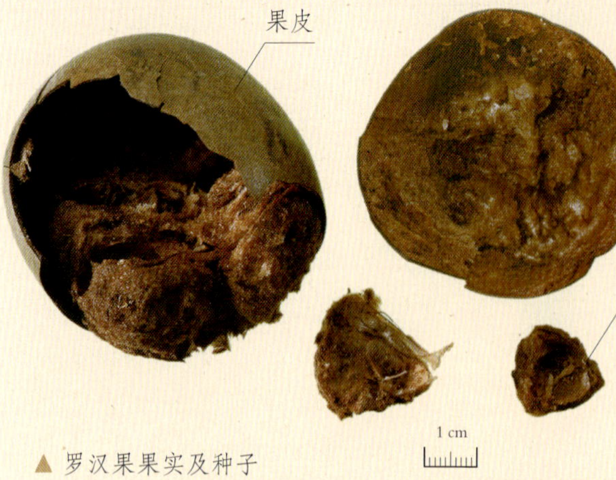

果皮

种子

▲ 罗汉果果实及种子 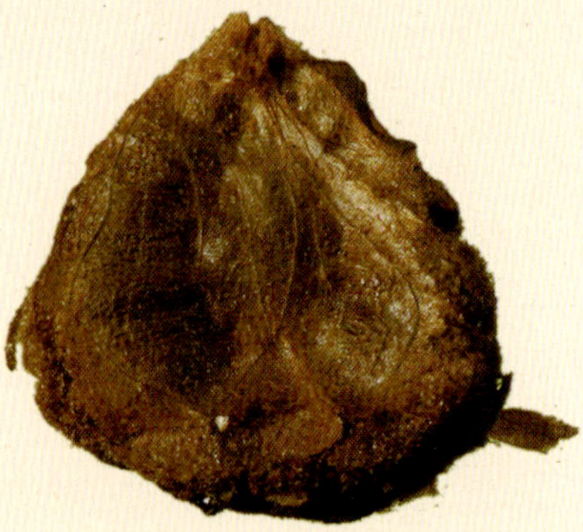　　　　　　　　　　　　　　　　　　　　　　　　▲ 罗汉果种子放大

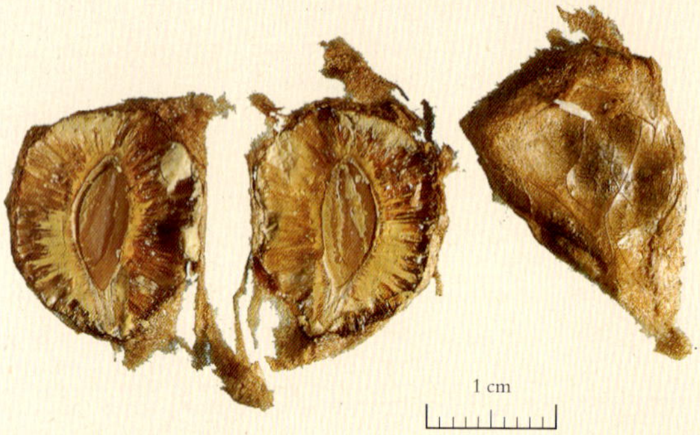

▲ 罗汉果种子 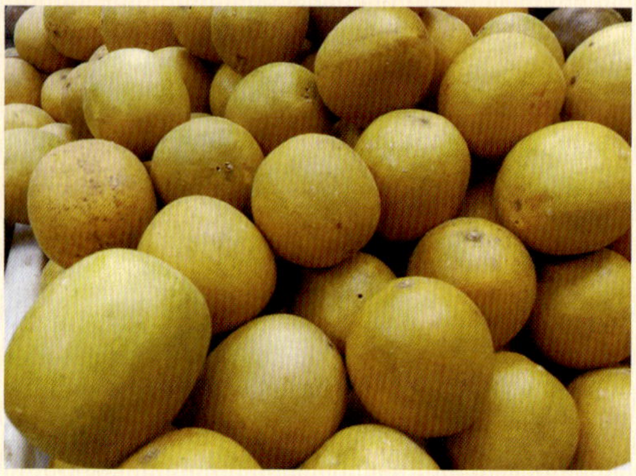　　　　　　　　　　　　　　　　　　　　　　　　　　　▲ 罗汉果（冷冻干燥品）

非正品

山橙

为夹竹桃科植物山橙 *Melodinus suaveolens* Champ. ex Benth. 的干燥果实。

本品呈圆球形，直径5～8cm。表面稍有光泽，棕红色或棕褐色，常见黑色斑块，偶有宿存萼，基部有木质果柄。果皮厚而韧。种子扁圆形，种仁黄色，富油性。气微，味涩。有毒。

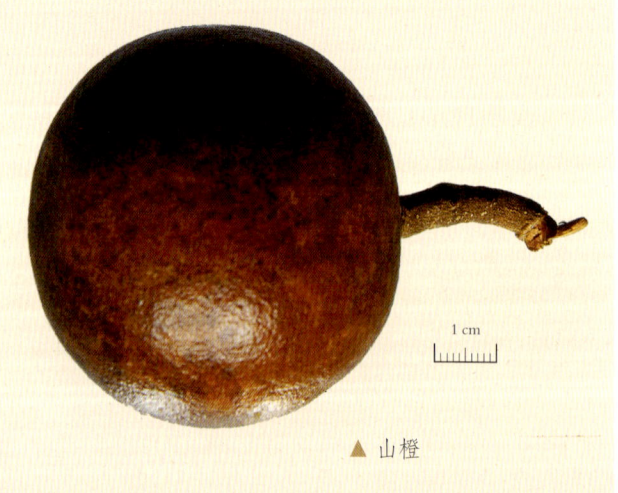

▲ 山橙

使 君 子 /Shijunzi

正 品

使君子（药典品种）

药材为使君子科植物使君子 *Quisqualis indica* L. 的干燥成熟果实。

本品呈橄榄状椭圆形或卵圆形，具5条纵棱，偶有4~9棱，长2.5~4cm，直径约2cm。表面黑褐色至紫黑色，平滑，微具光泽。顶端狭尖，基部稍钝，有明显圆形的果梗痕。质坚硬，横切面多呈五角星形，棱角处壳较厚，中间呈类圆形空腔。种子长椭圆形或纺锤形，长约2cm，直径约1cm；表面棕褐色或黑褐色，有多数纵皱纹；种皮薄，易剥离；子叶2，黄白色，有油性。气微香，味微甜。

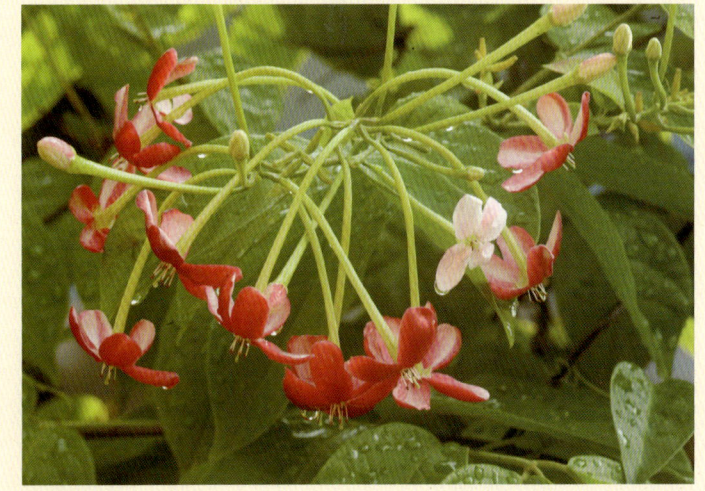

▲ 使君子原植物（摄于广东花都）

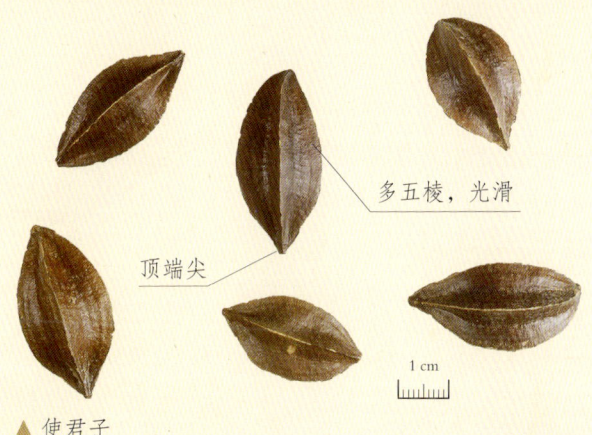

▲ 使君子

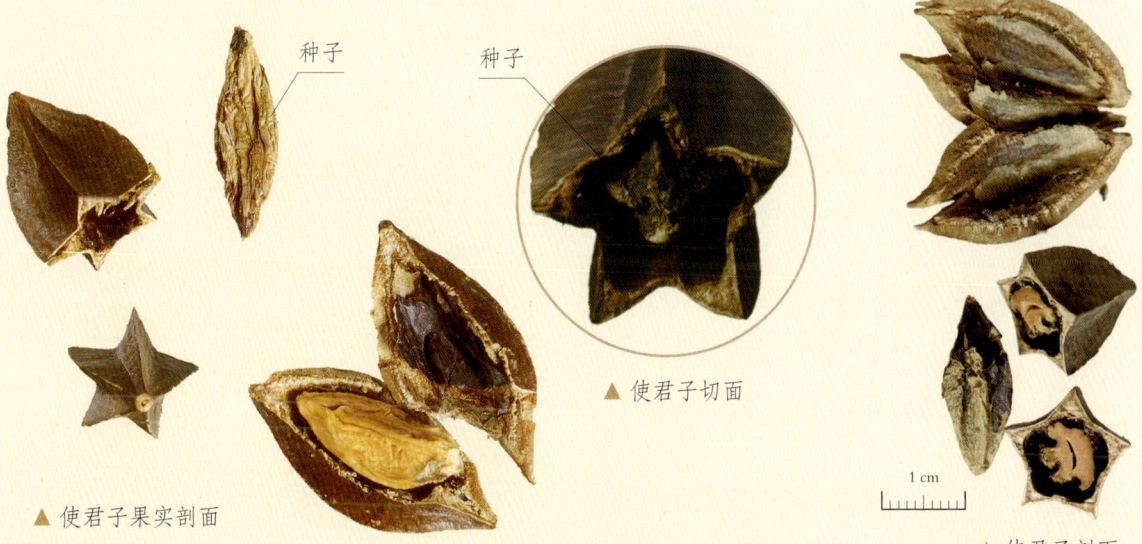

▲ 使君子果实剖面　　▲ 使君子切面　　▲ 使君子剖面

金樱子 /Jinyingzi

正 品

金樱子（药典品种）

药材为蔷薇科植物金樱子 *Rosa laevigata* Michx. 的干燥成熟果实。

本品为花托发育而成的假果，呈倒卵形，略呈"提壶"样，长2～3.5cm，直径1～2cm。表面红黄色或棕红色，有突起的棕色小点，系毛刺脱落后的残基。顶端有盘状花萼残基，中央有黄色柱基，下端渐尖。质坚，切开后，内表面密生淡黄色绒毛，有光泽，内含小瘦果30～50粒。瘦果扁纺锤形，具3～5棱及纵沟，淡黄棕色，被白色细长毛。气微，味甘、略涩。

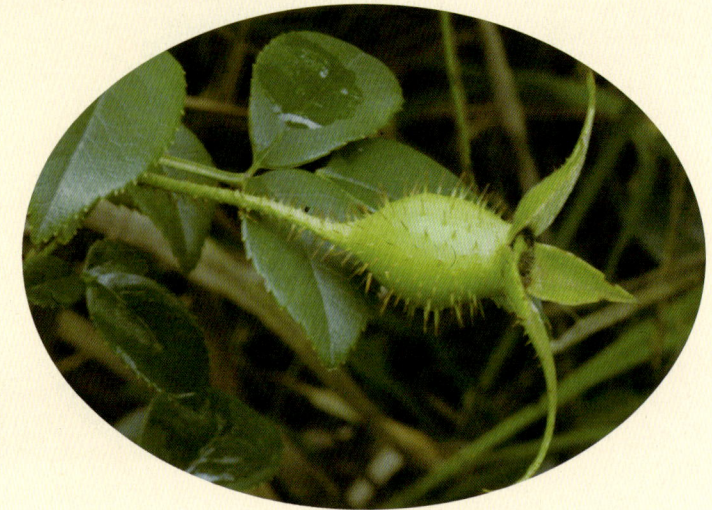

▲ 金樱子原植物（摄于湖北咸宁）

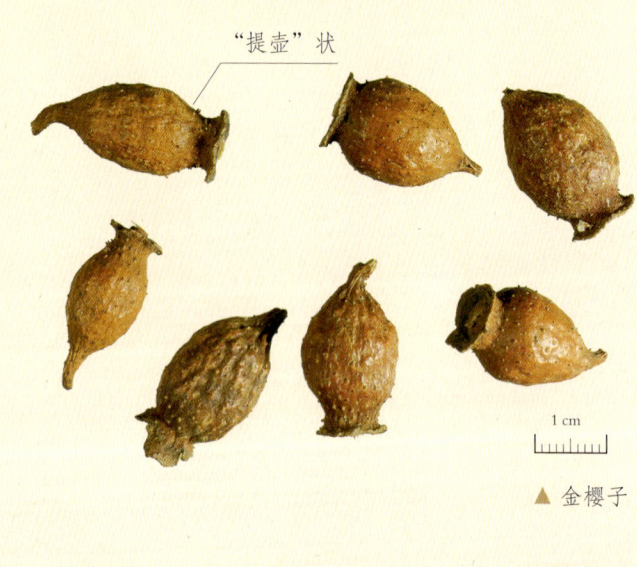

▲ 金樱子

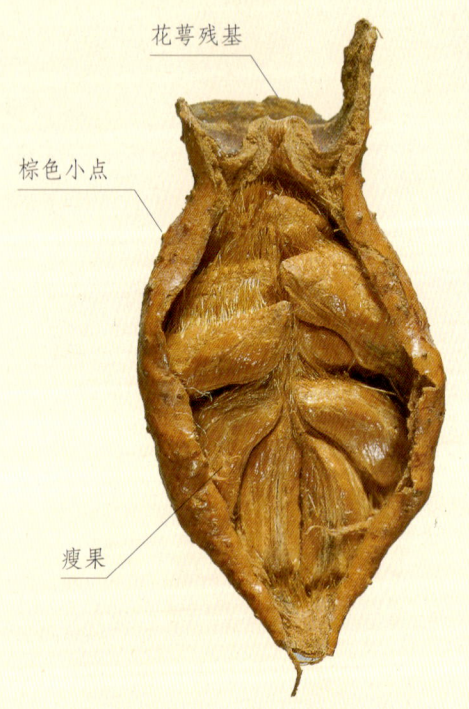

▲ 金樱子假果剖面

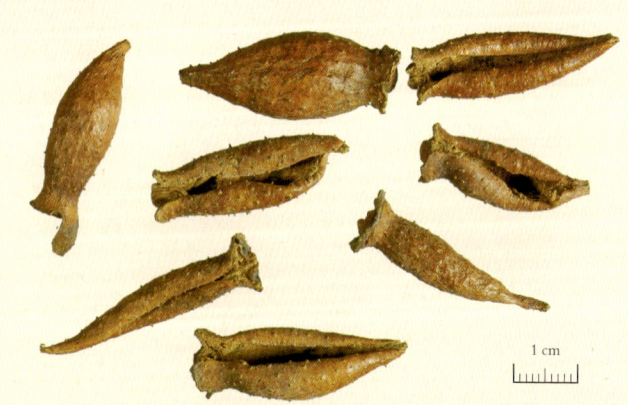

▲ 金樱子肉

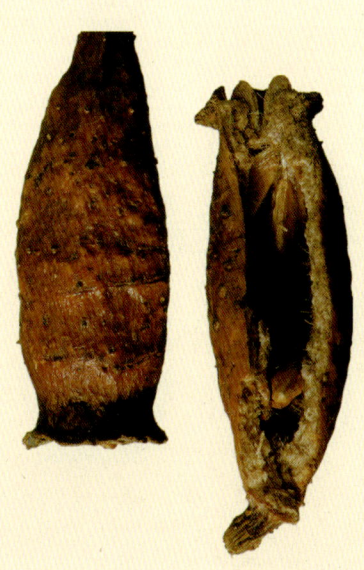
▲ 金樱子肉表面

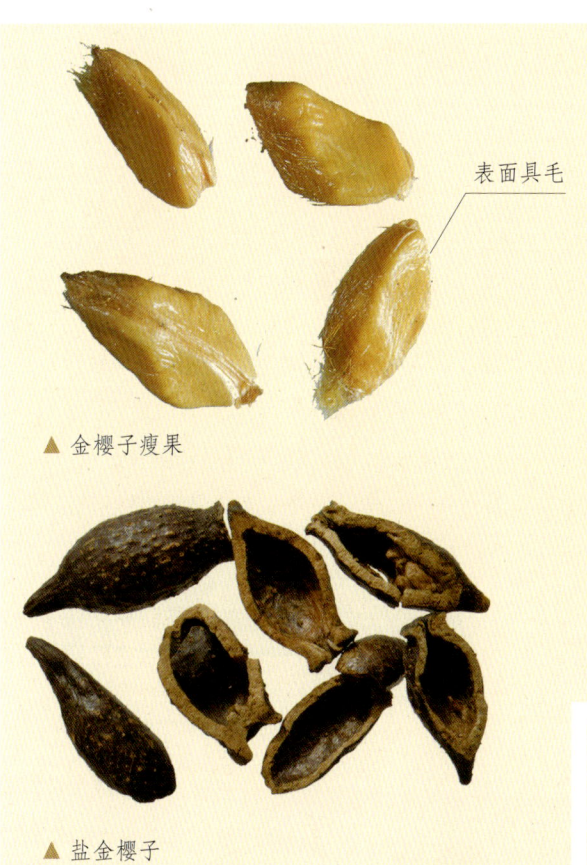

▲ 金樱子瘦果（表面具毛）

▲ 盐金樱子

非正品

美蔷薇

为蔷薇科植物美蔷薇 *Rosa bella* Rehd. et Wils. 的干燥果实。

本品为花托发育而成的假果，呈长卵形或圆球形。表面橙红色至深红色，稍具光泽，皱纹明显，无刺，上端留有花萼残基。切开后，假果皮内壁附有光亮的金黄色绒毛，含有10～20粒瘦果。瘦果卵形，有棱，表面淡黄色，光滑无毛；质坚，内含种子1粒。气微，味微甜而略酸。

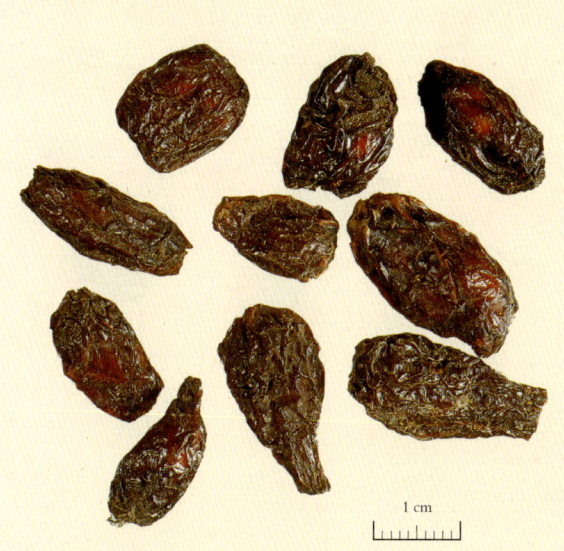

▲ 美蔷薇

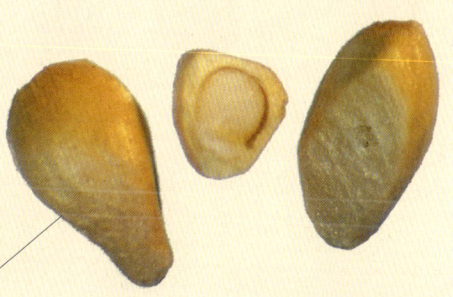

▲ 美蔷薇果实及切面（表面光滑）

荜澄茄 /Bichengqie

正 品

荜澄茄（药典品种）

药材为樟科植物山鸡椒 *Litsea cubeba* (Lour.) Pers. 的干燥成熟果实。

本品呈类球形，直径0.4～0.6cm。表面棕褐色至黑褐色，有网状皱纹。基部偶有宿存萼和细果梗。除去外皮可见硬脆的果核，种子1粒，子叶2，黄棕色，富油性。气芳香，味稍辣而微苦。

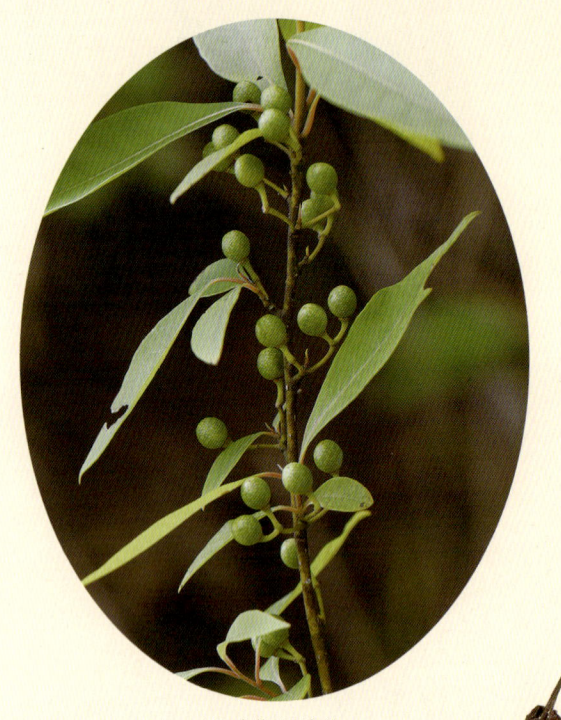

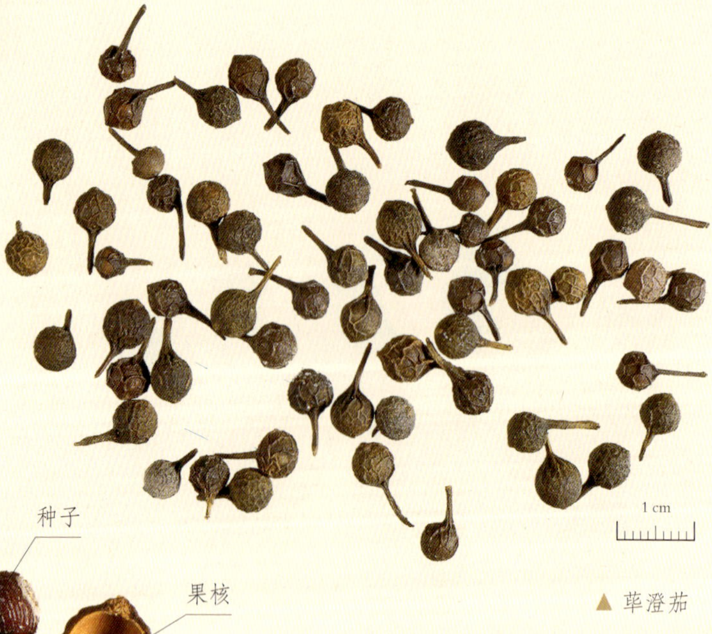

▲ 山鸡椒原植物

▲ 荜澄茄

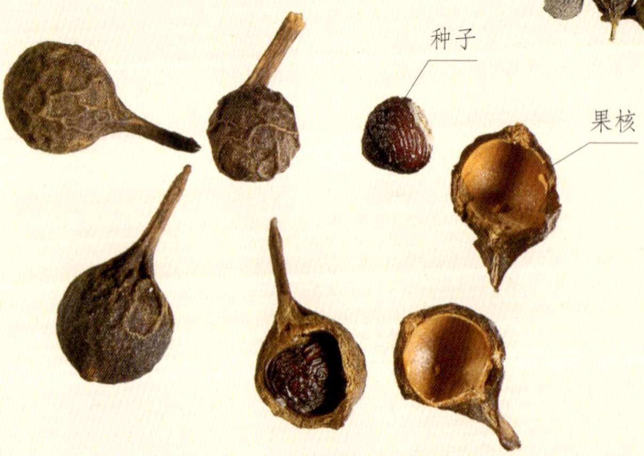

▲ 荜澄茄表面及剖面放大

草豆蔻 /Caodoukou

正 品

草豆蔻（药典品种）

药材为姜科植物草豆蔻 *Alpinia katsumadai* Hayata 的干燥近成熟种子。

本品为类球形的种子团，直径1.5～2.7cm。表面灰褐色，略光滑，具明显的3条纵沟，中间有黄白色的隔膜，将种子团分成3瓣，每瓣有种子20～100粒，排列紧密。种子为卵圆状多面体，长0.3～0.5cm，直径约0.3cm，外被淡棕色膜质假种皮，种脊为1条纵沟，一端具凹点状的种脐。质硬，沿种脊纵剖种子，剖面呈斜心形，种皮沿种脊向内伸入部分约占整个表面积的1/2；胚乳灰白色。气香，味辛、微苦。

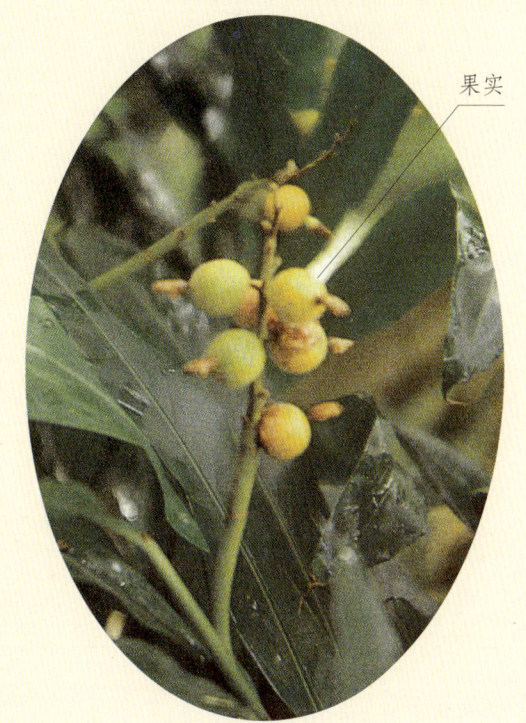

果实

▲ 草豆蔻原植物

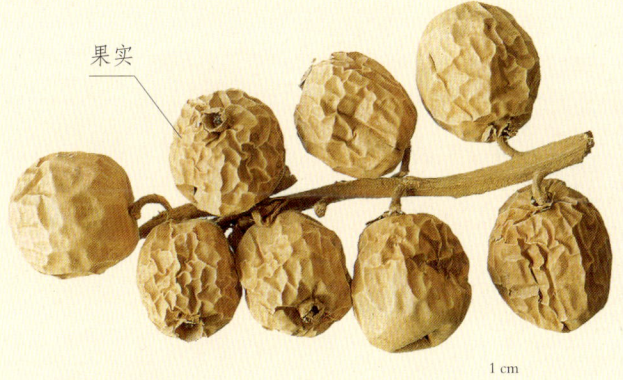

果实

▲ 草豆蔻果序

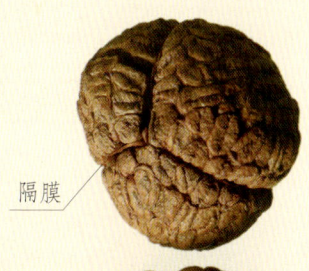

隔膜

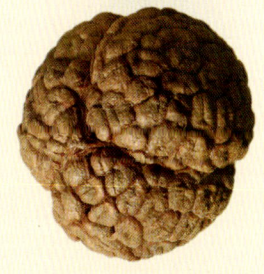

▲ 草豆蔻种子团

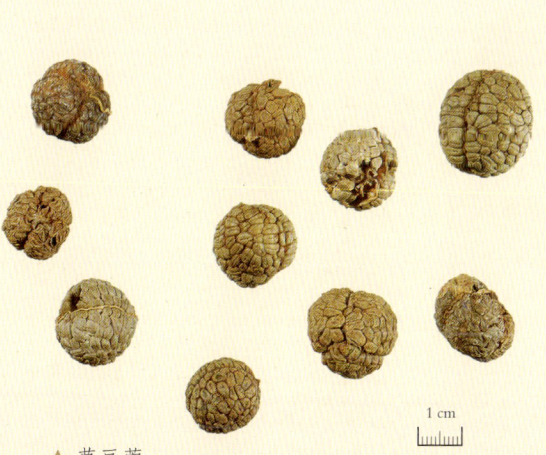

▲ 草豆蔻

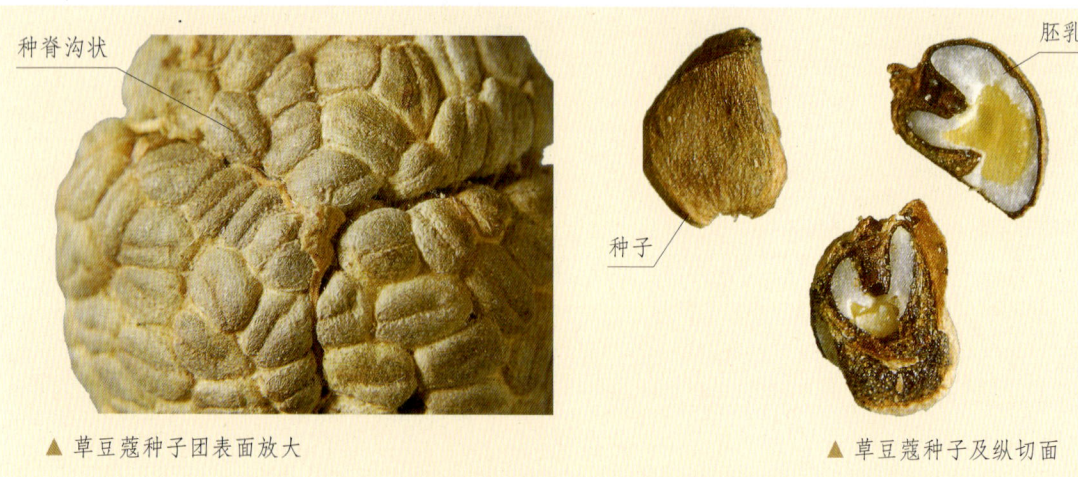

▲ 草豆蔻种子团表面放大　　　　　　　　▲ 草豆蔻种子及纵切面

非正品

云南草蔻

为姜科植物云南草蔻 *Alpinia blepharocalyx* K. Schum. 的干燥种子。

本品种子团呈圆球形或略扁，直径1.5～2cm。表面灰黄棕色，每瓣有种子9～16粒，密集成团。种子呈锥状四面体，背面稍隆起，长0.5～0.6cm，直径0.3～0.4cm。

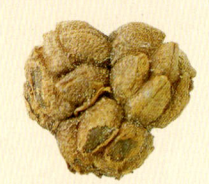

▲ 云南草蔻

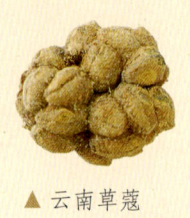

▲ 云南草蔻种子团表面

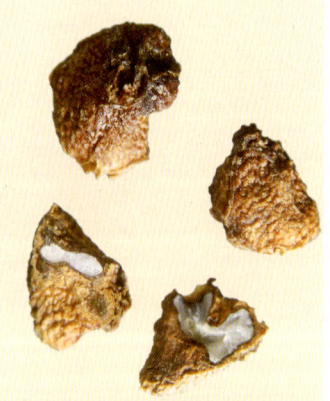

▲ 云南草蔻种子表面及纵切面

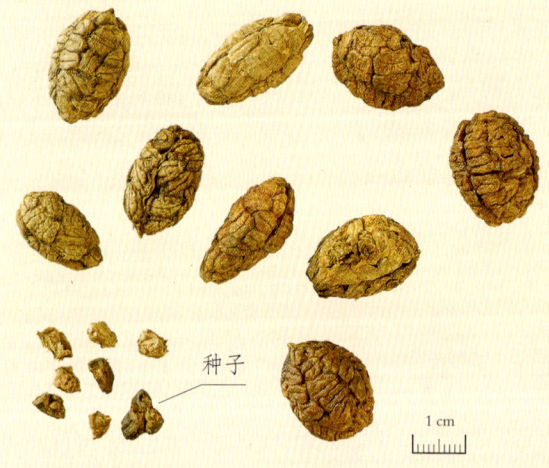

▲ 宽唇山姜

宽唇山姜

为姜科植物宽唇山姜 *Alpinia platychilus* K. Schum. 的干燥种子。

本品为圆球形的种子团，直径约2cm。表面灰褐色，具明显的3条纵深沟，顶面观种子团呈钝三棱形，每瓣有种子约10粒，密集成团。种子长0.5～0.8cm，具微粒状突起，假种皮质脆，种皮呈深棕色。

草 果 /Caoguo

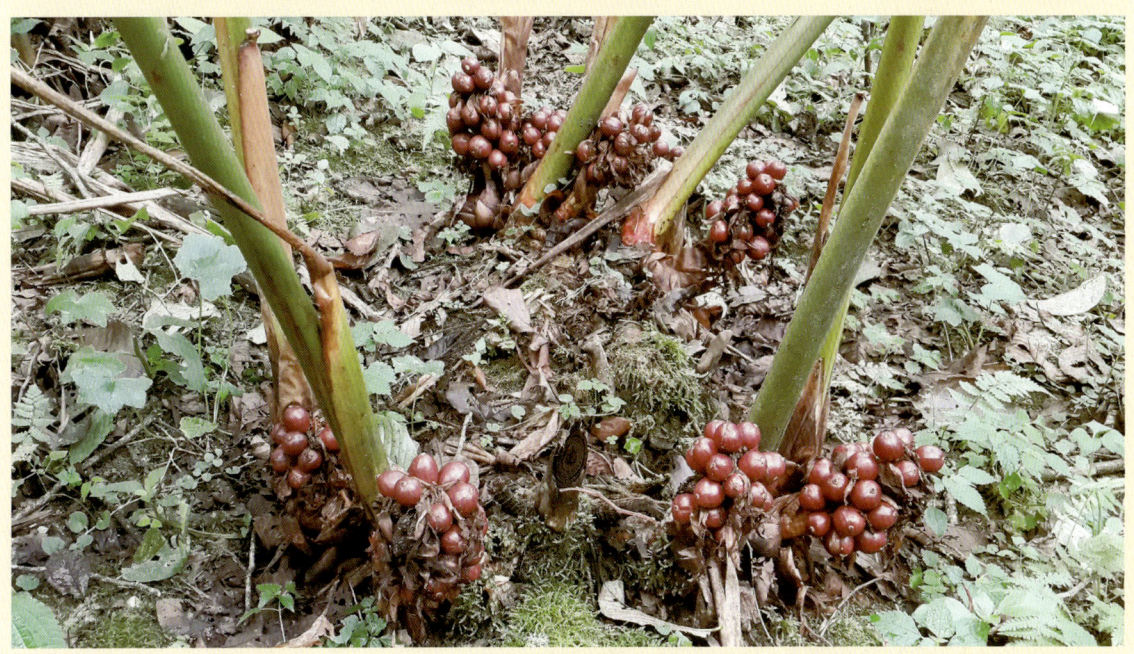

▲ 草果原植物（摄于云南马关）

正 品

草果（药典品种）

药材为姜科植物草果 *Amomum tsao-ko* Crevost et Lemaire 的干燥成熟果实。

本品呈长椭圆形，具三钝棱，长2～4cm，直径1～2.5cm。表面灰棕色至红棕色，具纵沟及棱线，顶端有圆形突起的柱基，基部有果梗或果梗痕。果皮质坚韧，易纵向撕裂。剥去外皮，种子团分为3瓣，瓣间有黄棕色隔膜，每瓣有种子8～11粒。种子呈圆锥状多面体，直径约0.5cm；表面红棕色，外被灰白色膜质假种皮；种脊为1条纵沟，尖端有凹入的种脐；质硬，胚乳灰白色。有特异香气，味辛、微苦。

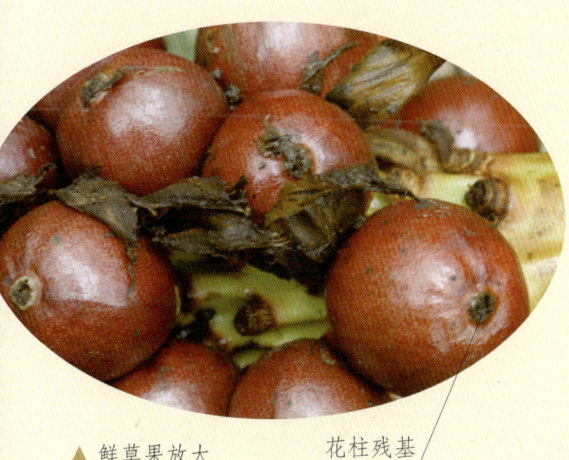

▲ 鲜草果放大　　花柱残基

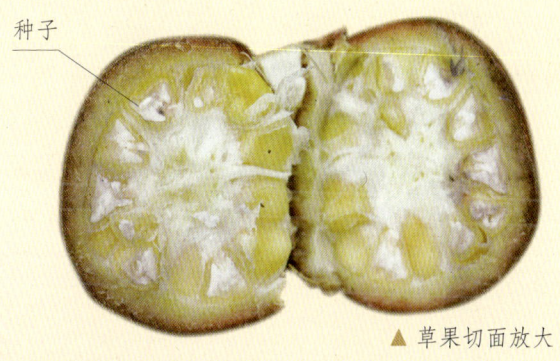

种子

▲ 草果切面　　▲ 草果切面放大

草果 | 189

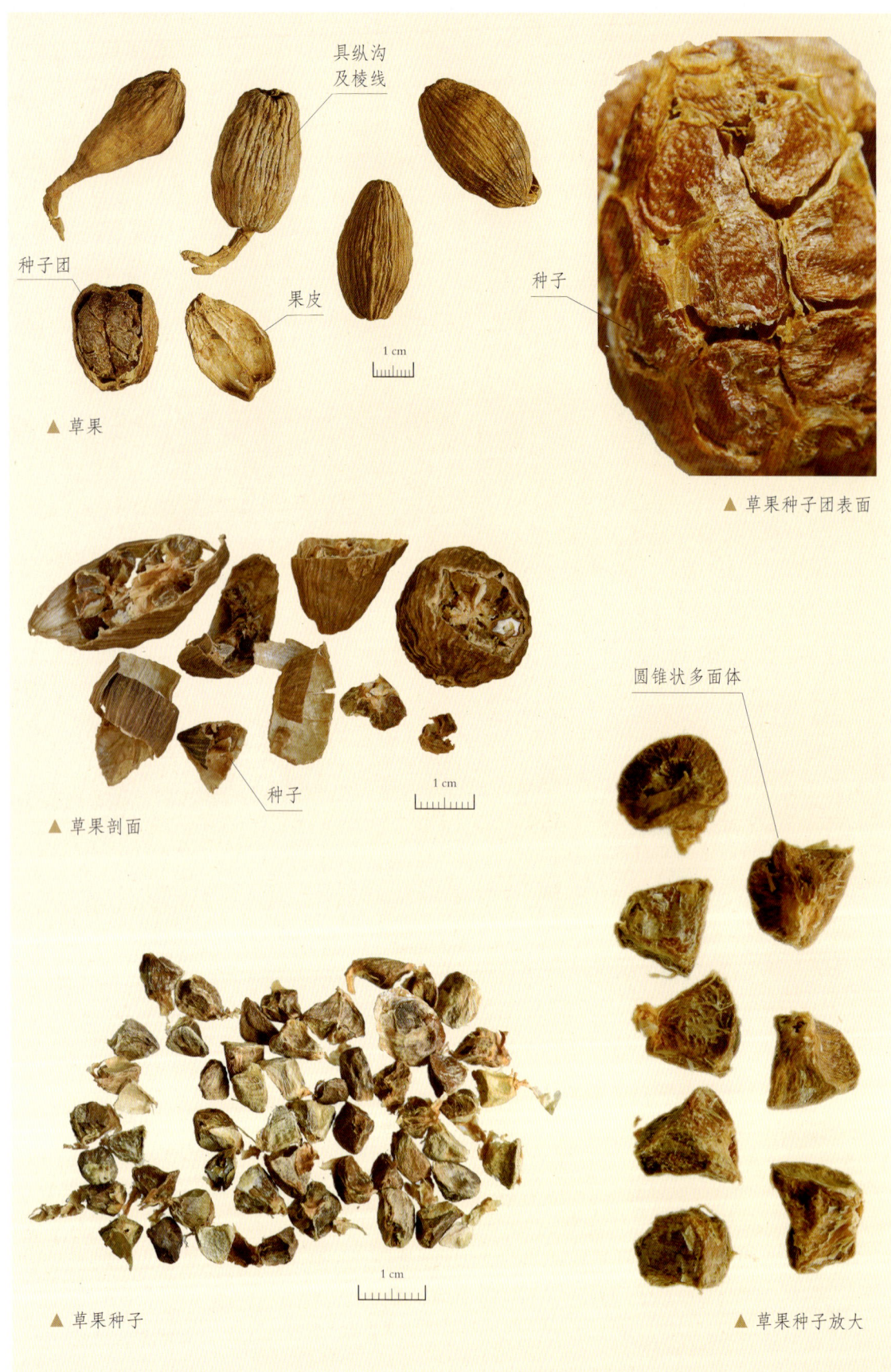

▲ 草果

▲ 草果种子团表面

▲ 草果剖面

▲ 草果种子

▲ 草果种子放大

茺 蔚 子 /Chongweizi

正 品

茺蔚子（药典品种）

药材为唇形科植物益母草 *Leonurus japonicus* Houtt. 的干燥成熟果实。本品呈三棱形，长0.2～0.3cm，宽0.15cm。表面灰棕色至灰褐色，无光泽，肉眼可见深色斑点，一端稍宽，平截状，另一端有凹入的着生痕。质硬。果皮薄，子叶呈灰白色，富油性。气微，味微涩。

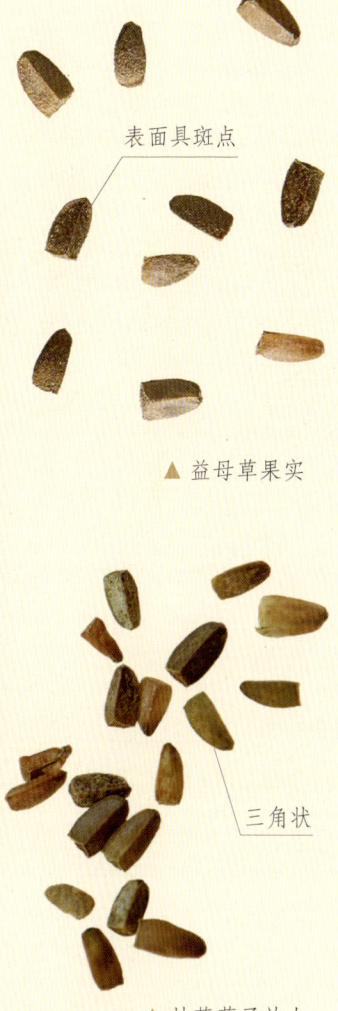

表面具斑点

▲ 益母草果实

三角状

▲ 炒茺蔚子放大

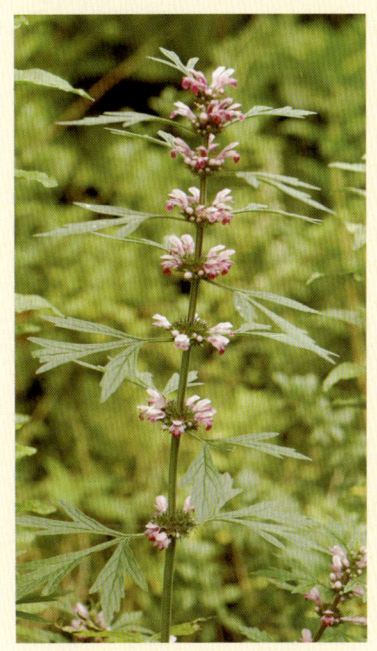

▲ 益母草

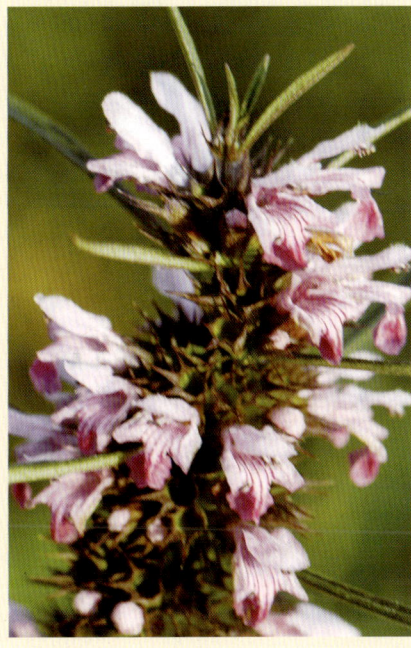

▲ 益母草花

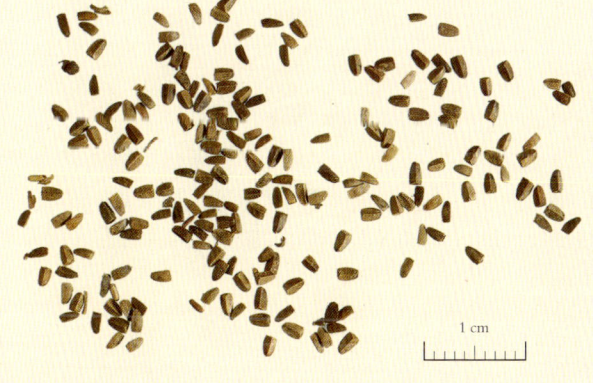

▲ 茺蔚子

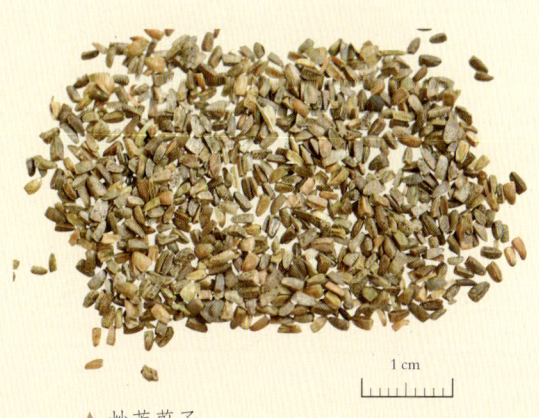

▲ 炒茺蔚子

非正品

罗勒子

为唇形科植物罗勒 *Ocimum basilicum* L. 的果实。

本品呈卵形，长约0.2cm，宽约0.1cm。基部有果柄痕。表面灰棕色至黑色，微带光泽，可见细密的小点。质稍硬，子叶肥厚，乳白色，富油性。气微，味淡。水中浸泡后表面有一层白色黏液质。

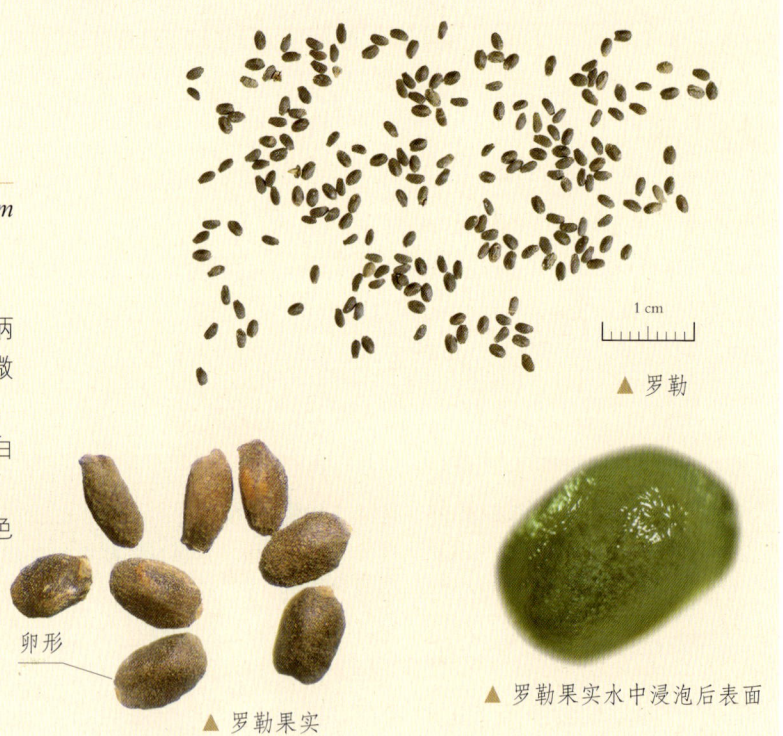

▲ 罗勒

▲ 罗勒果实（卵形）

▲ 罗勒果实水中浸泡后表面

伪制品

掺入柴胡种子的茺蔚子伪制品

为唇形科植物益母草 *Leonurus japonicus* Houtt. 的干燥成熟果实中掺入伞形科植物北柴胡 *Bupleurum chinense* DC. 的干燥种子。柴胡子多为双悬果或分果瓣，果实略弯曲，内侧略平，背侧纵向棱沟明显，并有突起。

注：在车前子商品中有时也可见到掺入的柴胡种子，可参见本册车前子项下。

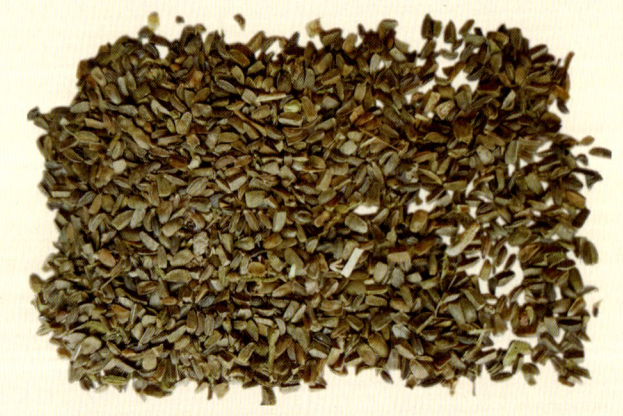

▲ 茺蔚子中掺入柴胡子

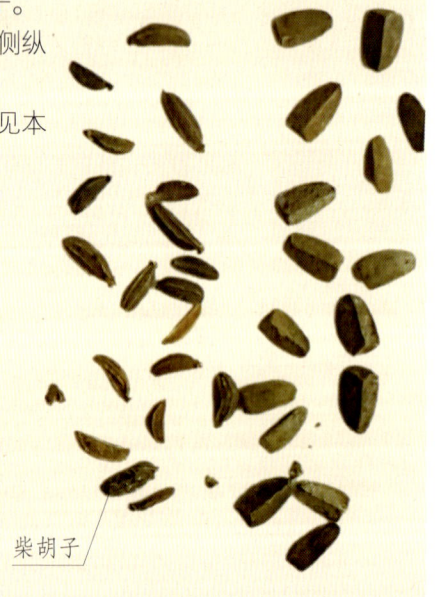

▲ 茺蔚子中掺入柴胡子放大

胡芦巴 /Huluba

正 品

胡芦巴（药典品种）

药材为豆科植物胡芦巴 *Trigonella foenum-graecum* L. 的干燥成熟种子。

本品略呈斜方形或矩形，长0.3～0.4cm，宽0.2～0.3cm，厚约0.2cm。表面黄绿色或黄棕色，平滑，两侧各具深斜沟1条，两沟相交处有点状种脐。质坚硬，不易破碎。种皮薄，胚乳呈半透明状，具黏性；子叶2，淡黄色，胚根弯曲，肥大而长。气香，味微苦。

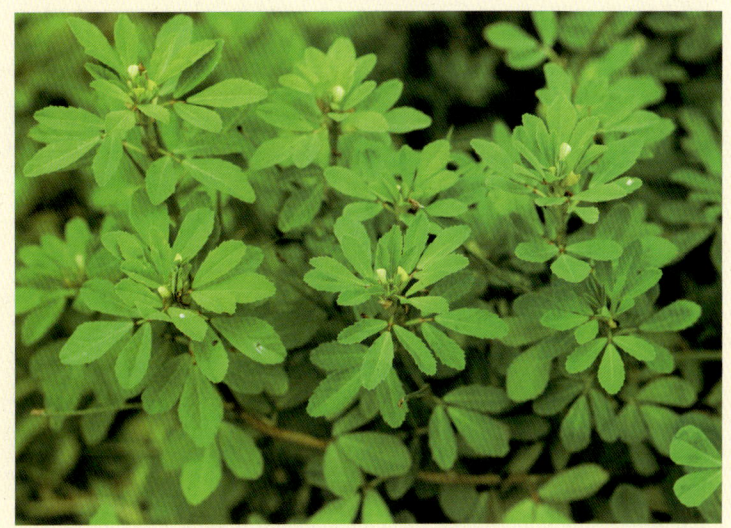

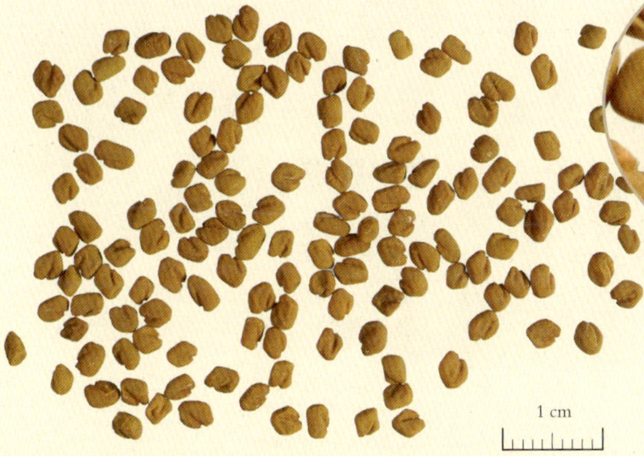

▲ 胡芦巴原植物

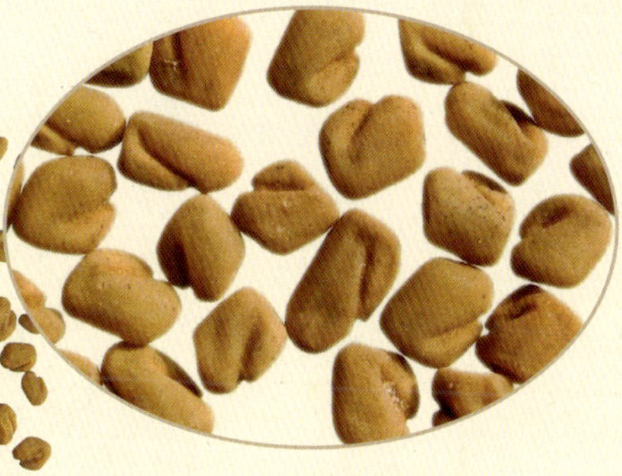

▲ 胡芦巴放大

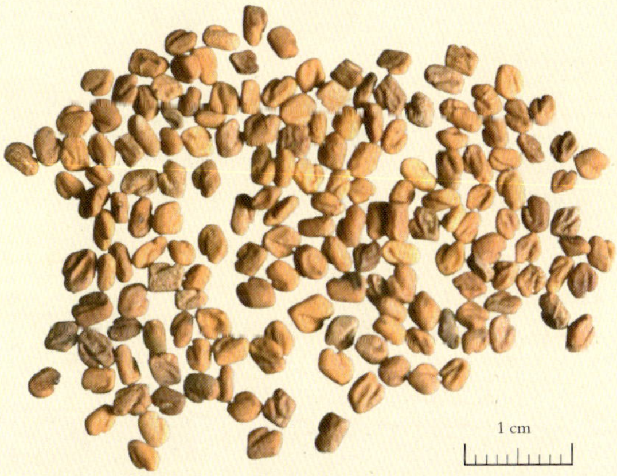

▲ 胡芦巴

▲ 盐胡芦巴

斜沟

子叶

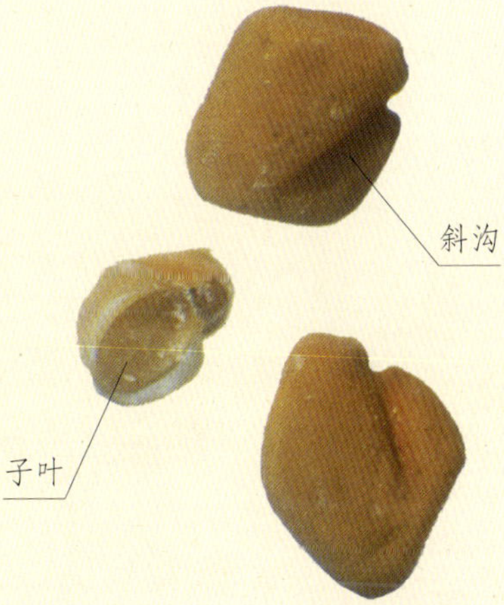

▲ 胡芦巴表面及切面

胡 椒 /Hujiao

正 品

胡椒（药典品种）

药材为胡椒科植物胡椒 *Piper nigrum* L. 的干燥近成熟或成熟果实。商品因加工方法的不同，常分为未除去外、中果皮的黑胡椒和完全除去外、中果皮的白胡椒。

黑胡椒 本品呈球形，直径0.35～0.5cm。表面黑褐色，具隆起网状皱纹。顶端有细小花柱残迹，基部有自果轴脱落的瘢痕。外果皮不易剥离，内果皮灰白色或淡黄色。质硬，断面边缘黑褐色，内侧类黄白色，粉性，中有小空隙。气芳香，味辛辣。

白胡椒 本品呈球形，表面灰白色或淡黄白色，平滑。顶端中央有一凹坑，基部具一凸尖，两端间有多数浅色线状条纹。

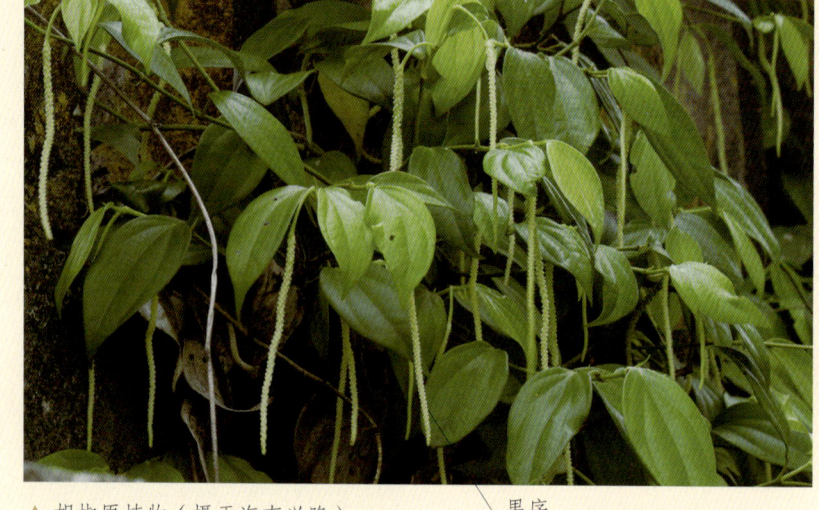
▲ 胡椒原植物（摄于海南兴隆）　果序

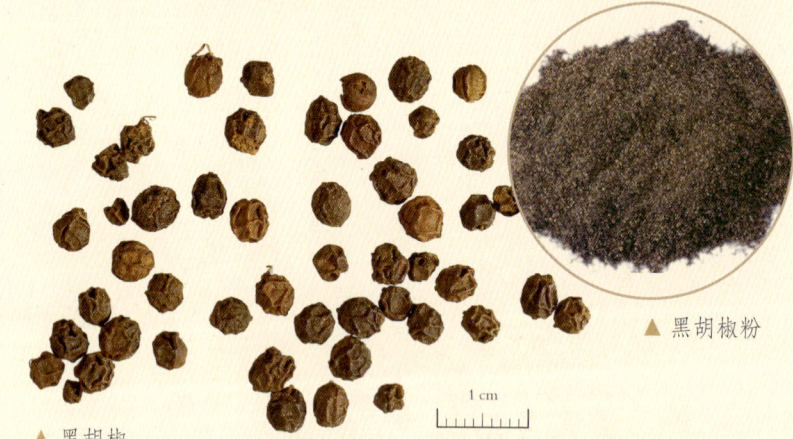
▲ 黑胡椒　▲ 黑胡椒粉

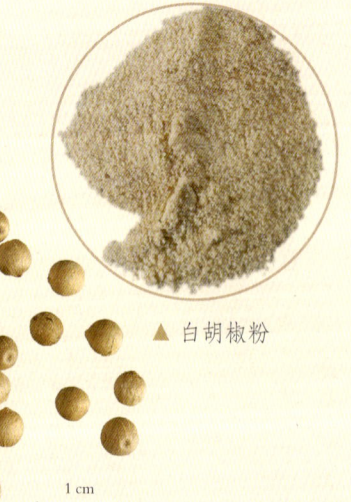
▲ 白胡椒粉

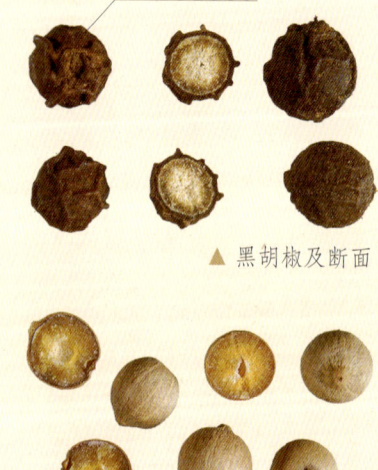
隆起网状皱纹
▲ 黑胡椒及断面
▲ 白胡椒及断面

▲ 白胡椒

荔枝核 /Lizhihe

正 品

荔枝核（药典品种）

药材为无患子科植物荔枝 *Litchi chinensis* Sonn. 的干燥成熟种子。

本品呈长圆形或卵圆形，略扁，长1.5～2.2cm，直径1～1.5cm。表面棕红色或紫棕色，平滑，有光泽，略有凹陷及细波纹。一端有类圆形黄棕色的种脐，直径约0.7cm。质硬，子叶2，棕黄色。气微，味微甘、苦、涩。

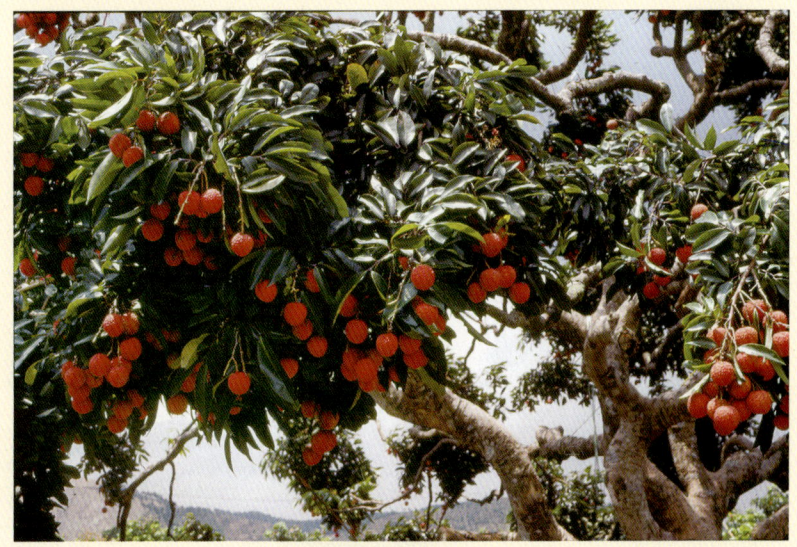
▲ 荔枝原植物

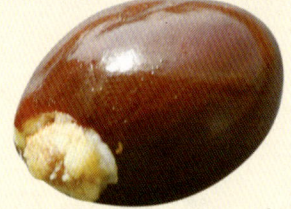
▲ 鲜荔枝种子放大

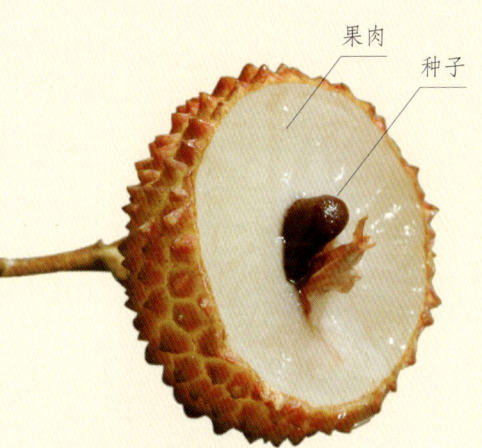
▲ 鲜荔枝切面（果肉、种子）

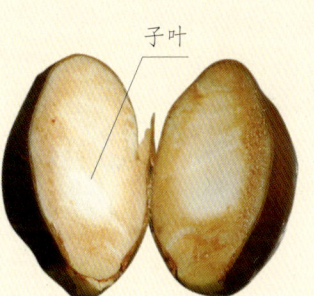
▲ 鲜荔枝种子切面放大（子叶）

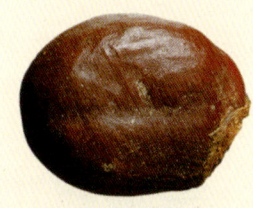
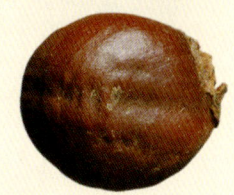
▲ 荔枝核表面

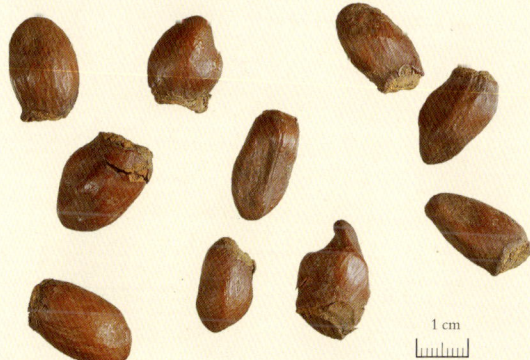
▲ 荔枝核

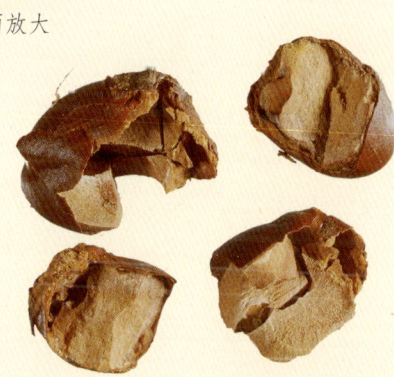
▲ 荔枝核断面

相 思 子 /Xiangsizi

正 品

相思子（部颁品种）

药材为豆科植物相思子 *Abrus precatorius* L. 的干燥成熟种子。

本品略呈椭圆形，长0.5～0.7cm。表面一端为朱红色，另一端为黑色，平滑，有光泽；种脐白色凹点状，位于黑色的一端。质坚硬，不易破碎，破开后内有2片半圆形的子叶和胚，均呈黄色。气微，味微涩，有豆腥气。

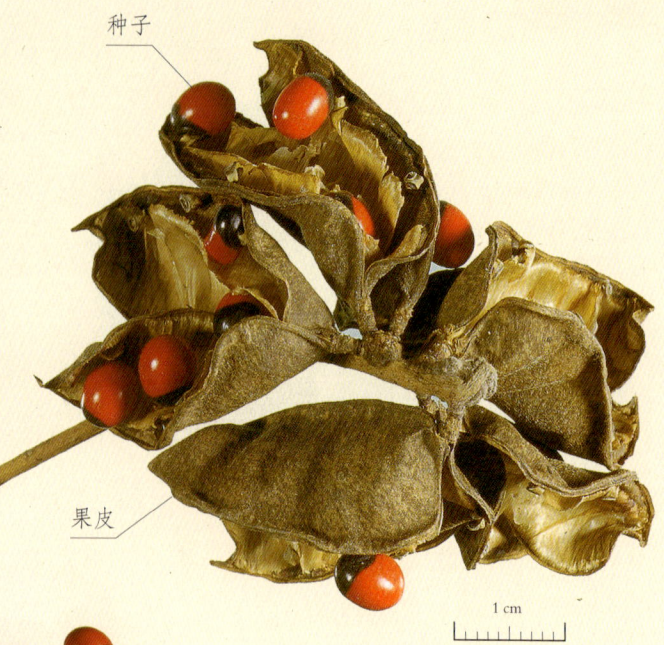

▲ 相思子果序

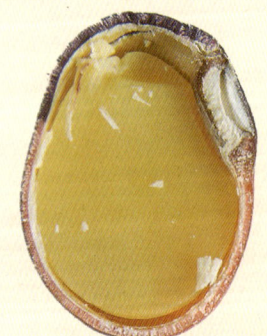

▲ 相思子

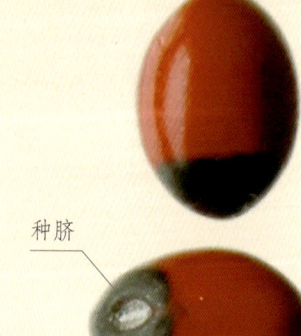

▲ 相思子纵剖面

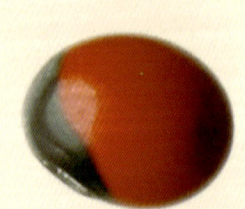

▲ 相思子表面

枳　壳 /Zhiqiao

正 品

枳壳（药典品种）

药材为芸香科植物酸橙 *Citrus aurantium* L. 及其栽培变种的干燥未成熟果实。

本品呈半球形，直径3～5cm。外果皮褐色或棕褐色，有颗粒状突起。突起的顶端有凹点状油室，有明显的花柱残迹或果梗痕。切面中果皮黄白色，光滑而稍隆起，厚0.4～1.3cm，边缘散有1～2列油室。瓤囊7～13瓣，类中柱多角形，其间小肋心明显，汁囊干缩呈棕色至棕褐色，内藏种子。质坚硬，不易折断。气清香，味苦、微酸。

注：本品干燥幼果为常用中药，习称"枳实"。其特征参见本册枳实项下。

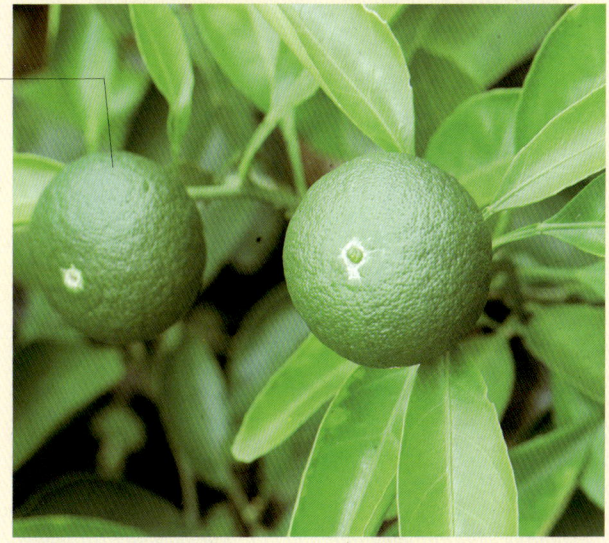

▲ 酸橙原植物（摄于浙江衢州）

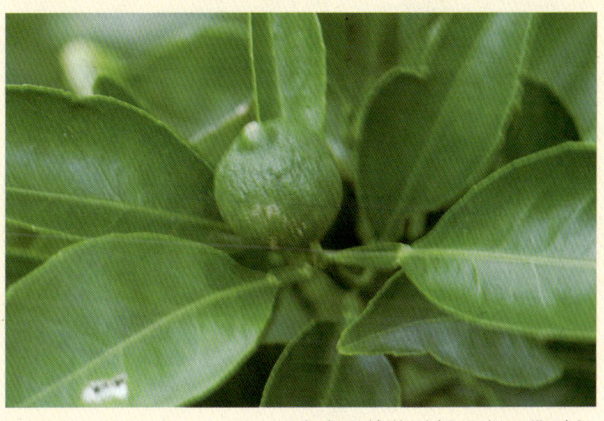

▲ 朱栾原植物（摄于浙江衢州）

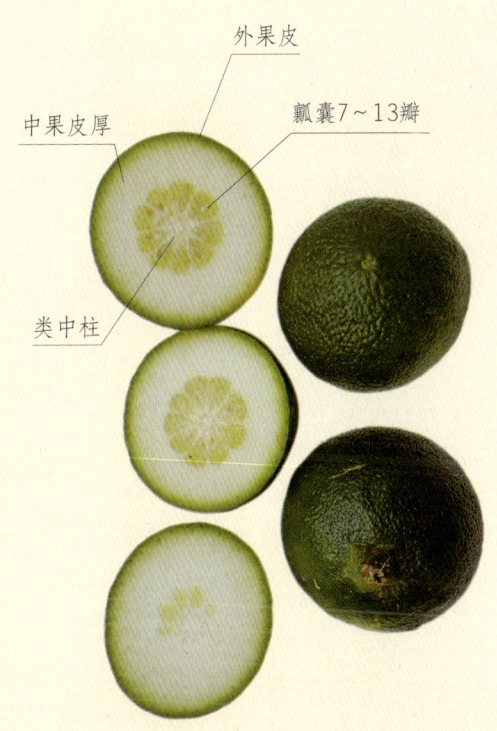

▲ 代代酸橙切面

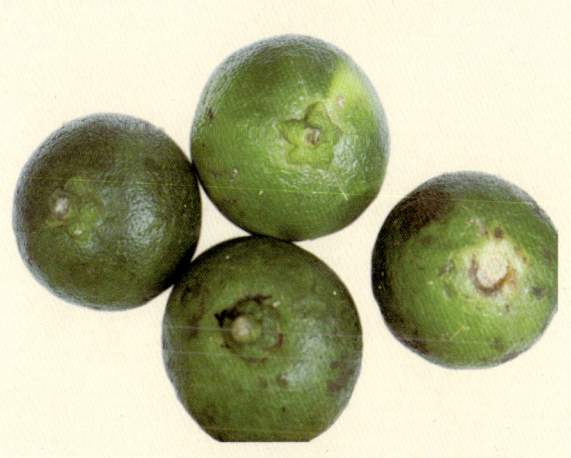

▲ 代代酸橙果实（浙江金华产）

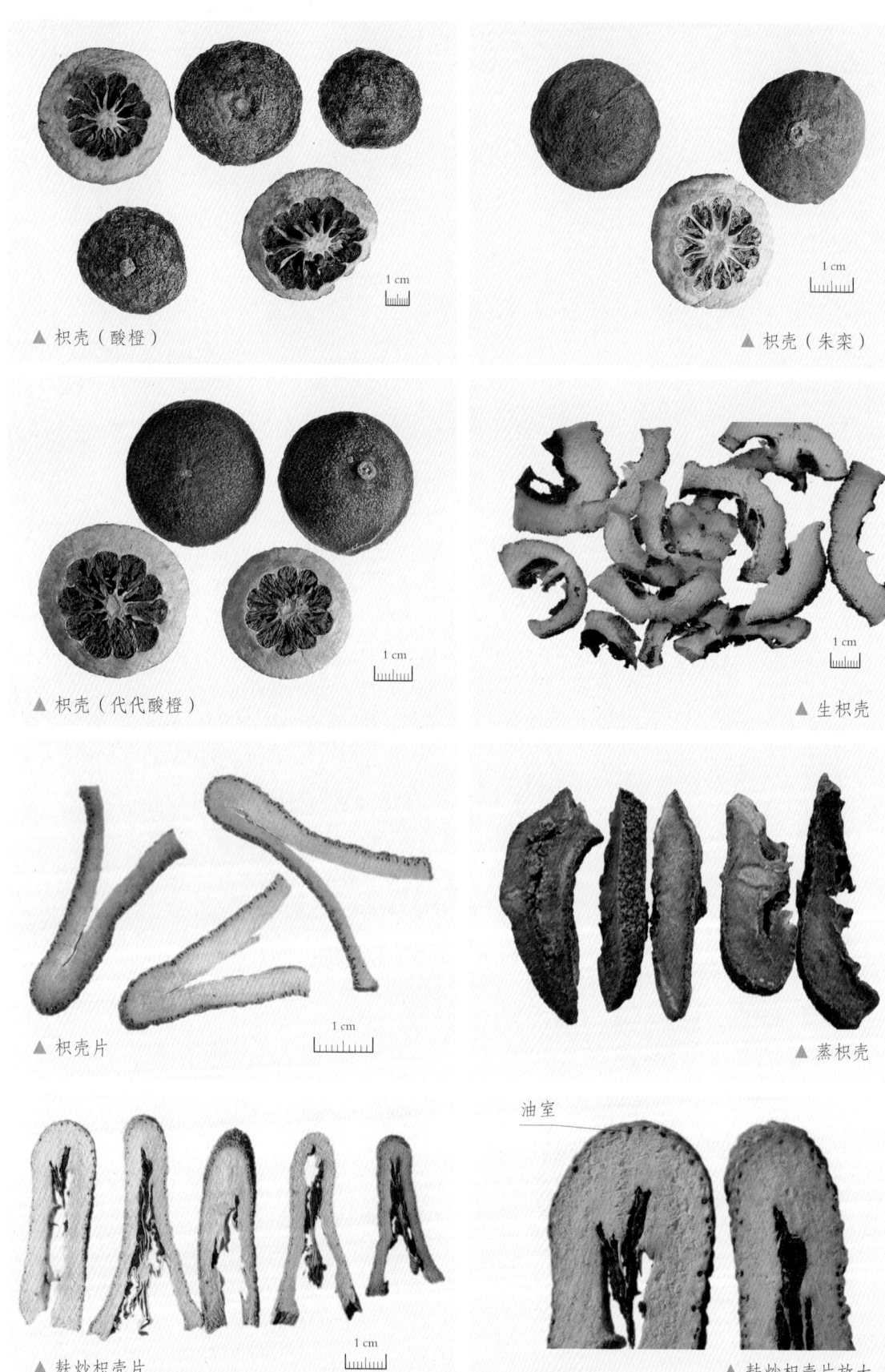

▲ 枳壳（酸橙）　　　▲ 枳壳（朱栾）

▲ 枳壳（代代酸橙）　　　▲ 生枳壳

▲ 枳壳片　　　▲ 蒸枳壳

▲ 麸炒枳壳片　　　▲ 麸炒枳壳片放大

非正品

绿衣枳壳

为芸香科植物枸橘 Citrus trifoliata L. 的未成熟果实。

本品性状与枳壳（酸橙基原）基本相同，但果实稍细，直径3~4cm。表面灰绿色或黄绿色，较平滑，略被细茸毛。果皮较薄，厚0.4~0.8cm，瓤囊较大，6~8瓣，中心柱小，略呈放射状，体略轻。气味与枳壳相同。

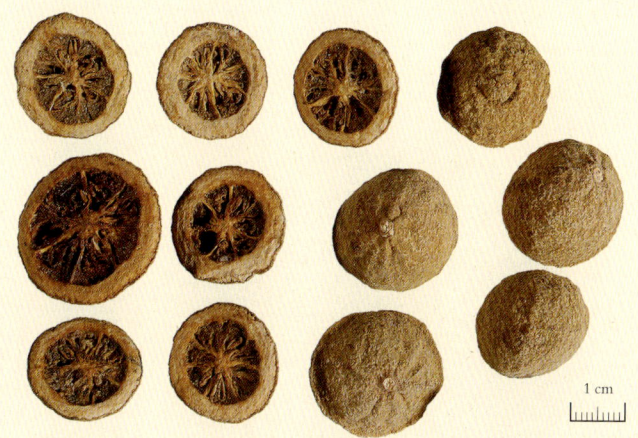

▲ 绿衣枳壳

香圆枳壳

为芸香科植物香圆 Citrus wilsonii Tanaka 的未成熟果实。

本品略呈半球形，直径4~7cm。外皮灰绿色或绿褐色，常有棕黄色斑块，粗糙。顶端突起或内陷，周围常有一圆圈状环纹，基部有时内陷。横剖面果皮厚0.7~1.5cm，粗糙不平，向外翻转，边缘油点1~2列；瓤囊10~12瓣，中轴明显，宽0.4~1cm，常凸起。

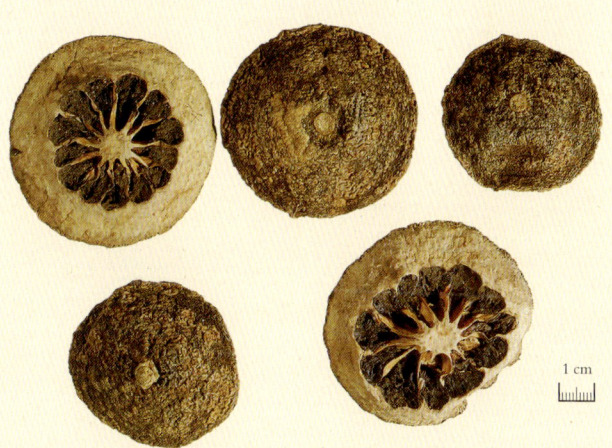

▲ 香圆枳壳

橘

为芸香科植物橘 Citrus reticulata Blanco 的未成熟果实。

本品呈半球形，直径2~4cm。外表面红棕色或棕褐色，明显可见纵向规则的橘瓣沟痕及果柄残痕。内面瓣隔明显，瓤囊8~11瓣，宽大，瓣孔常中空，中心柱小。

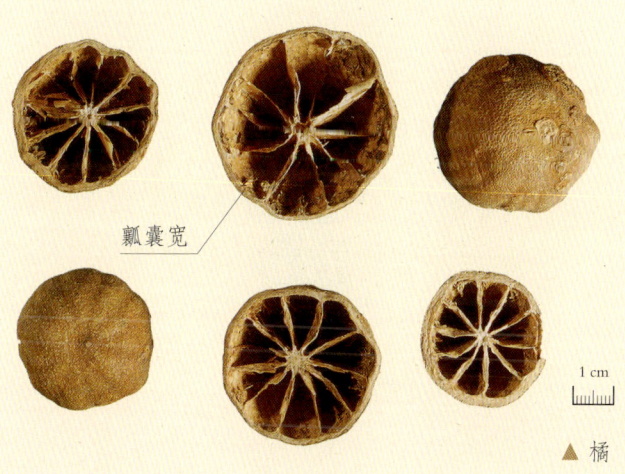

▲ 橘

柚

为芸香科植物柚 *Citrus grandis* (L.) Osbeck 的未成熟果实。

本品略呈半球形,直径8～10cm。外皮灰褐色或灰棕色,粗糙。顶端突起或内陷,基部有时内陷,可见多数瓤囊残迹。横剖面果皮厚1.5～3cm,略粗糙,可见皱纹,瓤囊10～19瓣,中轴明显。

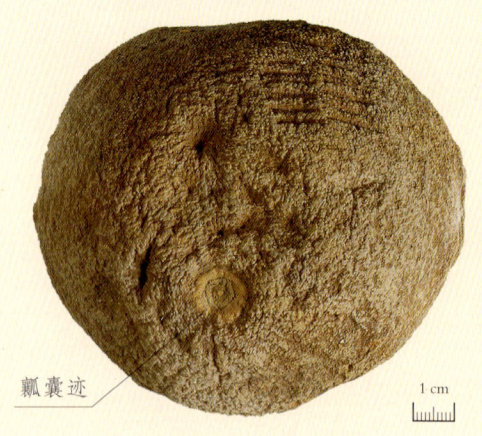

▲ 柚外表面

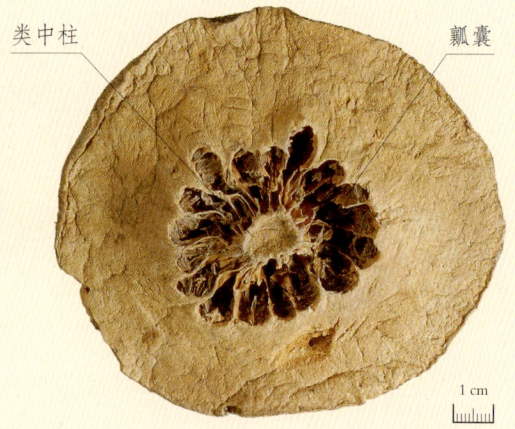

▲ 柚切面

胡柚

为芸香科植物常山胡柚 *Citrus changshan-huyou* Y. B. Chang 的干燥未成熟果实。

本品略呈半球形,直径3～6cm。外皮灰褐色或灰棕色,粗糙。顶端突起或内陷,基部有时内陷。横剖面果皮厚1.5～3cm,略粗糙,可见皱纹,瓤囊13～15瓣,中轴明显,多角形,其中间具明显的小肋心。

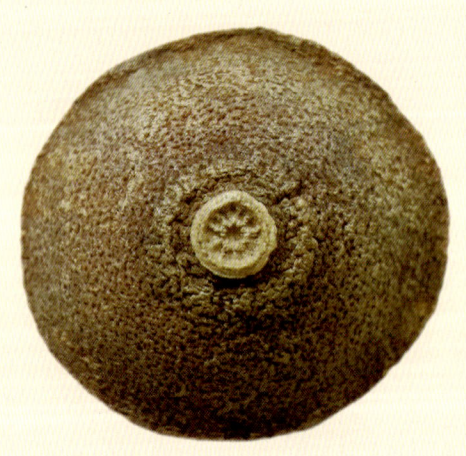

▲ 胡柚横切外表面

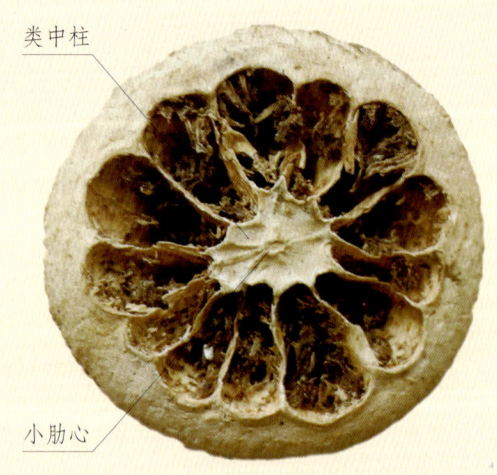

▲ 胡柚横切内表面

枳 实 /Zhishi

正 品

枳实（药典品种）

药材为芸香科植物酸橙 *Citrus aurantium* L. 及其栽培变种或甜橙 *Citrus sinensis* Osbeck 的干燥幼果。

本品呈半球形，少数为球形，直径0.5～2.5cm。外果皮黑绿色或暗棕绿色，具颗粒状突起和皱纹，有明显的花柱残迹或果梗痕。切面中果皮略隆起，黄白色或黄褐色，厚0.3～1.2cm，边缘有1～2列油室，瓤囊棕褐色，7～13瓣。质坚硬。气清香，味苦、微酸。

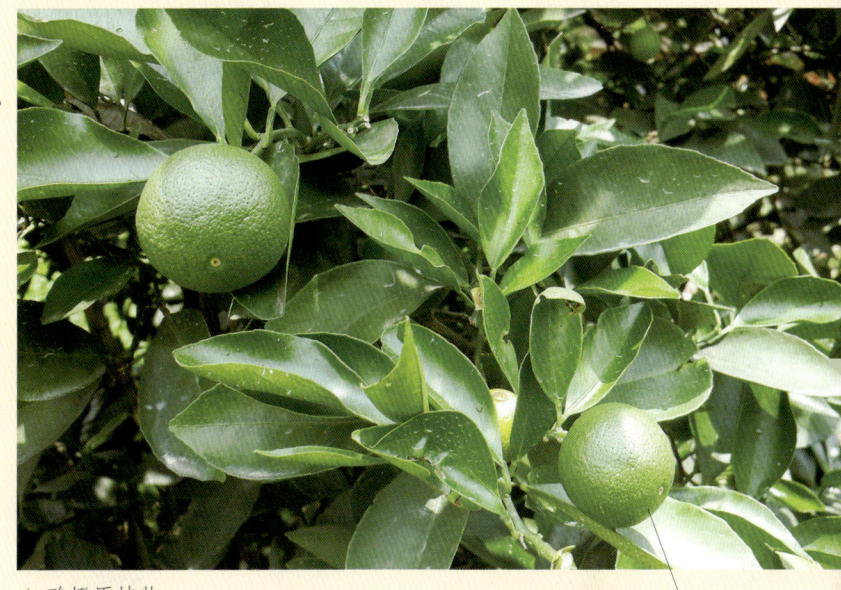
▲ 酸橙原植物　　幼果

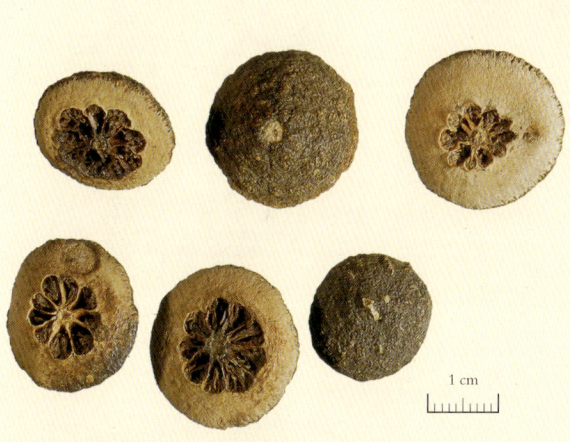
▲ 枳实（酸橙）

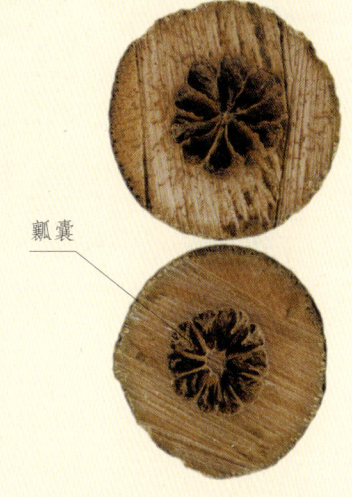
瓤囊
▲ 枳实剖面（酸橙）

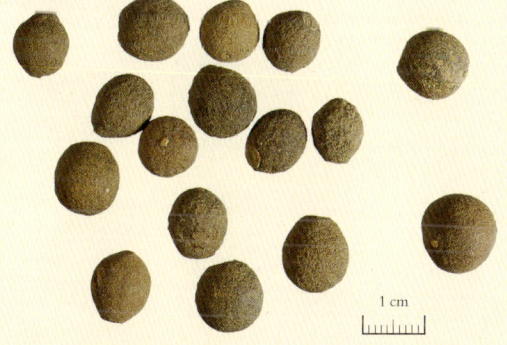
▲ 枳实表面（酸橙）

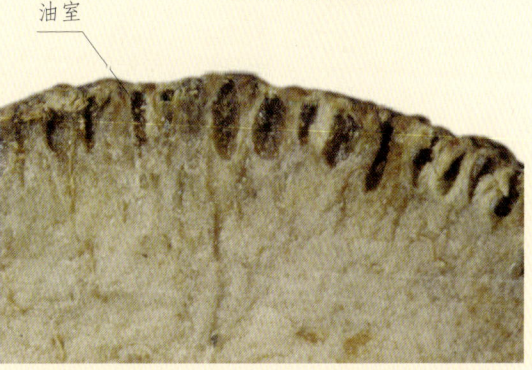
油室
▲ 枳实边缘放大（酸橙）

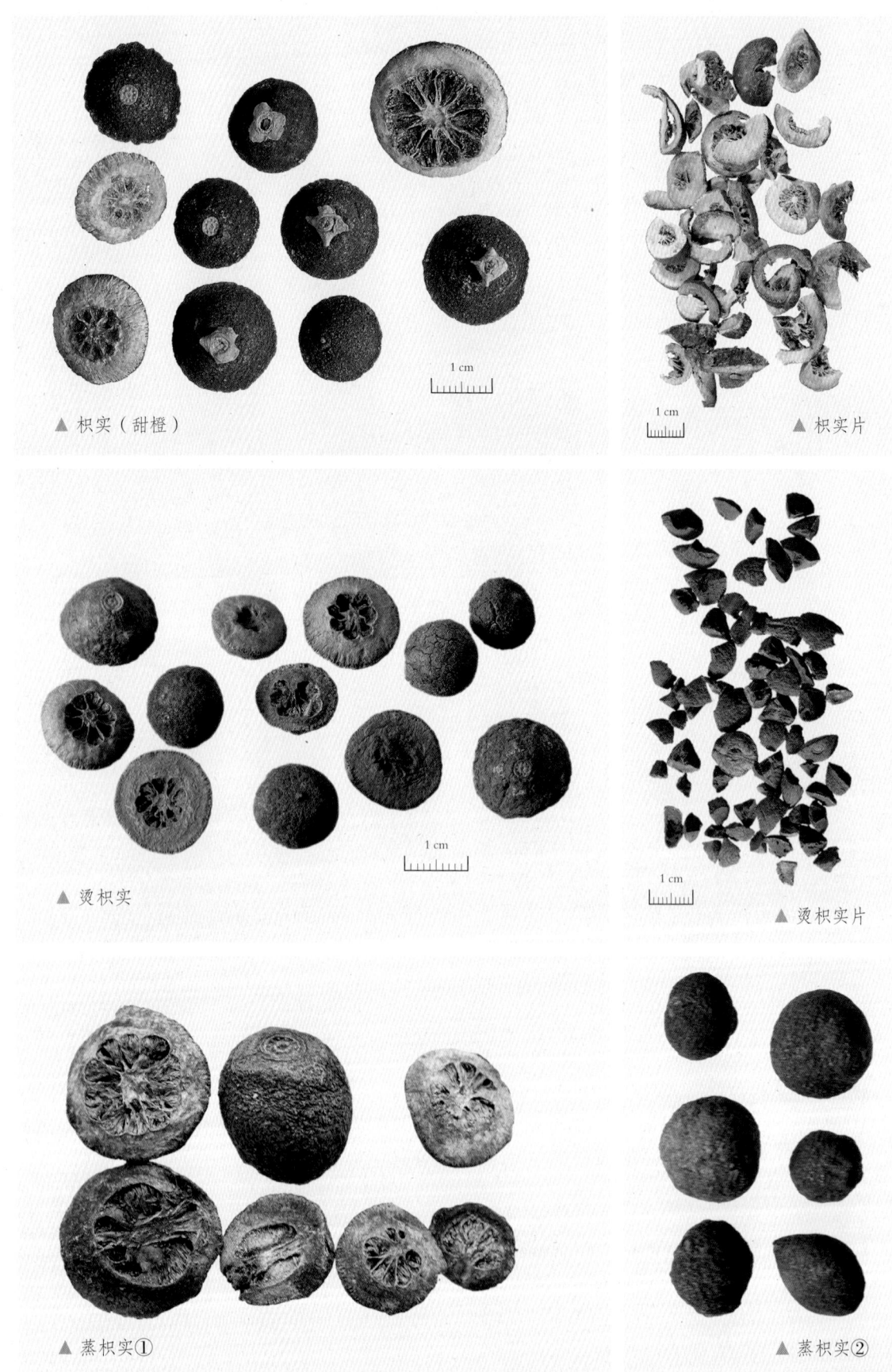

▲ 枳实（甜橙）　　▲ 枳实片

▲ 烫枳实　　▲ 烫枳实片

▲ 蒸枳实①　　▲ 蒸枳实②

非正品

绿衣枳实

为芸香科植物枸橘 *Citrus trifoliata* L. 的干燥幼果。
本品性状与（酸橙基原）枳实基本相同，但果皮较薄，厚约0.3cm。表面灰绿色，有短柔毛，油腺点较细密而稍平滑。气清香。

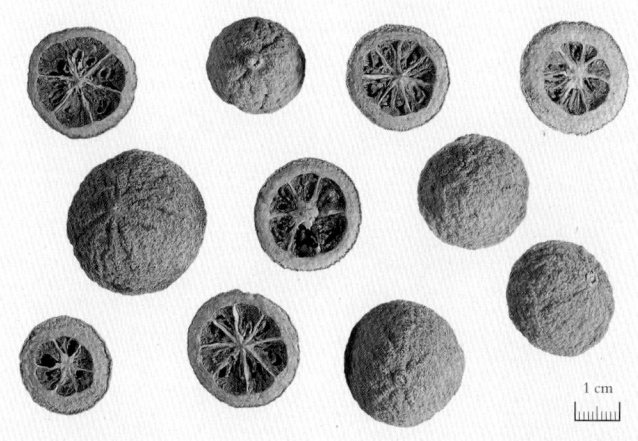

▲ 绿衣枳实

柚

为芸香科植物柚 *Citrus grandis* (L.) Osbeck 的干燥幼果。
本品呈不规则的半球形或类圆锥形，直径1.5～3cm。外果皮棕褐色或灰棕色，略粗糙、细皱缩，中央有圆盘状果柄痕或凸起的花柱基痕。横剖面淡黄棕色。中果皮明显，厚0.5～1.5cm，瓤囊浅棕色、较小，中轴不明显。

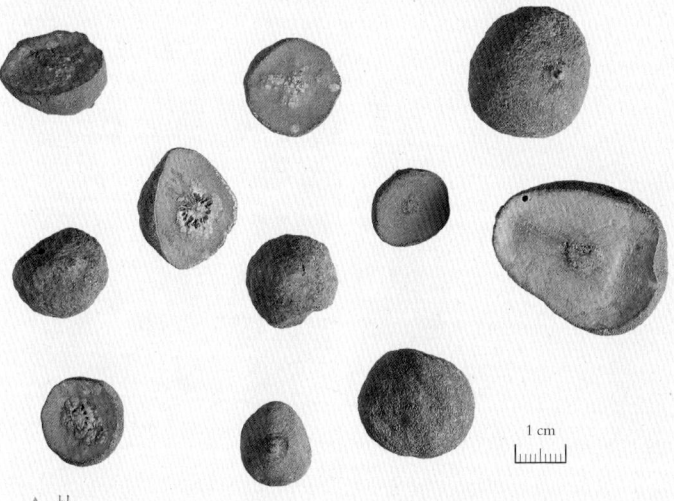

▲ 柚

玳玳酸橙

为芸香科植物玳玳酸橙 *Citrus aurantium* 'Daidai' 的干燥成熟果实。
本品呈半球形，直径1.7～2.5cm。外果皮棕褐色或灰棕色，略粗糙，中央有圆盘状果柄痕或凸起的花柱基痕。横剖面黄棕色。中果皮厚0.5～0.7cm，瓤囊浅棕色，中轴明显。

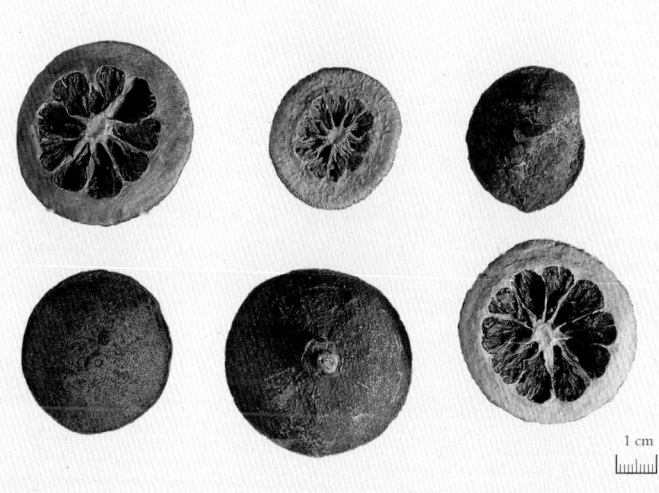

▲ 玳玳酸橙

枳椇子 /Zhijuzi

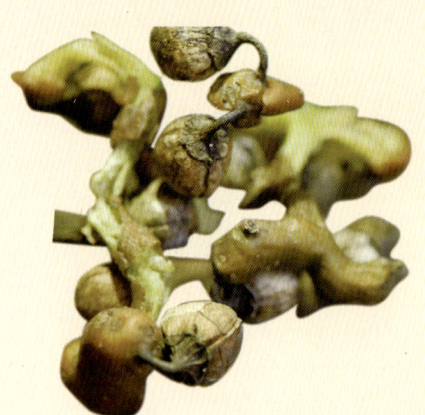

▲ 枳椇嫩果序轴及果实（湖南张家界产）

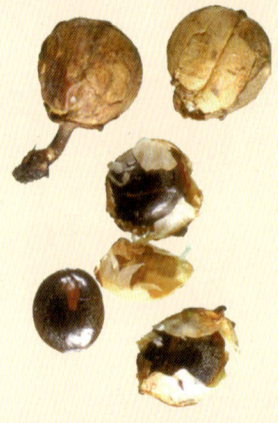

▲ 枳椇果实及种子

正 品

枳椇子（部颁品种）

药材为鼠李科植物枳椇 Hovenia acerba Lindl. 的干燥成熟种子。

本品呈扁平圆形，背面稍隆起，表面光滑，直径0.3～0.5cm，厚0.1～0.15cm。表面红棕色、棕黑色或绿棕色，有光泽，于放大镜下可见散在凹点。基部凹陷处有点状淡色种脐，顶端有微凸的合点，腹面中间隆起，有纵行隆起的种脊。气微，味微涩。

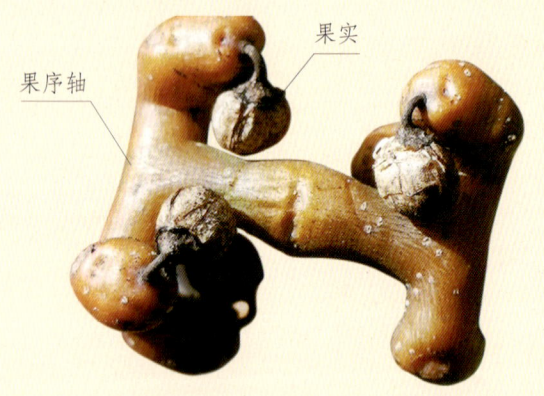

▲ 枳椇成熟果序轴及果实（湖南张家界产）

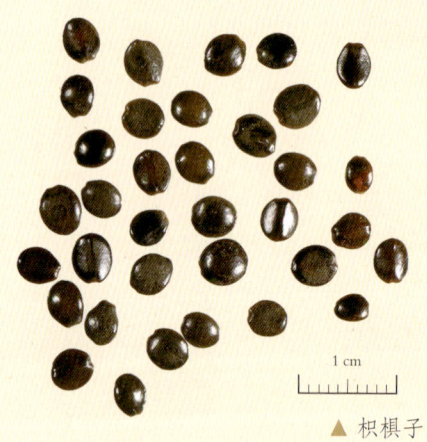

▲ 枳椇子

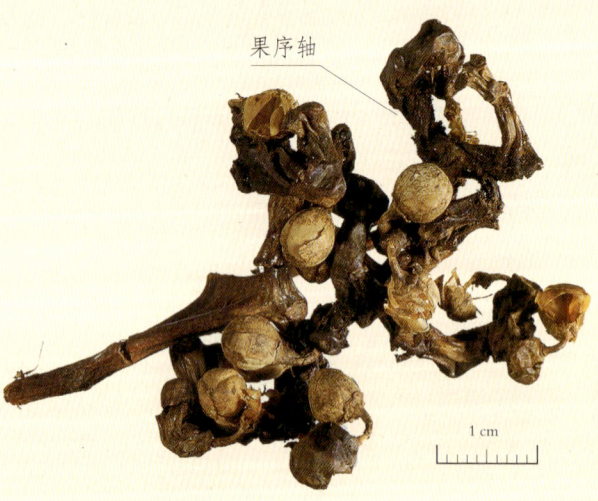

▲ 枳椇果序轴及果实

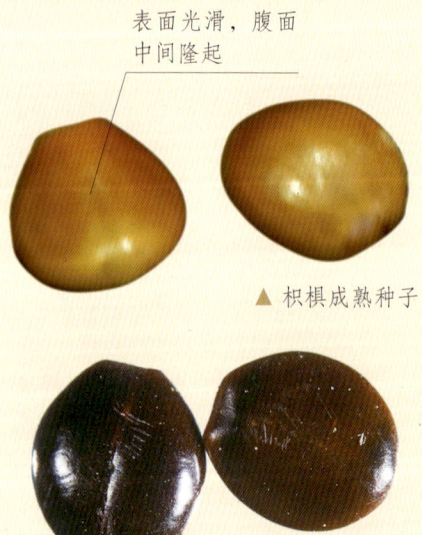

▲ 枳椇成熟种子

▲ 枳椇种子表面

柏子仁 /Baiziren

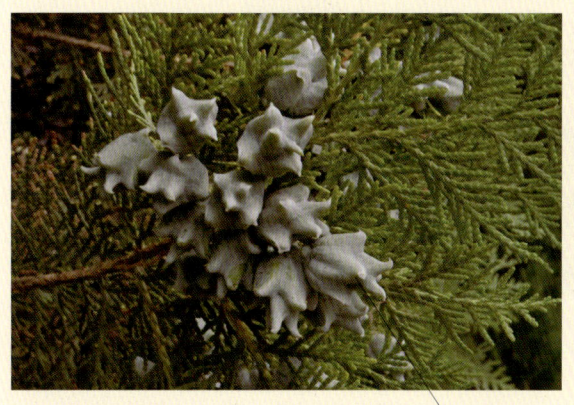
▲ 侧柏近成熟球果（摄于新疆吐鲁番） 球果

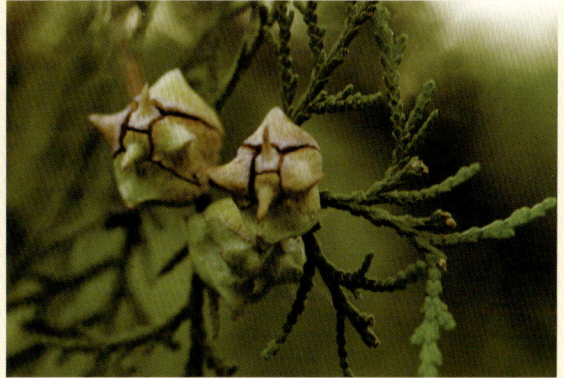
▲ 侧柏成熟球果

正 品

柏子仁（药典品种）

药材为柏科植物侧柏 *Platycladus orientalis* (L.) Franco 的干燥成熟种仁。

本品呈长卵形或长椭圆形，长0.4～0.7cm，直径0.15～0.3cm。表面黄白色或淡黄棕色，外包膜质内种皮。顶端略尖，有深褐色小点，基部钝圆。质软，富油性。气微香，味淡。

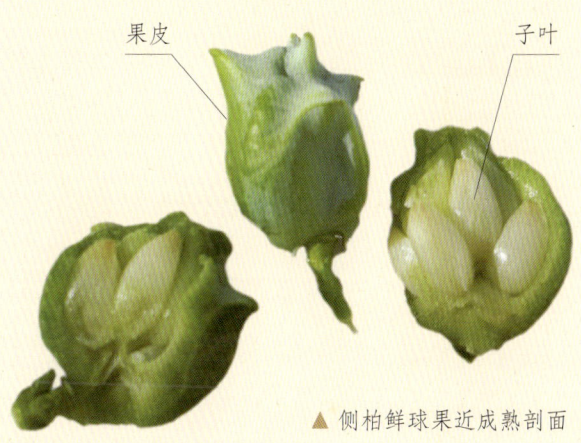

果皮 子叶

▲ 侧柏鲜球果近成熟剖面

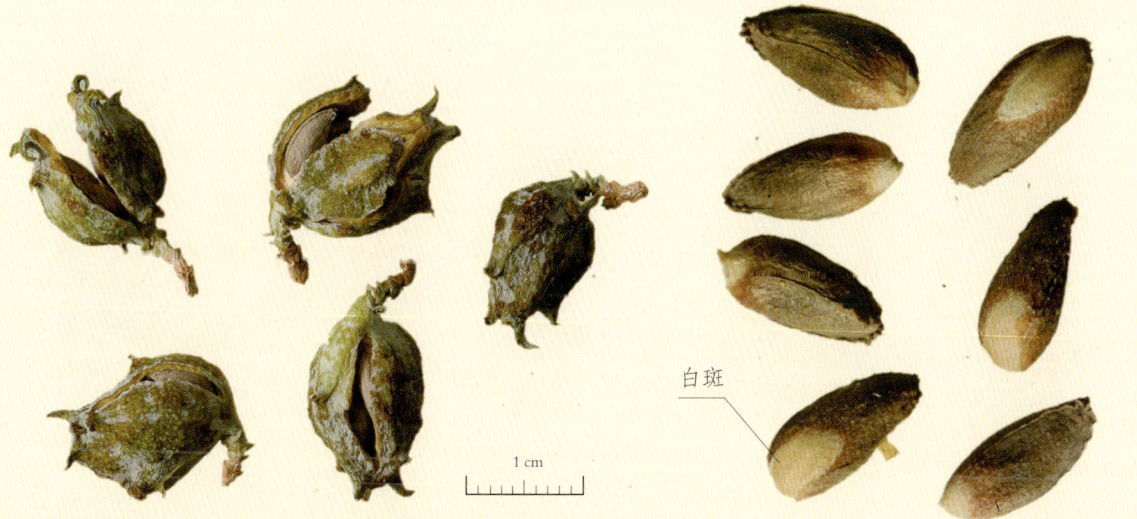

白斑

1 cm

▲ 侧柏成熟果实　　　　　　　　　　▲ 侧柏种子放大

柏子仁 | 205

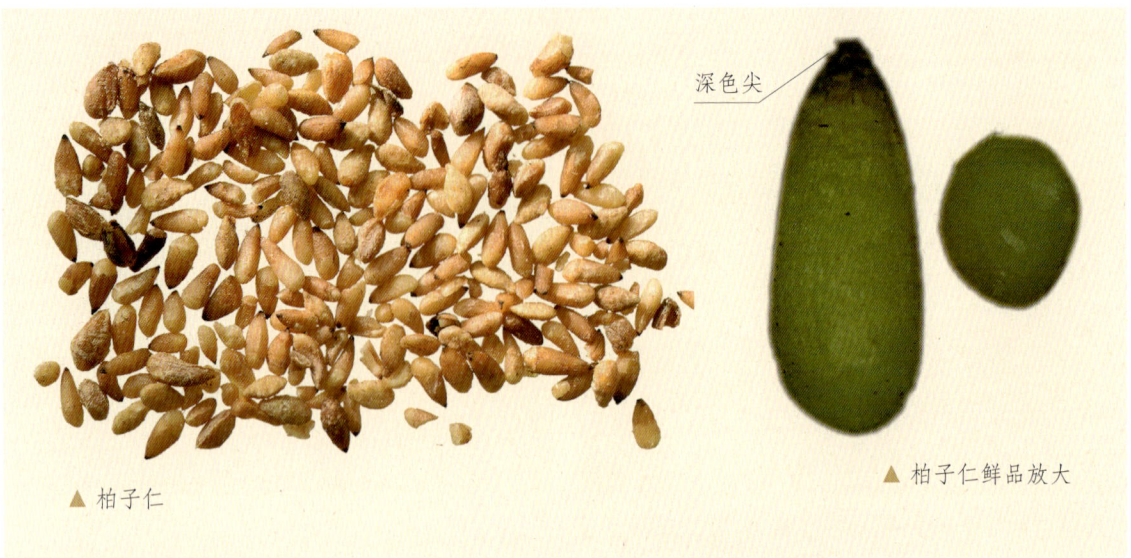

▲ 柏子仁　　深色尖　▲ 柏子仁鲜品放大

非正品

掺入侧柏种子加工品

为柏科植物侧柏 *Platycladus orientalis* (L.) Franco 的干燥成熟种子加工品。

本品呈长卵形或长椭圆形，长 0.4~0.7cm，直径 0.16~0.35cm。表面黄白色或黄棕色，略皱，外包质硬的种皮。顶端略尖，基部钝圆。质硬，破开可见种仁，富油性。气微香，味淡。

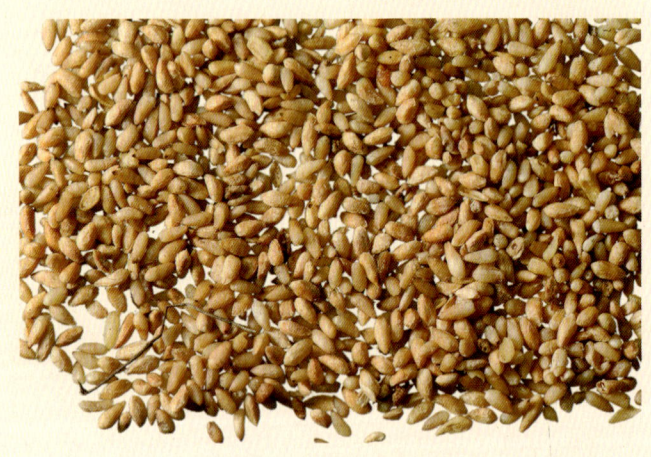

▲ 掺入侧柏种子加工品的侧柏种仁（采自药材市场）

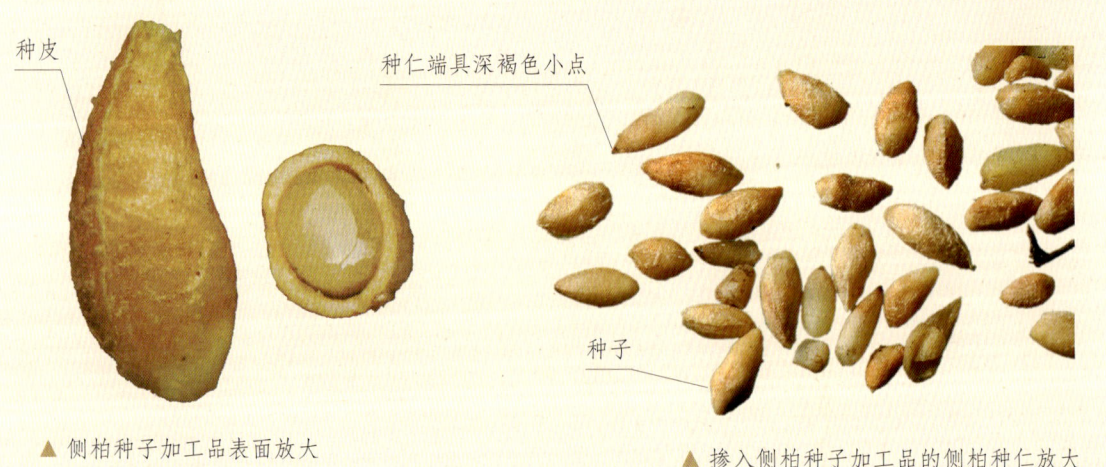

种皮　　种仁端具深褐色小点　　种子

▲ 侧柏种子加工品表面放大　　▲ 掺入侧柏种子加工品的侧柏种仁放大

侧柏种子

为柏科植物侧柏 *Platycladus orientalis* (L.) Franco 的干燥成熟种子。

本品呈长卵形或长椭圆形，长0.4~0.7cm，直径0.16~0.35cm。表面黄棕色或棕褐色，略光滑。顶端略尖，基部钝圆，有白斑。质硬，破开可见种仁，富油性。气微香，味淡。

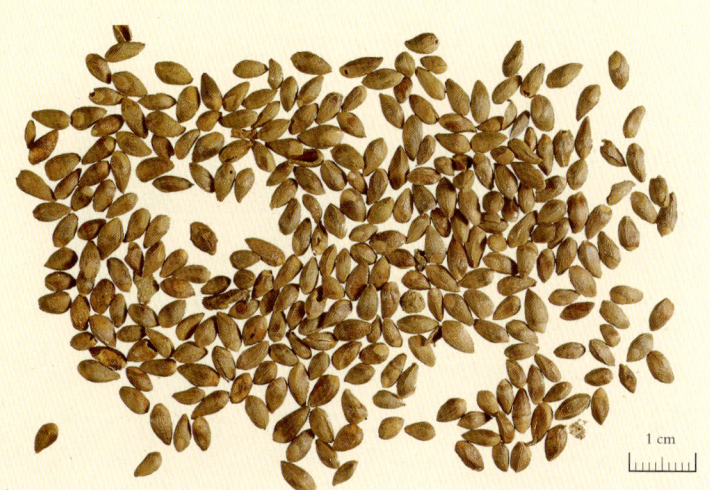

▲ 侧柏种子

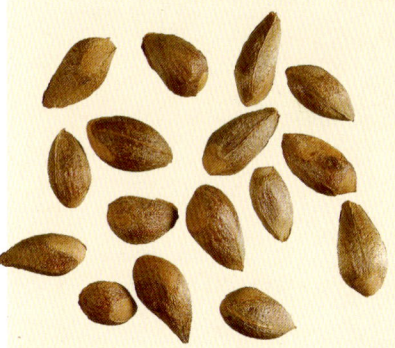

▲ 侧柏种子表面

马尾松种子

为松科植物马尾松 *Pinus massoniana* Lamb. 的干燥成熟种子。

本品呈长卵形或长椭圆形，长0.4~0.7cm，直径0.16~0.35cm。表面黄棕色或棕褐色，光滑。顶端略尖，基部钝圆，略呈三棱形。质硬，一侧或两侧平滑。破开可见种仁，富油性。气微香，味淡。

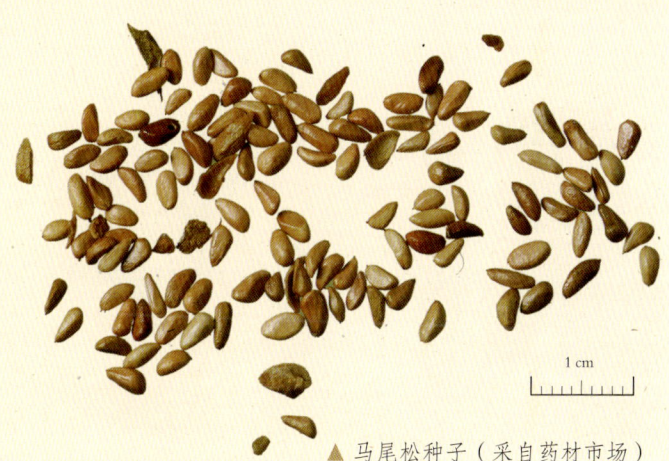

▲ 马尾松种子（采自药材市场）

光滑

▲ 马尾松种子放大

枸 杞 子 /Gouqizi

正 品

枸杞子（药典品种）

药材为茄科植物宁夏枸杞 *Lycium barbarum* L. 的干燥成熟果实。

本品呈纺锤形，略扁，长 0.6~1.8cm，直径0.3~0.8cm。表面鲜红色或暗红色，具明显的皱纹。顶端有小突起状的花柱基，基部有白色的果梗痕。质柔韧，种子扁方圆形。气微，味甜、微酸。

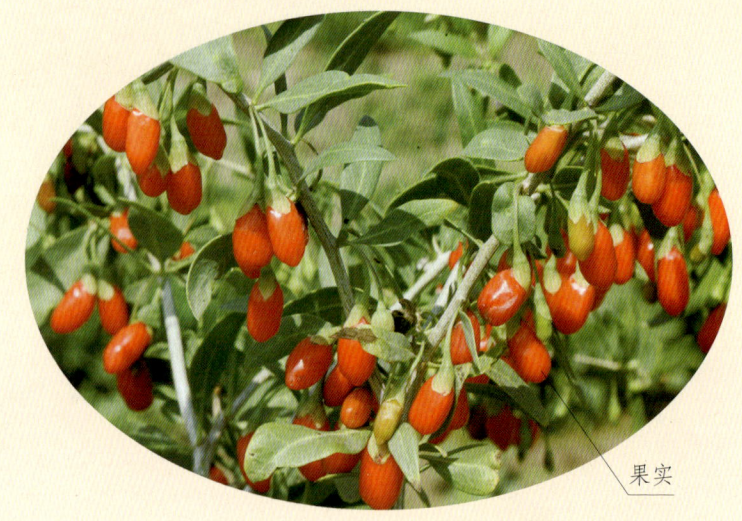

▲ 宁夏枸杞原植物（摄于宁夏中宁）

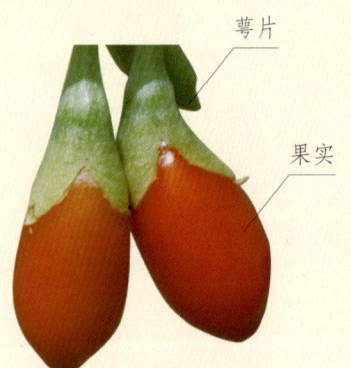

▲ 宁夏枸杞果实放大

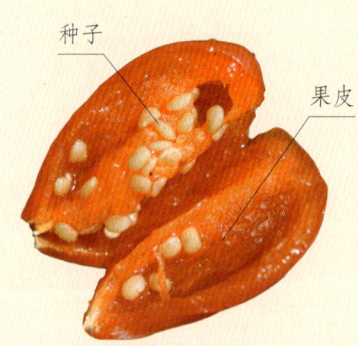

▲ 宁夏枸杞果实纵切放大

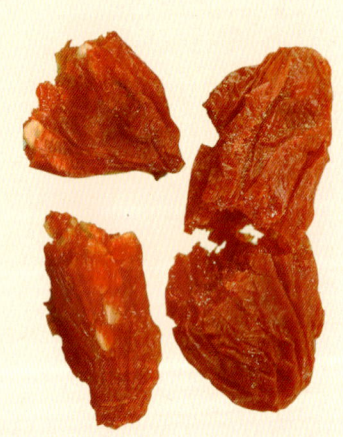

▲ 宁夏枸杞果实剖面

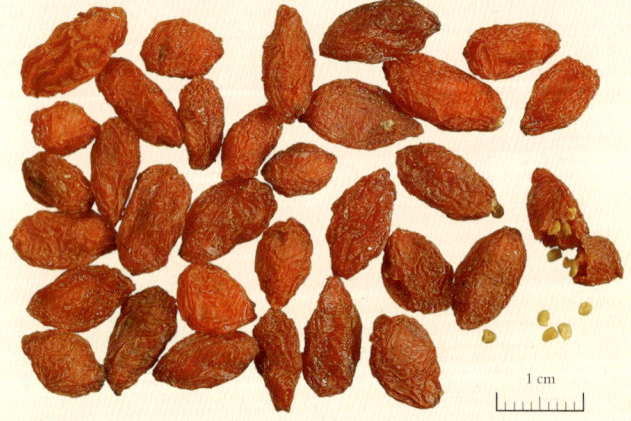

▲ 宁夏枸杞

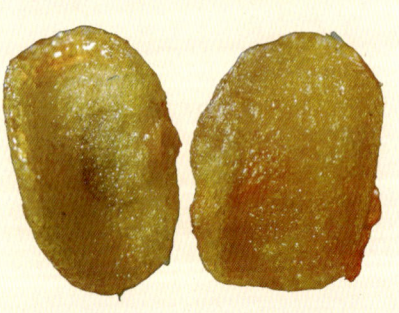

▲ 宁夏枸杞种子表面

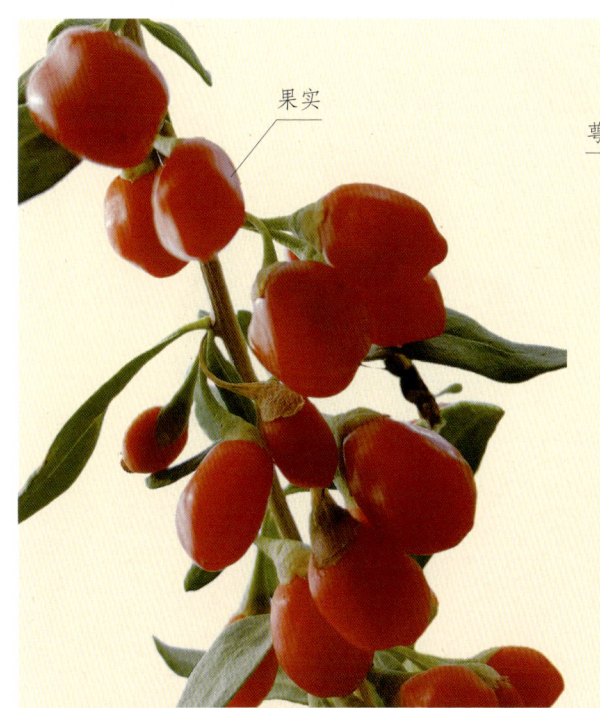
▲ 精河枸杞果实

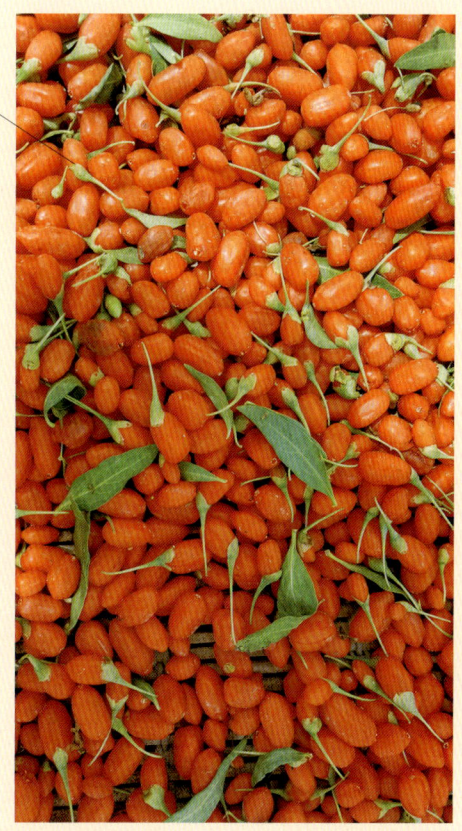
▲ 精河枸杞果实鲜品

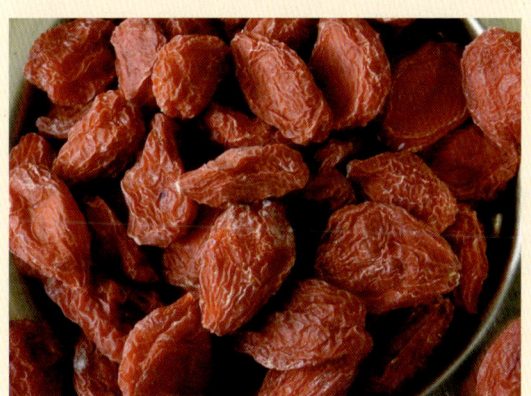
▲ 精河枸杞干品

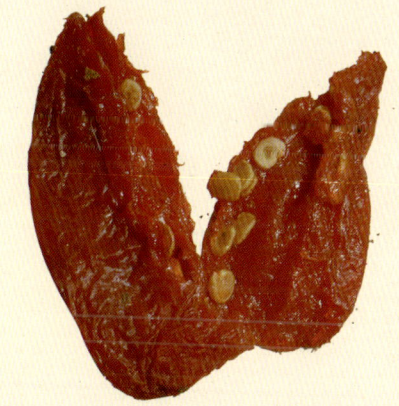
▲ 精河枸杞干品剖面

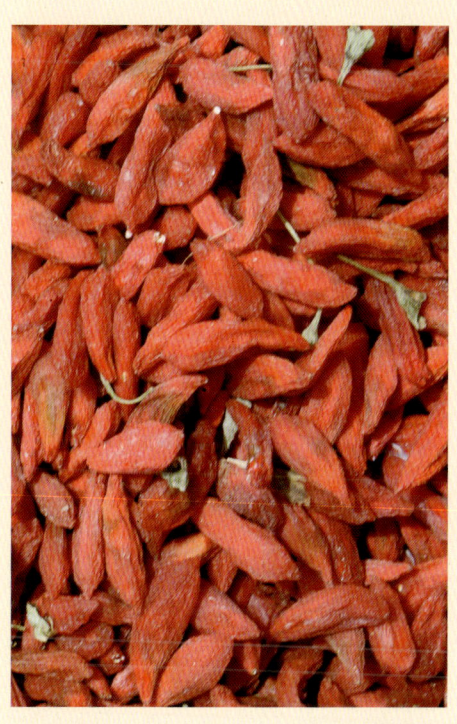
▲ 青海枸杞干品

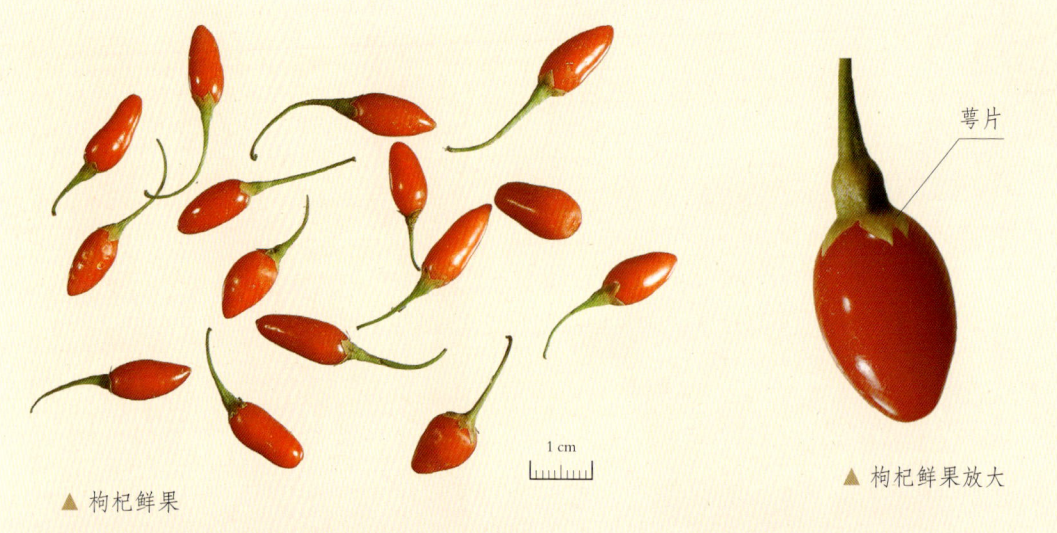

▲ 枸杞鲜果　　　　　　　　　　　　▲ 枸杞鲜果放大（萼片）

非正品

枸杞

为茄科植物枸杞 *Lycium chinense* Mill. 的干燥果实。

本品性状与枸杞子类似。但果实呈椭圆形或类球形，果皮薄而少，隔果皮可见种子，种子多，稍小，长不足1cm，种子约有30粒。味微苦。

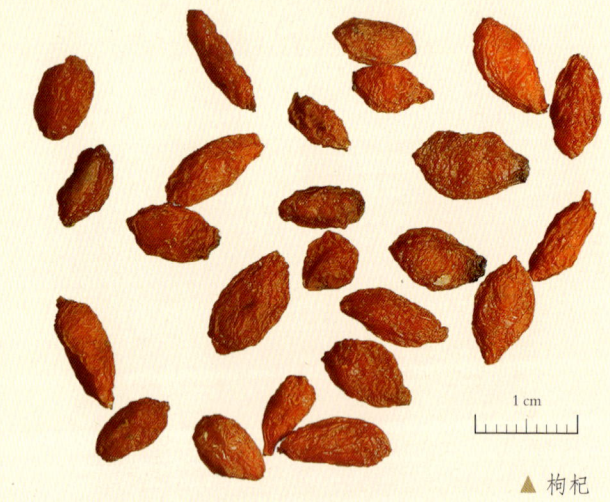

▲ 枸杞

新疆枸杞

为茄科植物新疆枸杞 *Lycium dasystemum* Pojark. 的干燥果实。

本品性状与枸杞子类似。但果实呈椭圆形或类球形，隔果皮看不见种子，肉少，长不足1cm，种子数量少于20粒。味微甜。

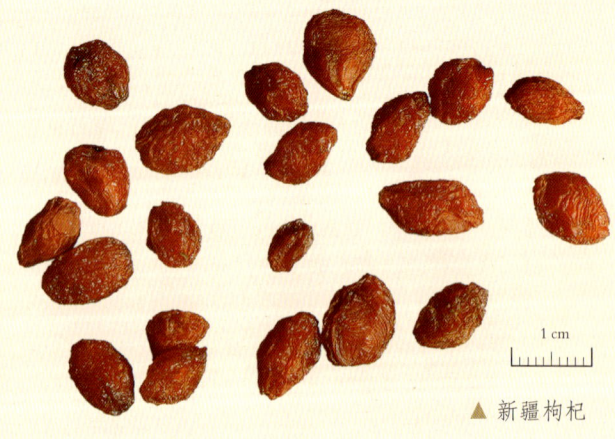

▲ 新疆枸杞

北方枸杞

为茄科植物北方枸杞 *Lycium chinense* var. *potaninii* (Pojark.) A. M. Lu 的干燥果实。

本品性状与枸杞子类似。但果实呈长条状椭圆形，果皮薄而少，隔果皮可见种子，种子较大，长不足2cm，种子数量少于20粒。味微苦。

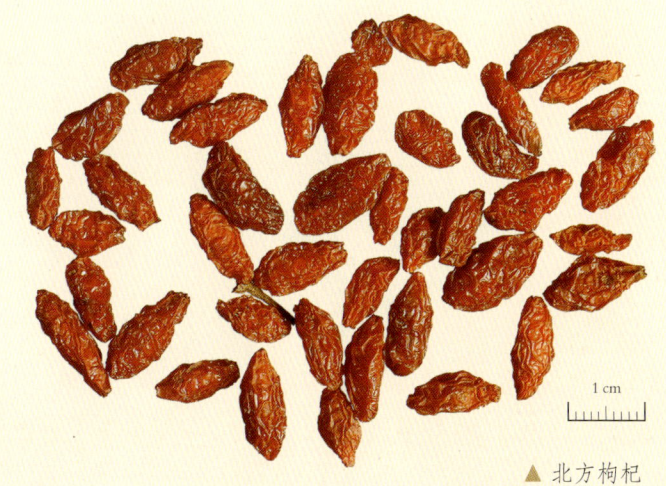

▲ 北方枸杞

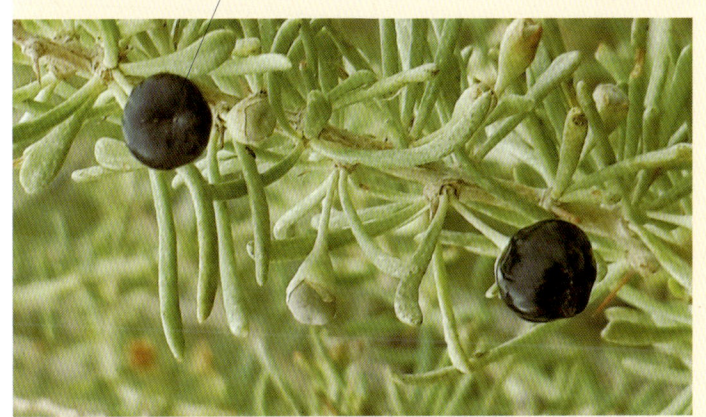

▲ 黑果枸杞（新疆产）

黑果枸杞

为茄科植物黑果枸杞 *Lycium ruthenicum* Murray 的干燥果实。

本品果实呈不规则球形。果皮紫黑色，果皮薄，直径约1cm。常具有明显的果柄。种子多数，黑褐色。味微苦。

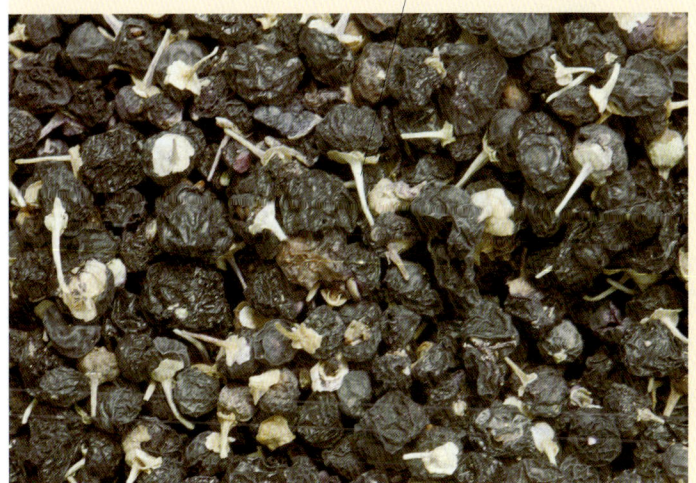

▲ 黑果枸杞（采自药材市场）

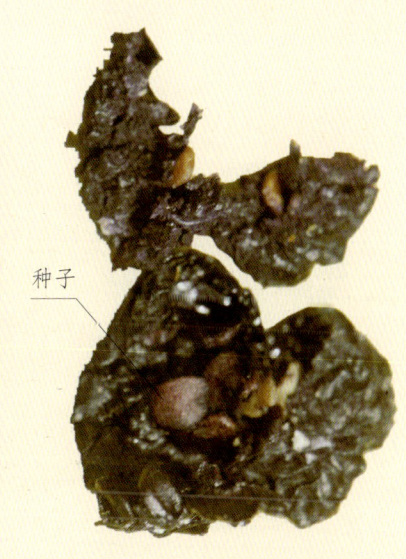

▲ 黑果枸杞剖面

枸杞子 | 211

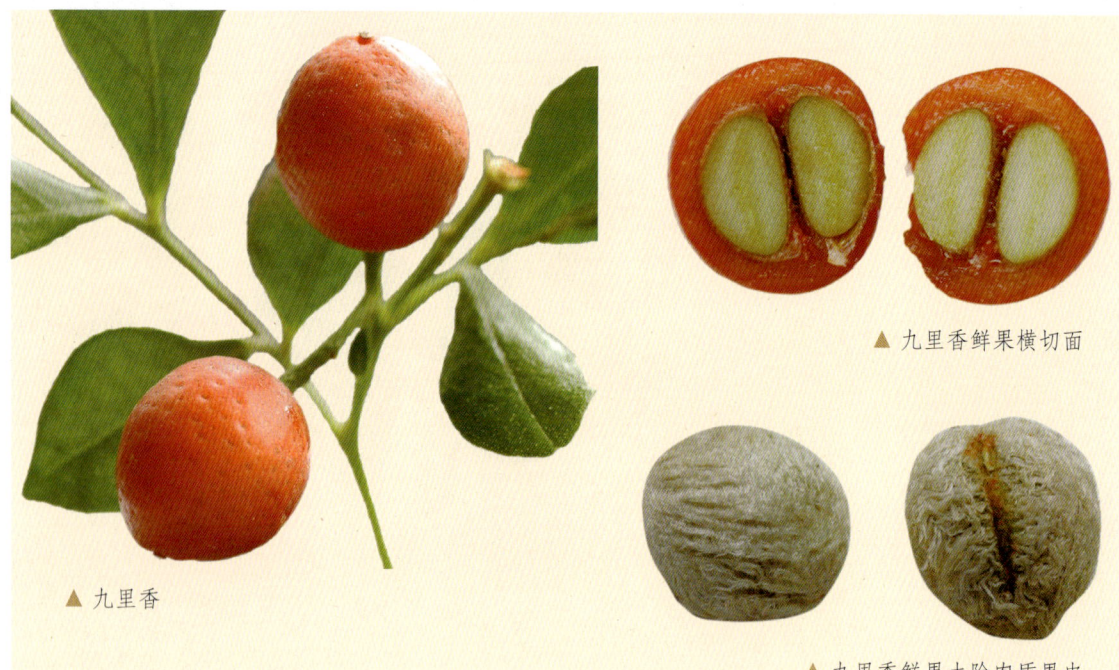

▲ 九里香

▲ 九里香鲜果横切面

▲ 九里香鲜果去除肉质果皮

九里香

为芸香科植物九里香 *Murraya paniculata* (L.) Jack 的干燥果实。

本品呈椭圆形。长6～10cm，直径4～6cm。表面黄棕色至暗红棕色，可见明显的皱纹。二室，每室有种子1粒，偶见3粒。种子较大，略呈半球形，表面类白色。气香，味苦、辛，有麻舌感。

▲ 九里香

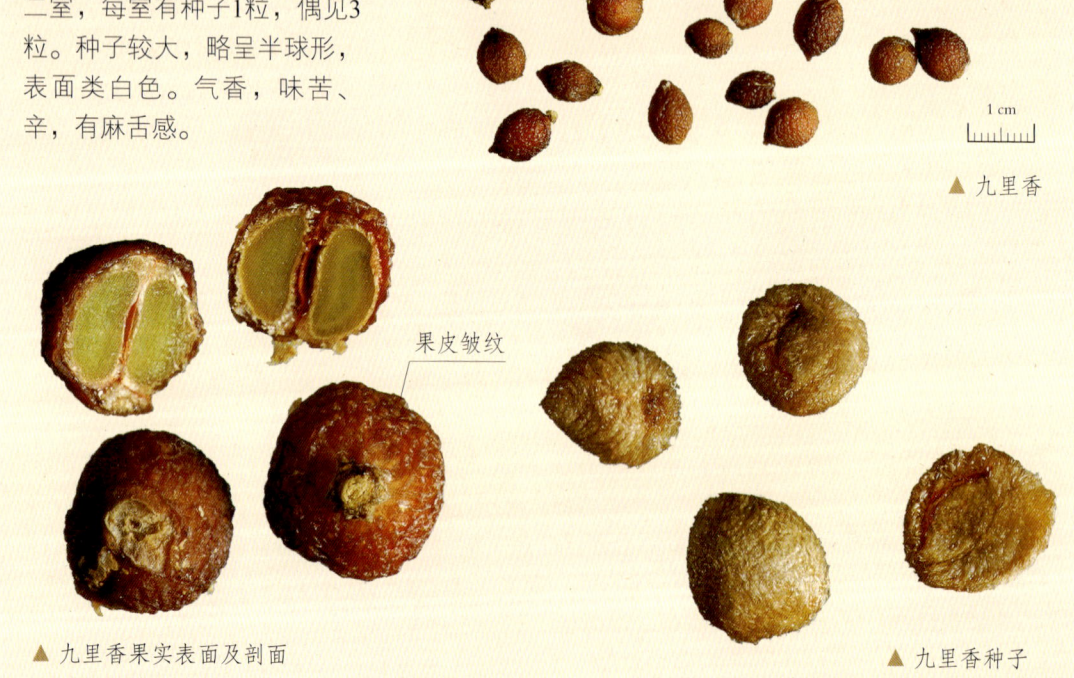

果皮皱纹

▲ 九里香果实表面及剖面

▲ 九里香种子

栀 子 /Zhizi

正 品

栀子（药典品种）

药材为茜草科植物栀子 *Gardenia jasminoides* Ellis 的干燥成熟果实。

本品呈椭圆形或卵圆形，长1.5～3.5cm，直径1～1.5cm。表面红棕色或黄棕色，略具光泽。顶端残存萼片，基部渐尖，有残留果柄，果柄长0.3～0.7cm。果实具6条翅状棱，棱高约1mm，两条棱间有1条从基部延伸出的分枝脉。体轻，果皮薄而脆，内表面淡黄棕色，较外表面浅，具明显的光泽。可见2～3条纵向突起的假隔膜。折断面鲜黄色，种子团含种子60～200粒，多集成球形或卵圆形团块状。单粒种子扁卵圆形或椭圆形，表面红棕色或黄棕色，密具细小疣状突起，长0.3～0.5cm，厚约0.1cm。质脆，易碎。气微，味酸而苦。

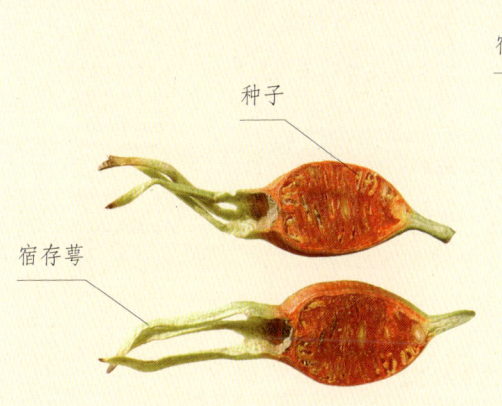

▲ 栀子成熟果实鲜品纵切

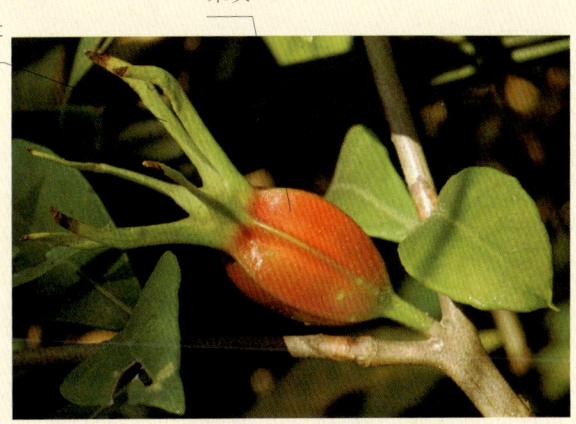

▲ 栀子成熟果实（摄于广东深圳）

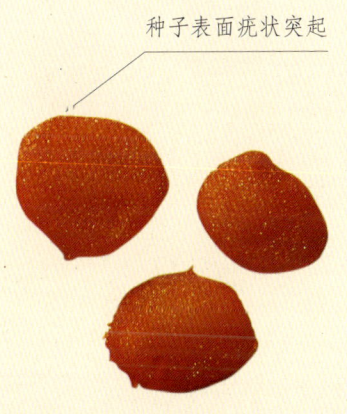

▲ 栀子种子鲜品

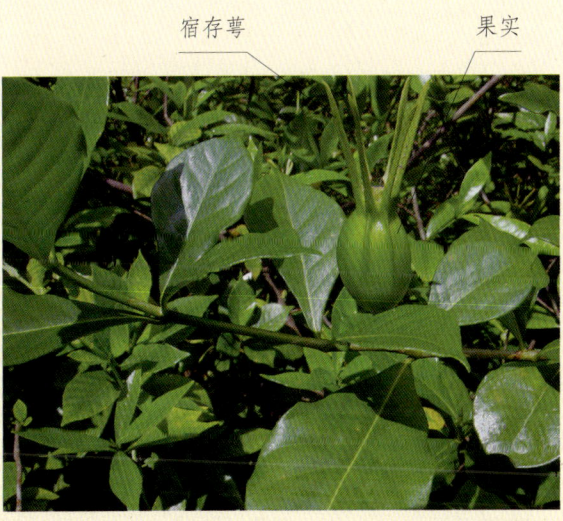

▲ 栀子近成熟果实

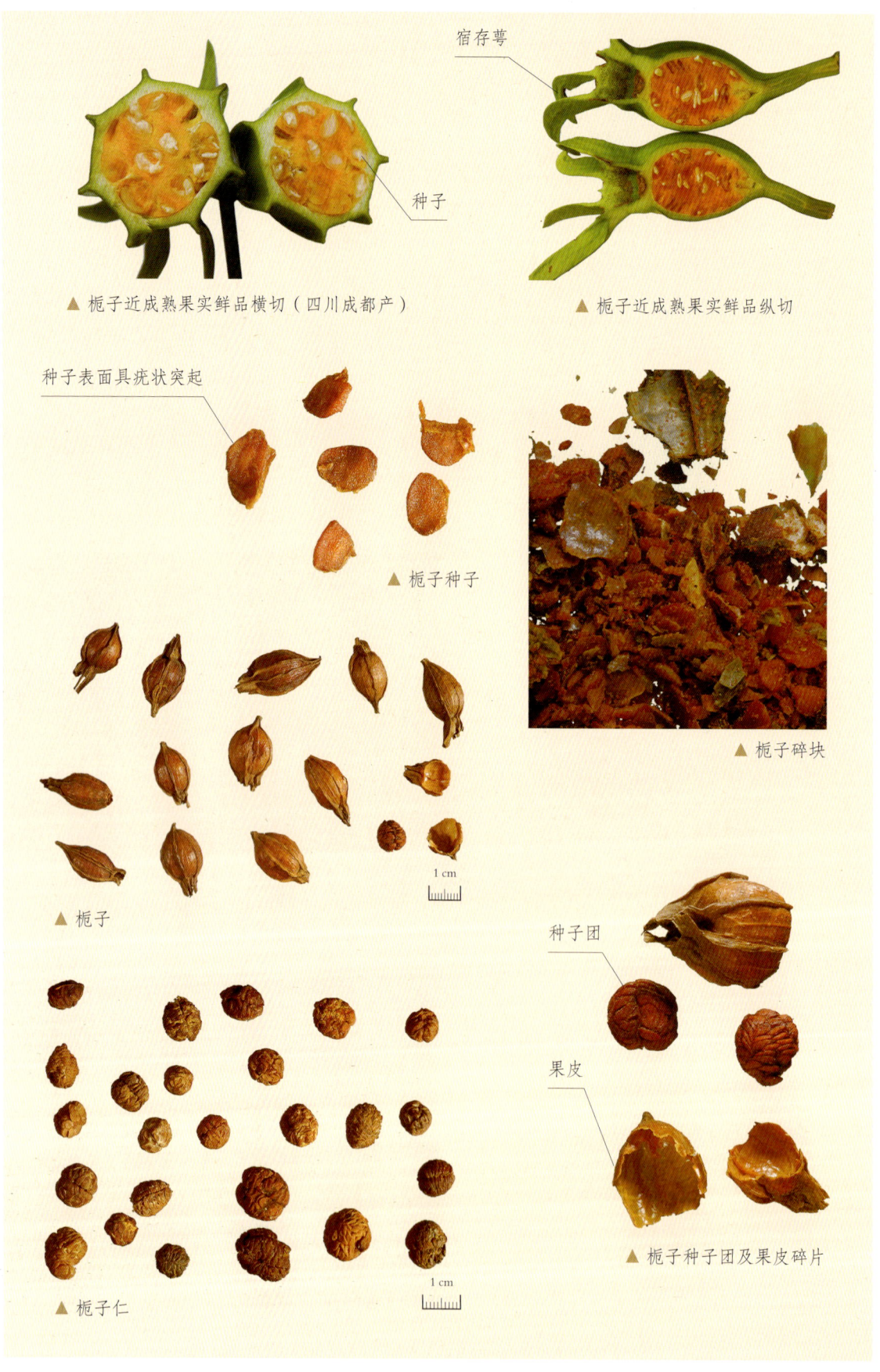

▲ 栀子近成熟果实鲜品横切（四川成都产）

▲ 栀子近成熟果实鲜品纵切

▲ 栀子种子

▲ 栀子碎块

▲ 栀子

▲ 栀子种子团及果皮碎片

▲ 栀子仁

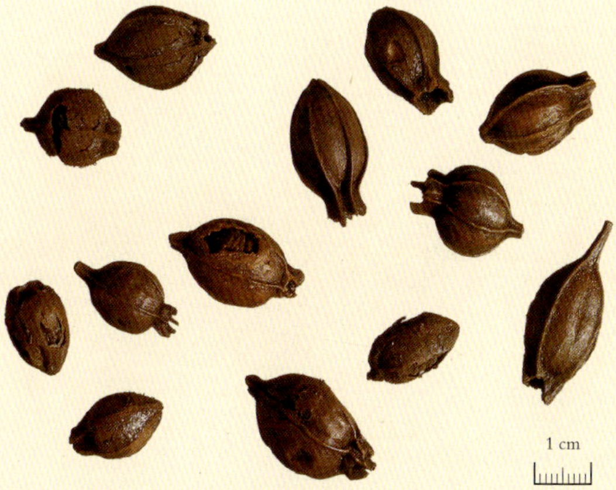

▲ 焦栀子

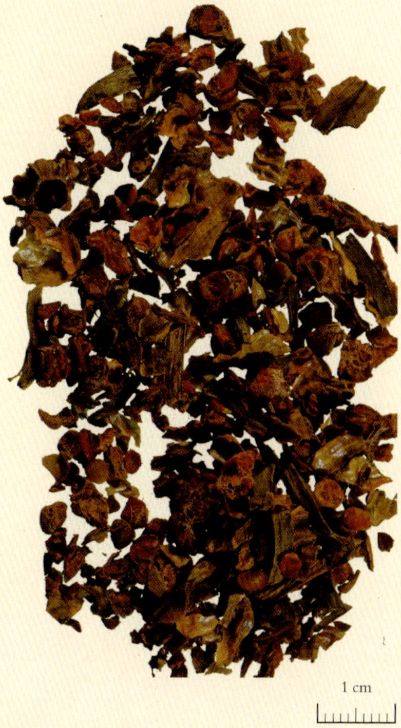

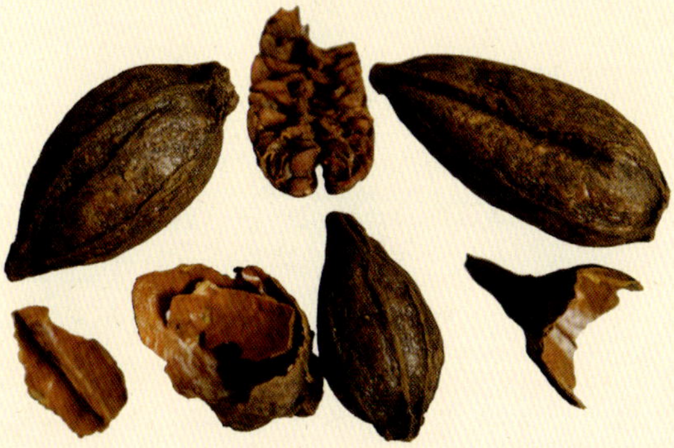

▲ 栀子炭

▲ 炒栀子

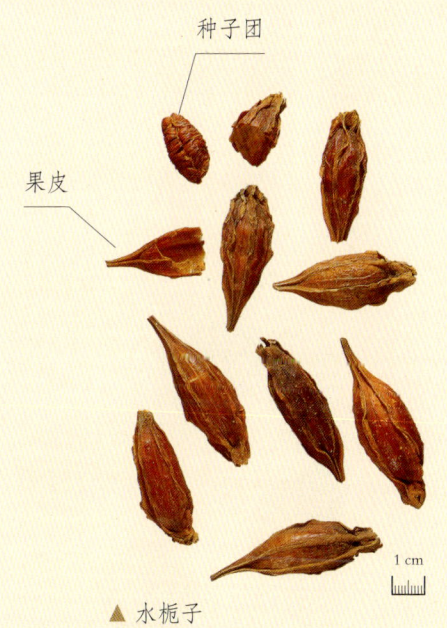
▲ 水栀子

非正品

水栀子

为茜草科植物大花栀子 Gardenia jasminoides Ellis var. grandiflora Nakai 的干燥果实。本品呈长椭圆形，长3～5.5cm，直径1.5～2cm，果柄长0.5～1cm。表面红褐色、橙红色或红黄色，略具光泽，具6条翅状棱，棱间具1条明显纵脉，果皮表面散在小的疣状突起，顶端具宿存萼残基，长约0.6cm，颜色较暗。基部稍尖，有残留果柄。果皮稍厚，内表面红黄色或鲜黄色，亦有的颜色不鲜明，有光泽，具2～3条隆起的假隔膜。折断面鲜黄色，种子团含种子110～250粒。种子扁卵圆形，深红棕色，表面密具细小疣状突起。气微，味微酸而苦。

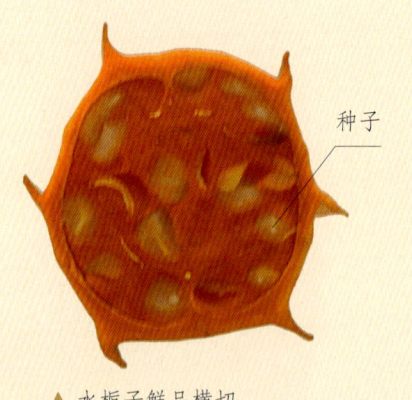
▲ 水栀子鲜品横切

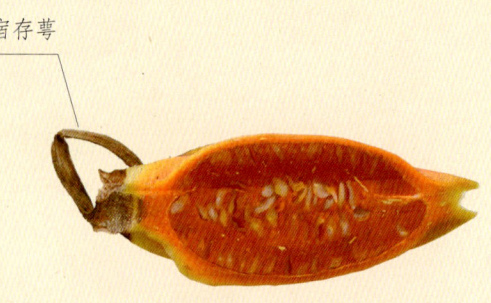
▲ 水栀子鲜品纵切（湖北产）

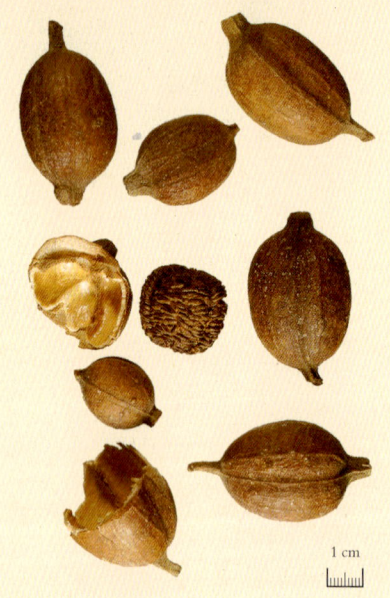
▲ 大黄栀子

大黄栀子

为茜草科植物大黄栀子 *Gardenia sootepensis* Hutch. 的干燥果实。本品呈圆形、椭圆形或长椭圆形，长2.5～5cm，直径1.8～3cm，果柄长0.7～1cm。表面棕色至褐色，较光滑，有5条纵棱，稍凸起，棱间有1条纵脉纹。顶端宿存萼筒长约0.5cm，基部有残留果柄。果皮厚而坚硬，厚约0.18cm，内表面淡黄色，有光泽。种子多数，扁卵圆形，集结成椭圆形种子团，暗红棕色或褐色，表面密具细小疣状突起，直径约1.5cm，长约2cm。气微，味淡。

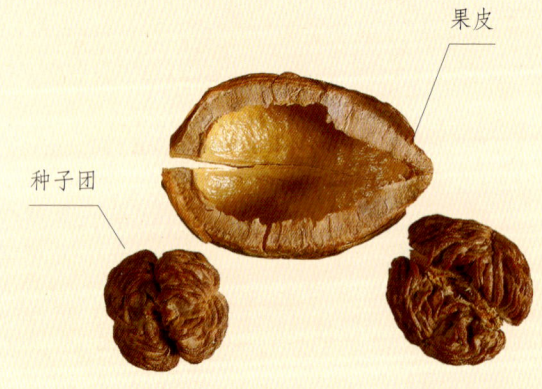
▲ 大黄栀子种子团及果皮纵剖面

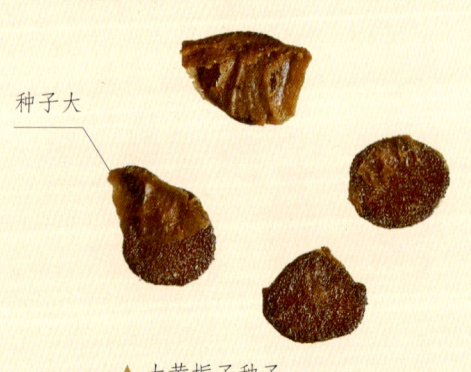
▲ 大黄栀子种子

柿 蒂 /Shidi

正 品

柿蒂（药典品种）

药材为柿树科植物柿 *Diospyros kaki* Thunb. 的干燥宿萼。冬季果实成熟时采摘，食用时收集，洗净，晒干。

本品呈扁圆形，直径1.5～2.5cm。表面黄褐色或红棕色。中央较厚，微隆起，有果实脱落后的圆形瘢痕，直径约1cm，其外侧有一密被细绒毛的黄棕色环。萼片边缘较薄，4裂，裂片多反折，易碎；基部有果梗或圆孔状的果梗痕。质硬而脆，易折断。气微，味涩。

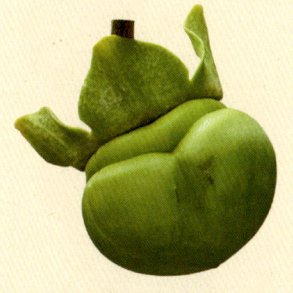

▲ 柿未成熟果实

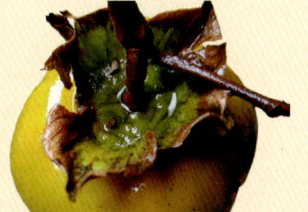

▲ 鲜柿及宿存萼

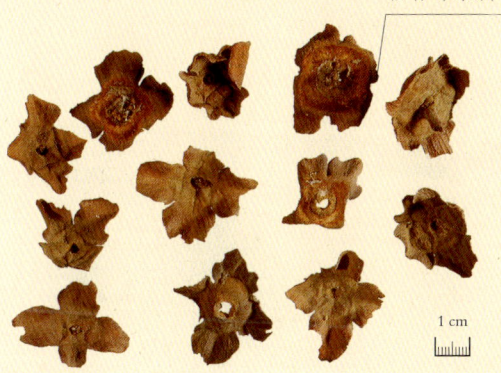

▲ 柿蒂

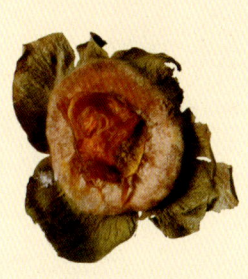

▲ 柿宿存萼鲜品腹面

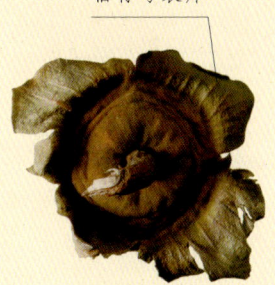

▲ 柿宿存萼鲜品背面

非正品

柿饼蒂

为柿树科植物柿 *Diospyros kaki* Thunb. 加工柿饼的干燥宿萼。

本品呈扁圆形，直径1.5～2.5cm。表面黄褐色或红棕色。中央较厚，微隆起，有果实脱落后的圆形瘢痕，直径约1cm，其外侧有一密被细绒毛的黄棕色环。萼片边缘残缺；基部有果梗或圆孔状的果梗痕。质硬而脆，易折断。气微，味甜。

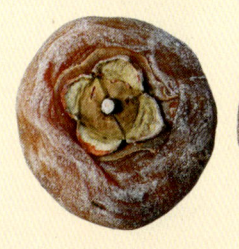

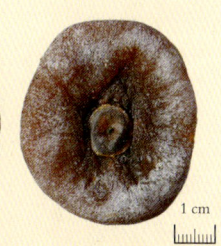

▲ 柿饼

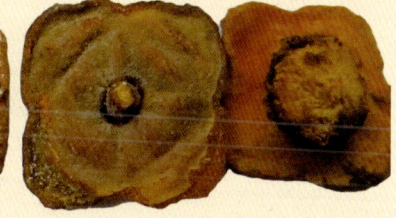

▲ 柿饼蒂表面

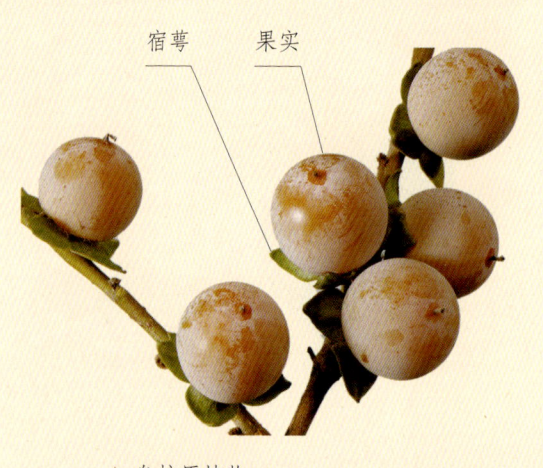

黑枣蒂

为柿树科植物乌柿 Diospyros cathayensis Steward 的干燥宿萼。

本品略呈扁圆形，直径约2.5cm。表面黄褐色或红棕色，中央稍厚，不隆起，果实脱落处的圆形瘢痕外侧有一明显黑色环，直径约0.5cm，其外侧密被黄棕色细绒毛。萼片边缘较薄，4裂，裂片略反折，易碎；基部有果梗或圆孔状的果梗痕。质硬而脆，易折断。气微，味涩。

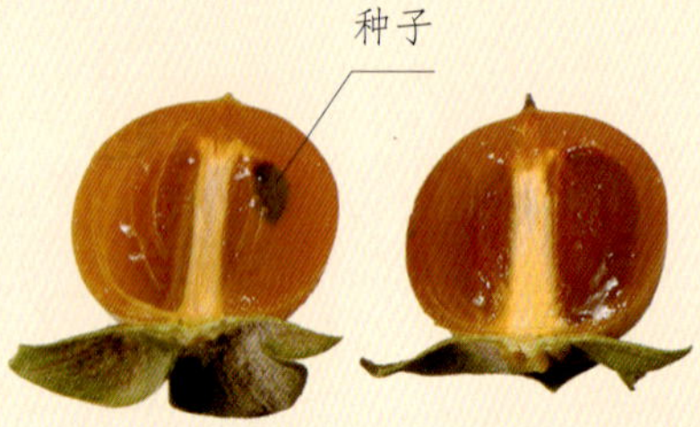

▲ 乌柿原植物

▲ 乌柿鲜品切面

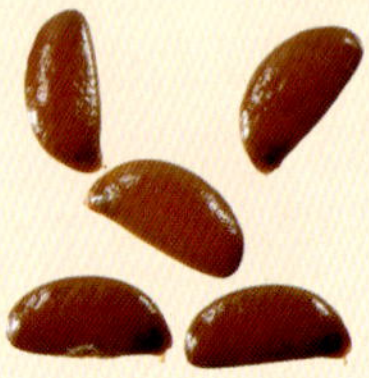

▲ 乌柿种子

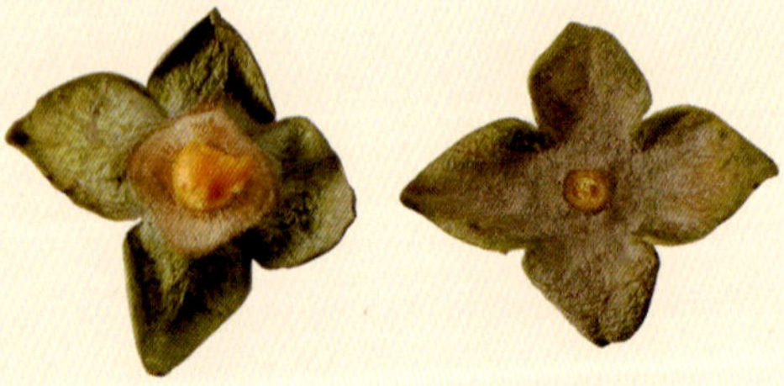

▲ 乌柿宿萼表面

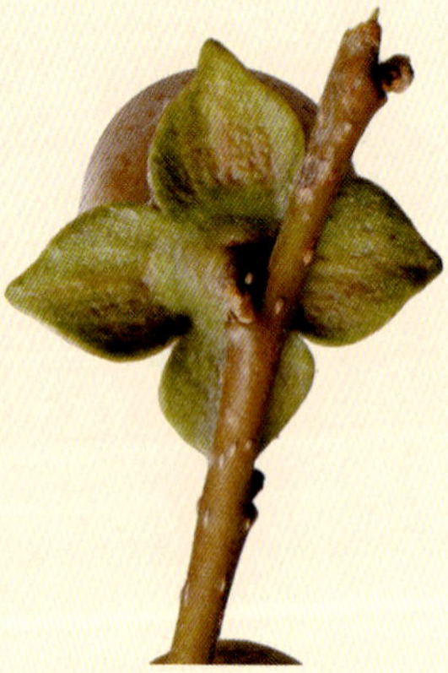

▲ 乌柿背面

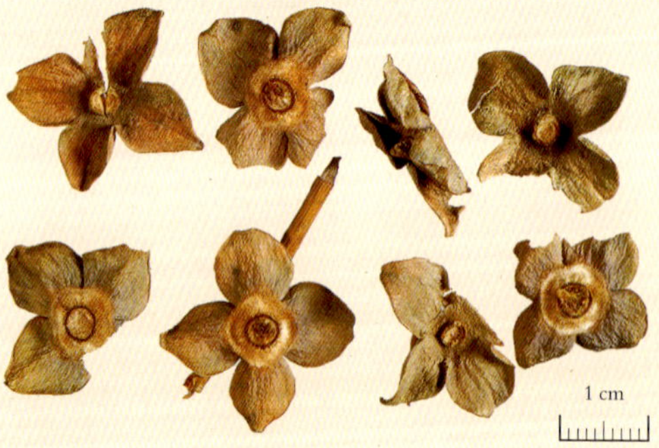

▲ 黑枣蒂

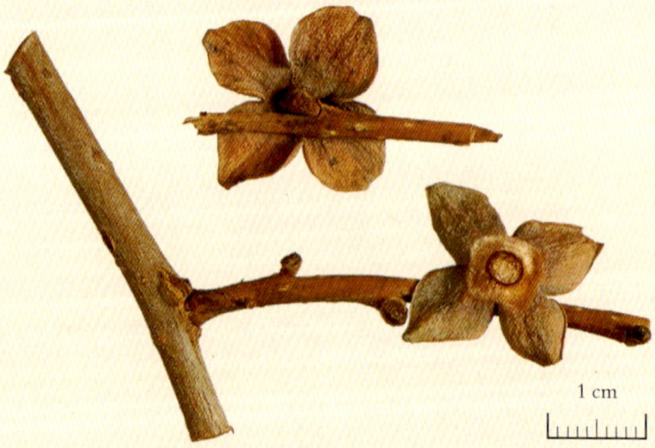

▲ 带枝条的黑枣蒂

牵 牛 子 /Qianniuzi

正 品

牵牛子（药典品种）

药材为旋花科植物裂叶牵牛 *Pharbitis nil* (L.) Choisy 或圆叶牵牛 *Pharbitis purpurea* (L.) Voigt 的干燥成熟种子。

本品似橘瓣状，长0.4～0.8cm，宽0.3～0.5cm。表面灰黑色（黑丑）或淡黄白色（白丑）。背面有一条浅纵沟，腹面棱线的下端有一点状种脐，微凹。质硬，横切面可见淡黄色或黄绿色皱缩折叠的子叶，微显油性。气微，味辛、苦，有麻感。

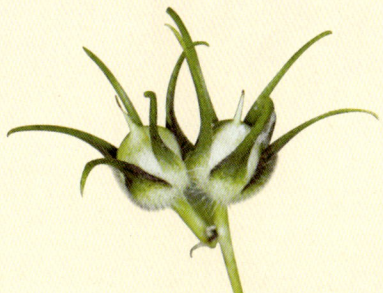
▲ 裂叶牵牛果实

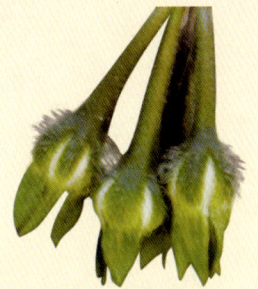
▲ 圆叶牵牛果实

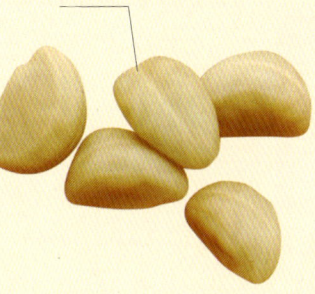
▲ 裂叶牵牛种子鲜品①

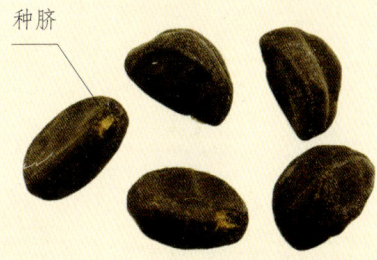
▲ 裂叶牵牛种子鲜品②

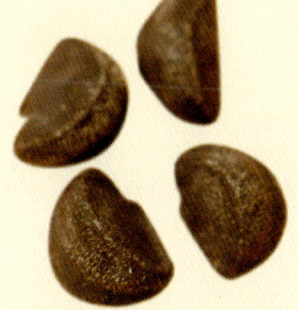
▲ 圆叶牵牛种子鲜品

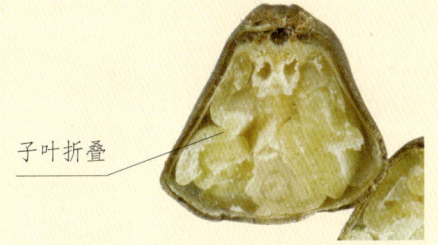
▲ 牵牛子（黑丑）横切面

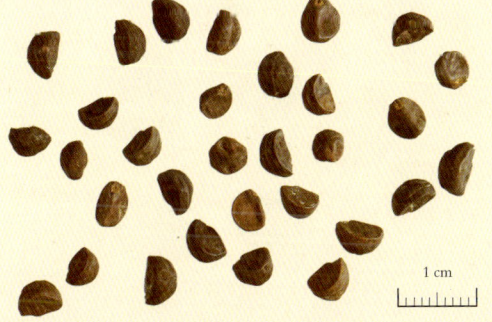
▲ 牵牛子（黑丑）

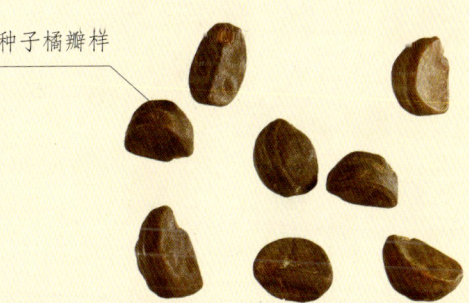
▲ 牵牛子（黑丑）表面

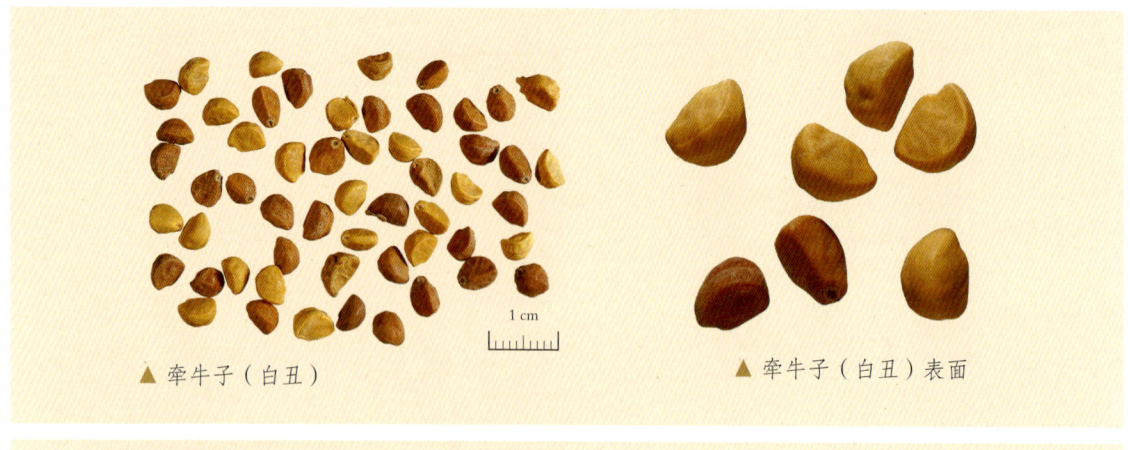

▲ 牵牛子（白丑）　　　▲ 牵牛子（白丑）表面

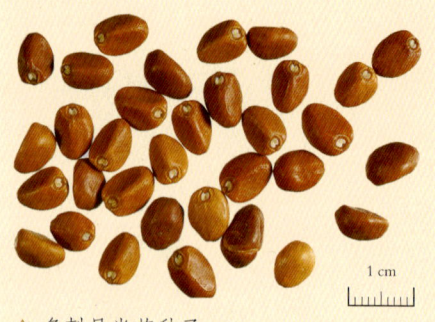

▲ 多刺月光花种子

非正品

多刺月光花

为旋花科植物多刺月光花 *Calonyction muricatum* (L.) G. Don 的干燥种子。

本品呈卵圆形，略扁，长0.8～1cm，宽0.5～0.7cm。表面淡棕黄色，平滑，背面弓形隆起，中央微显纵沟，腹面有1条棱线，棱的一端有白色圆形凹下种脐。质硬，横切面淡黄色，可见2片皱缩折叠的子叶。气微，味微辛、苦。

打碗花

为旋花科植物打碗花 *Calystegia hederacea* Wall. 的干燥种子。

本品呈卵形，多近1/4圆球体，长0.3～0.5cm，宽0.2～0.3cm。表面灰黑色，具众多小突起，种脐明显，呈缺刻状。质硬，横切面可见2片皱缩折叠的子叶。气微，味淡。

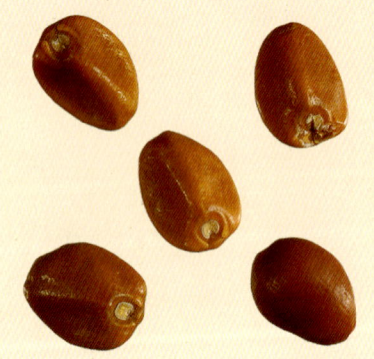

▲ 多刺月光花种子放大

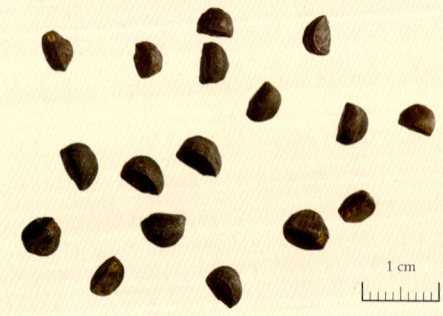

▲ 打碗花种子

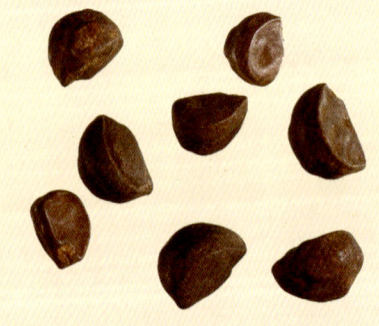

▲ 打碗花种子表面

西伯利亚鱼黄草

为旋花科植物西伯利亚鱼黄草 *Merremia sibirica* (Pers.) Hall. f. 的干燥种子。

本品呈卵形，多近1/4圆球体，长0.4~0.6cm，宽0.3~0.5cm。表面灰褐色，被金黄色鳞片状腺毛，脱落处粗糙，呈小点状，背面弓形隆起，中央有浅纵沟，腹面为1条棱线，种脐明显，在棱线及背面交接处呈缺刻状。质硬，横切面淡黄色，可见2片皱缩折叠的子叶。气微，味微辛辣。

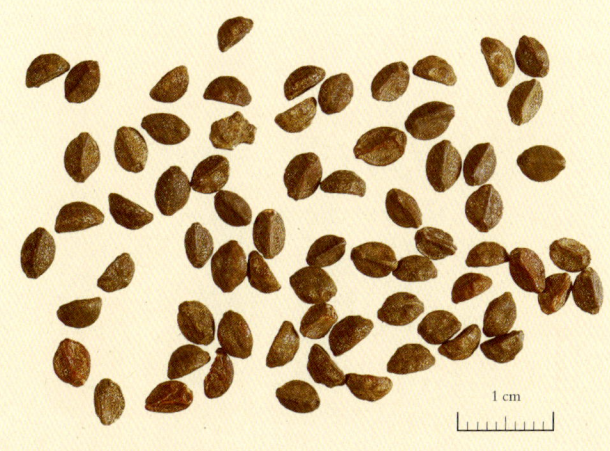

▲ 西伯利亚鱼黄草种子

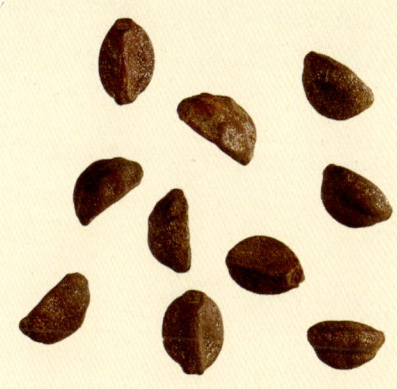

▲ 西伯利亚鱼黄草种子表面

蕹菜子

为旋花科植物蕹菜 *Ipomoea aquatica* Forsk. 的干燥种子。

本品呈卵圆形，长0.4~0.6cm，宽0.3~0.5cm。表面黑色，较光滑，种脐明显，呈缺刻状，和背面的交接处有3个明显的瘤状突起，中间1个较大，左右2个的大小相当。质硬，横切面可见2片皱缩折叠的子叶。气微，味淡。

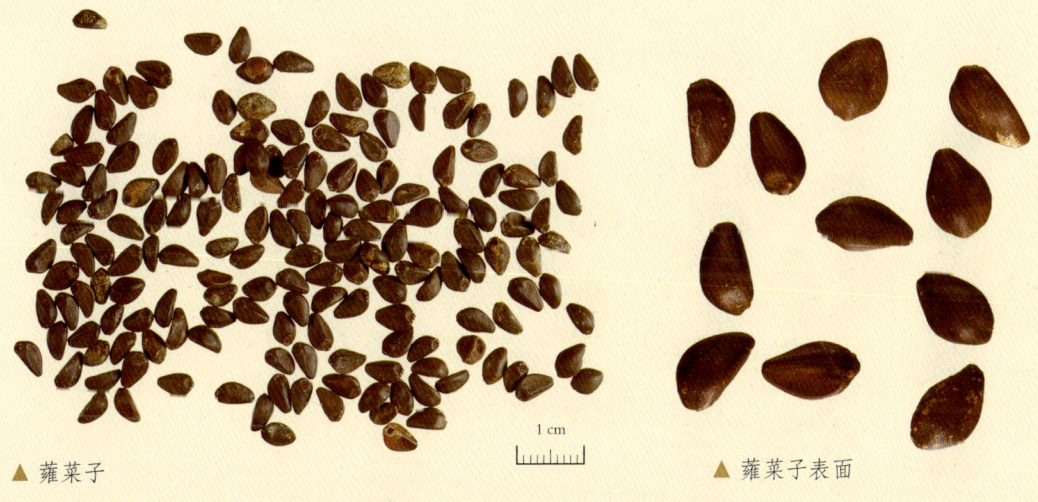

▲ 蕹菜子　　　　　　　　　　▲ 蕹菜子表面

鸦 胆 子 /Yadanzi

正 品

鸦胆子（药典品种）

药材为苦木科植物鸦胆子 *Brucea javanica* (L.)Merr. 的干燥成熟果实。

本品呈卵形或长卵形，长0.6～1cm，直径0.4～0.7cm。表面黑棕色或黑色，有隆起的网状皱纹，网眼呈不规则的多角形，两侧有明显的棱线。顶端渐尖，基部钝圆，有果梗痕。果壳质硬而脆，内有卵形种子1粒，表面类白色或黄白色，具网纹；种皮薄，子叶2，乳白色，富油性。气微，味极苦。

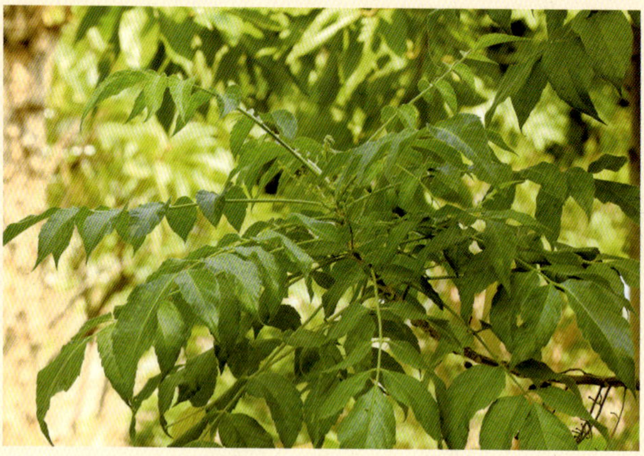

▲ 鸦胆子原植物

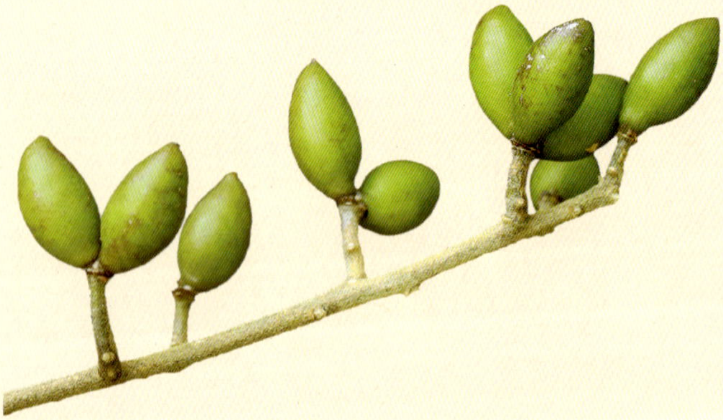

▲ 鸦胆子果实

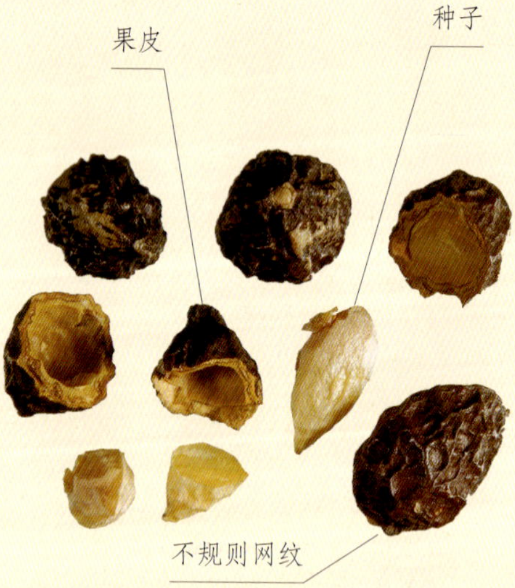

▲ 鸦胆子表面和种子

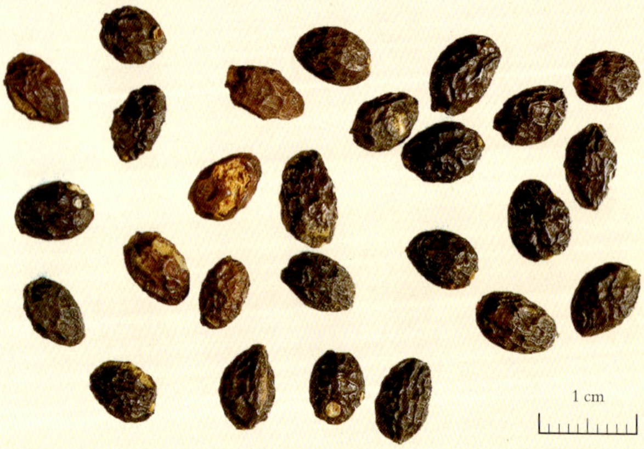

▲ 鸦胆子

非正品

牛耳枫

为交让木科植物牛耳枫 *Daphniphyllum calycinum* Benth. 的干燥果实。

本品未成熟果实呈卵圆形，长0.6～0.8cm，宽0.4～0.5cm。表面灰棕色、黄棕色至淡红棕色，粗糙，有不规则皱纹或多疣状突起。顶端可见极短的柱头残基，分裂为二。基部有的可见圆点状果柄痕或棕色果柄，长0.2～0.3cm，直径约0.1cm，有时可见细小的宿存花萼。果皮较薄而脆，易压碎。内含种子1粒，多干瘪，表面棕褐色或黑褐色，有皱纹。气微，味微苦涩。

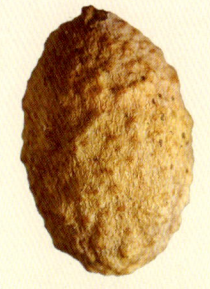
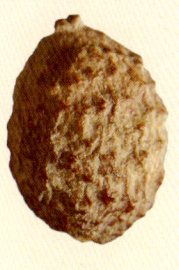

▲ 牛耳枫（未成熟果实）放大

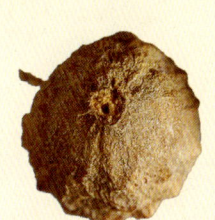
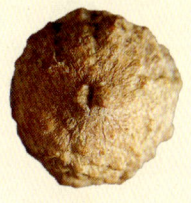

▲ 牛耳枫（未成熟果实）顶端表面

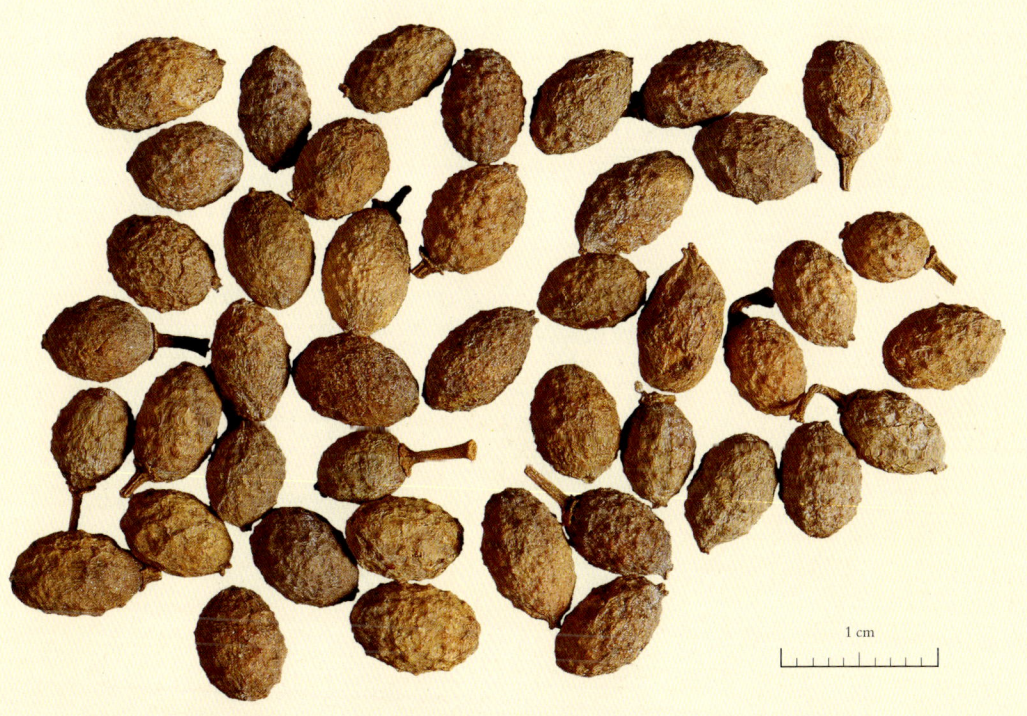

▲ 牛耳枫（未成熟果实）

本品成熟果实呈卵圆形，个较大，长0.7～1cm，宽0.5～0.7cm。表面蓝黑色或黑褐色，有时有浅蓝色粉末附着，粗糙，有不规则而密集的皱纹。顶端有2枚极短的柱头残基。基部有圆点状凹入的果柄痕，黄棕色，有的可见棕色宿存花萼及果柄，花萼甚小，果柄长0.2～0.3cm，直径约0.1cm。果皮薄，质较软，易剥离。种子1粒，棕色；种皮薄，内有浅棕色胚乳，无子叶，少油性。气微，味苦。

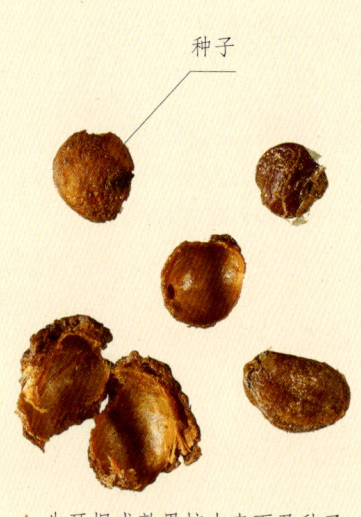

▲ 牛耳枫成熟果核内表面及种子

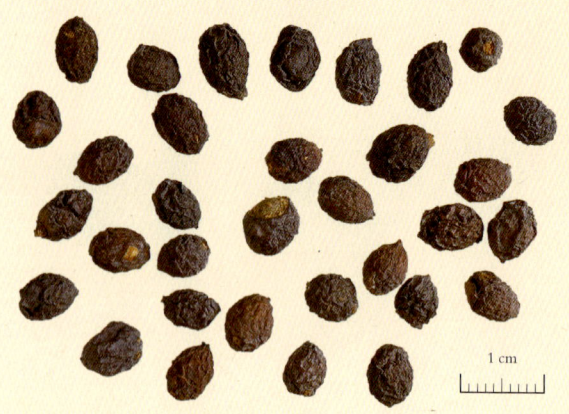

▲ 牛耳枫（成熟果实）

灰毛浆果楝

为楝科植物灰毛浆果楝 *Cipadessa cinerascens* (Pellegr.) Hand.-Mazz. 的干燥果实。

本品呈类球形，直径0.4～0.5cm。表面紫黑色或棕黑色，具皱纹，略具5钝棱。顶端钝，基部有果梗痕。果皮薄，不易剥离，内含5核，淡棕色；核内有种子1～2粒，扁圆形，表面棕褐色，光滑。气微，味苦、微涩。

注：有的地区将木犀科植物女贞 *Ligustrum lucidum* Ait. 的干燥果实误作鸦胆子药用，其特征参见本册女贞子项下。

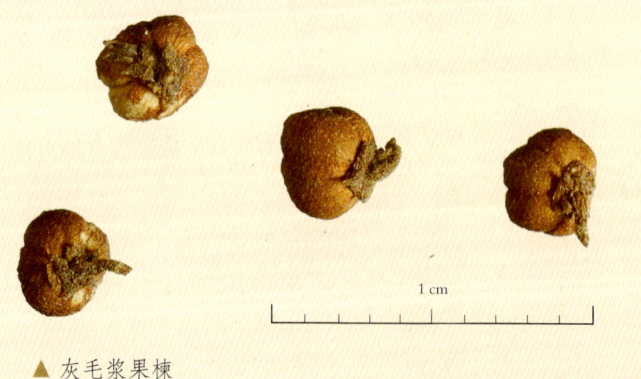

▲ 灰毛浆果楝

韭 菜 子 /Jiucaizi

正 品

韭菜子（药典品种）

药材为百合科植物韭菜 *Allium tuberosum* Rottl. ex Spreng. 的干燥成熟种子。

本品呈半圆形或半卵圆形，略扁，长0.2～0.4cm，宽0.15～0.3cm。表面黑色，一面突起，粗糙，有细密的网状皱纹；另一面微凹，皱纹不甚明显。顶端钝，基部稍尖，有点状突起的种脐。质硬。气特异，味微辛。

注：部分地区将百合科植物葱 *Allium fistulosum* L. 的干燥种子误作韭菜子药用，其特征详见本册葱子项下。

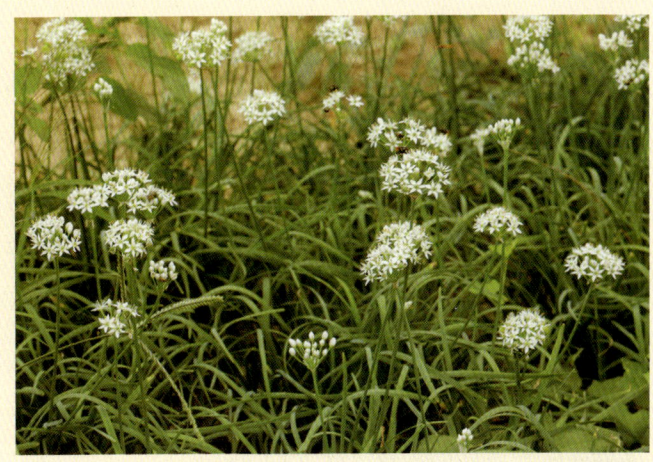
▲ 韭菜原植物

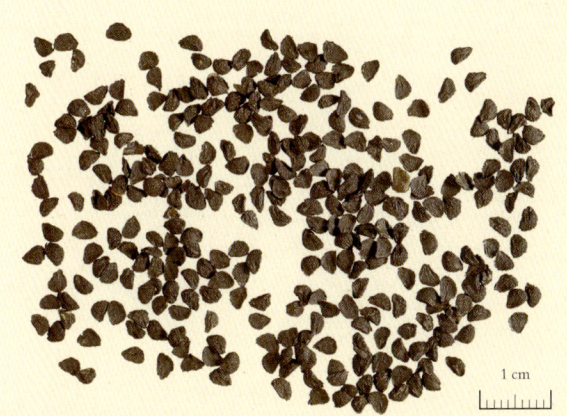
▲ 韭菜子

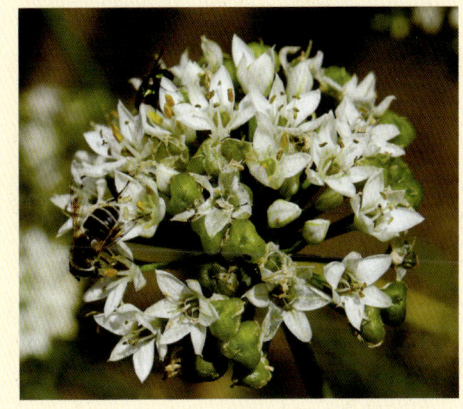
▲ 韭菜花放大

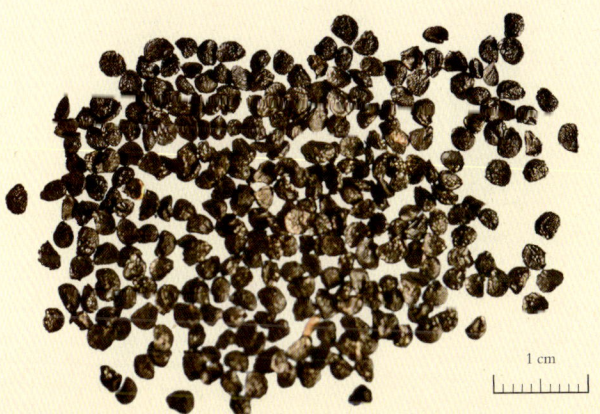
▲ 盐韭菜子

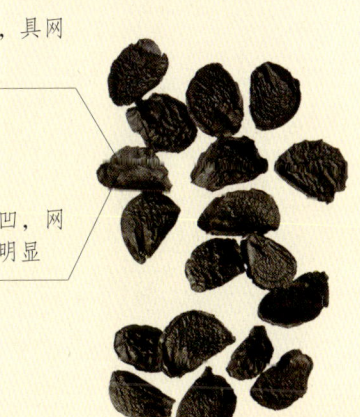
一面突起，具网状皱纹

另一面微凹，网状皱纹不明显

▲ 韭菜子表面

香 橼 /Xiangyuan

正 品

枸橼（药典品种）

药材为芸香科植物枸橼 *Citrus medica* L. 的干燥成熟果实。

本品为圆形或长圆形切片，直径4~10cm，厚0.2~0.5cm。横切片外果皮黄色或黄绿色，边缘略呈波状，沿外缘散有凹入的油点；中果皮厚1~3cm，黄白色，有不规则的网状突起的筋脉（维管束）；瓤囊10~17瓣，中心可见圆形中轴。纵切片中轴两侧各具1个瓤囊，瓤囊类半圆形，瓤囊中均可见皱缩的囊瓣。质柔韧。气清香，味微甜而苦辛。

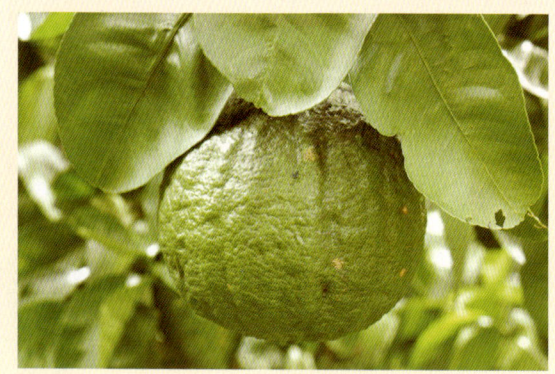

▲ 枸橼原植物（摄于广东深圳）

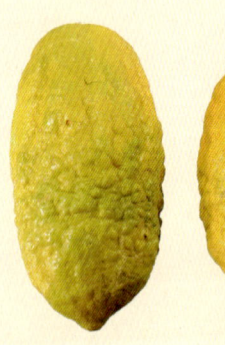 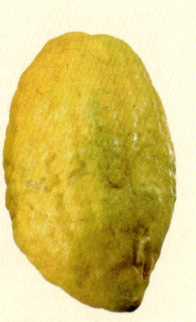

▲ 枸橼果实

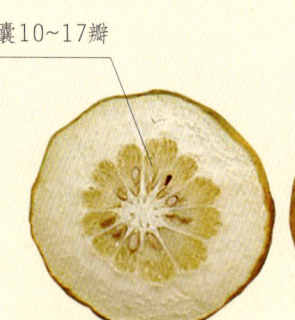

瓤囊10~17瓣

▲ 枸橼横切片

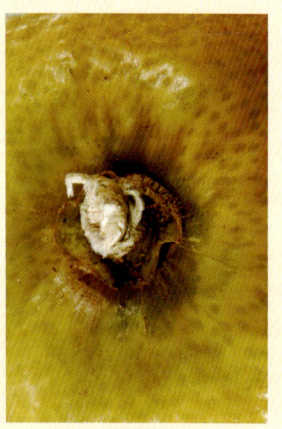

▲ 枸橼果梗残基

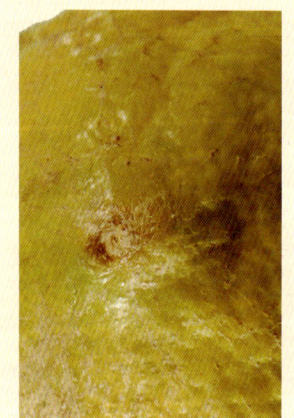

▲ 枸橼顶端

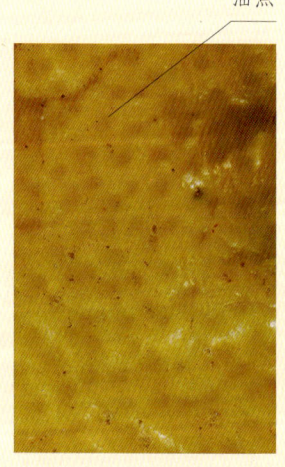

油点

▲ 枸橼果实鲜品表面

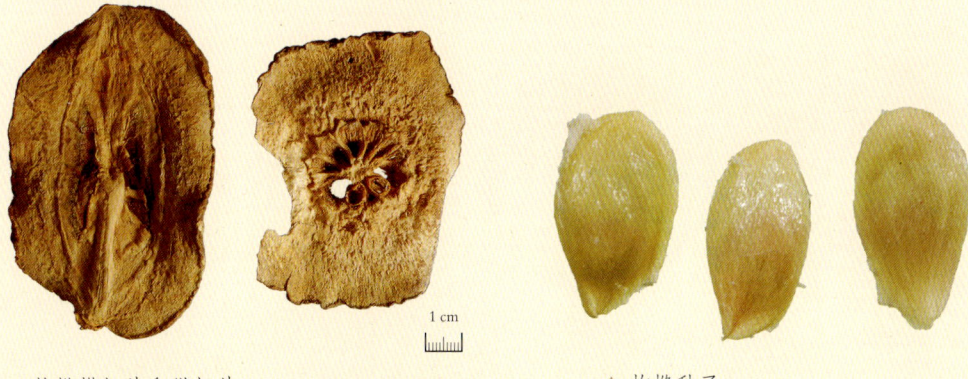

▲ 枸橼横切片和纵切片

▲ 枸橼种子

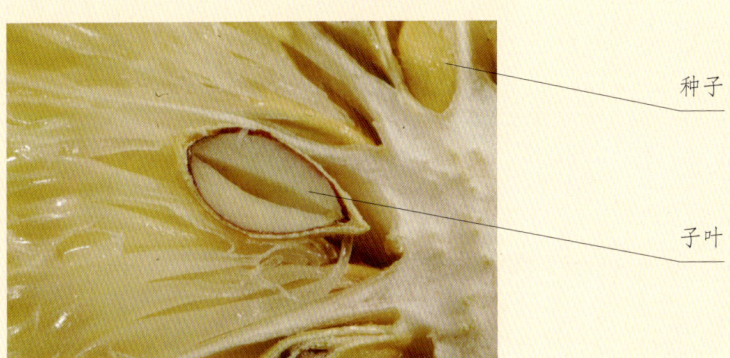

种子

子叶

▲ 枸橼横切面局部

香圆（药典品种）

药材为芸香科植物香圆 *Citrus wilsonii* Tanaka 的干燥成熟果实。

本品呈类球形、半球形或圆片状，直径4～7cm。表面黑绿色或黄棕色，密被凹陷的小油点及网状隆起的粗皱纹。顶端有花柱残痕及隆起的环圈，基部有果梗残基。质坚硬。剖面或横切薄片，边缘油点明显；中果皮厚约0.5cm；瓤囊9～11瓣，棕色或淡红棕色，间或有黄白色种子。气香，味酸而苦。

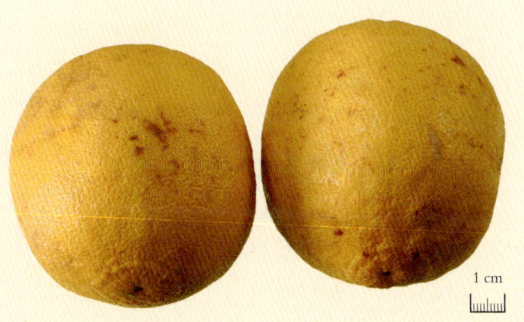

▲ 香圆鲜品

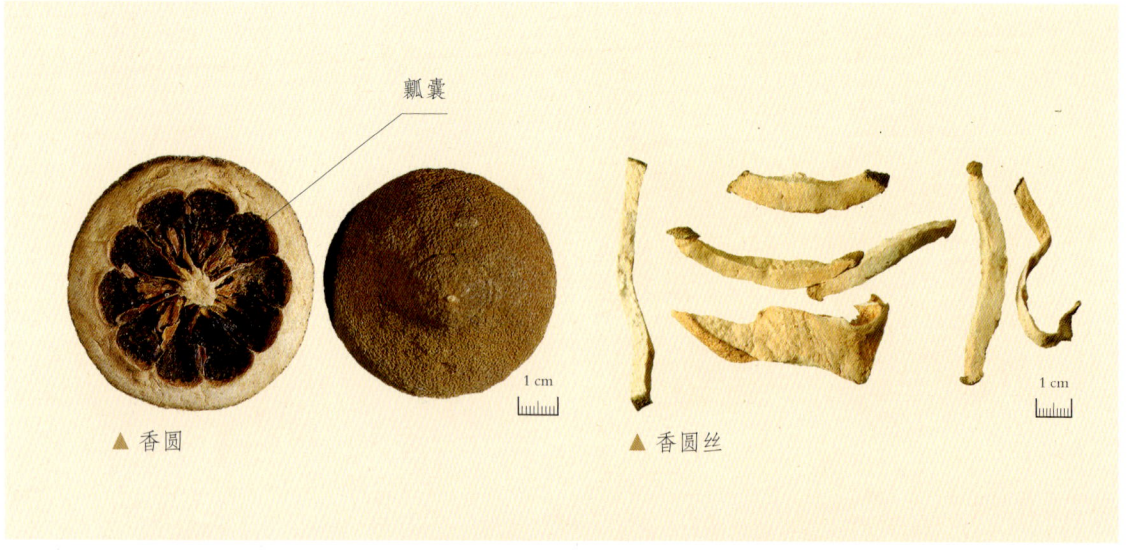

▲ 香圆　　▲ 香圆丝

非正品

柚

为芸香科植物柚 *Citrus grandis* (L.) Osbeck 的干燥成熟果实。

本品为圆形或长圆形切片，直径6～9cm，厚0.5～1cm。横切片外果皮黄棕色或红棕色；中果皮厚约2cm，黄白色；瓤囊15～19瓣，红棕色，中心可见圆形中轴，直径约1cm，黄白色。质脆，易折断。可见外果皮内侧有圆形油室。近陈皮香气，味苦。

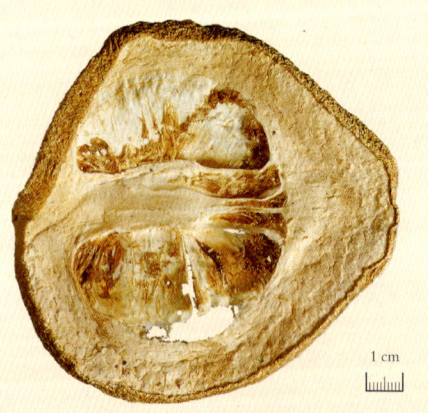

▲ 柚纵切片

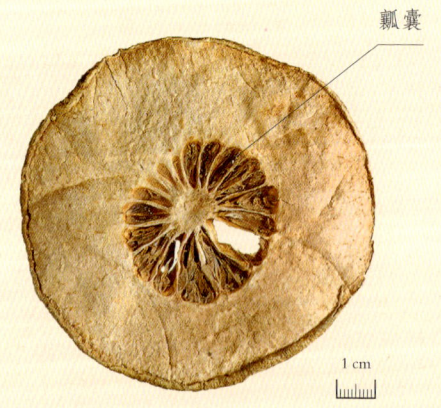

▲ 柚横切片

急性子 /Jixingzi

正 品

急性子（药典品种）

药材为凤仙花科植物凤仙花 *Impatiens balsamina* L. 的干燥成熟种子。

本品呈椭圆形、扁圆形或卵圆形，长 0.2～0.3cm，宽0.15～0.25cm。表面棕褐色或灰褐色，粗糙，有稀疏的白色或浅黄棕色小点。种脐位于狭端，稍突出。质坚实，种皮薄，子叶灰白色，半透明，油质。气微，味淡、微苦。

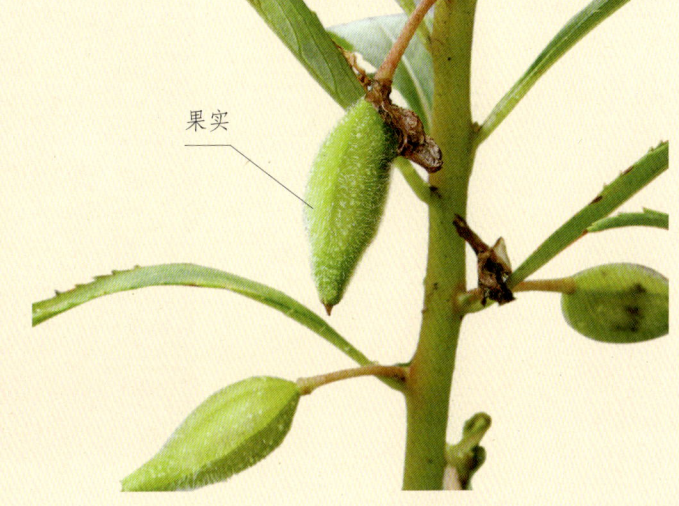

▲ 凤仙花原植物（摄于江西）

果实

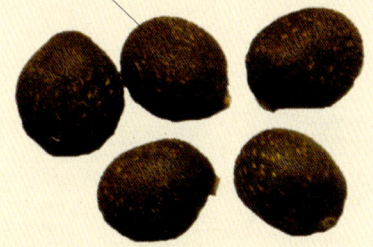

浅黄棕色小点

▲ 凤仙花种子鲜品放大

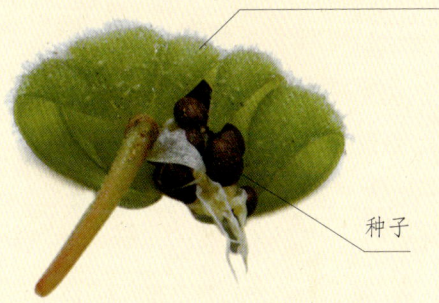

成熟果实触碰后即开裂

种子

▲ 凤仙花果实开裂（广东深圳产）

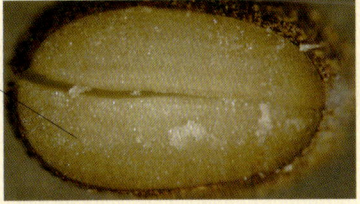

子叶

▲ 急性子切面

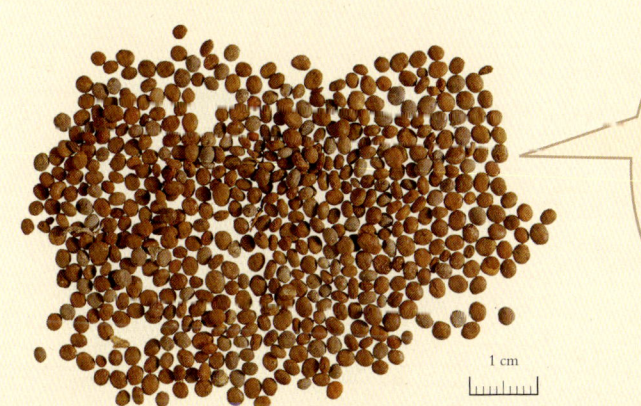

▲ 急性子

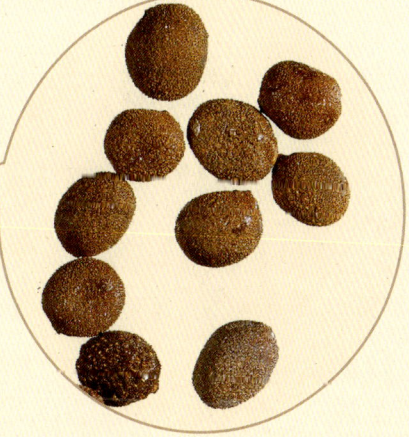

莱菔子 /Laifuzi

正 品

莱菔子（药典品种）

药材为十字花科植物萝卜 *Raphanus sativus* L. 的干燥成熟种子。

本品呈类卵圆形或椭圆形，稍扁，长0.25～0.4cm，宽0.2～0.3cm。表面黄棕色、红棕色或灰棕色。一端有深棕色圆形种脐，一侧有数条纵沟。种皮薄而脆，子叶2，黄白色，有油性。气微，味淡、微苦辛。

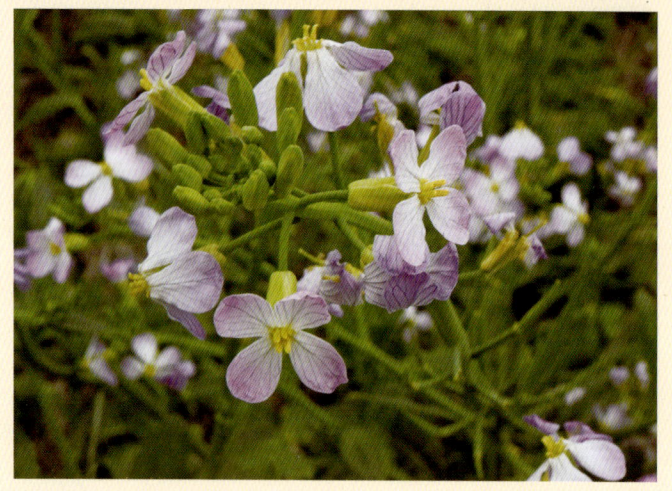

▲ 萝卜原植物

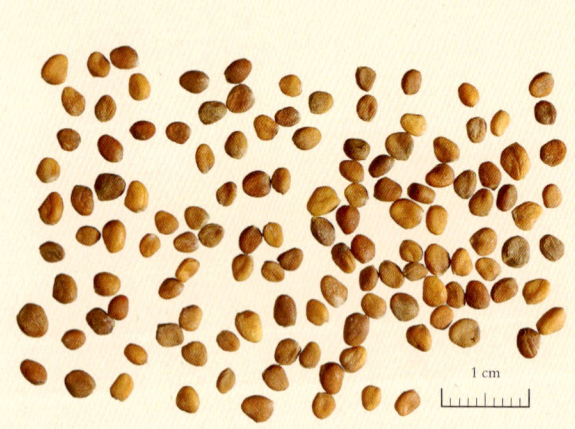

▲ 莱菔子

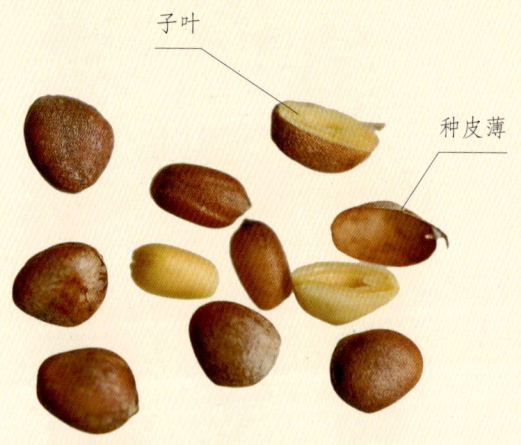

▲ 莱菔子表面

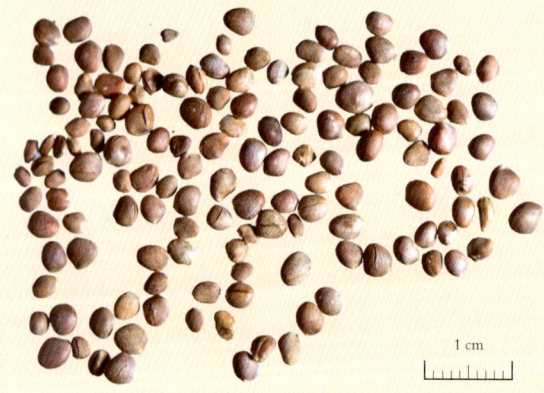

▲ 炒莱菔子

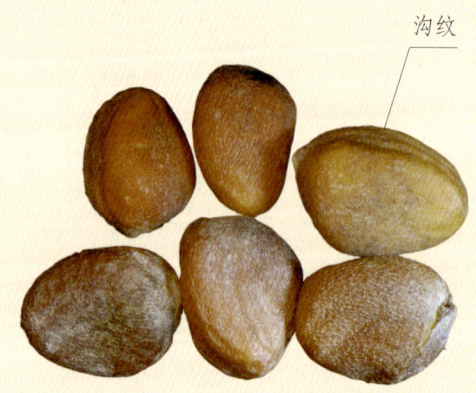

▲ 莱菔子放大

莲 子 /Lianzi

正 品

莲子（药典品种）

药材为睡莲科植物莲 *Nelumbo nucifera* Gaertn. 的干燥成熟种子。

本品略呈椭圆形或类球形，长1.2～1.8cm，直径0.8～1.4cm。表面浅黄棕色至红棕色，具细皱纹和较宽的脉纹。一端中心呈乳头状突起，深棕色，多有裂口，其周边略下陷。质硬。种皮薄，不易剥离。子叶2，黄白色，肥厚，中有空隙，具绿色莲子心。气微，味甘、微涩。

注：植物莲的种子的幼叶及胚根为常用中药莲子心，其特征参见本册莲子心项下。

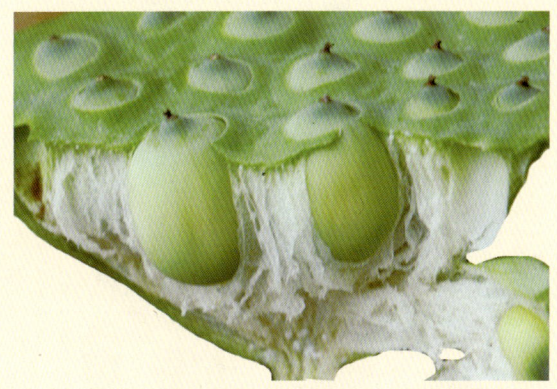

▲ 莲房剖面

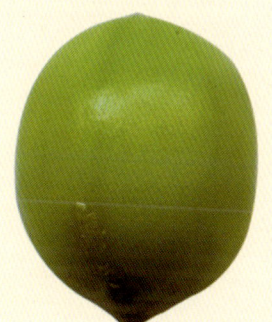

▲ 莲果实鲜品

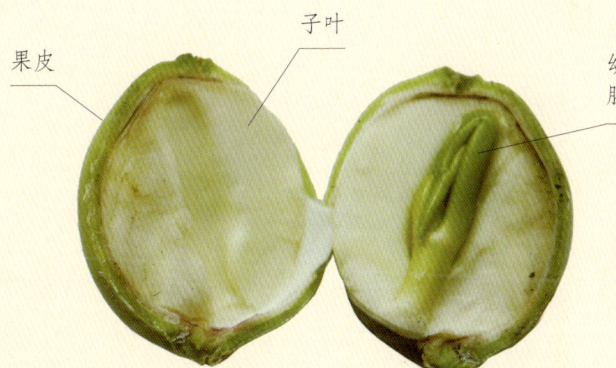

▲ 莲果实纵剖面

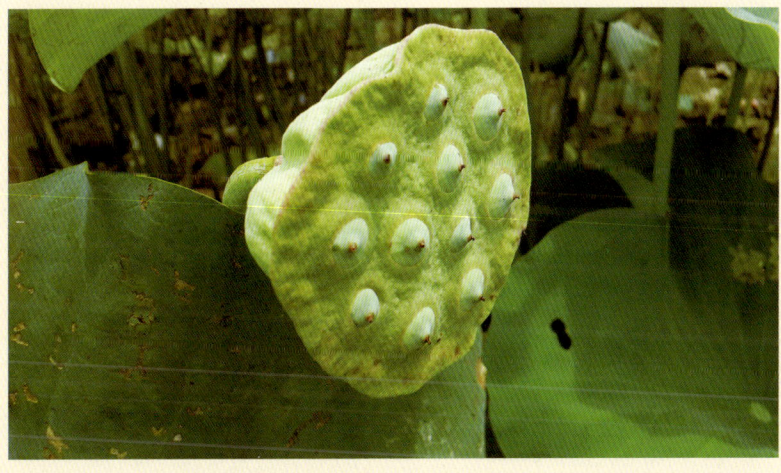

▲ 莲原植物（摄于福建建阳）

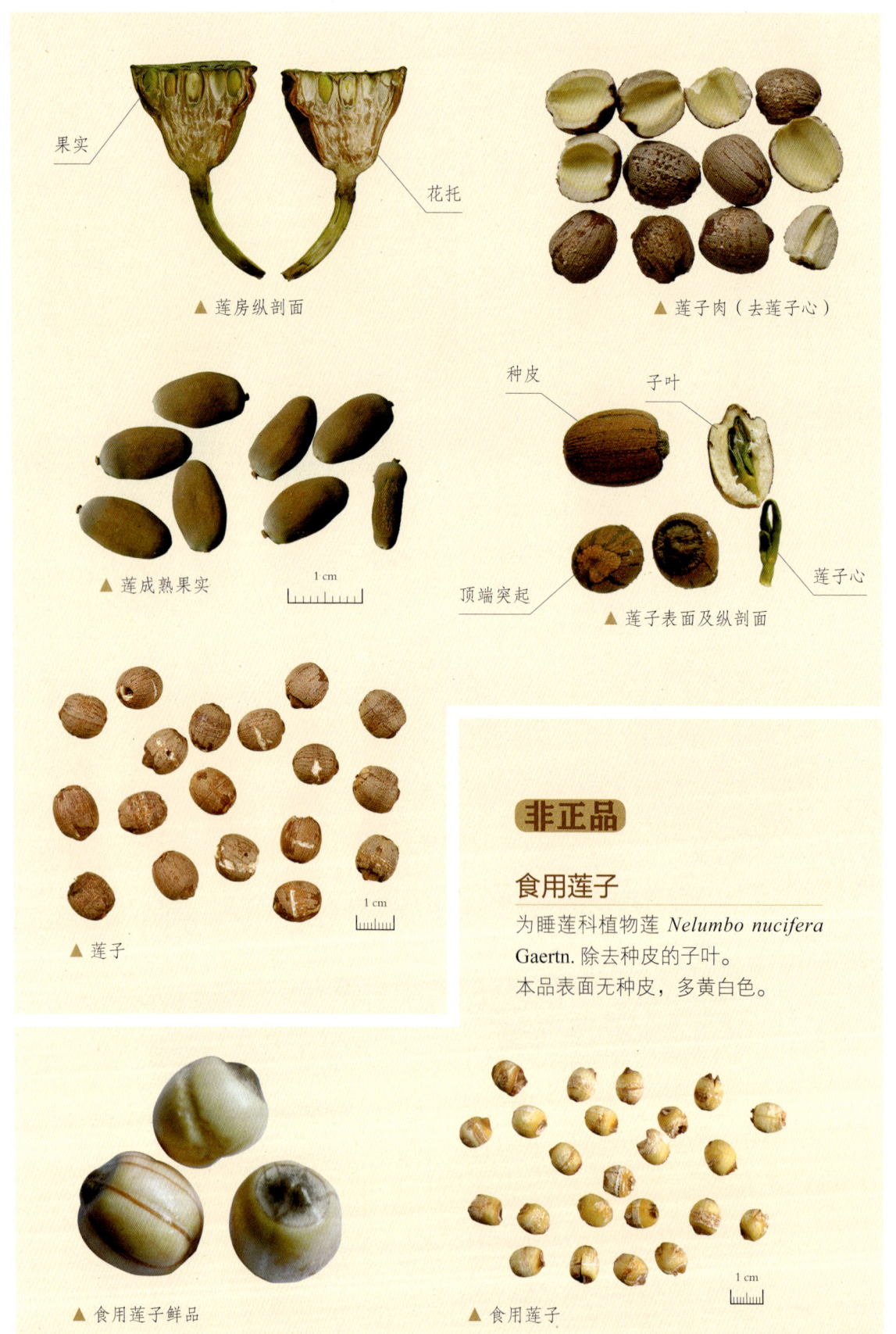

▲ 莲房纵剖面　　▲ 莲子肉（去莲子心）

▲ 莲成熟果实　　▲ 莲子表面及纵剖面

▲ 莲子

非正品

食用莲子

为睡莲科植物莲 *Nelumbo nucifera* Gaertn. 除去种皮的子叶。本品表面无种皮，多黄白色。

▲ 食用莲子鲜品　　▲ 食用莲子

莲 子 心 /Lianzixin

正 品

莲子心（药典品种）

药材为睡莲科植物莲 *Nelumbo nucifera* Gaertn. 的干燥幼叶及胚根。

本品略呈细棒状，长1~1.4cm，直径约0.2cm。幼叶绿色，一长一短，卷成箭形，先端向下反折，两幼叶间可见细小胚芽。胚根圆柱形，长约0.3cm，黄白色。质脆，易折断，断面有数个小孔。气微，味苦。

注：植物莲的种子为常用中药莲子，其特征参见本册莲子项下。

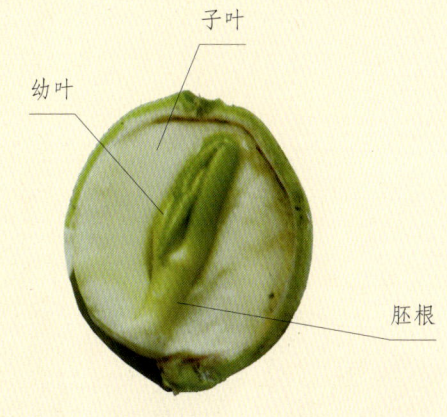
▲ 莲果实剖面

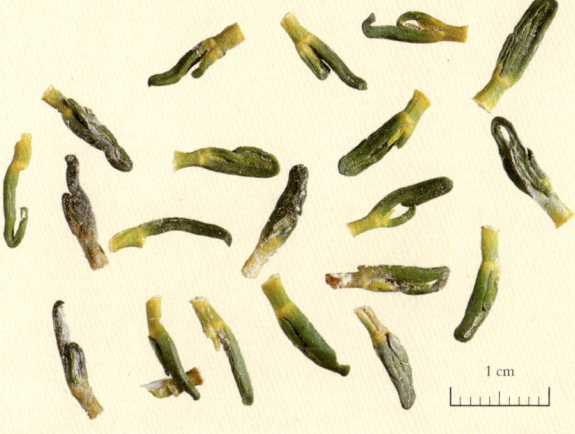
▲ 莲子心

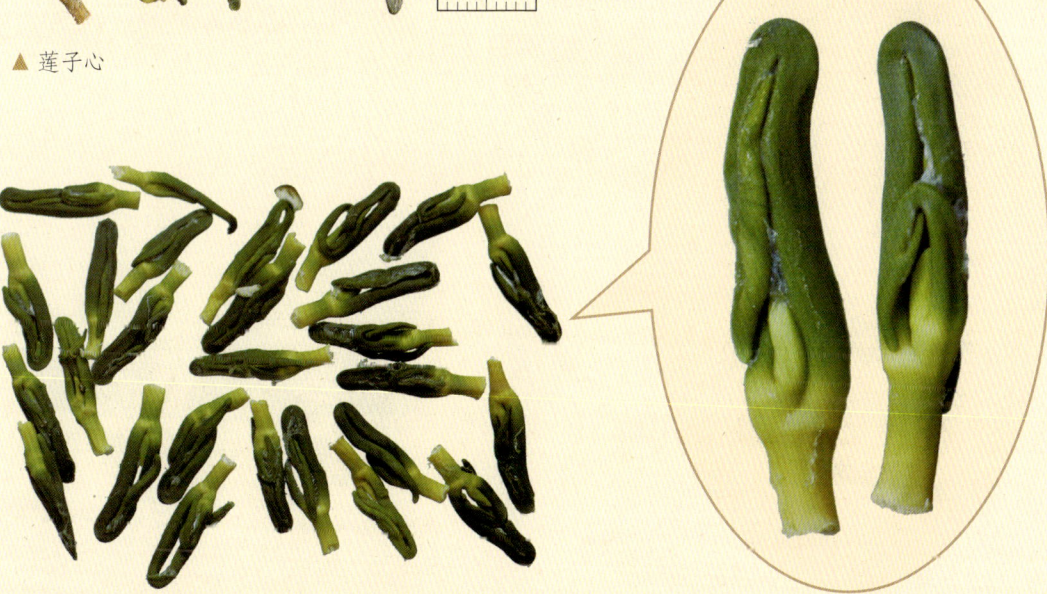
▲ 莲子心鲜品

莲 房 /Lianfang

正 品

莲房（药典品种）

药材为睡莲科植物莲 *Nelumbo nucifera* Gaertn. 的干燥花托。秋季果实成熟时采收，除去果实，晒干。本品呈倒圆锥状或漏斗状，多撕裂，直径5~8cm，高4.5~6cm。表面灰棕色至紫棕色，具细纵纹和皱纹，顶面有多数圆形孔穴，基部有花梗残基。质疏松，破碎面海绵样，棕色。气微，味微涩。

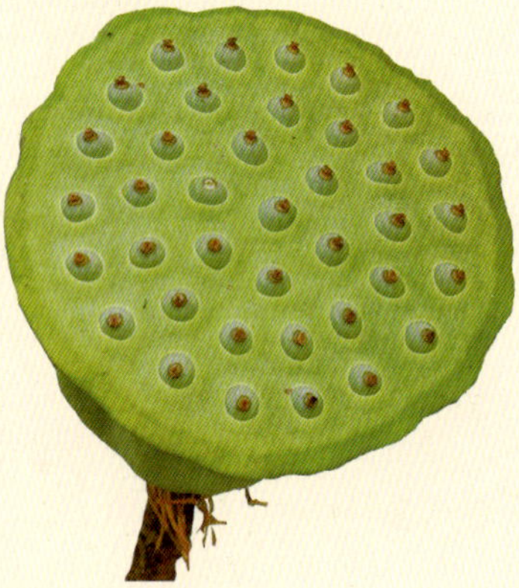

▲ 莲原植物（摄于湖北武汉）

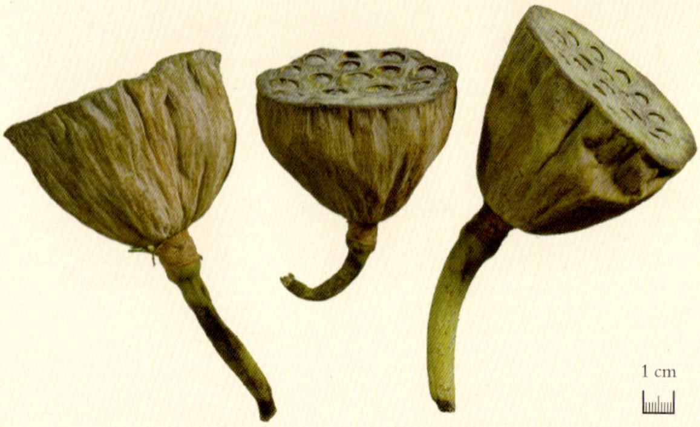

▲ 莲房（未除果实）

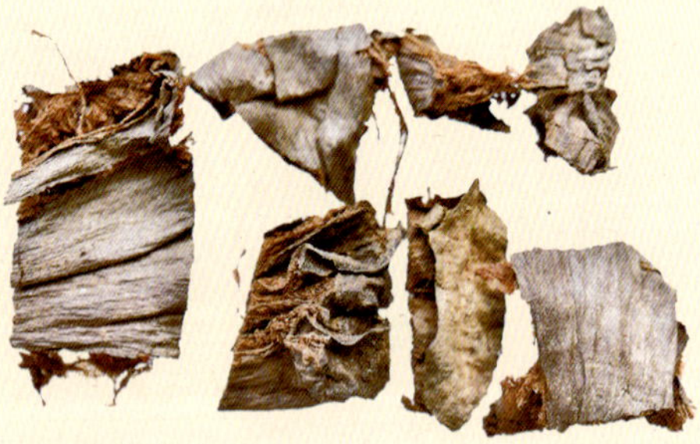

▲ 莲房饮片

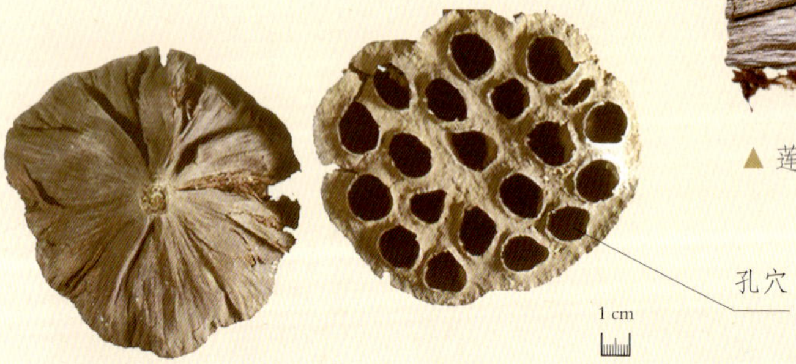

▲ 莲房　　孔穴

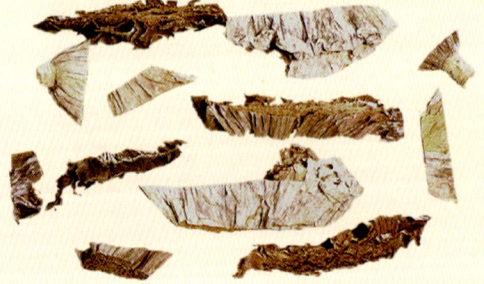

▲ 莲房丝①

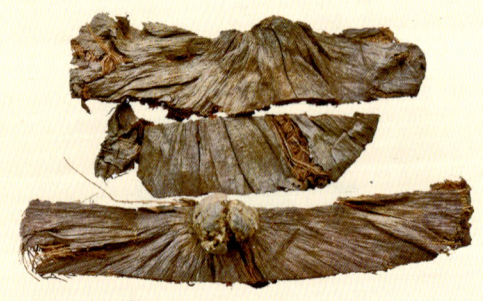

▲ 莲房丝②

桃 仁 /Taoren

正 品

桃仁（药典品种）

药材为蔷薇科植物桃 *Prunus persica* (L.) Batsch 的干燥成熟种子。

本品呈长卵形，长1.2～1.8cm，宽0.8～1.2cm，一端厚0.2～0.4cm。表面黄棕色至红棕色，密布颗粒状突起。一端尖，中部膨大，另一端钝圆稍偏斜，边缘较薄。尖端一侧有短线形种脐，圆端有颜色略深不甚明显的合点，自合点处散出多数纵向维管束。种皮薄，子叶2，类白色，富油性。气微，味微苦。

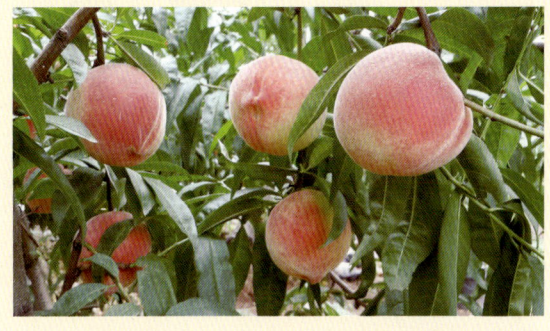

▲ 桃树（摄于北京）

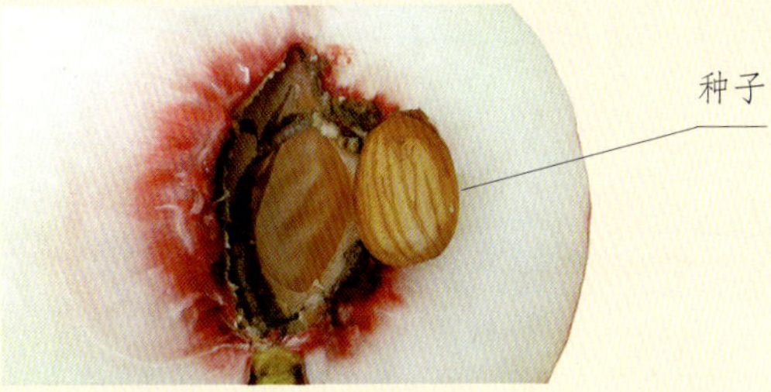

▲ 桃切面 — 种子

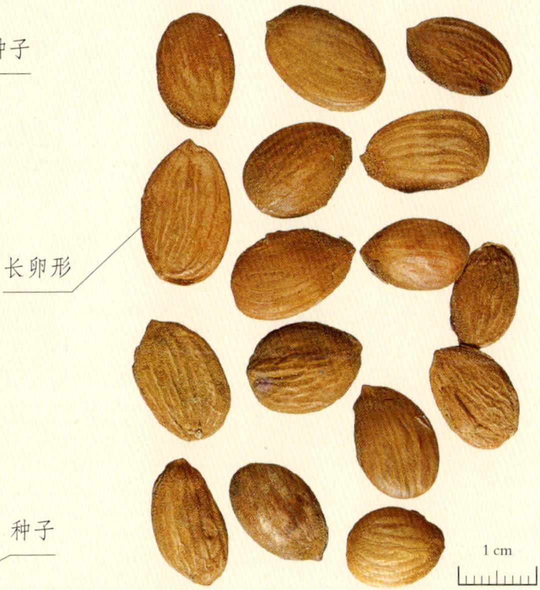

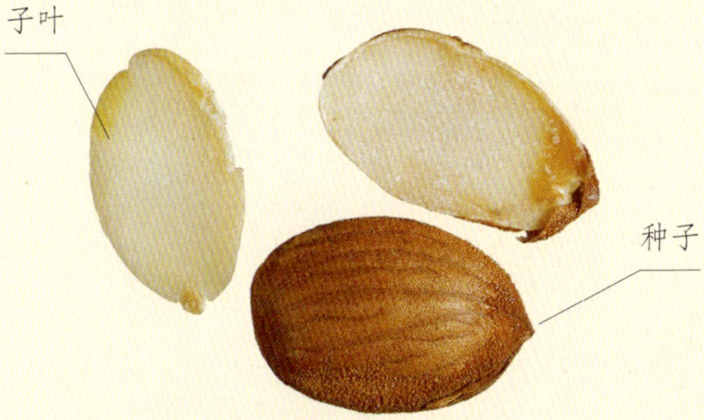

▲ 桃仁表面及剖面 — 子叶、种子

▲ 长卵形 — 桃仁

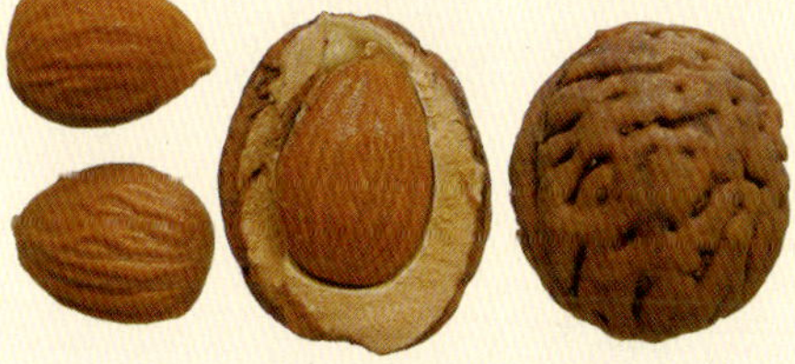

▲ 桃仁和桃核

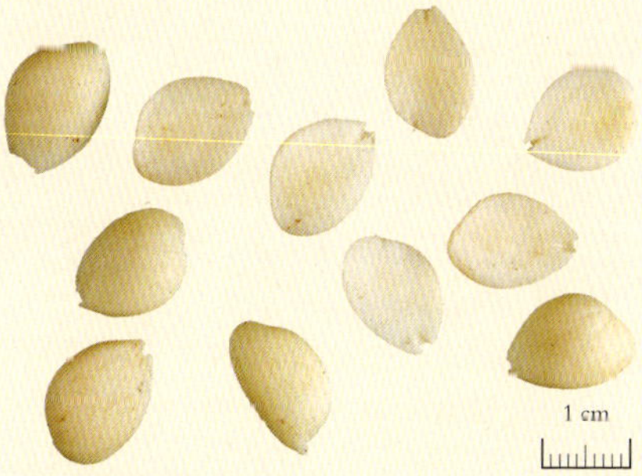

▲ 燀桃仁①

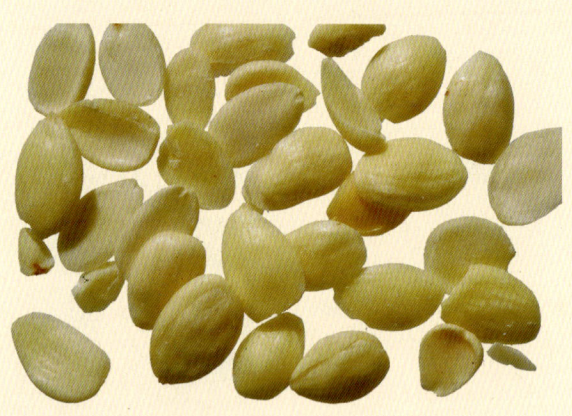

▲ 燀桃仁②

山桃仁（药典品种）

药材为蔷薇科植物山桃 *Prunus davidiana* (Carr.) Franch. 的干燥成熟种子。

本品呈类卵圆形，较小而肥厚，长约0.9cm，宽约0.7cm，厚约0.5cm。

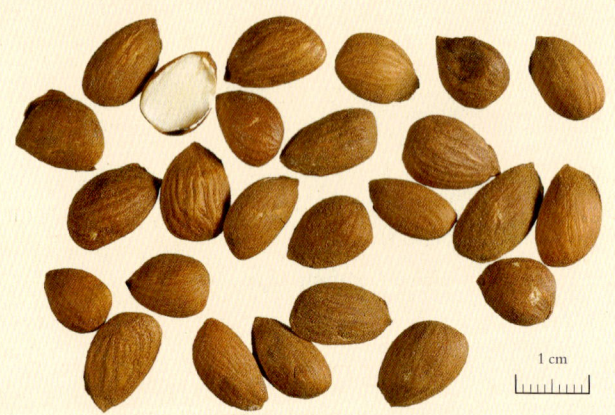

▲ 山桃仁

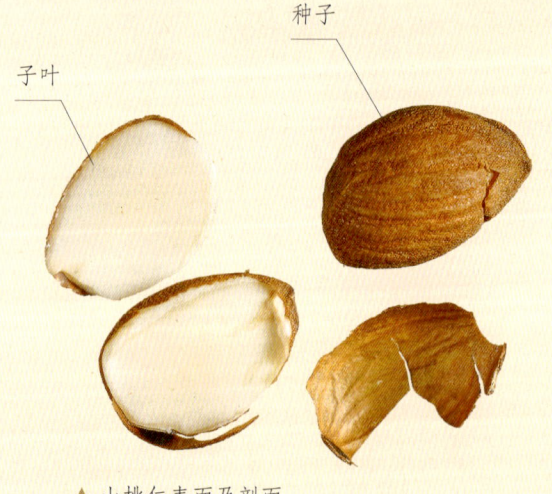

▲ 山桃仁表面及剖面

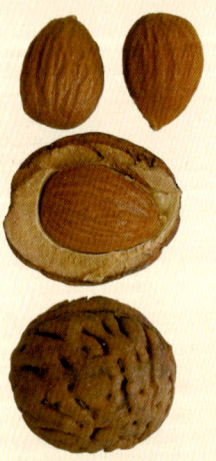

▲ 山桃仁和山桃核

核 桃 仁 /Hetaoren

正 品

核桃仁（药典品种）

药材为胡桃科植物胡桃 *Juglans regia* L. 的干燥成熟种子。

本品多破碎，为不规则的块状，有皱曲的沟槽，大小不一；完整者类球形，直径 2～3cm，一端可见三角形突起的胚根。种皮淡黄色或黄褐色，膜状，维管束脉纹深棕色；完整者子叶2，类白色。质脆，富油性。气微，味甘，种皮味涩、微苦。

注：植物胡桃的干燥果皮为中药材青龙衣，隔膜为中药材分心木，其特征分别参见本册青龙衣项下和分心木项下。

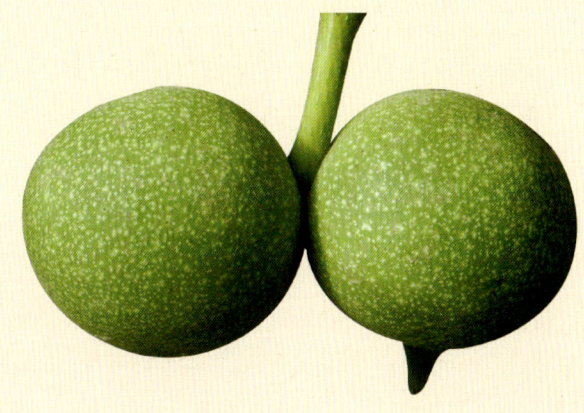
▲ 胡桃（摄于北京）

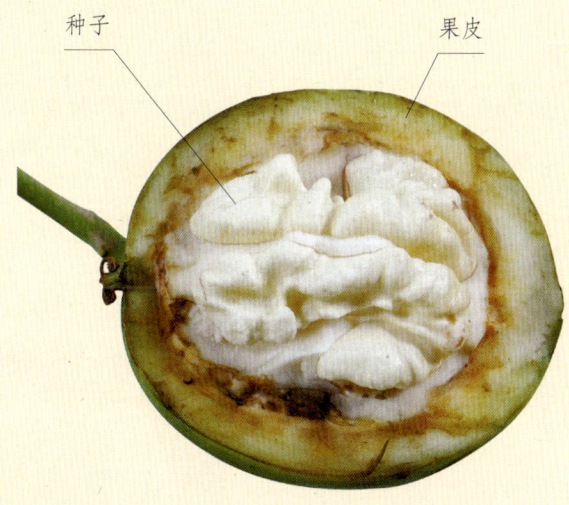
▲ 胡桃纵剖面（摄于河北安国）

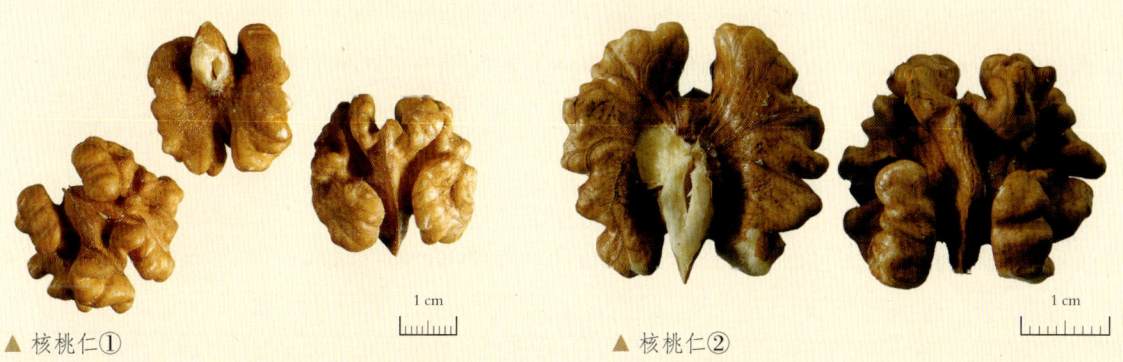
▲ 核桃仁①　　　▲ 核桃仁②

益 智 /Yizhi

正 品

益智（药典品种）

药材为姜科植物益智 *Alpinia oxyphylla* Miq. 的干燥成熟果实。

本品呈椭圆形，两端略尖，长1.2～2cm，直径1～1.3cm。表面棕色或灰棕色，有纵向断续突起的棱线13～20条，顶端有花被残基，基部常残存果梗。果皮薄而稍韧，果实分为3室，种子集结成团，中有隔膜将种子团分成3瓣，每瓣有种子6～11粒。种子呈不规则的扁圆形，略有钝棱，直径约0.3cm，表面灰褐色或灰黄色，外被淡棕色膜质的假种皮，具1窝沟。质硬，胚乳白色。有特异香气，味辛、微苦。

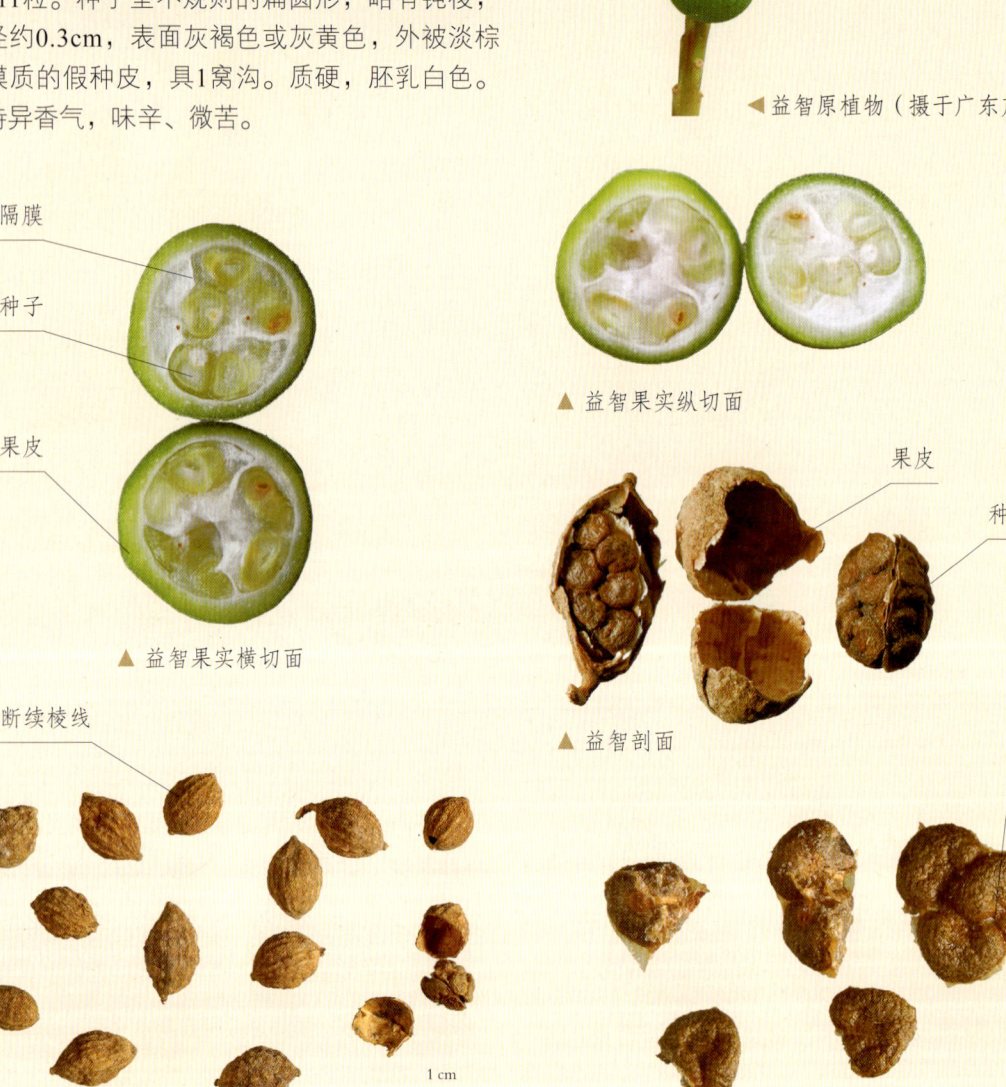

◀ 益智原植物（摄于广东茂名）

▲ 益智果实横切面

▲ 益智果实纵切面

▲ 益智剖面

▲ 益智

▲ 益智种子

娑 罗 子 /Suoluozi

正 品

娑罗子（药典品种）

药材为七叶树科植物七叶树 *Aesculus chinensis* Bge.、浙江七叶树 *Aesculus chinensis* Bge. var. *chekiangensis* (Hu et Fang) Fang 或天师栗 *Aesculus wilsonii* Rehd. 的干燥成熟种子。

七叶树和浙江七叶树的果实呈类球形或倒卵形，直径3～4.5cm；顶端微具突尖，基部广楔形，有灰白色或黄棕色的果梗残基；表面灰黄色，粗糙，密布黄棕色斑点，有纵向沟纹3条，自顶端延至果柄处，形成三瓣状；果壳干后厚0.15～0.2cm。种子1粒，类球形或不规则扁球形，直径1.5～3.5cm，表面不甚平坦，上部种脐黄白色，约占种子面积的1/3至1/2，下部栗褐色，稍有光泽，凹凸不平，基部凹陷，有稍突起的种脊，沿一边伸至种脐。种皮硬而脆，子叶2，肥厚，坚硬。气微，味极苦。

天师栗种子与七叶树和浙江七叶树的种子性状极相似，主要不同点为：其种子球形或卵圆形，表面斑点较稀，种皮厚约0.1cm，种脐面积不足种子面积的1/3。

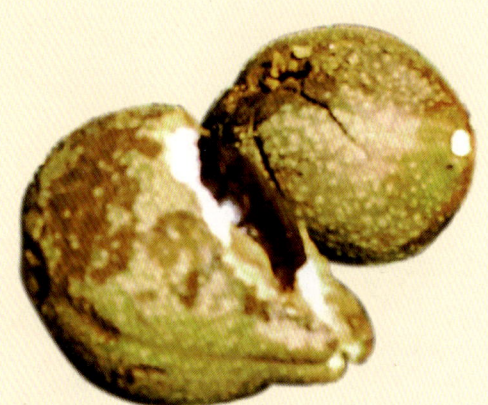

▲ 七叶树果实（陕西留坝产）

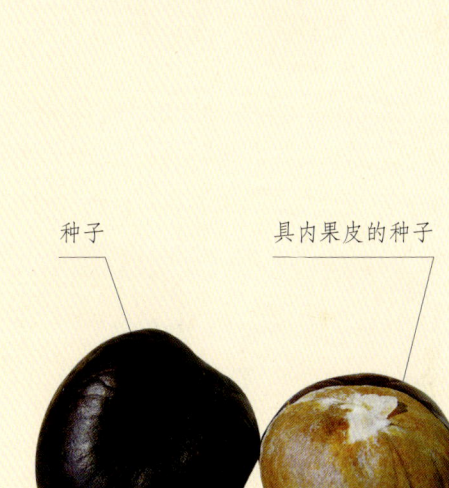

▲ 七叶树种子和具内果皮的种子（陕西汉中产）

种子　　具内果皮的种子

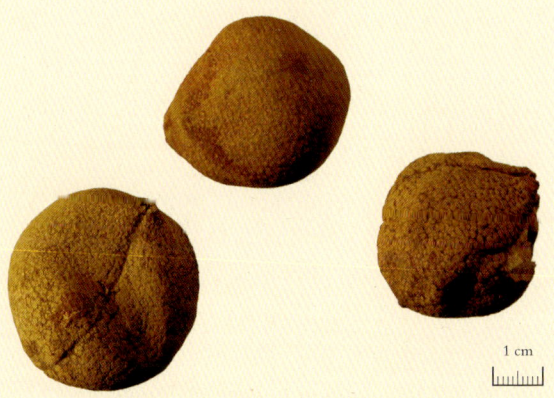

▲ 七叶树果实

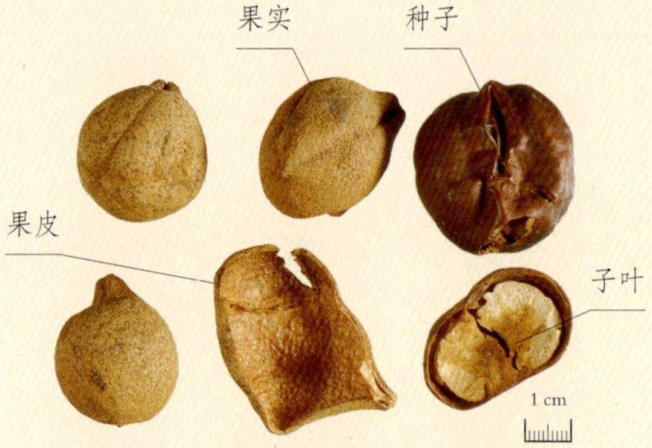

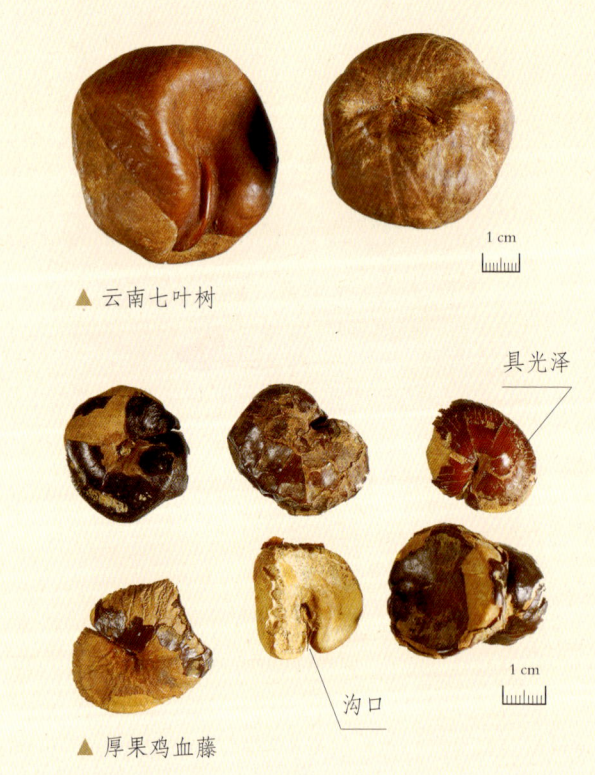

▲ 娑罗子（七叶树） 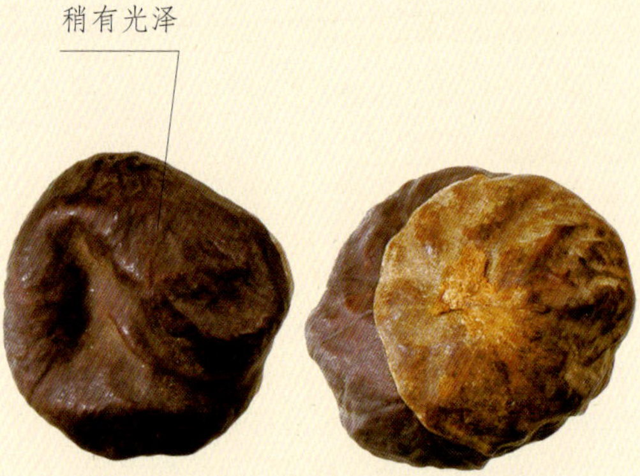　　　▲ 娑罗子放大（七叶树）

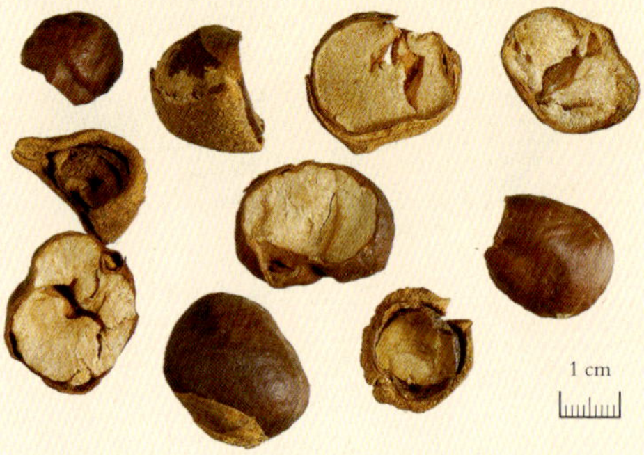

▲ 娑罗子（浙江七叶树） 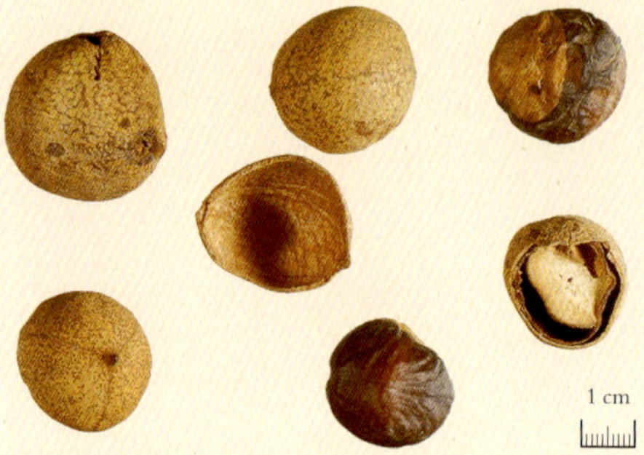　　▲ 娑罗子（天师栗）

▲ 云南七叶树

▲ 厚果鸡血藤

非正品

云南七叶树

为七叶树科植物云南七叶树 *Aesculus wangii* Hu 的干燥成熟种子。
本品与娑罗子性状相似，唯种子较大，直径4～5cm；种脐也较大，占种子面积的1/2以上。

厚果鸡血藤

为豆科植物厚果鸡血藤 *Millettia pachycarpa* Benth. 的干燥种子。
本品种子呈弯圆肾形，种皮表面具光泽，常不规则破裂而剥落。一侧有一个沟口。有毒。

浮 小 麦 /Fuxiaomai

正 品

浮小麦（部颁品种）

药材为禾本科植物小麦 *Triticum aestivum* L. 的成熟果实中轻浮干瘪的干燥颖果。

本品呈长圆形，两端略尖，长约0.7cm，直径约0.25cm。表面黄白色，稍皱缩，有时带有未脱净的外稃和内稃。腹面有1深陷的纵沟。顶端钝形，带有浅黄棕色柔毛；另一端呈斜尖形，有脐。质硬而脆，易断，断面白色，粉性。气微，味淡。

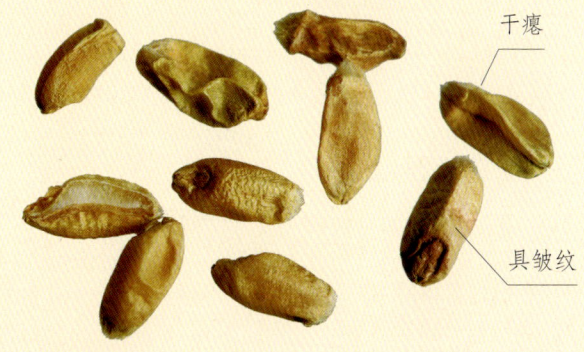

▲ 浮小麦放大（干瘪；具皱纹）

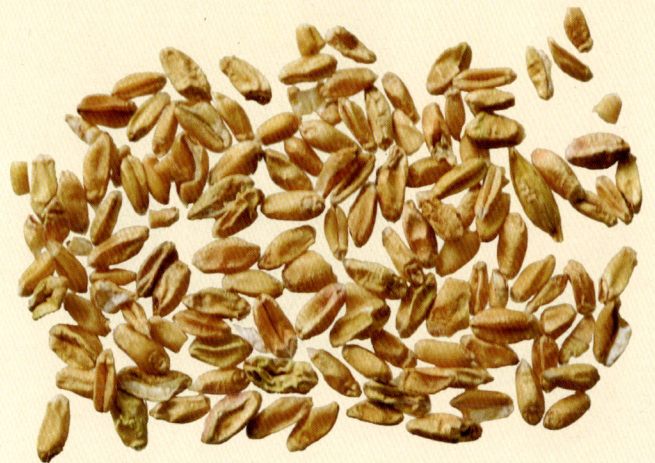

▲ 浮小麦

非正品

燕麦

为禾本科植物燕麦 *Avena sativa* L. 的果实中轻浮干瘪的干燥颖果。

本品小穗呈披针状，长约2cm，内含小花1～2朵，多为2朵，小穗轴不易脱落，近无毛或疏被短毛，颖片2，草质，黄绿色。第一节间长0.5cm以内。每朵小花具稃片2枚，棕褐色，坚硬，外侧小花的外稃片无毛，近中部具芒或无芒，芒针呈直角弯曲；内侧小花的外稃片无芒针。气微，味淡。

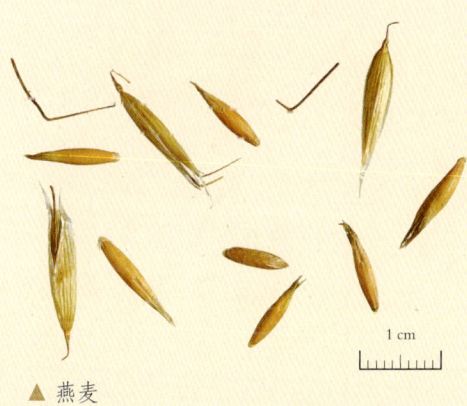

▲ 燕麦

预知子 /Yuzhizi

正 品

预知子（药典品种）

药材为木通科植物木通 *Akebia quinata* (Thunb.) Decne、三叶木通 *Akebia trifoliata* (Thunb.) Koidz. 或白木通 *Akebia trifoliata* (Thunb.) Koidz. var. *australis* (Diels) Rehd. 的干燥近成熟果实。

本品呈长椭圆形或肾形，稍弯曲，长3～9cm，直径1.5～3.5cm。表面黄棕色或黑褐色，有不规则的纵向网状皱纹。顶端钝圆，有时可见圆形柱头残基，基部具圆形稍内凹的果梗痕。质硬，果瓤淡黄色或黄棕色。种子多数，扁长卵形或不规则三角形，红棕色或紫褐色，具光泽，具纵向纹理。气微，味苦，有油性。

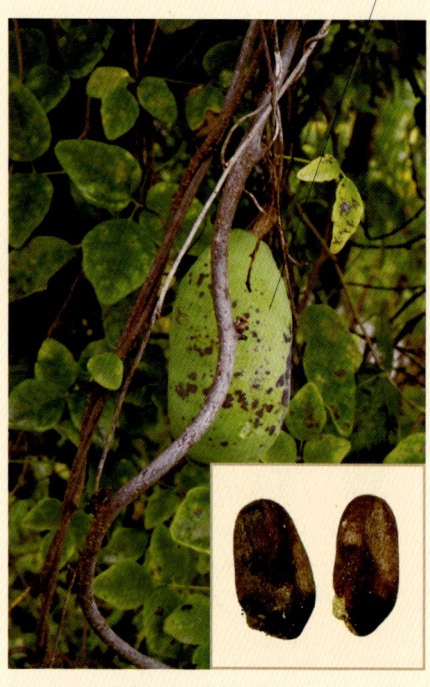

▲ 三叶木通原植物（摄于四川成都）

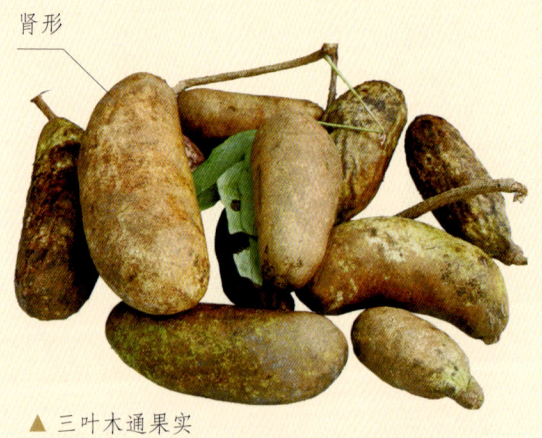

▲ 三叶木通果实

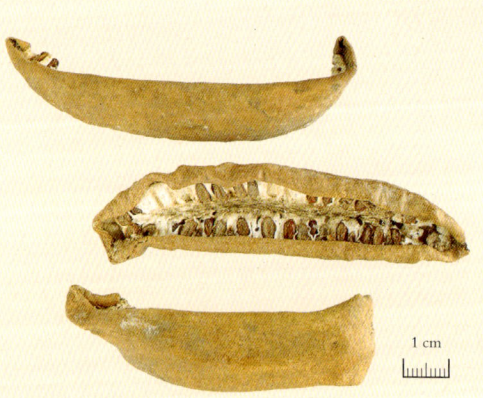

▲ 预知子（三叶木通）

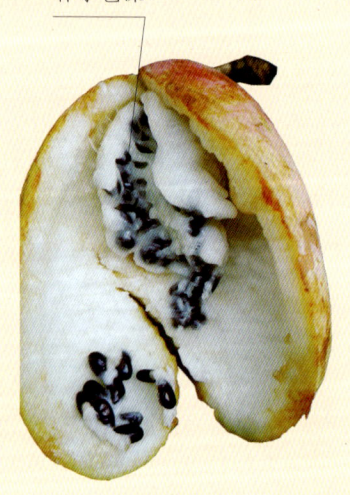

▲ 三叶木通果实剖面

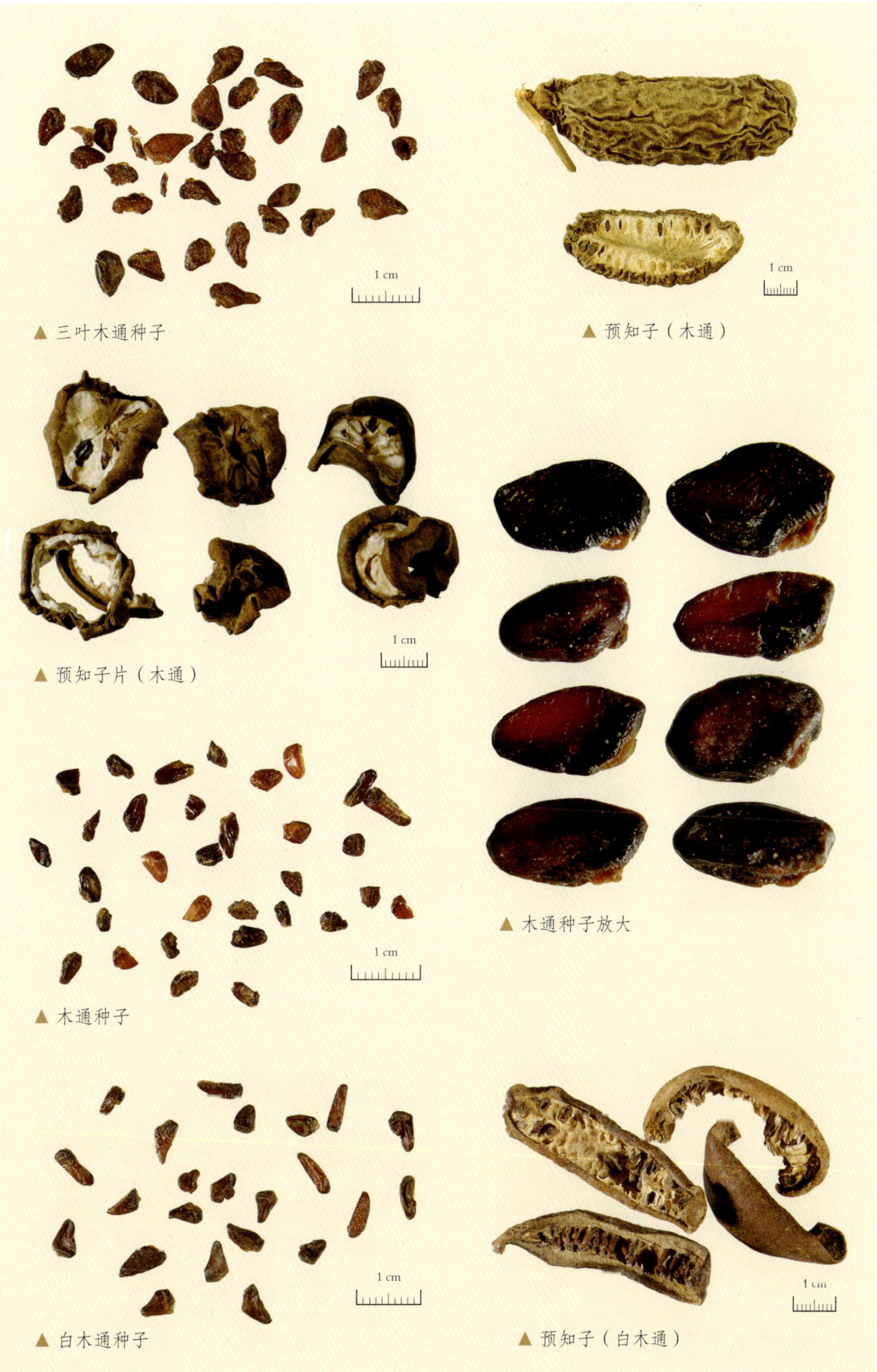

▲ 三叶木通种子　　　　　　　　　　▲ 预知子（木通）

▲ 预知子片（木通）

▲ 木通种子　　　　　　　　　　　　▲ 木通种子放大

▲ 白木通种子　　　　　　　　　　　▲ 预知子（白木通）

预知子 | 243

桑 椹 /Sangshen

正 品

桑椹（药典品种）

药材为桑科植物桑 *Morus alba* L. 的干燥果穗。本品为聚花果，由多数小瘦果集合而成，呈长圆形，长1~2cm，直径0.5~0.8cm。表面黄棕色、棕红色或暗紫色，可见短果序梗。小瘦果卵圆形，稍扁，长约0.2cm，宽约0.1cm，外具肉质花被片4枚。气微，味微酸而甜。

注：桑的茎枝为常用中药桑枝，根皮为桑白皮，叶为桑叶，其相关特征参见本册桑白皮及《中国中药材及饮片真伪鉴别图典 第四册》桑枝项下和桑叶项下。

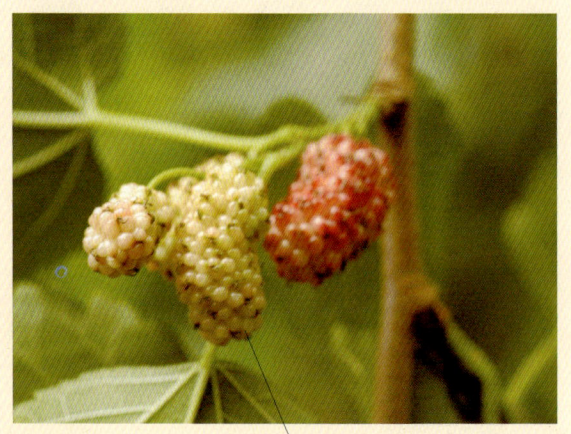

▲ 桑

聚合果

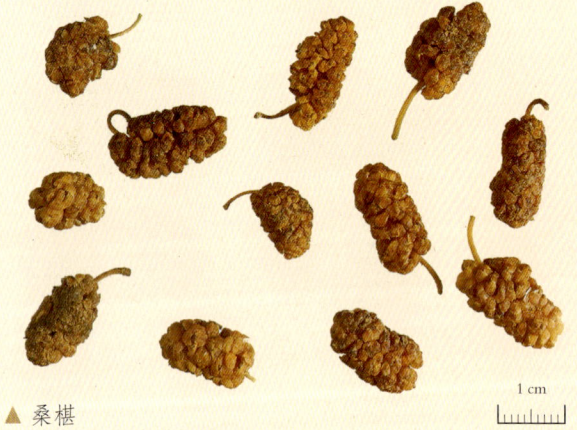

▲ 桑椹

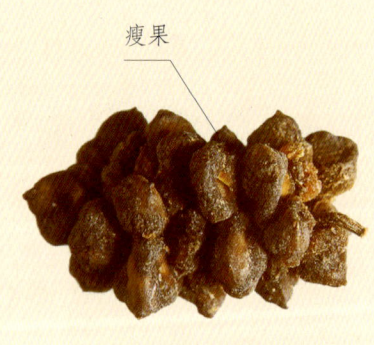

瘦果

▲ 桑椹表面

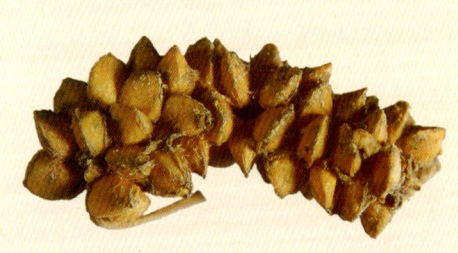

▲ 桑椹果穗（白桑椹）

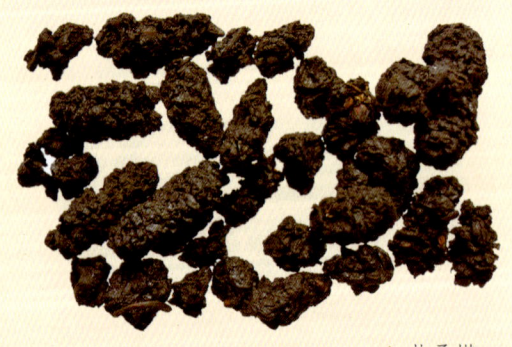

▲ 盐桑椹

菟 丝 子 /Tusizi

正 品

菟丝子（药典品种）

药材为旋花科植物菟丝子 *Cuscuta chinensis* Lam. 的干燥成熟种子。

本品呈类球形，直径0.1～0.15cm。表面灰棕色或黄棕色，粗糙，布满白霜状细颗粒。上端渐窄，微尖向腹面弯曲，呈不明显喙状。一端有微凹的线形种脐，乳白色，稍隆起；胚黄色，具胚根及子叶，内胚乳坚硬，半透明。质坚实，不易压碎。气微，味淡。

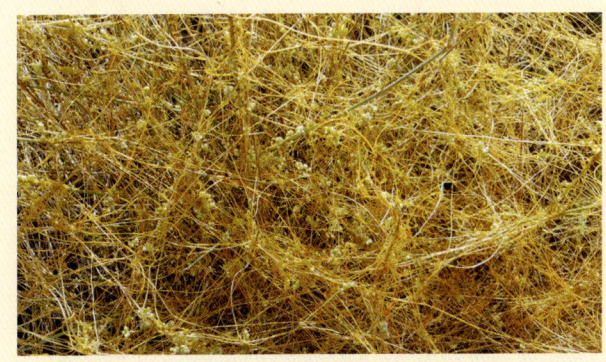

▲ 菟丝子（摄于新疆乌苏）

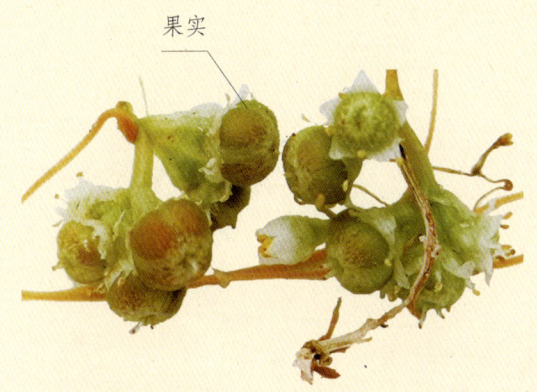

▲ 菟丝子果序局部（新疆木垒产）

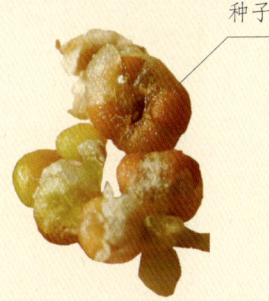

▲ 菟丝子果实鲜品剖面（吉林长春产）

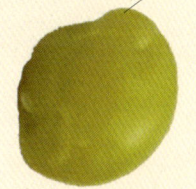

▲ 菟丝子鲜品放大

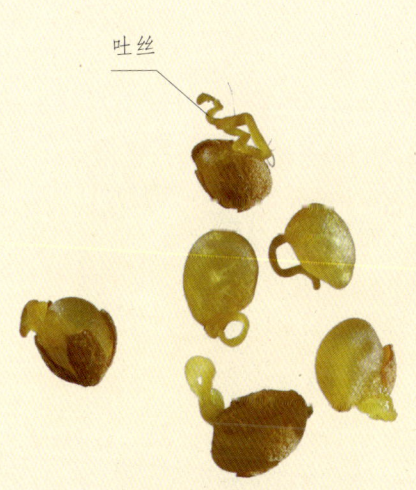

▲ 菟丝子温水浸泡后

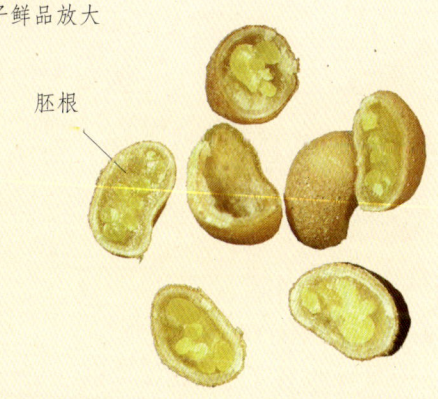

▲ 菟丝子纵切面

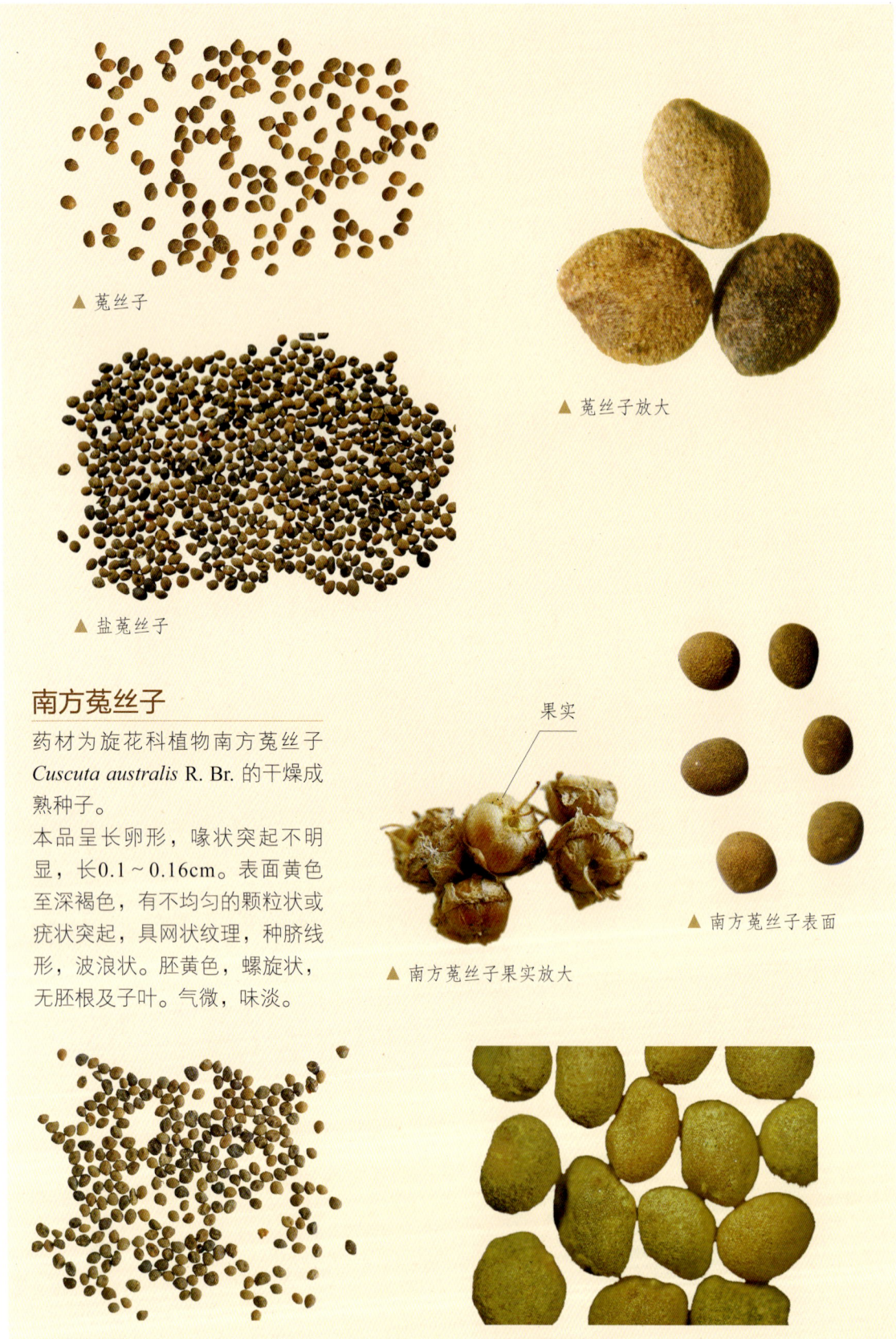

▲ 菟丝子

▲ 菟丝子放大

▲ 盐菟丝子

南方菟丝子

药材为旋花科植物南方菟丝子 *Cuscuta australis* R. Br. 的干燥成熟种子。

本品呈长卵形，喙状突起不明显，长0.1～0.16cm。表面黄色至深褐色，有不均匀的颗粒状或疣状突起，具网状纹理，种脐线形，波浪状。胚黄色，螺旋状，无胚根及子叶。气微，味淡。

果实

▲ 南方菟丝子果实放大

▲ 南方菟丝子表面

▲ 南方菟丝子

▲ 南方菟丝子放大

非正品

金灯藤

为旋花科植物金灯藤 *Cuscuta japonica* Choisy 的干燥种子。

本品外形与菟丝子相似，但较大，有明显的喙状突起，直径0.2~0.3cm。表面淡褐色或黄棕色，具光泽，可见条纹状纹理。种脐下陷，线形乳白色；胚黄色，螺旋状，无胚根及子叶，内胚乳坚硬，半透明状。气微，味苦、微甘。

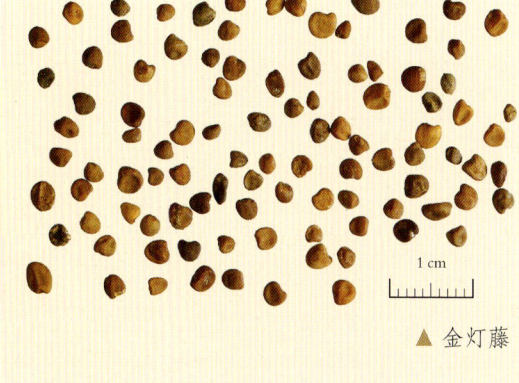

▲ 金灯藤

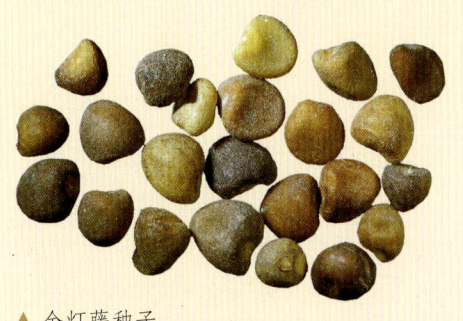

▲ 金灯藤种子

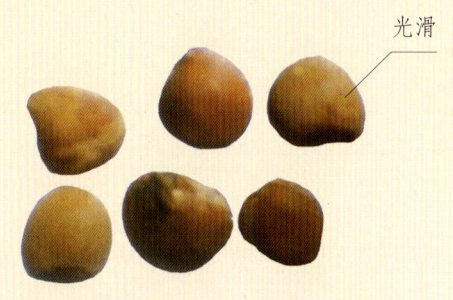

光滑

▲ 金灯藤种子表面

欧菟丝子

为旋花科植物欧洲菟丝子 *Cuscuta europaea* L. 的干燥种子。

本品种子多为两个黏结在一起，呈类半球形。表面褐绿色，有不均匀的颗粒状或疣状突起，单粒种子喙状突起不明显，呈三角状卵形，直径约0.1cm。种脐呈线形，弯曲；胚黄色，螺旋状，无胚根及子叶。气微，味淡。

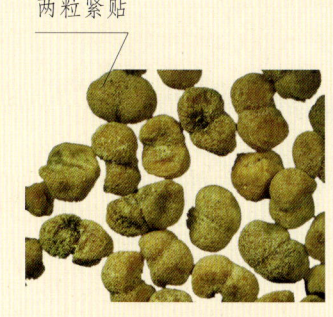

两粒紧贴

▲ 欧洲菟丝子种子

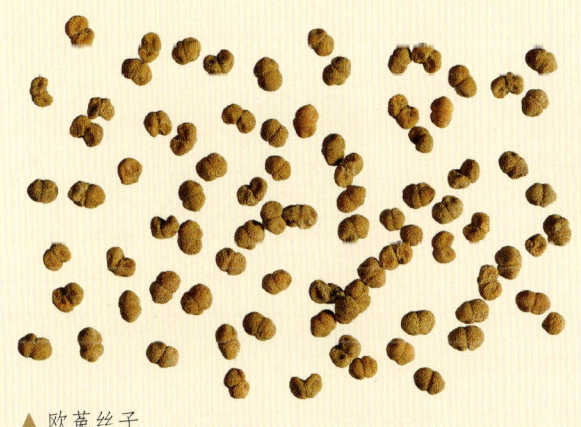

▲ 欧菟丝子

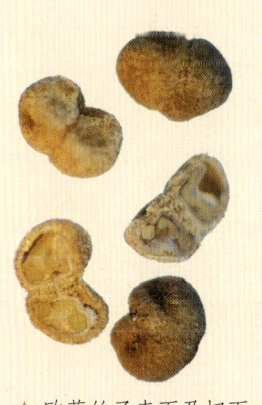

▲ 欧菟丝子表面及切面

伪制品

千穗谷

为苋科植物千穗谷 *Amaranthus hypochondriacus* L. 的种子加工品。

本品呈扁圆形,大小与菟丝子类似。表面类白色或附有一层粉状物。除去附着物后为类白色,可见两面中部明显鼓起呈凸透镜状,边缘具1条厚棱线于顶部会合,留有一个缺口(种脐)。

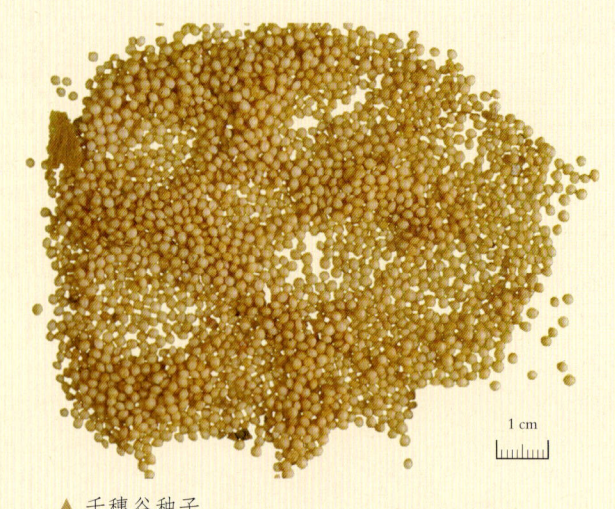

▲ 千穗谷种子

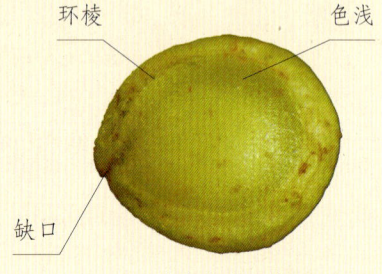

▲ 千穗谷种子表面

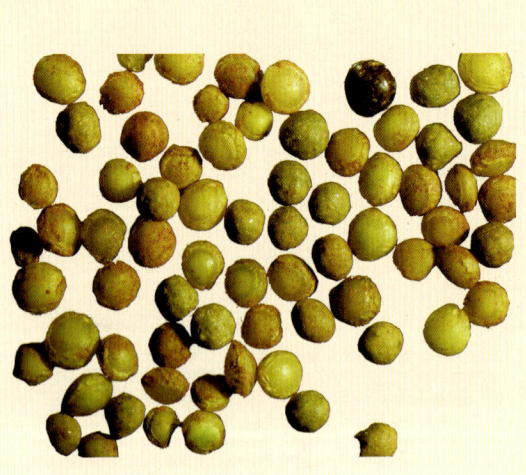

▲ 千穗谷种子加工品(采自药材市场)

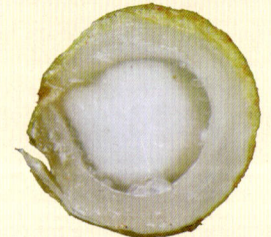

▲ 千穗谷种子切面

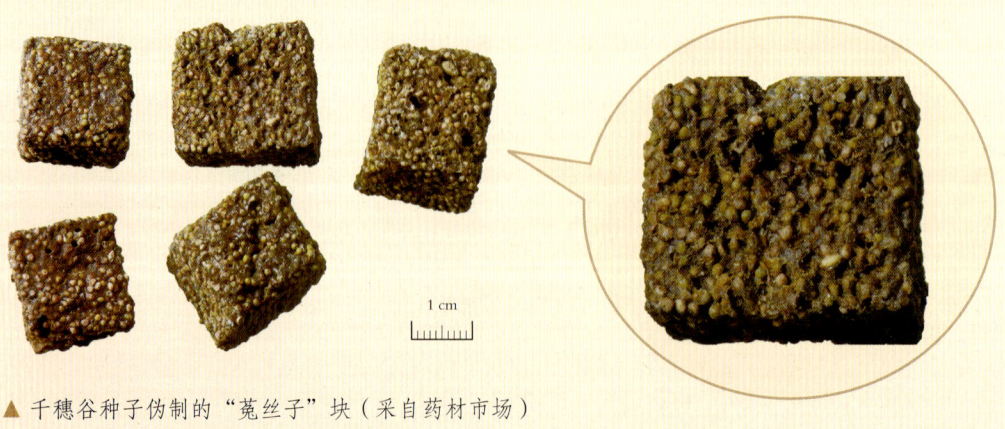

▲ 千穗谷种子伪制的"菟丝子"块(采自药材市场)

芜青

为十字花科植物芜青 *Brassica rapa* L. 的种子加工品。

本品呈球形,直径大小与菟丝子类似。其表面常附有一层粉状物。除去附着物后,可见表面黄棕色或褐色,近种脐处黑色,表面具网状纹理。

萝卜子

为十字花科植物萝卜 *Raphanus sativus* L. 的干燥成熟种子加工品。

本品呈类卵圆形或椭圆形,稍扁,长0.25～0.4cm,宽0.2～0.3cm。表面黄棕色、红棕色或灰棕色。一端有深棕色圆形种脐,一侧有数条纵沟。种皮薄而脆,子叶2,黄白色,有油性。气微,味淡、微苦辛。

注:萝卜子为中药莱菔子,其特征参见本册莱菔子项下。

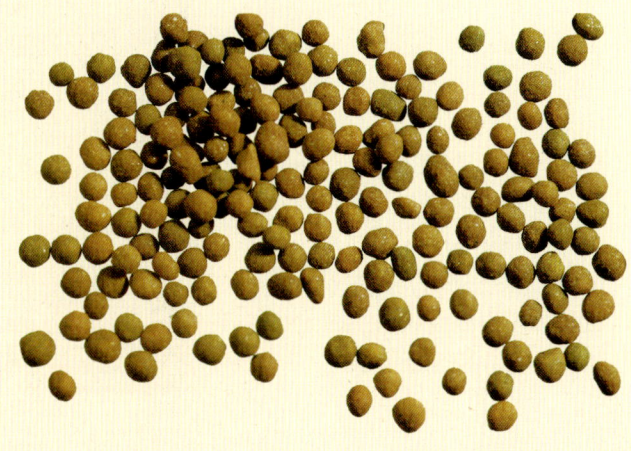
▲ 芜青种子加工品

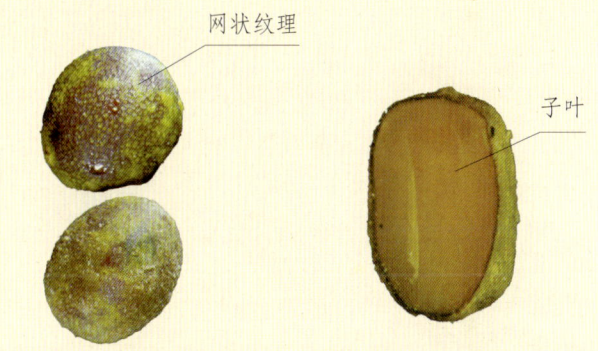
▲ 除去附着物后的芜青种子 ▲ 除去附着物后的芜青种子切面

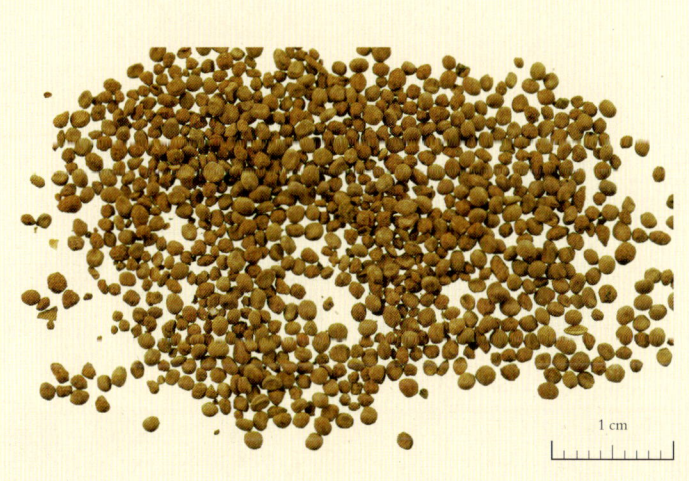
▲ 萝卜子加工品

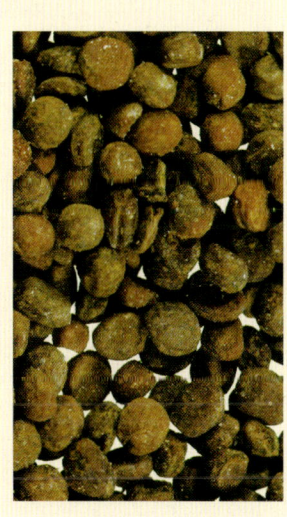
▲ 萝卜子加工品放大

菟丝子人工伪制品

以面粉等为原料人工伪制加工。本品呈类圆形或长圆形，大小一致或不一。表面棕黄色，略不平。破开后中间色泽不一或呈空洞状。

注：曾有将茄科植物莨菪子 *Hyoscyamus niger* L. 的种子误作菟丝子药用，其性状详见《中国中药材及饮片真伪鉴别图典 第一册》天仙子项下。

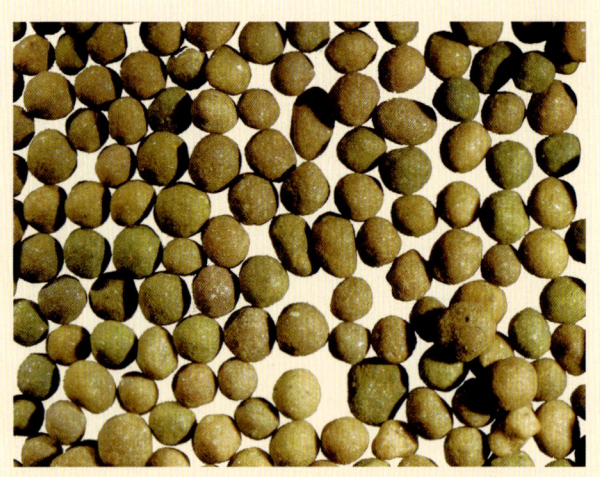

▲ 菟丝子人工伪制品①

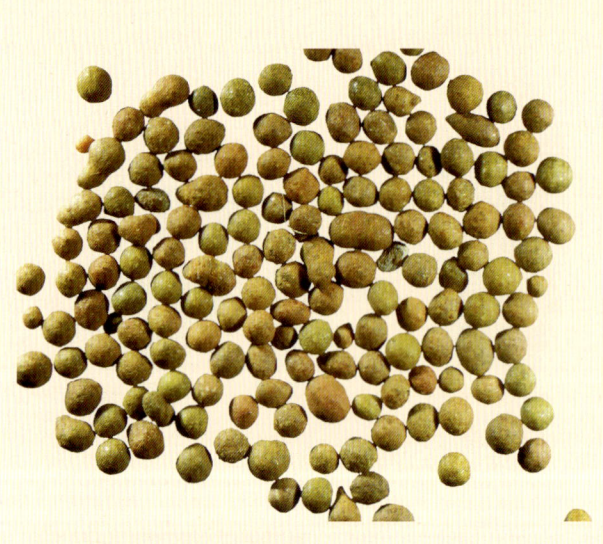

▲ 菟丝子人工伪制品②

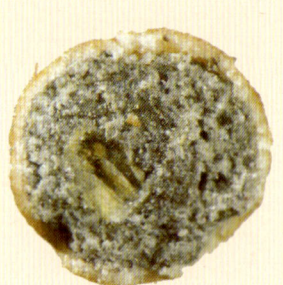

▲ 人工伪制品切面①

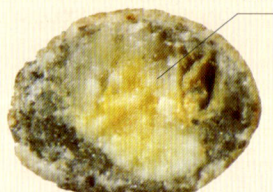

填充物色泽不一

▲ 人工伪制品切面②

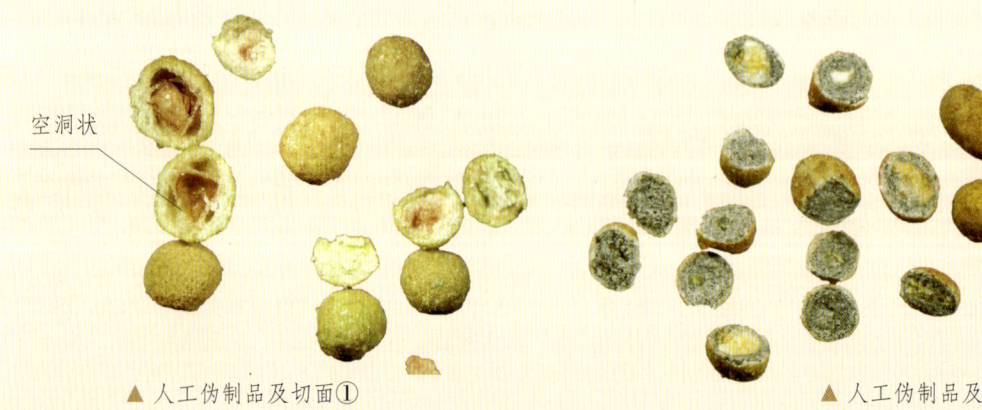

空洞状

▲ 人工伪制品及切面①　　　　▲ 人工伪制品及切面②

梧 桐 子 /Wutongzi

正 品

梧桐子（部颁品种）

药材为梧桐科植物梧桐 *Firmiana simplex* (L.) W. F. Wight. 的干燥成熟种子。

本品呈球形，状如豌豆，直径 0.6~0.9cm。表面淡绿色至黄棕色，微具光泽，有明显隆起的网状皱纹。质轻而硬。外层种皮较脆，易破裂；内层种皮坚韧。气微，味微甘。

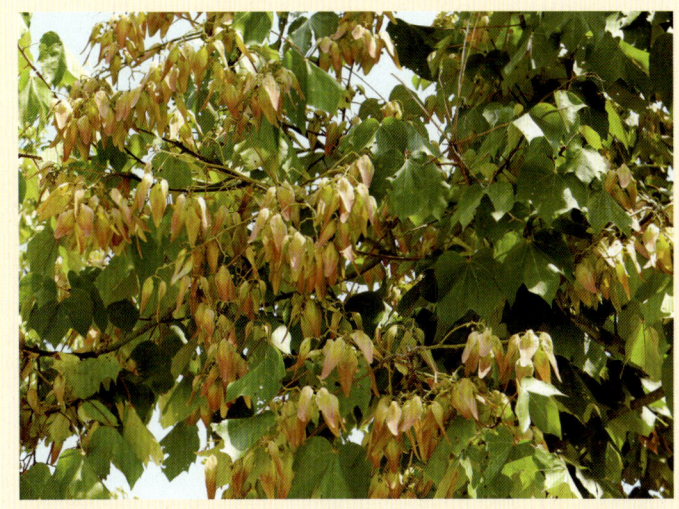

▲ 梧桐

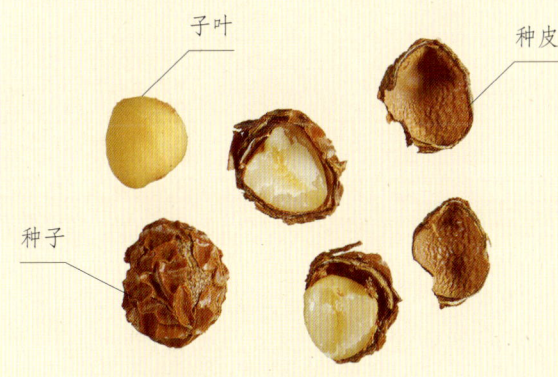

▲ 梧桐种子及剖面

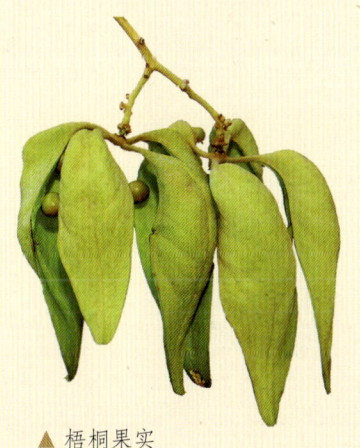

▲ 梧桐果实

▲ 梧桐子

蛇床子 /Shechuangzi

正 品

蛇床子（药典品种）

药材为伞形科植物蛇床 *Cnidium monnieri* (L.) Cuss. 的干燥成熟果实。

本品为双悬果，呈长椭圆形或近圆形，长 0.2～0.4cm，直径约 0.2cm。表面灰黄色或灰褐色。顶端有 2 枚向外弯曲的柱基，基部偶有细梗。分果的背面有薄而突起的纵棱 5 条，接合面平坦，有 2 条棕色略突起的纵棱线。果皮松脆，揉搓易脱落。种子细小，灰棕色，显油性。气香，味辛凉，有麻舌感。

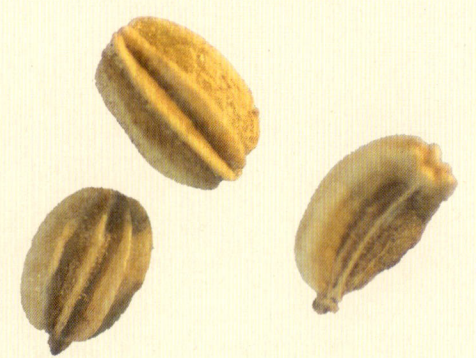

▲ 蛇床子分果放大

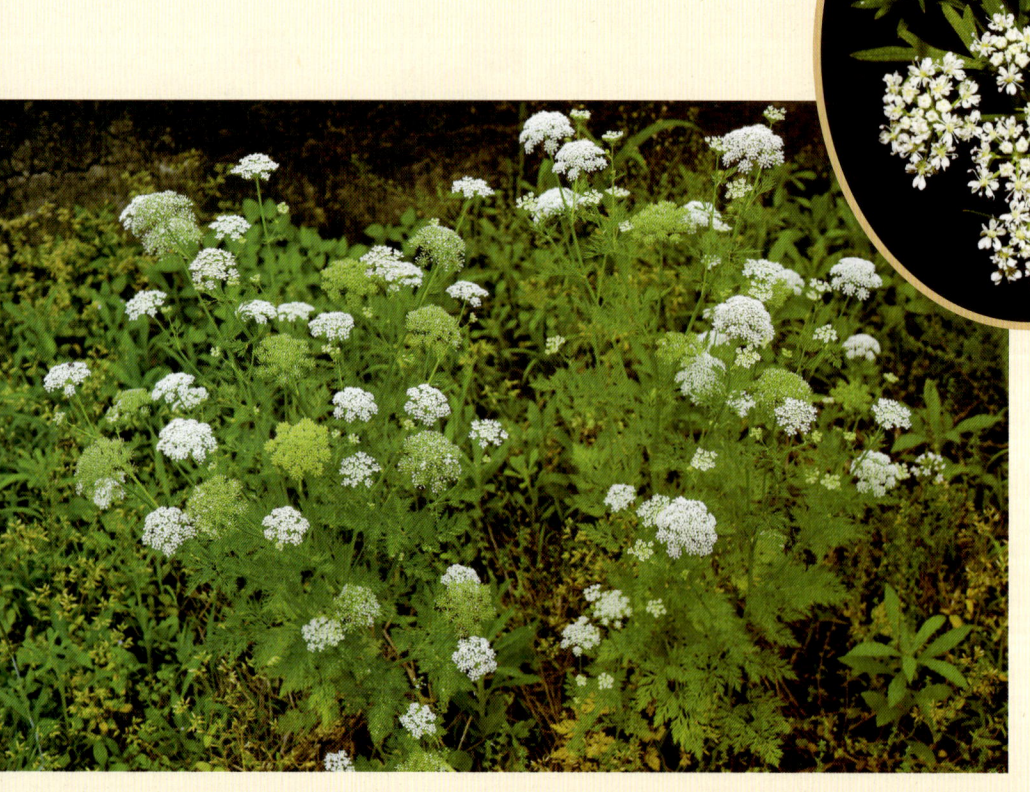

▲ 蛇床原植物②

▲ 蛇床原植物①

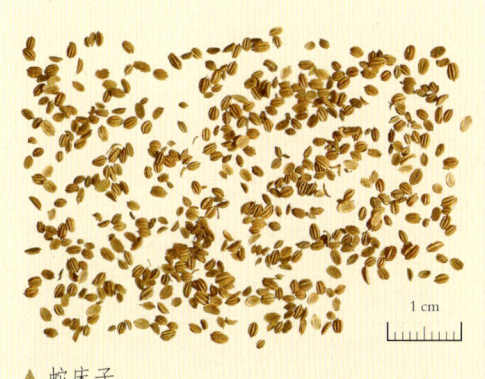
▲ 蛇床子

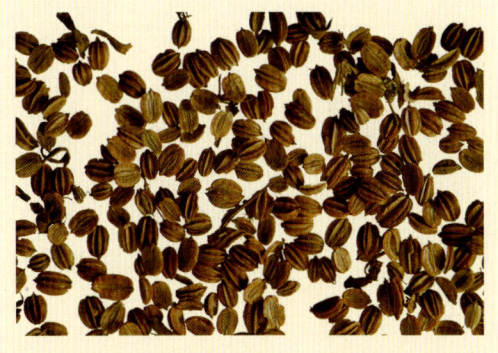
▲ 蛇床子放大

非正品

旱芹

为伞形科植物旱芹 *Apium graveolins* L. 的干燥成熟果实。

本品为双悬果，呈近圆形至椭圆形，长0.1～0.15cm，直径约0.1cm。表面灰褐色或灰绿色。分果呈肾形或椭圆形，微弯曲，背面隆起明显，具突起的浅色脊棱5条，接合面小，不平坦。果皮松脆，有种子1粒，细小，肾形，有纵棱。手捏搓后，有浓郁的芹菜香气，味辛凉、微苦。

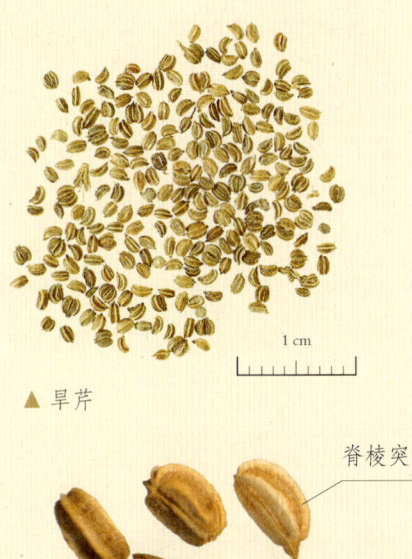
▲ 旱芹

脊棱突起

▲ 旱芹分果

土蛇床

为伞形科植物粗糙独活 *Heracleum scabridum* Franch. 的干燥成熟果实。

本品为双悬果，呈扁倒卵形或卵形，长0.7～0.8cm，宽0.5～0.6cm。表面淡棕色。分果两侧呈薄翅状，背面稍突起近平滑，脊棱5条，呈线形，其间具4条黑线纹，由花柱基一侧略呈放射状；接合面略呈浅碟状，具心皮柄，两侧有2条黑线纹，顶端具三角形花柱基。气香特异，味辛、略涩。

▲ 土蛇床

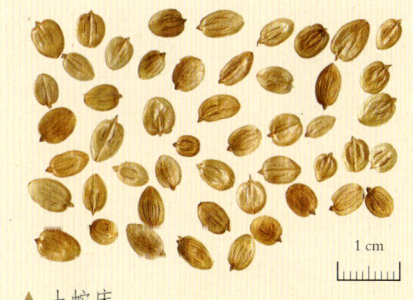

个大，翅薄

▲ 土蛇床分果

猪 牙 皂 /Zhuyazao

正品

猪牙皂（药典品种）

药材为豆科植物皂荚 *Gleditsia sinensis* Lam. 的干燥不育果实。

本品呈圆柱形，略扁而弯曲，长5～11cm，宽0.7～1.5cm。表面紫棕色或紫褐色，被灰白色蜡质粉霜，去除粉霜后有光泽，并有细小的疣状突起和线状或网状的裂纹。顶端有细的鸟喙状花柱残基，基部具果梗或果梗残痕。质硬而脆，易折断，断面棕黄色，中间疏松，有淡绿色或淡棕黄色的丝状物，偶有发育不全的种子。气微，有刺激性，味先甜而后辣。

注：植物皂荚的棘刺为常用中药皂角刺，其特征参见本册皂角项下和《中国中药材及饮片真伪鉴别图典 第四册》皂角刺项下。

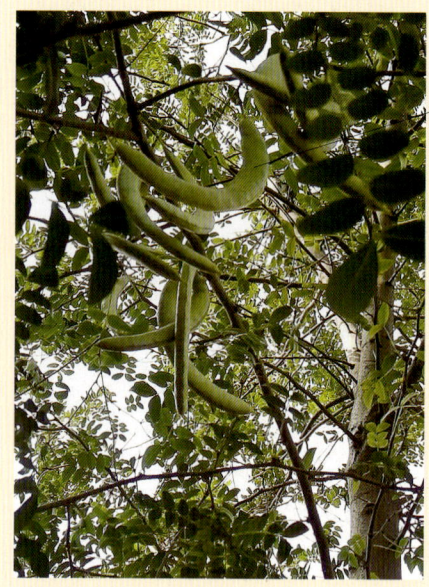

▲ 皂荚（摄于福建漳州）（果实）

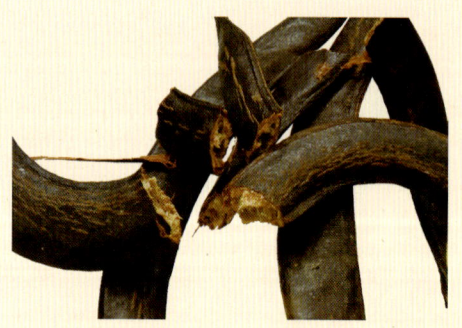

▲ 猪牙皂①

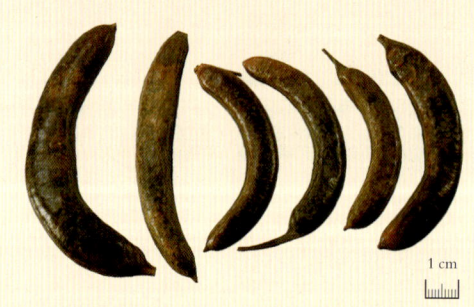

▲ 猪牙皂②

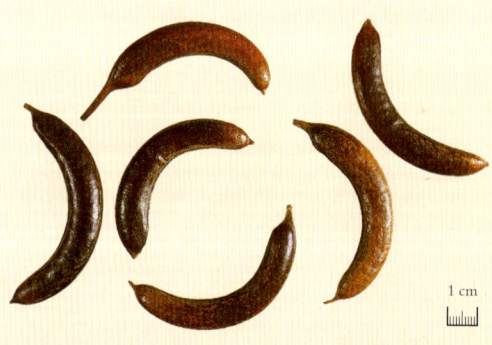

▲ 猪牙皂③

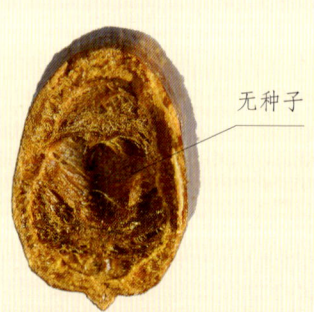

▲ 猪牙皂剖面（无种子）

淡豆豉 /Dandouchi

正 品

淡豆豉（药典品种）

药材为豆科植物大豆 *Glycine max* (L.) Merr. 的成熟种子的发酵加工品。主要来源为黑豆和乌豆。

本品呈椭圆形，略扁，长0.6~1cm，直径0.5~0.7cm。表面黑色，皱缩不平。质柔软，断面棕黑色。气香，味微甘。

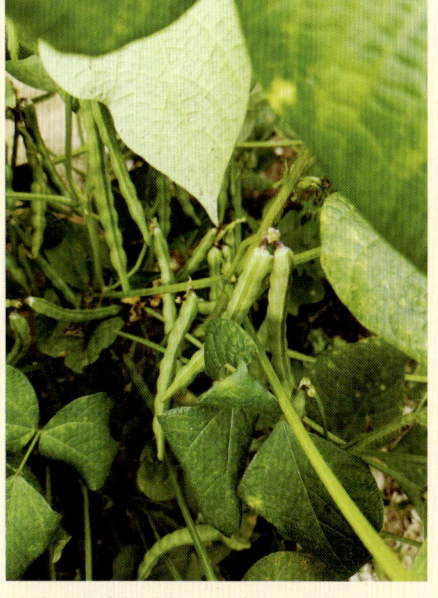
▲ 黑豆原植物（摄于辽宁桓仁）

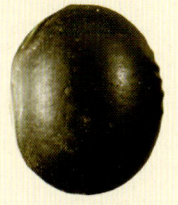
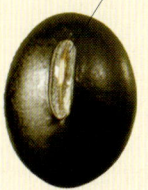
种脐长椭圆形
▲ 黑豆

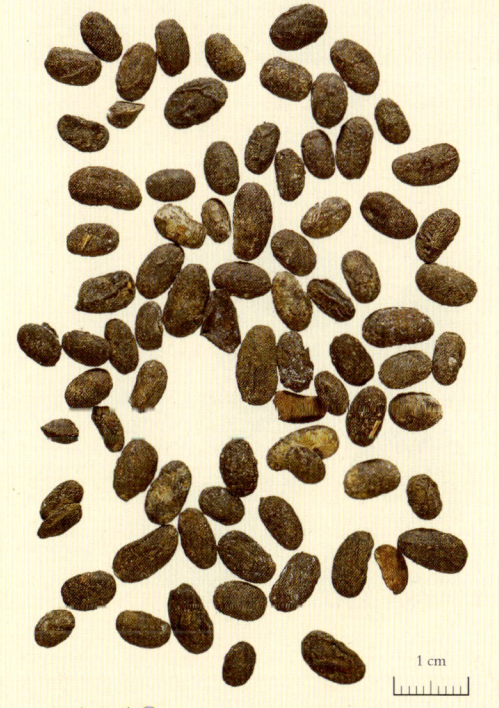
▲ 淡豆豉①

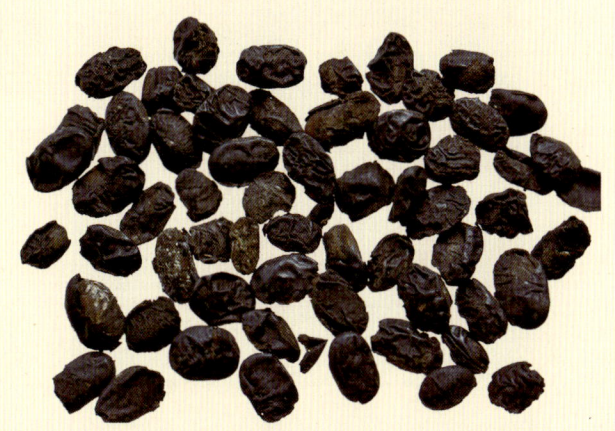
▲ 淡豆豉②

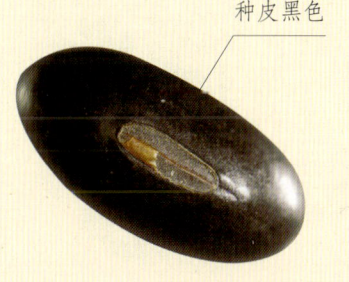
种皮黑色
▲ 乌豆

葱 子 /Congzi

正 品

葱子（部颁品种）

药材为百合科植物葱 *Allium fistulosum* L. 的干燥成熟种子。

本品呈三角状扁卵形，长0.3～0.4cm，宽0.2～0.3cm。表面黑色，多光滑或偶有疏皱纹，一面微凹，另一面隆起，有棱线1～2条。凹面平滑，基部有两个突起，较短的突起顶端为种脐，灰棕色或灰白色；较长的突起顶端为珠孔。体轻，质坚硬。气特异，嚼之有葱味。

注： 有的地区将百合科植物韭菜 *Allium tuberosum* Rottl. ex Spreng 的干燥成熟种子误作葱子药用，其性状详见本册韭菜子项下。

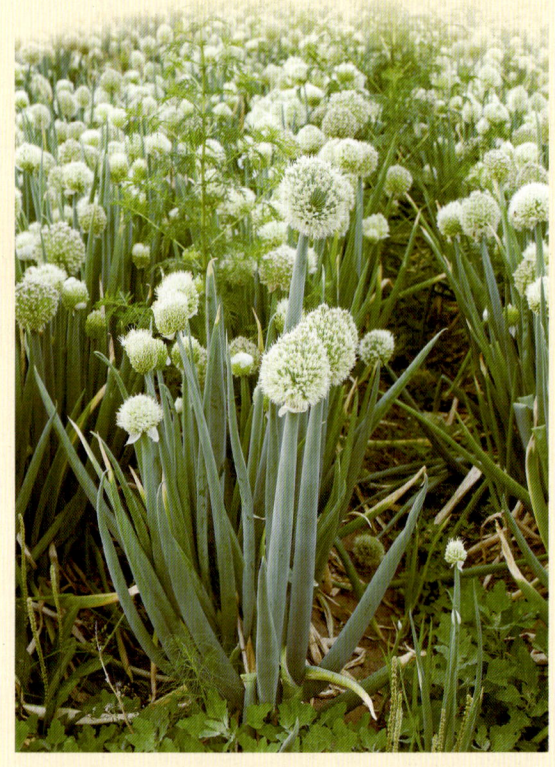
▲ 葱（摄于北京延庆）

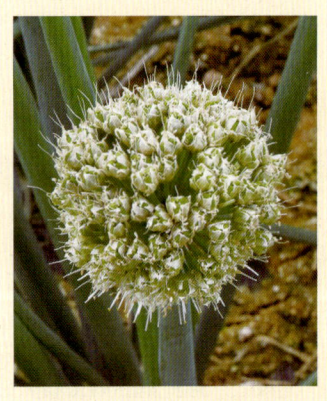
▲ 葱果序（摄于广东）

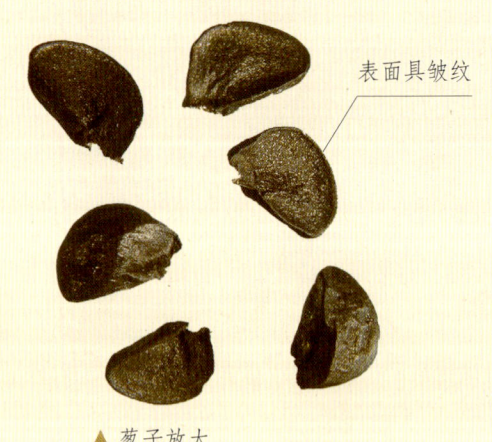
表面具皱纹
▲ 葱子放大

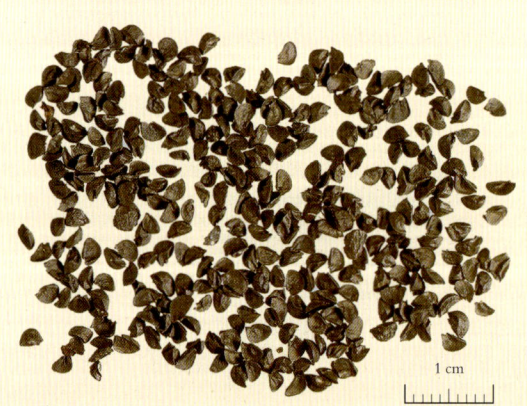
▲ 葱子

葶苈子 /Tinglizi

正 品

北葶苈子（药典品种）

药材为十字花科植物独行菜 *Lepidium apetalum* Willd. 的干燥成熟种子。本品呈近扁卵形，长0.1～0.15cm，宽0.05～0.1cm。表面棕色或红棕色，每侧具纵沟1条，其中1条较明显。一端钝圆，另一端略尖而微凹，凹入处具类白色种脐，子叶横叠，胚根背倚。气微，味微苦、辛，遇水黏性较强。

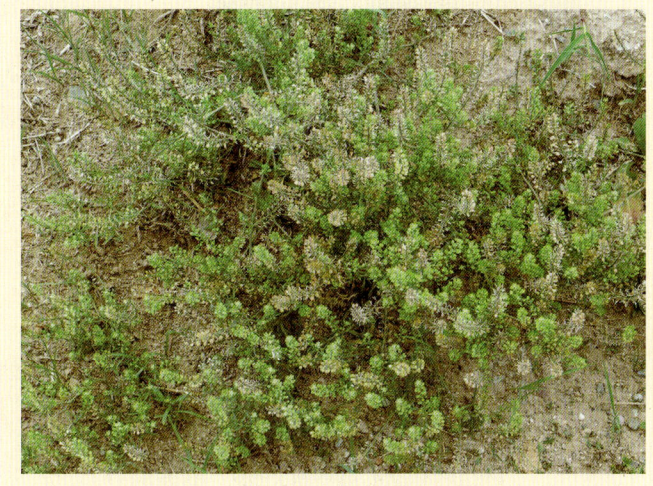

▲ 独行菜

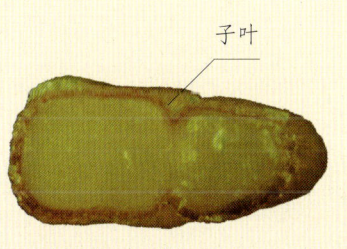

▲ 独行菜果序

▲ 独行菜果实

▲ 独行菜果实剖面（种子）

▲ 独行菜种子鲜品（沟纹明显、一端尖）

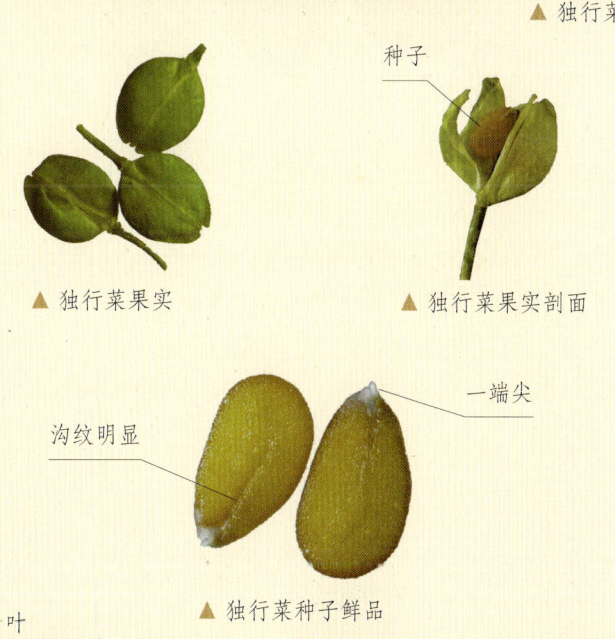

▲ 独行菜种子横切面（子叶）

▲ 独行菜种子纵切面（子叶）

▲ 北葶苈子水浸泡后（种子）

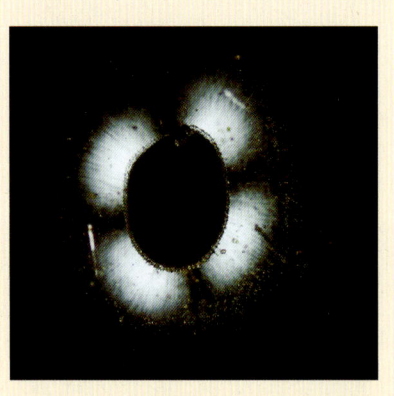

▲ 北葶苈子水浸泡后显荧光（显微镜下）

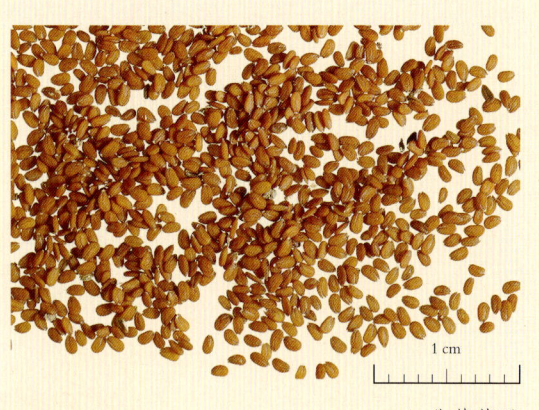

▲ 北葶苈子

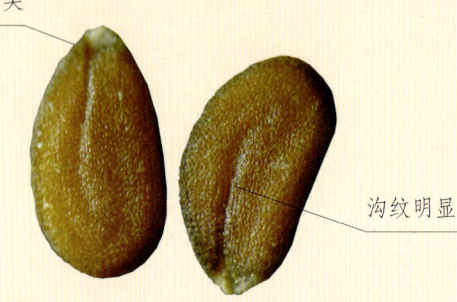

▲ 北葶苈子放大

南葶苈子（药典品种）

药材为十字花科植物播娘蒿 *Descurania sophia* (L.) Webb. ex Prantl. 的干燥成熟种子。
本品呈长圆形，略扁，长0.08～0.12cm，宽约0.05cm。一端钝圆，另一端微凹或较平截，子叶横叠，胚根背倚。气微，味微辛、苦，略带黏性。

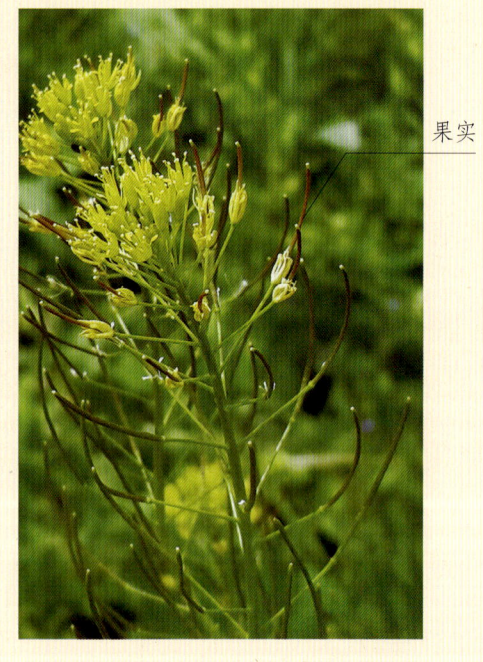

▲ 播娘蒿果序（摄于新疆乌鲁木齐）

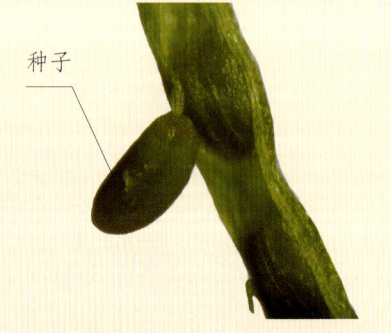

▲ 播娘蒿未成熟果实

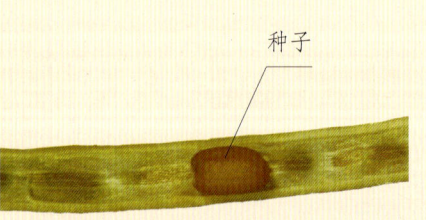

▲ 播娘蒿成熟果实

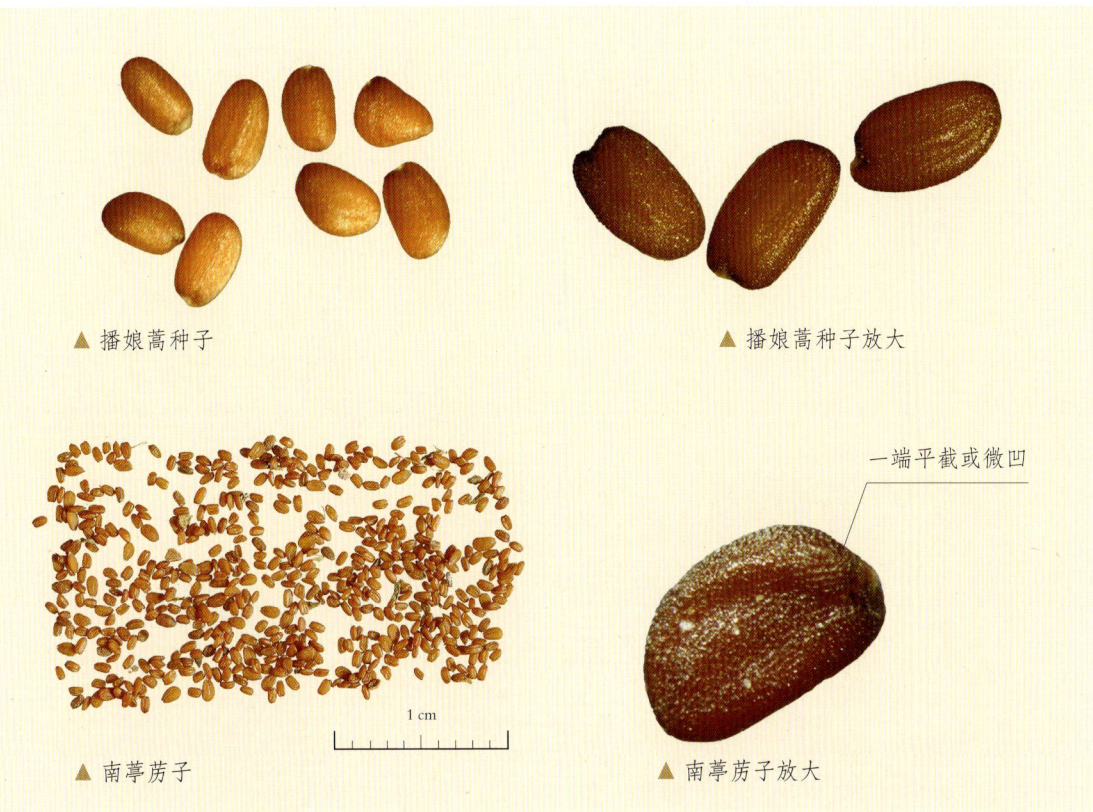

▲ 播娘蒿种子　　　　　　　　　　▲ 播娘蒿种子放大

　　　　　　　　　　　　　　　　一端平截或微凹

▲ 南葶苈子　　　　　　　　　　　▲ 南葶苈子放大

非正品

小花糖芥

为十字花科植物小花糖芥 *Erysimum cheiranthoides* L. 的干燥成熟种子。本品呈椭圆形或矩圆形，长0.08~0.1cm，宽0.05~0.08cm。表面黄绿色或黄棕色，放大镜下观察多呈三或四面体。一端钝圆，另一端微凹入且色深，种脐位于凹入处。种子表面具细小密集的疣点，一面有微凹入的浅槽，子叶横叠，胚根背倚。气微，味苦。

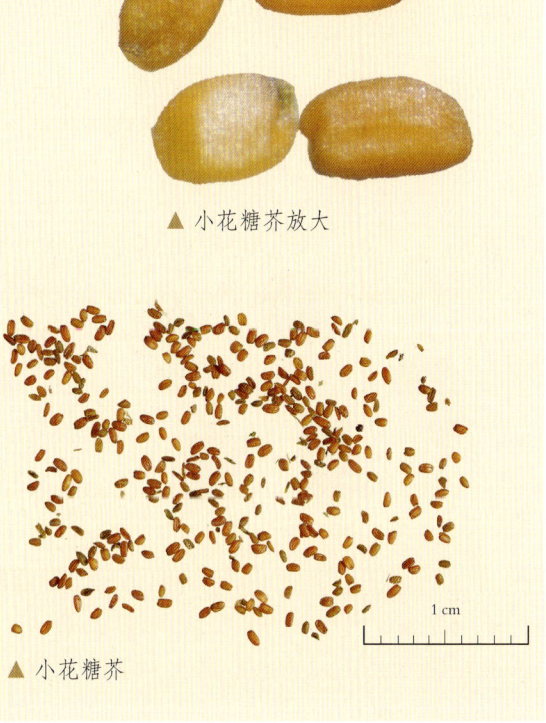

▲ 小花糖芥放大

▲ 小花糖芥

芝麻菜

为十字花科植物芝麻菜 *Eruca sativa* Mill. 的干燥成熟种子。

本品呈卵圆形，长0.12～0.22cm，宽0.1～0.15cm。表面黄棕色、棕色或棕褐色。放大镜下可见种子光滑，扁平突起位于一端的微凹处，色较浅；种脐位于凹入处，种子一侧有1条隆起的种脊，子叶对折，胚根缘倚。气微，味微辛。

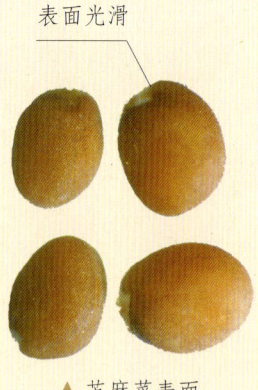

▲ 芝麻菜表面

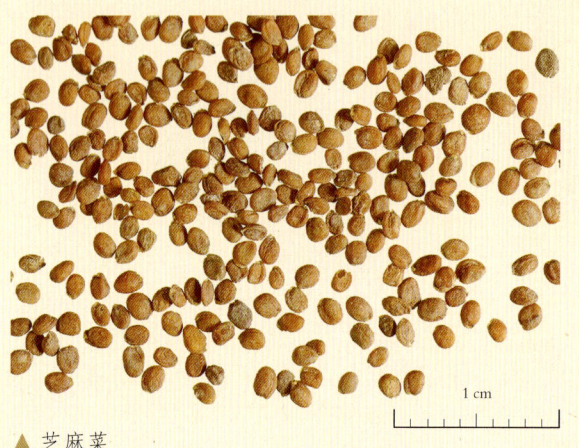

▲ 芝麻菜

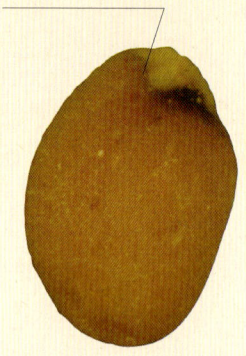

▲ 芝麻菜种子放大

菥蓂

为十字花科植物菥蓂 *Thlaspi arvense* L. 的干燥成熟种子。

本品呈卵圆形，略扁，长0.2～0.28cm，宽0.1～0.12cm。表面紫黑色或黑色。放大镜下可见一端钝圆，另一端略尖而微凹入，全体具同心性突起的环纹，习称"斗纹"；种脐位于凹入处，色较浅，子叶直叠，胚根缘倚。气微，味淡。

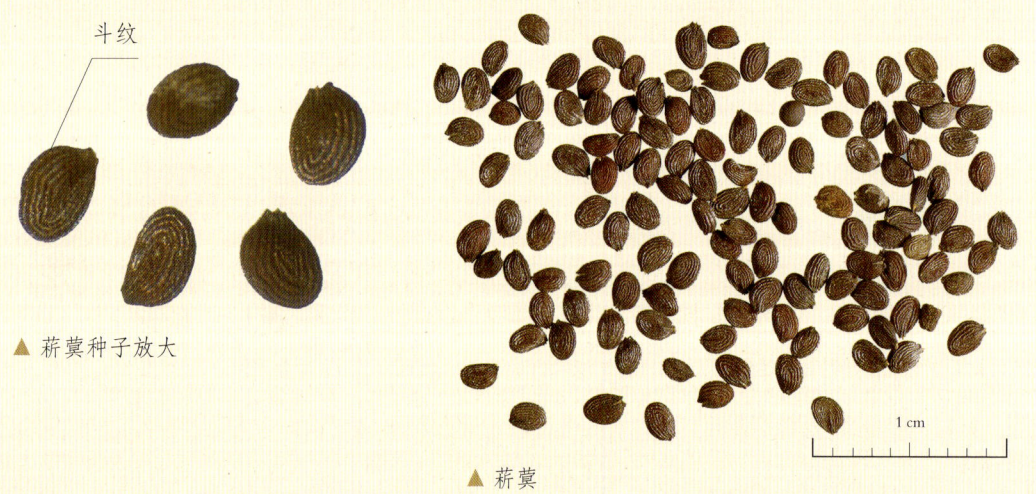

▲ 菥蓂种子放大　　　　　▲ 菥蓂

柱毛独行菜

为十字花科植物柱毛独行菜 *Lepidium ruderale* L. 的干燥种子。

本品呈扁卵形，长0.13cm，宽0.08cm。表面黄棕色，具纵沟2条，仅1条纵沟明显。子叶横叠，胚根背倚。遇水后有黏液层，薄而不整齐地附着在种子周围。

北美独行菜

为十字花科植物北美独行菜 *Lepidium virginicum* L. 的干燥种子。

本品略呈半圆形而扁，长0.1~0.15cm。表面暗红色，半圆形边有白色膜状外缘，延至基部甚宽。子叶直叠，胚根缘倚。

家独行菜

为十字花科植物家独行菜 *Lepidium sativum* L. 的干燥成熟种子。

本品呈半圆形，长0.25cm，宽0.13cm。表面红棕色，具纵列浅槽2条。子叶三裂。遇水后有黏液层，厚度约为种子宽度的1/2。

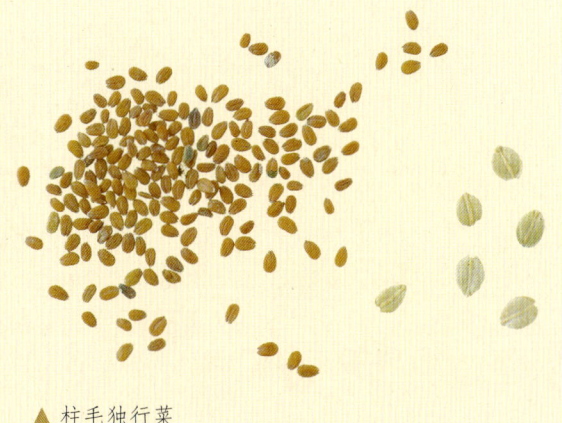

▲ 柱毛独行菜

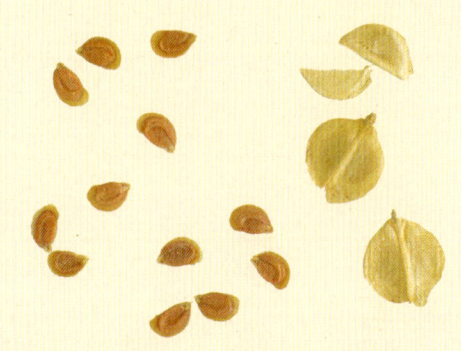

▲ 北美独行菜

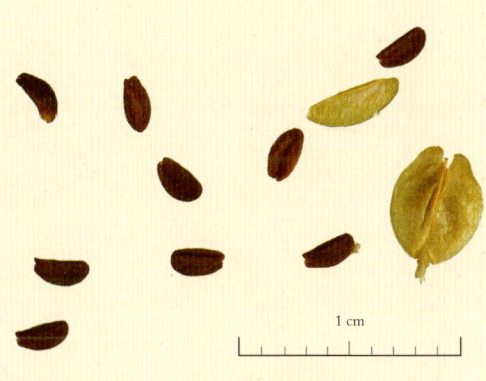
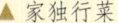
1 cm

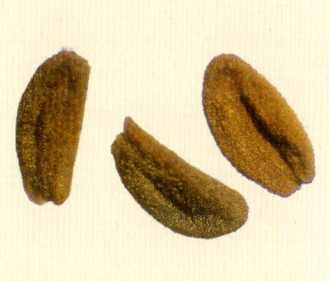

▲ 家独行菜　　　　　　▲ 家独行菜种子放大

荠菜

为十字花科植物荠菜 *Capsella bursa-pastoris* (L.) Medic. 的干燥成熟种子。

本品呈长卵形，长约0.1cm，宽约0.05cm。表面浅棕色，具纵裂浅槽2条。子叶横叠，胚根背倚。遇水后有黏液层，厚度约为种子宽度的1/3。

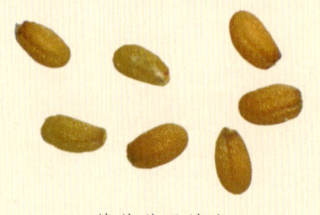

▲ 荠菜种子放大

▲ 荠菜

沼生葶菜

为十字花科植物沼生葶菜 *Rorippa palustris* (Linnaeus) Besser 的干燥种子。

本品呈圆球形，长0.05cm，宽0.05cm。表面黄棕色，具纵裂浅槽1条。子叶直叠，胚根缘倚。遇水后无黏液层。

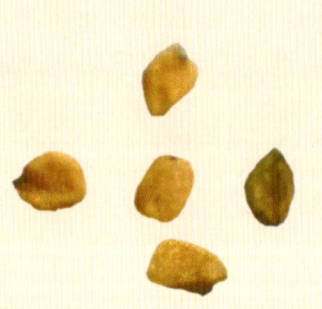

▲ 沼生葶菜种子放大

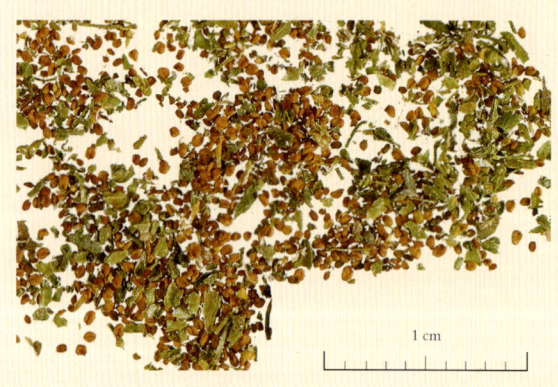

▲ 沼生葶菜

葶苈

为十字花科植物葶苈 *Draba nemorosa* L. 的干燥种子。

本品呈椭圆形，长0.06cm，宽0.03cm。表面棕褐色，具纵裂浅槽1条。子叶直叠，胚根缘倚。遇水后无黏液层。

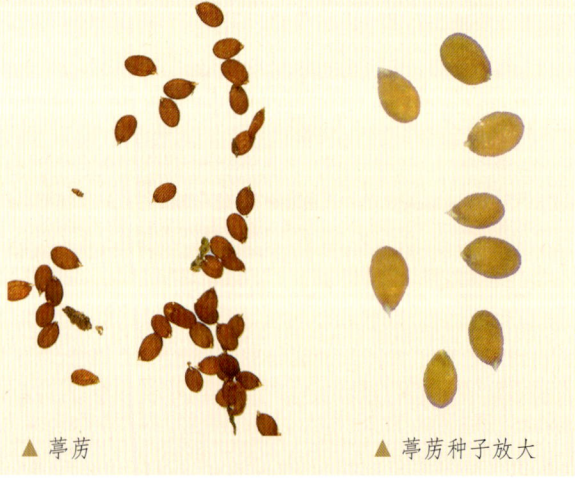

▲ 葶苈　　　　▲ 葶苈种子放大

楮 实 子 /Chushizi

正 品

楮实子（药典品种）

药材为桑科植物构树 *Broussonetia papyrifera* (L.) L'Hér. ex Vent. 雌株的干燥成熟果实。本品略呈球形或卵圆形，稍扁，直径约0.15cm。表面红棕色，有网状皱纹或颗粒状突起，一侧有棱，一侧有凹沟，有的具果梗。质硬而脆，易压碎，胚乳类白色，富油性。气微，味淡。

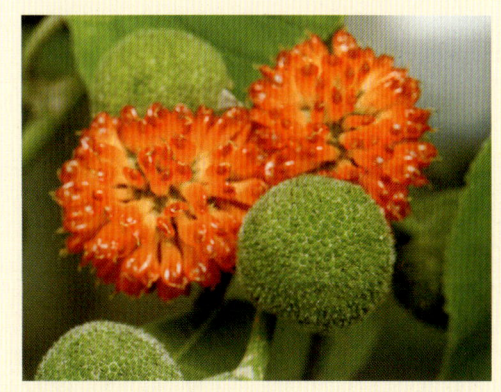

▲ 构树聚花果

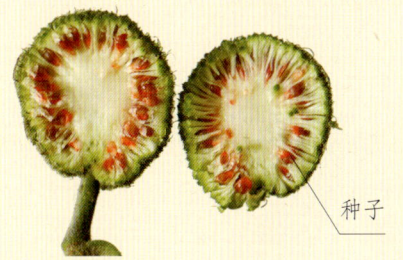

▲ 构树聚花果剖面（未成熟）

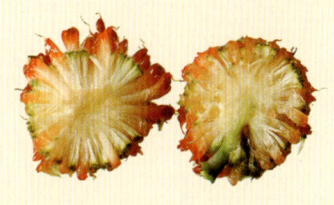

▲ 构树聚花果剖面（成熟）

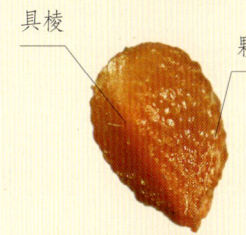

▲ 构树种子表面

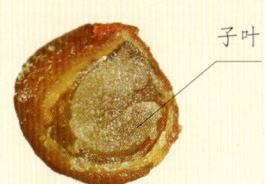

▲ 构树种子横切面放大

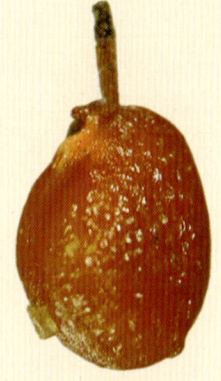

▲ 构树种子放大

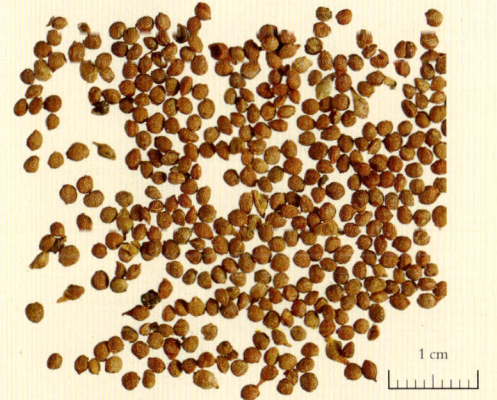

▲ 楮实子

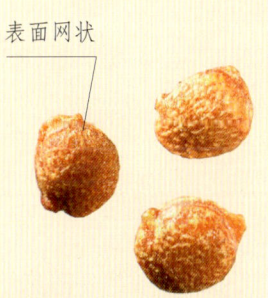

▲ 楮实子表面

棕榈子 /Zōng lǘ zi

正 品

棕榈子（部颁品种）

药材为棕榈科植物棕榈 *Trachycarpus fortunei* (Hook. f.) H. Wendl. 的干燥成熟果实。

本品呈肾形或扁球形，直径0.8~1.2cm。表面灰黄色至棕褐色。肾形的果实凹面有沟，果柄或圆形的果柄痕位于沟的一端，另一端有圆点状瘢痕。果皮薄，膜质，易剥落，未成熟者常皱缩，果肉棕黑色。种子极坚硬，断面乳白色，角质。气微，味涩、微甜。

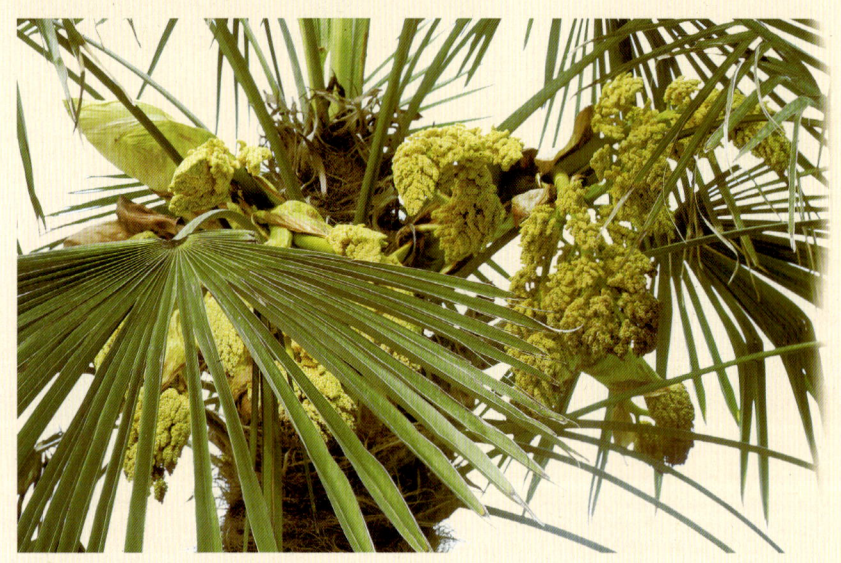

▲ 棕榈

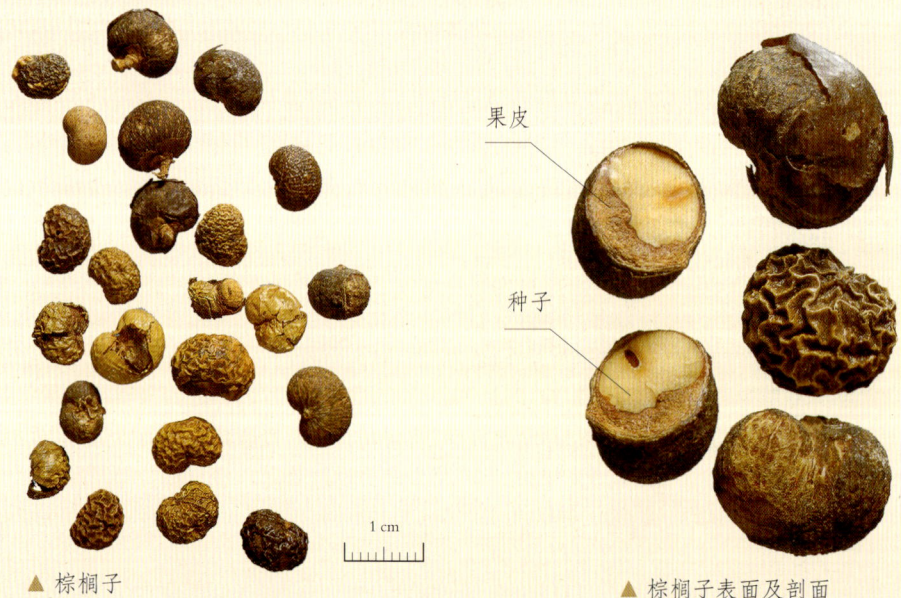

▲ 棕榈子

▲ 棕榈子表面及剖面

紫苏子 /Zisuzi

正 品

紫苏子（药典品种）

药材为唇形科植物紫苏 *Perilla frutescens* (L.) Britt. 的干燥成熟果实。

本品呈卵圆形或类球形，直径0.6～2mm。表面灰棕色或灰褐色，有微隆起的暗紫色网纹。基部稍尖，有灰白色点状果梗痕。果皮薄而脆，易压碎。种子黄白色，种皮膜质，子叶2，类白色，有油性。压碎有香气，味微辛。

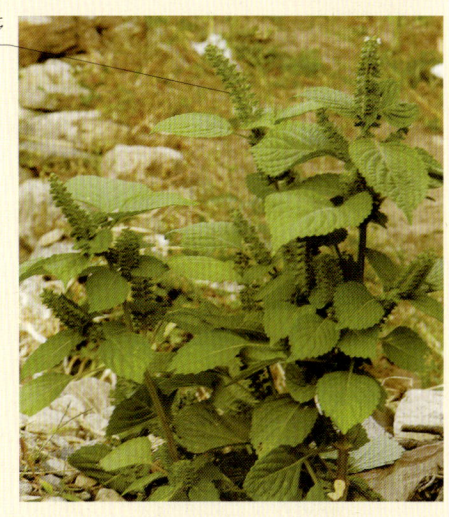
▲ 紫苏

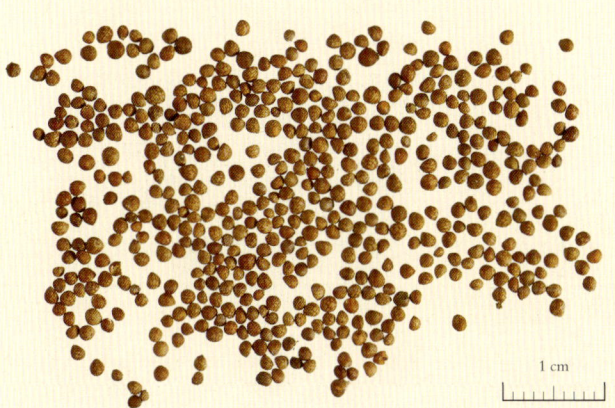
▲ 紫苏子

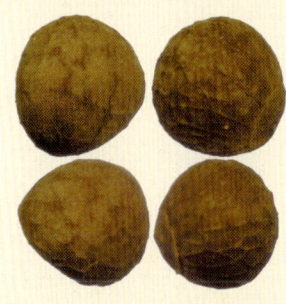
▲ 紫苏果实

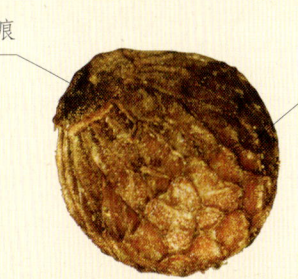
▲ 紫苏果实放大

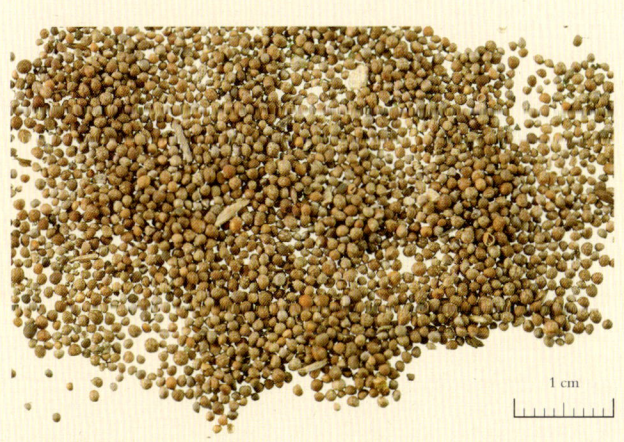
▲ 炒紫苏子

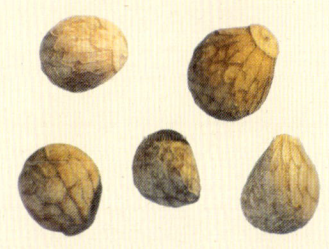
▲ 紫苏子表面

非正品

白苏子

为唇形科植物紫苏 *Perilla frutescens* (L.) Britt. 的干燥成熟果实。

本品为培育品，其性状与紫苏相似，主要不同点为：果实较大，直径0.18～0.25cm。表面灰色或淡灰色，有微隆起的网纹。

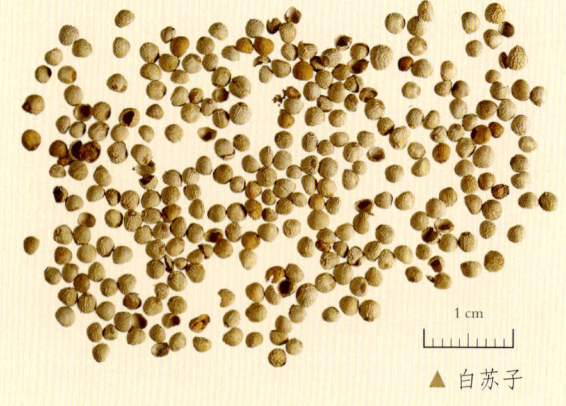

▲ 白苏子

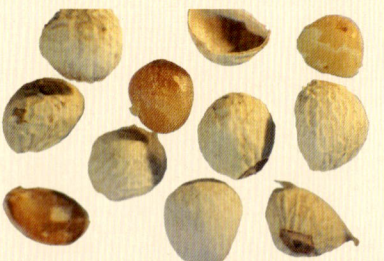

▲ 白苏子表面及切面

野生紫苏子

为唇形科植物野生紫苏 *Perilla frutescens* (L.) Britt. var. *acuta* (Thunb.) Kudo 的干燥成熟果实。

本品性状与紫苏相似，但果实较小，直径0.1～0.15cm。表面土黄色。

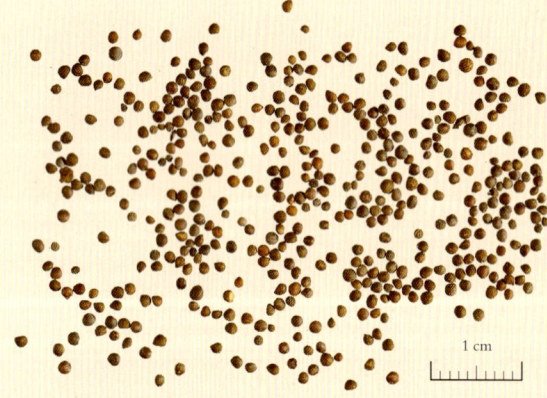

▲ 野生紫苏子

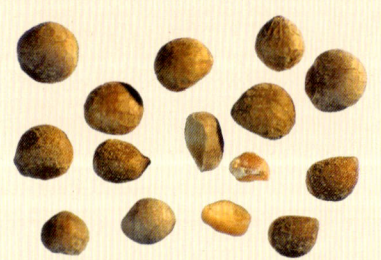

▲ 野生紫苏果实表面及切面

回回苏

为唇形科植物回回苏 *Perilla frutescens* var. *crispa* (Thunb.) Hand.-Mazz. 的干燥果实。

本品呈类球形或卵圆形，直径0.08～0.12cm。表面棕色或棕褐色，具网纹状隆起，网间呈暗褐色，其上均有深褐色点状物，果柄痕略呈扇形，有微小的白色晶状物。

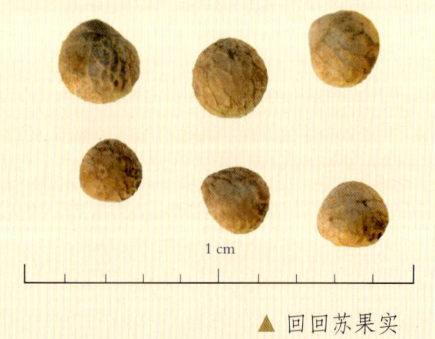

▲ 回回苏果实

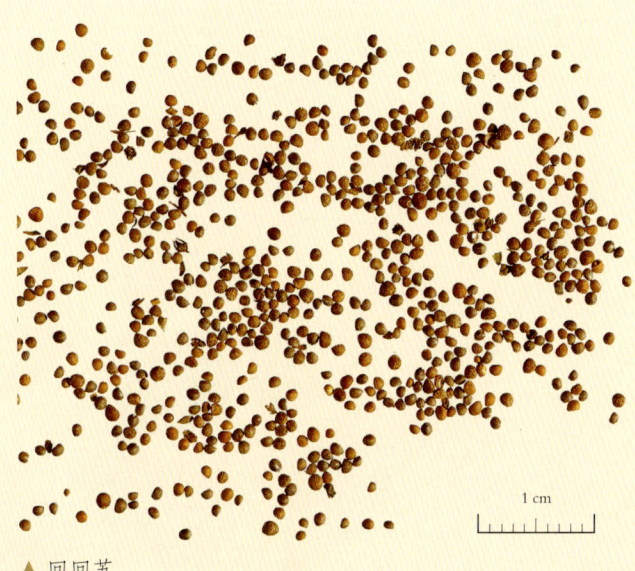

▲ 回回苏

石荠苎

为唇形科植物石荠苎 *Mosla scabra* (Thunb.) C. Y. Wu et H. W. Li 的干燥果实。

本品呈类球形，直径0.08～0.1cm。表面黄褐色或棕褐色，具凹坑状细网纹。果皮薄而脆，易压碎。

小鱼仙草子

为唇形科植物小鱼仙草 *Mosla dianthera* (Buch.-Ham.) Maxim. 的果实。

本品呈类圆形，直径0.1～0.12cm。表面灰褐色，网纹微隆起。果皮薄而脆，果柄痕扇形。

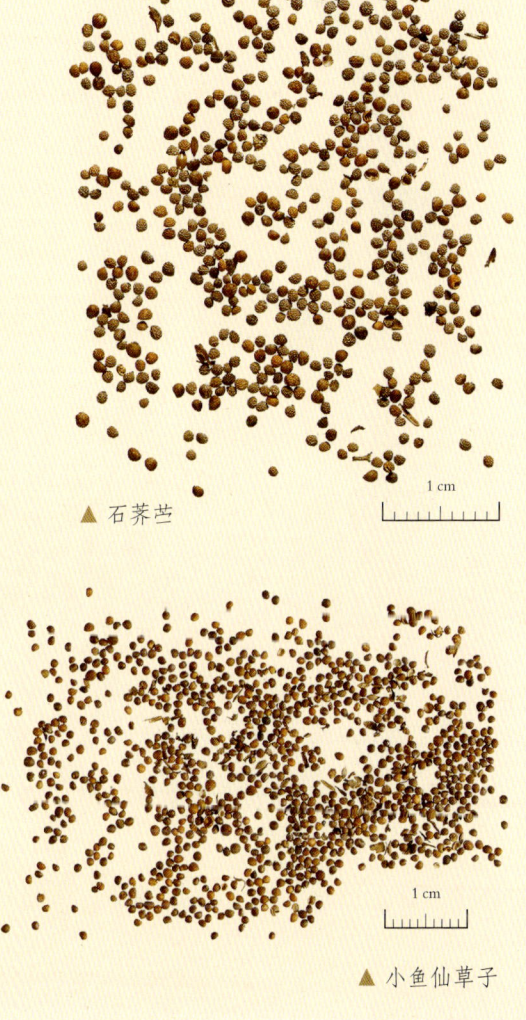

▲ 石荠苎

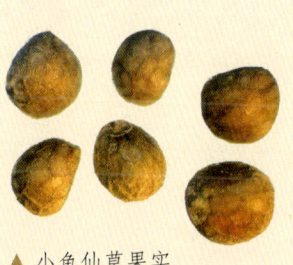

▲ 小鱼仙草果实

▲ 小鱼仙草子

黑芝麻 /Heizhima

正 品

黑芝麻（药典品种）

药材为脂麻科植物脂麻 *Sesamum indicum* L. 的干燥成熟种子。本品呈扁卵圆形，长约0.3cm，宽约0.2cm。表面黑色，平滑或有网状皱纹，尖端有棕色点状种脐。种皮薄，子叶2，白色，富油性。气微，味甘，有油香气。

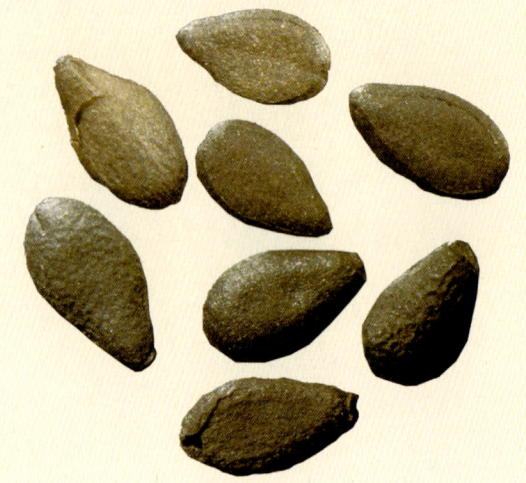

▲ 黑芝麻放大

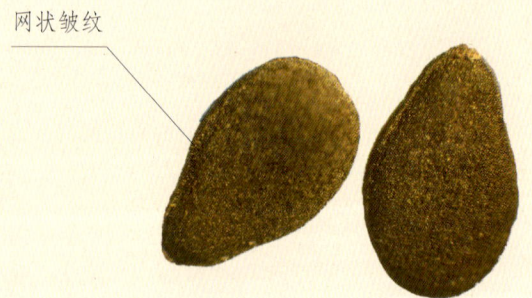

网状皱纹

▲ 黑芝麻表面

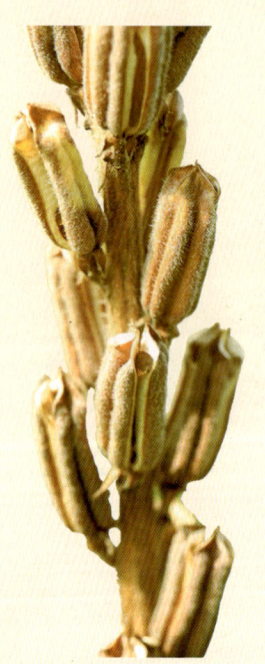

▲ 脂麻果实

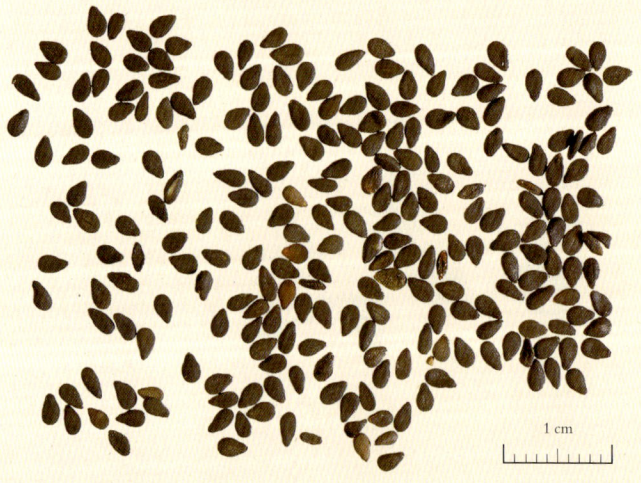

▲ 黑芝麻

黑种草子 /Heizhongcaozi

正 品

黑种草子（药典品种）

药材为毛茛科植物腺毛黑种草 *Nigella glandulifera* Freyn et Sint. 的干燥成熟种子。

本品呈三棱状卵形，长0.25～0.3cm，宽约0.15cm。表面黑色，粗糙，顶端较狭而尖，下端稍钝，有不规则的突起。质坚硬，断面灰白色，有油性。气微香，味辛。

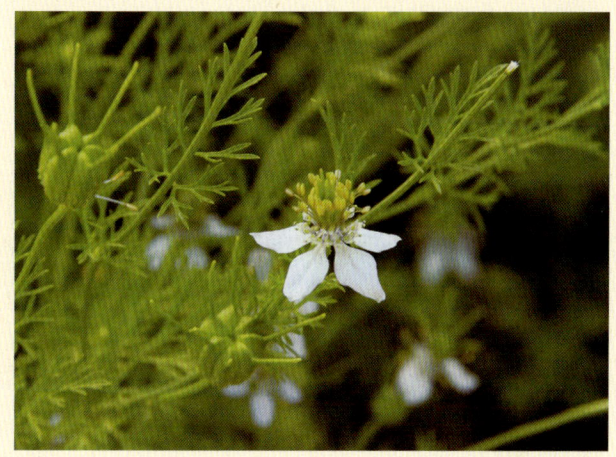

▲ 腺毛黑种草原植物

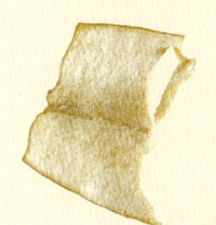 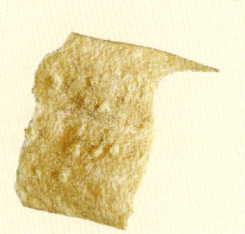

▲ 黑种草子果皮内、外表面

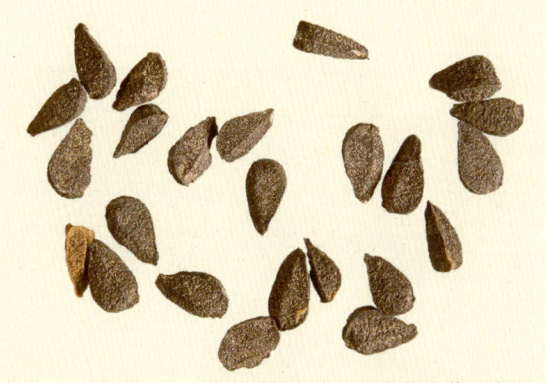

▲ 黑种草子表面

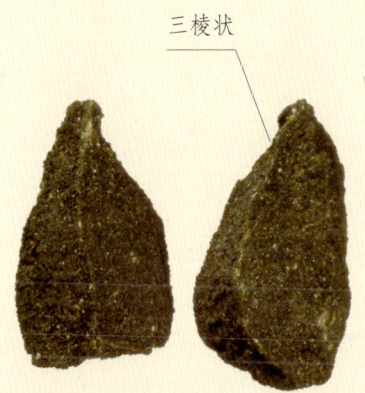

▲ 黑种草子放大（三棱状）

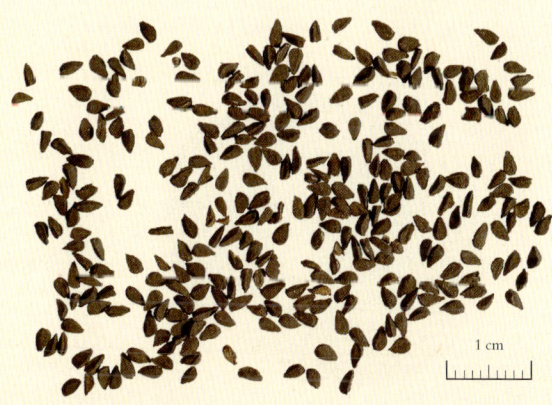

▲ 黑种草子

蓖麻子 /Bimazi

正 品

蓖麻子（药典品种）

药材为大戟科植物蓖麻 Ricinus communis L. 的干燥成熟种子。

本品呈椭圆形或卵形，稍扁，长0.9～1.8cm，宽0.5～1cm。表面光滑，有灰白色与黑褐色或黄棕色与红棕色相间的花斑纹。一面较平，另一面略隆起，较平的一面有1条隆起的种脊；一端有灰白色或棕色突起的种阜。种皮薄而脆，胚乳肥厚，白色，富油性，子叶2，菲薄。气微，味微苦、辛。

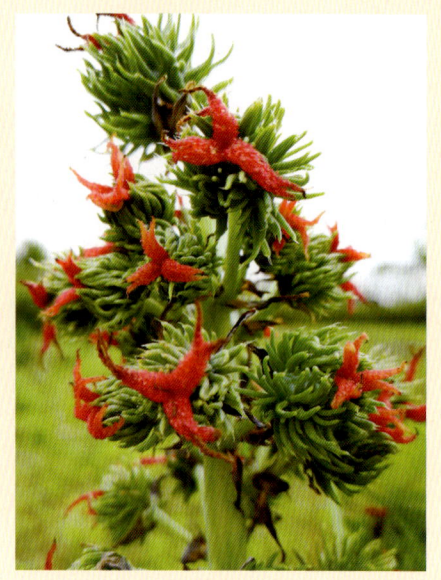

▲ 蓖麻幼果序

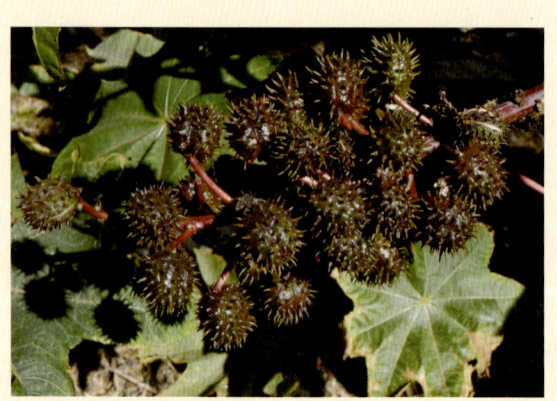

▲ 蓖麻成熟果序（摄于广西南宁）

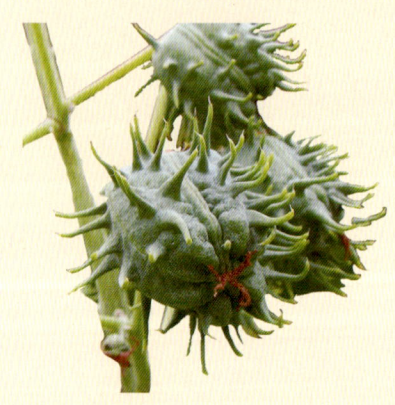

▲ 蓖麻成熟果实

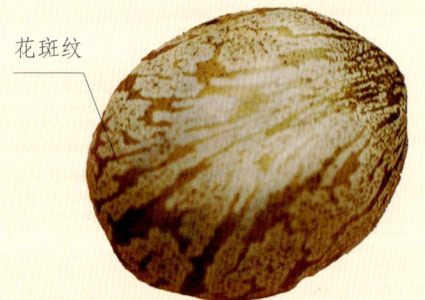

▲ 蓖麻种子表面

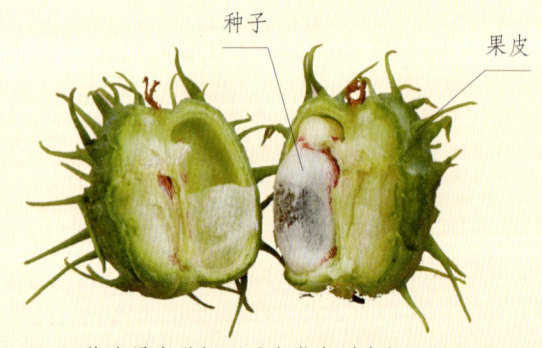

▲ 蓖麻果实纵切面（安徽亳州产）

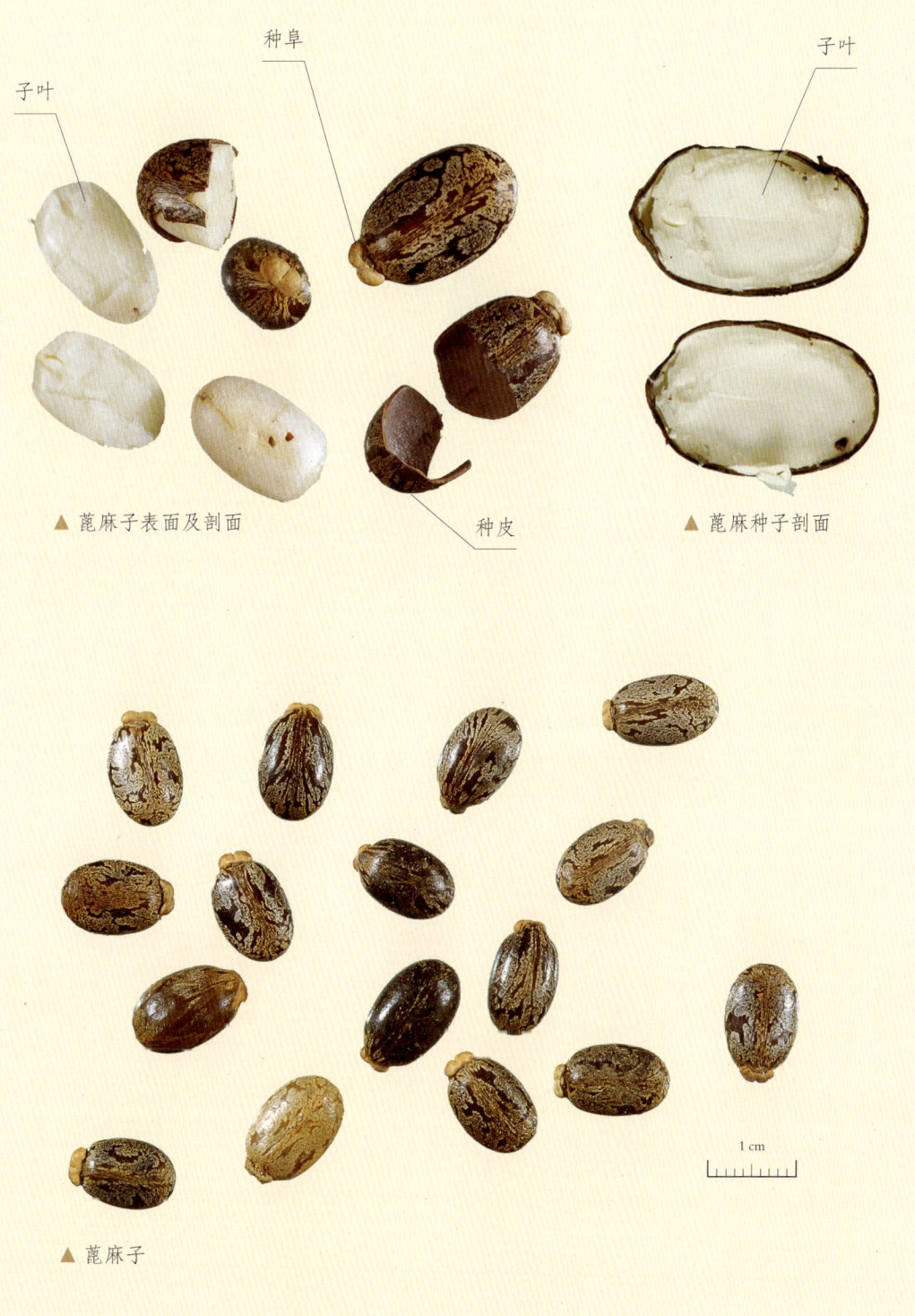

▲ 蓖麻子表面及剖面

▲ 蓖麻种子剖面

▲ 蓖麻子

蒺 藜 /Jili

正 品

蒺藜（药典品种）

药材为蒺藜科植物蒺藜 *Tribulus terrestris* L. 的干燥成熟果实。本品由5个分果瓣组成，分果呈放射状排列，直径0.7～1.2cm，黄白色或淡黄绿色。常裂为单一的分果瓣，分果瓣呈斧状，长0.3～0.6cm。背部隆起，有纵棱及多数尖疣状突起，并有对称的长刺和短刺各1对，刺呈"八"形着生。两侧较薄，粗糙，有网状花纹及数条斜向棱线。果皮木质，极坚硬。分果1室，靠腹面有3～4粒种子，种子长卵圆形，稍扁，顶端尖，有油性。气微，味苦、辛。

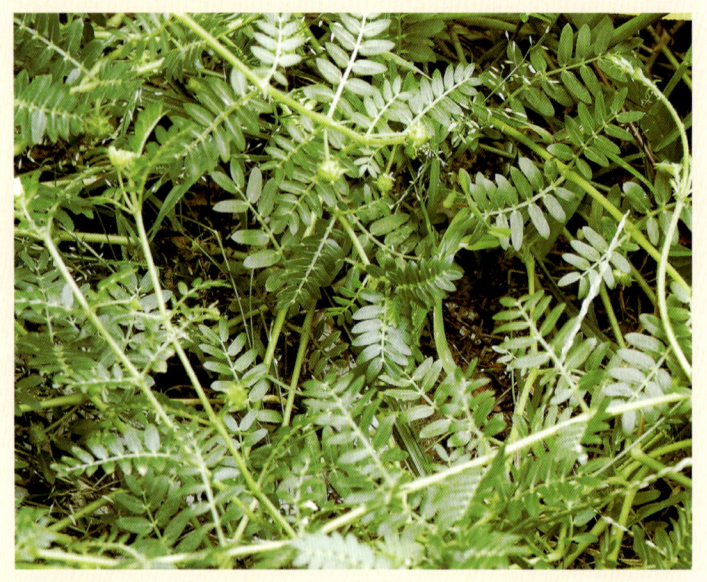

▲ 蒺藜

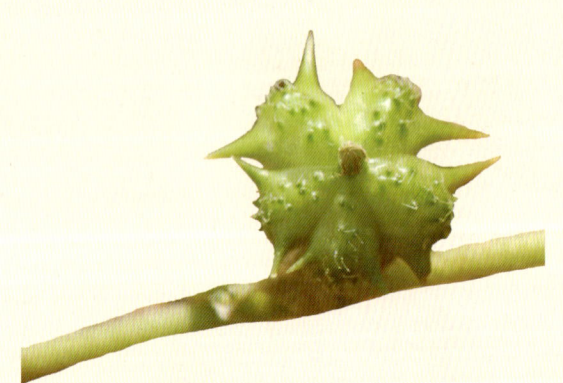

▲ 蒺藜果实（摄于北京八达岭）

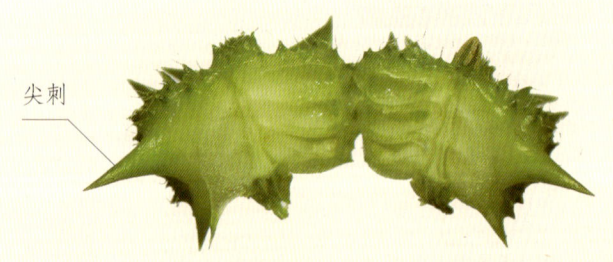

尖刺

▲ 蒺藜果实纵切面

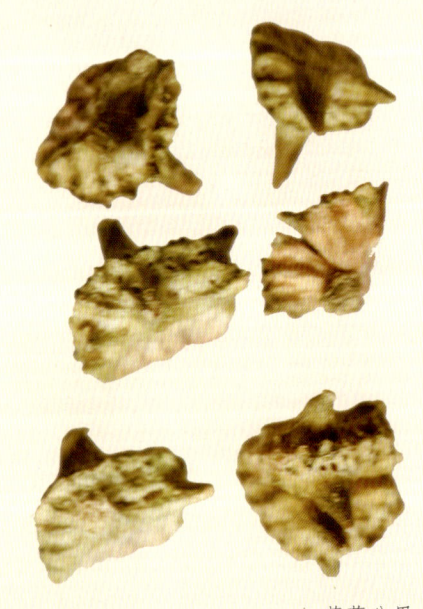

▲ 蒺藜分果

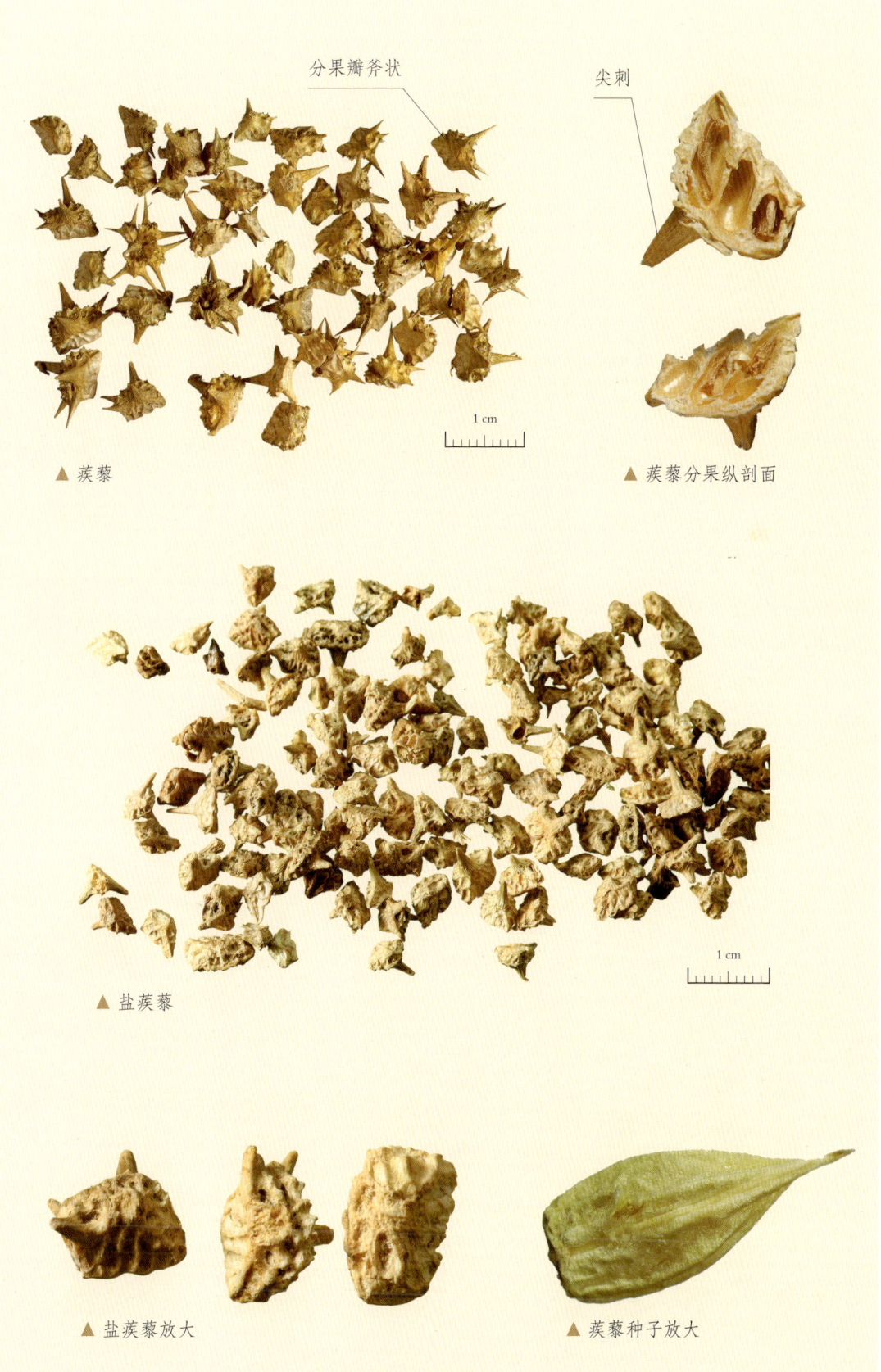

分果瓣斧状　　尖刺

▲ 蒺藜　　　　　　　　　　　　　▲ 蒺藜分果纵剖面

▲ 盐蒺藜

▲ 盐蒺藜放大　　　　　　▲ 蒺藜种子放大

非正品

大花蒺藜

为蒺藜科植物大花蒺藜 *Tribulus cistoides* L. 的干燥果实。

本品由5个分果瓣组成，呈放射状排列，直径0.7～1.2cm。常裂为单一的分果瓣，分果瓣类长方形，长0.6～0.7cm，一侧渐窄呈刃状，背部淡黄色，稍隆起，有多数尖疣状小突起，并具白色短柔毛，中部有对称的粗而长的硬刺1对，刺呈"八"形排列，两侧粗糙，略凹凸不平并有脉纹，灰白色。质坚硬。气微，味微苦、辛。

软蒺藜

为蒺藜科植物中亚滨藜 *Atriplex centralasiatica* Iljin 和西伯利亚滨藜 *Atriplex sibirica* L. 的干燥果实。

本品胞果外被2片宿存苞片，直径0.4～1.4cm，土黄色或浅绿色。果苞有2种类型，一种呈扁平扇形，有3条射线状隆起的主脉及网状细脉，无刺状突起；苞片边缘波状或稍呈5浅裂；基部具一渐细的短果柄；剥去两苞片可见一枚扁圆形胞果，表面棕黄色，略光滑，一侧有喙状突起；果皮及种皮均薄，种子表面棕红色，剥去种皮后内有油质的胚与胚乳。另一种果苞外侧具珊瑚状刺状软突起，种子表面棕褐色，光滑。气微，味微酸、咸。

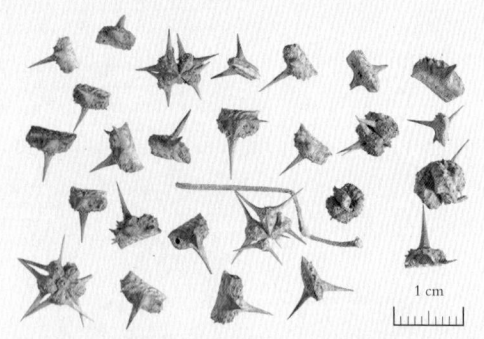

▲ 大花蒺藜

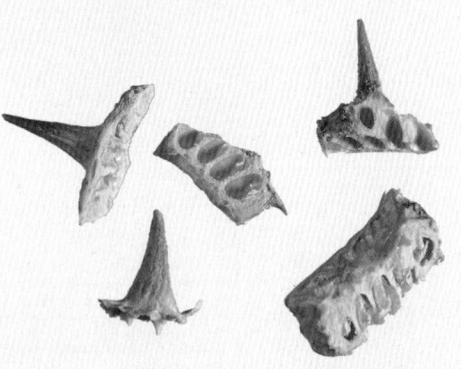

▲ 大花蒺藜分果纵剖面

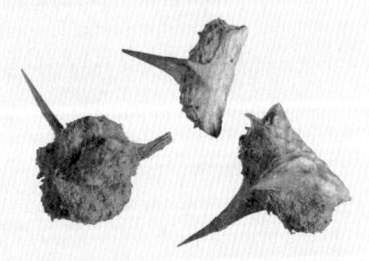

▲ 大花蒺藜分果

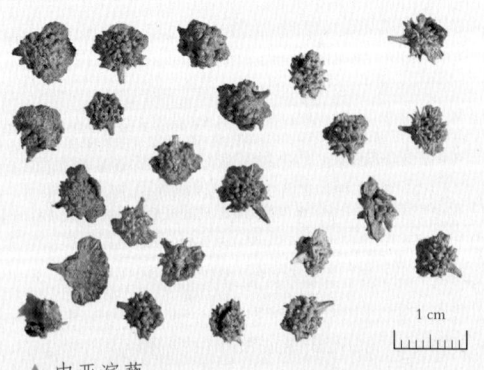

▲ 中亚滨藜

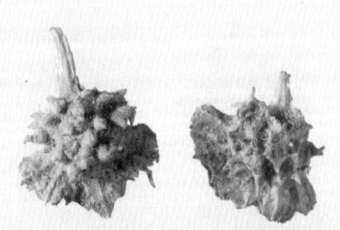

▲ 中亚滨藜胞果

注： 药材商品中的潼蒺藜（白蒺藜或沙蒺藜）为豆科植物扁茎黄芪 *Astragalus complanatus* R. Br. 的种子，系中药材沙苑子，其性状详见本册沙苑子项下。

菠菜子

为藜科植物菠菜 *Spinacia oleracea* L. 的干燥果实（胞果）。

本品为三角半圆形，半圆形胞果的两端呈犄角之势伸出。表面略光滑，棕色或褐色。子叶白色。味淡。

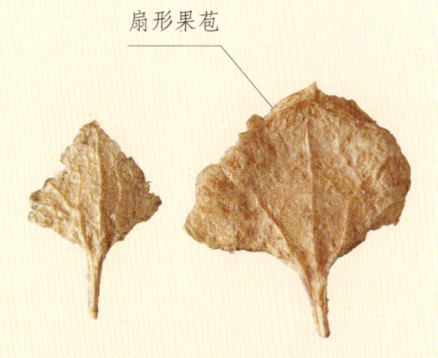

▲ 中亚滨藜具苞片的胞果（扇状） 扇形果苞

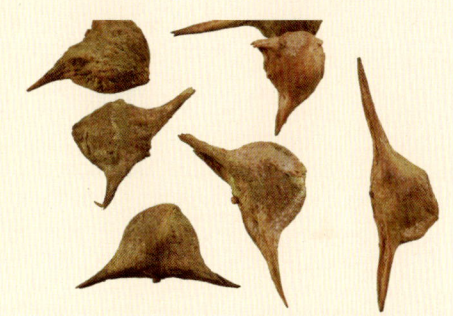

▲ 菠菜胞果放大

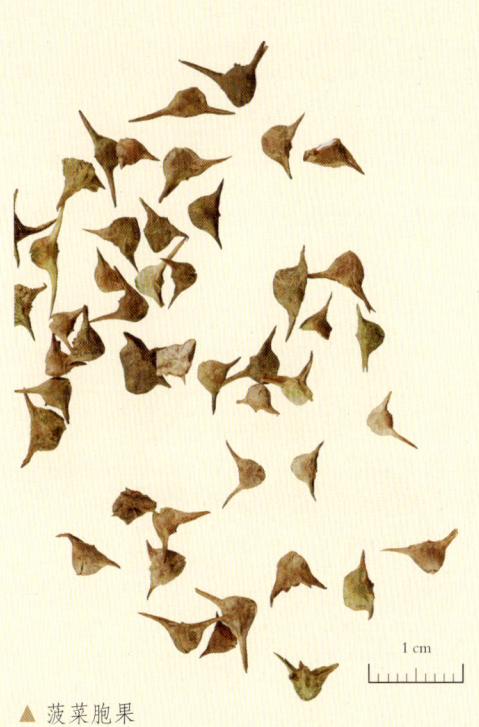

▲ 菠菜胞果

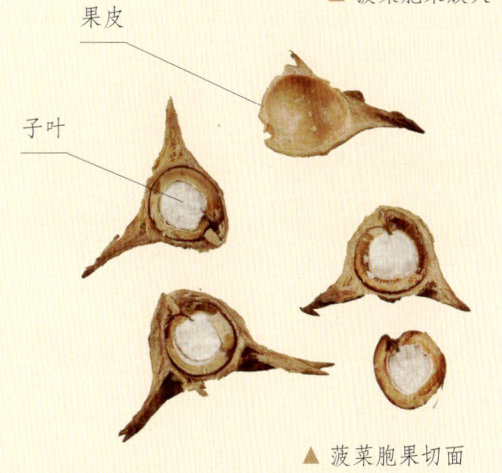

▲ 菠菜胞果切面 果皮 子叶

伪制品

掺入菠菜果实的蒺藜伪制品

在蒺藜中掺入菠菜果实。

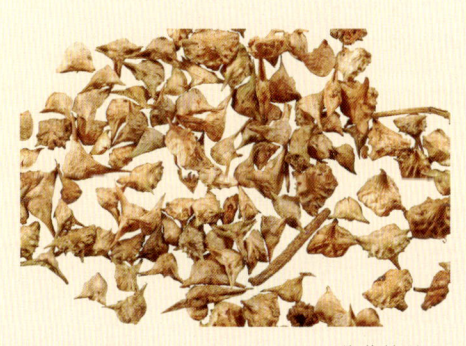

▲ 蒺藜掺伪品

槐 角 /Huaijiao

正 品

槐角（药典品种）

药材为豆科植物槐 *Sophora japonica* L. 的干燥成熟果实。

本品呈连珠状，长1～6cm，直径0.6～1cm。表面黄绿色或黄褐色，皱缩而粗糙，背缝线一侧呈黄色。质柔润，干燥皱缩，易在收缩处折断，断面黄绿色，有黏性。种子1～6粒，肾形，长约0.8cm，表面光滑，棕黑色，一侧有灰白色圆形种脐；质坚硬，子叶2，黄绿色。果肉气微，味苦，种子嚼之有豆腥气。

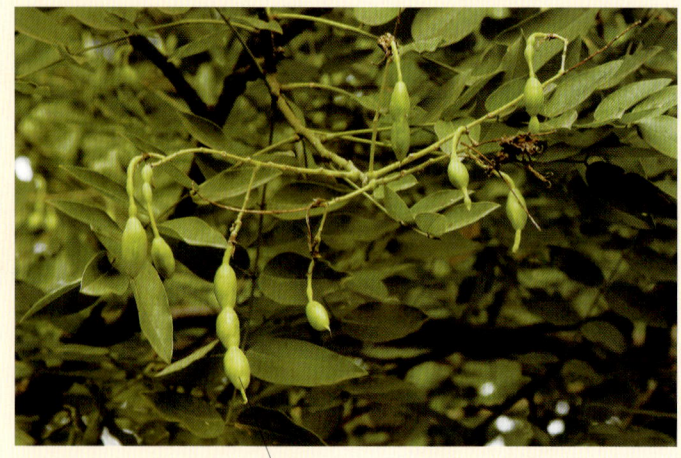

▲ 槐

果实

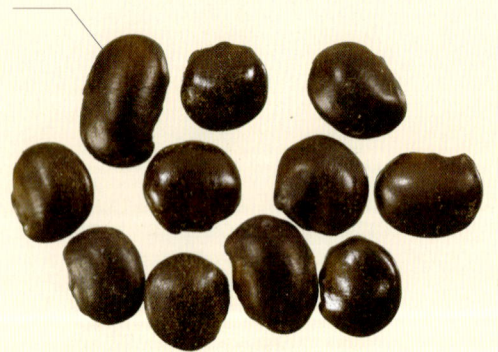

肾形

▲ 槐种子

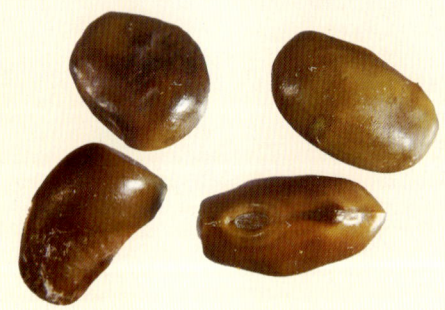

▲ 槐种子表面

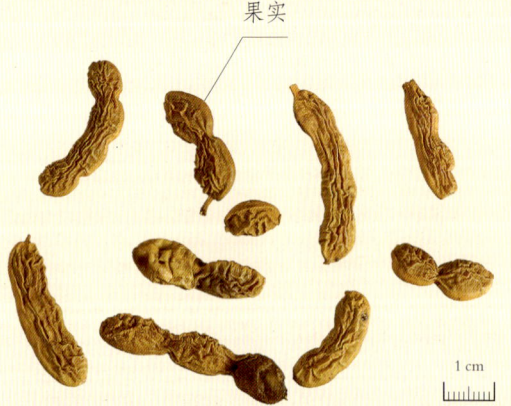

果实

▲ 槐角

▲ 槐角炭

路 路 通 /Lulutong

正 品

路路通（药典品种）

药材为金缕梅科植物枫香树 *Liquidambar formosana* Hance 的干燥成熟果序。

本品为聚花果，由多数小蒴果集合而成，呈球形，直径2～3cm。基部有总果梗。表面灰棕色或棕褐色，有多数尖刺及喙状小钝刺，长0.05～0.1cm，常折断。小蒴果顶端开裂，呈蜂窝状小孔。体轻，质硬，不易破开。气微，味淡。

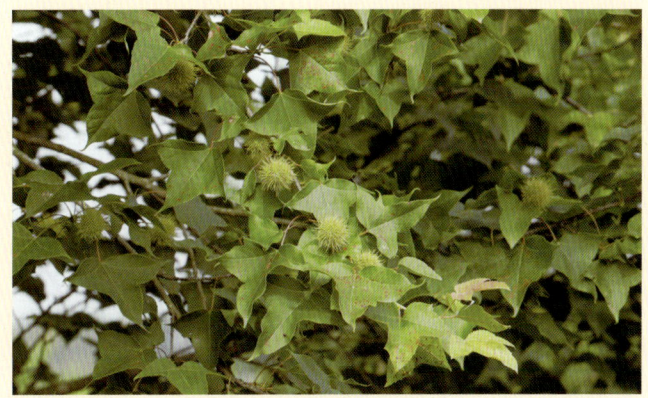

▲ 枫香树

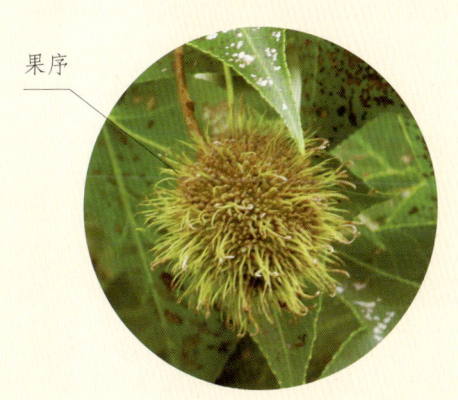

▲ 枫香树

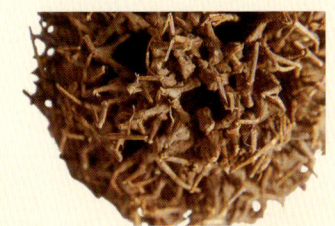

▲ 路路通表面①

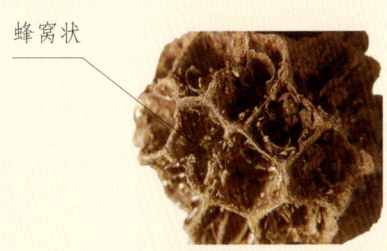

▲ 路路通表面②

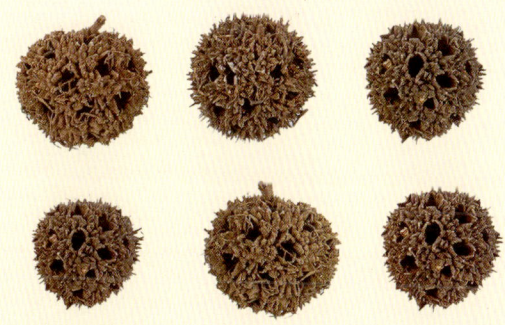

▲ 路路通

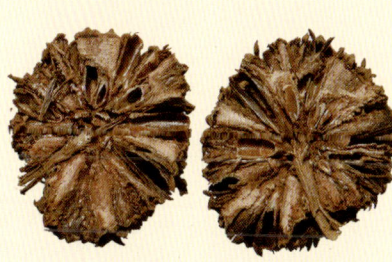

▲ 路路通切面

锦 灯 笼 /Jindenglong

正 品

锦灯笼（药典品种）

药材为茄科植物酸浆 *Physalis alkekengi* L.var. *franchetii* (Mast.) Makino 的干燥宿萼或带果实的宿萼。

本品略呈五角阔卵形，多压扁，长3~4.5cm，宽2.5~4cm。表面橙红色或橙黄色，有5条明显的纵棱，棱间有网状的细脉纹。宿萼薄革质，囊状中空，顶端渐尖，微5裂，基部略平截，中心凹陷有果梗。体轻，质柔韧。具果实者，果实球形，棕红色或橙红色，直径1~1.5cm，果皮皱缩，内含种子多数，扁椭圆形。气微，宿萼味苦，果实味甘，微酸。

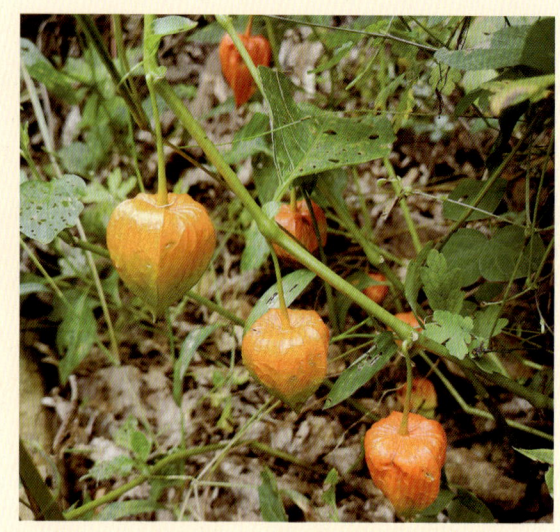
▲ 酸浆（摄于辽宁桓仁）

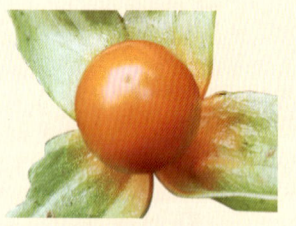
▲ 酸浆果实

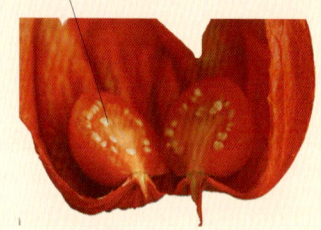
▲ 酸浆果实纵切

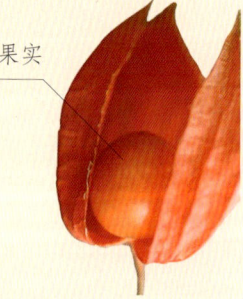
▲ 酸浆宿萼（吉林长春产）

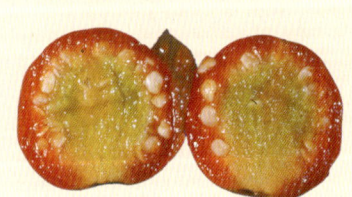
▲ 酸浆果实剖面

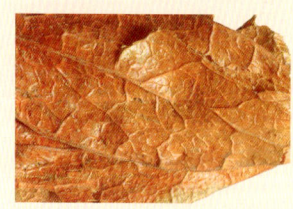
▲ 酸浆干燥宿萼

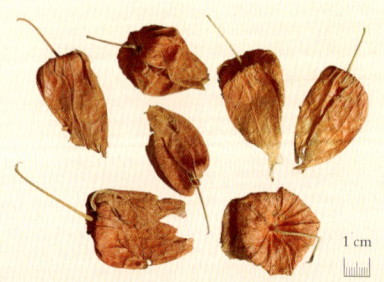
▲ 锦灯笼

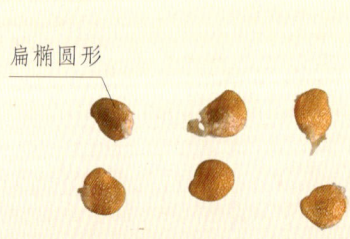
▲ 锦灯笼种子

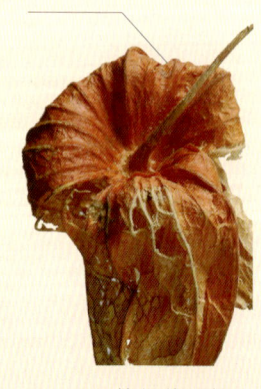
▲ 锦灯笼顶部

蔓荆子 /Manjingzi

正 品

蔓荆子（药典品种）

药材为马鞭草科植物单叶蔓荆 *Vitex trifolia* L. var. *simplicifolia* Cham. 或蔓荆 *Vitex trifolia* L. 的干燥成熟果实。

本品呈球形，直径0.4～0.6cm。表面灰黑色或黑褐色，被灰白色粉霜状茸毛，有纵向浅沟4条。顶端微凹，基部有灰白色宿萼及短果梗，萼长为果实长度的1/3～2/3，5齿裂，其中2裂较深，密被茸毛。体轻，质坚韧，不易破碎。横切面可见4室，每室有种子1粒。气特异而芳香，味淡、微辛。

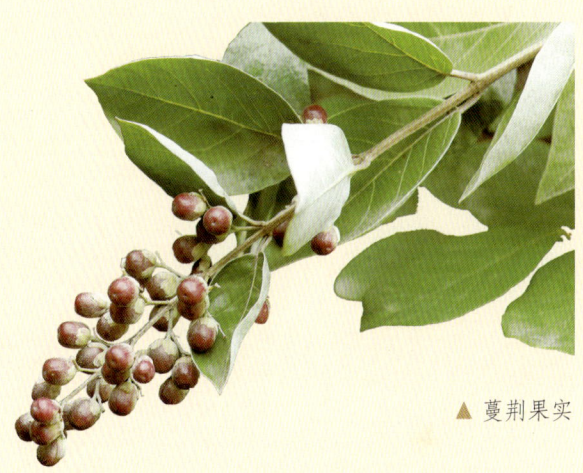

▲ 蔓荆果实

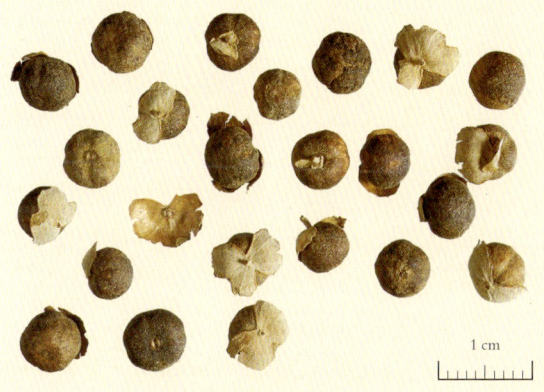

▲ 蔓荆子

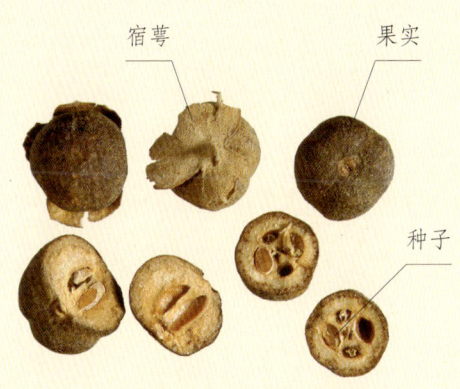

▲ 蔓荆子表面及切面

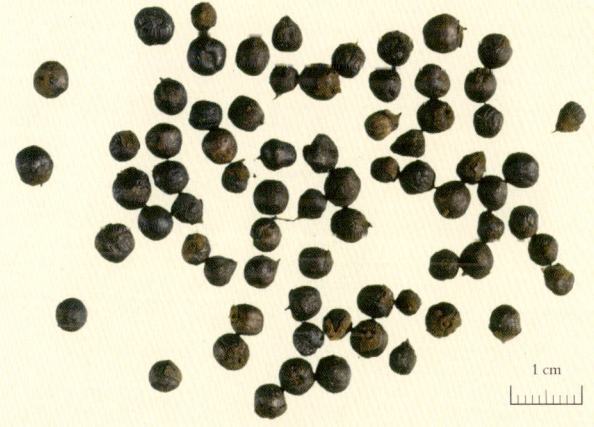

▲ 炒蔓荆子

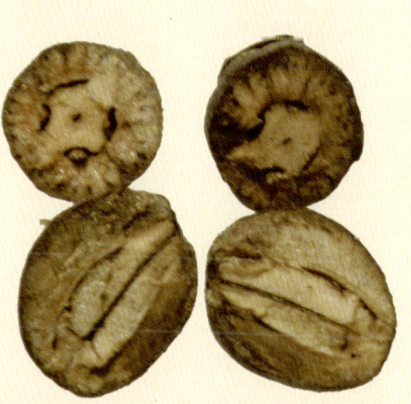

▲ 蔓荆子横、纵切面

非正品

黄荆子

为马鞭草科植物黄荆 *Vitex negundo* L. 的干燥果实。

本品呈倒圆锥形，直径0.2～0.4cm。上端稍大而平圆，有花柱脱落的凹痕，下端稍尖，表面棕褐色。宿萼灰褐色，密被灰白色细茸毛，萼长为果实长度的2/3，5齿裂，外有10条明显的脉纹。质坚，不易破碎。横切面可见4室，每室有种子1粒或不发育。气香，味微苦涩。

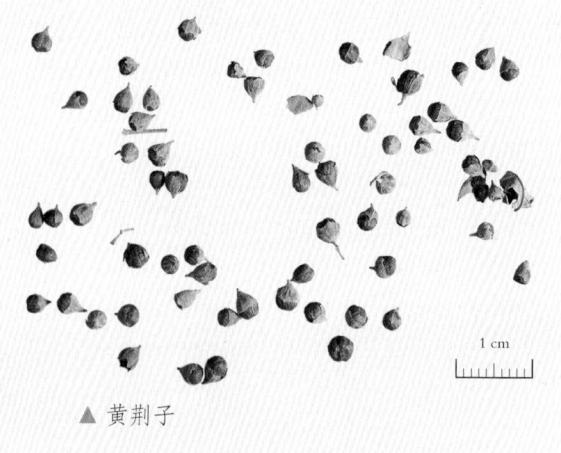

▲ 黄荆子

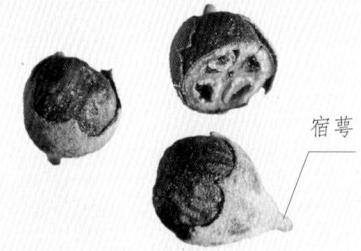

▲ 黄荆子表面及切面放大

倒地铃

为无患子科植物倒地铃 *Cardiospermum halicacabum* L. 的干燥种子。

本品呈圆球形，直径约0.6cm。种皮革质，棕黑色，被灰白色薄膜状霜，有几条不规则的隆直纹理。底部有黄白色桃扁形痕迹（种脐），痕长占种子长度的1/4～1/3。种脐下端有一类圆形浅沟。体重，质坚硬，不易碎。横切面呈棕黑色，较厚，内含黄白色胚乳，子叶2，具油性。

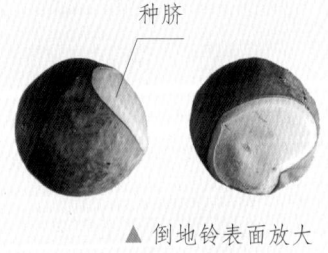

▲ 倒地铃表面放大

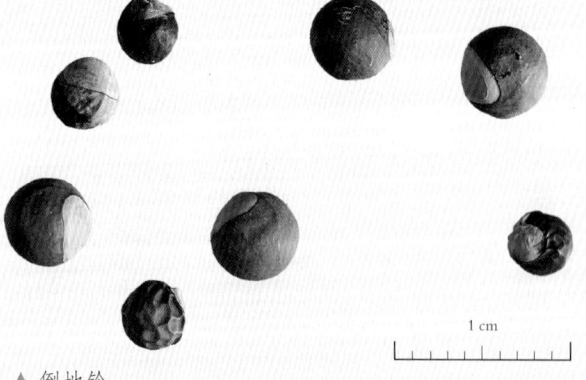

▲ 倒地铃

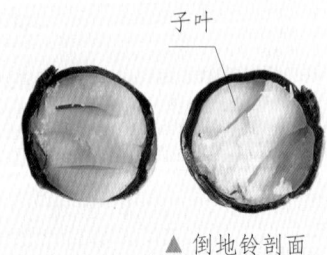

▲ 倒地铃剖面

榧　子 /Feizi

正 品

榧子（药典品种）

药材为红豆杉科植物榧 *Torreya grandis* Fort. 的干燥成熟种子。

本品呈卵圆形或长卵圆形，长2～3.5cm，直径1.3～2cm。表面灰黄色或淡黄棕色，有纵皱纹，一端钝圆，可见椭圆形的种脐，另一端稍尖。种皮质硬，厚约0.1cm。种仁1枚，卵圆形，外胚乳膜质、皱缩，灰褐色；内胚乳黄白色，肥大，富油性。质坚实，横切面外胚乳呈不规则浅嵌入。气微，味微甜而涩。

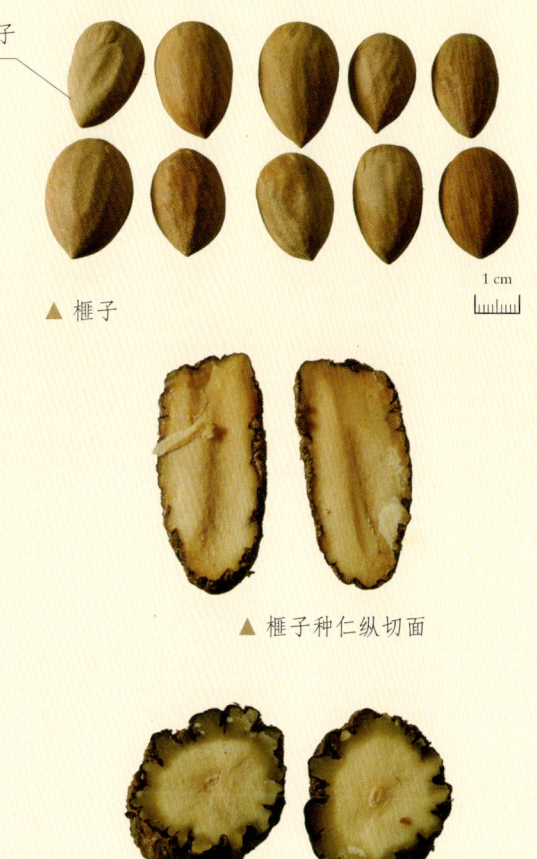

▲ 榧子

▲ 榧子种仁纵切面

▲ 榧子种仁横切面

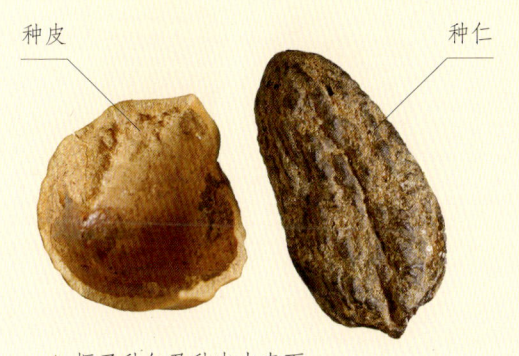

▲ 榧子种仁及种皮内表面

非正品

云南榧子

为红豆杉科植物云南榧 *Torreya yunnanensis* Cheng et L. K. Fu. 的干燥种子。

本品呈宽卵形、卵形或类圆形，长1～2.5cm，直径1.5～2cm。表面黄棕色、紫红色或紫色，较光滑，一端凸尖，另端稍尖，有种脐。种皮质硬，内壁有2条对称的纵脊。种仁1枚，棕褐色，表面皱缩，两侧各有1条纵凹槽，与种皮内壁两侧的纵脊嵌合，富油性。气微，味微甘而涩。

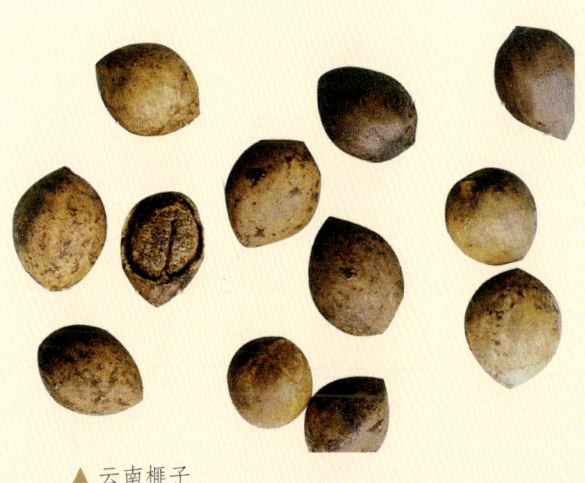

▲ 云南榧子

巴山榧子

为红豆杉科植物巴山榧 *Torreya fargesii* Franch. 的干燥种子。

本品呈卵状球形,长2~2.5cm,直径1.7~2cm。表面灰黄色或淡黄棕色,略光滑,一端钝圆,可见椭圆形的种脐,另一端稍尖。种皮质硬,厚约0.1cm。种仁1枚,外胚乳皱缩,灰褐色;内胚乳黄白色,肥大,富油性。质坚实,横切面外胚乳呈不规则深嵌入,几近中部。气微,味微甜而涩。

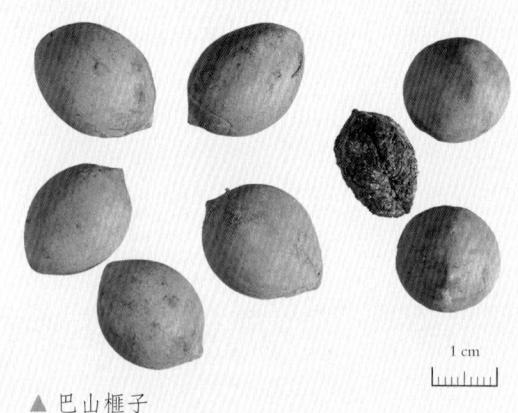

▲ 巴山榧子

三尖杉子

为红豆杉科植物三尖杉 *Cephalotaxus fortunei* Hook f. 的干燥种子。

本品呈纺锤形,长2~2.5cm,直径约1cm。表面棕红色,具纵向条纹。除去假种皮的种子长1.5~2cm,直径约1cm。表面灰棕色,两侧各具1条明显的边棱。质硬。种仁两侧亦各具1条明显的边棱,表面具红棕色和类白色的鳞毛,胚乳黄白色,富油性。气微,味微苦。

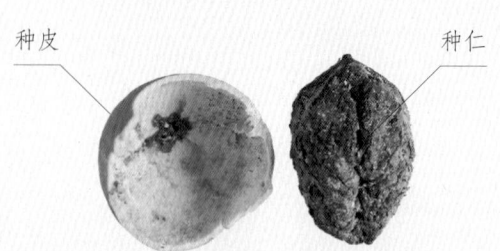

▲ 巴山榧子种仁及种皮内表面

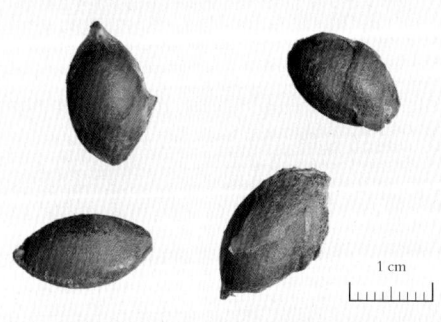

▲ 三尖杉子

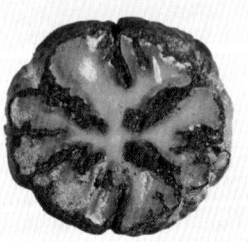

▲ 巴山榧子种仁横切面

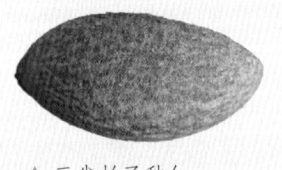

▲ 三尖杉子种仁

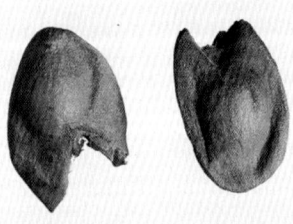

▲ 具假种皮的三尖杉子

酸枣仁 /Suanzaoren

正 品

酸枣仁（药典品种）

药材为鼠李科植物酸枣 *Ziziphus jujuba* Mill. var. *spinosa* (Bunge) Hu ex H. F. Chou 的干燥成熟种子。

本品呈扁圆形或扁椭圆形，长0.5～0.9cm，宽0.5～0.7cm，厚约0.3cm。表面紫红色或紫褐色，平滑有光泽，有的有裂纹。一面较平坦，中间隆起或有1条纵线纹；另一面稍隆起。顶端有细小凸起的合点；另一端略凹陷，可见线形种脐。种皮较脆，胚乳白色，子叶2，浅黄色，基部可见短小的胚根，富油性。气微，味淡。

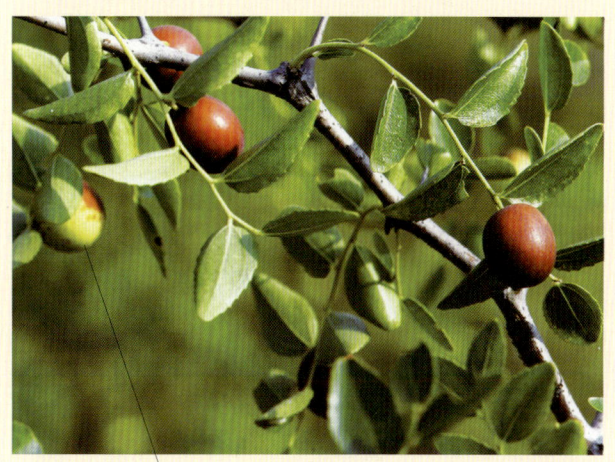

果实 ▲ 酸枣原植物

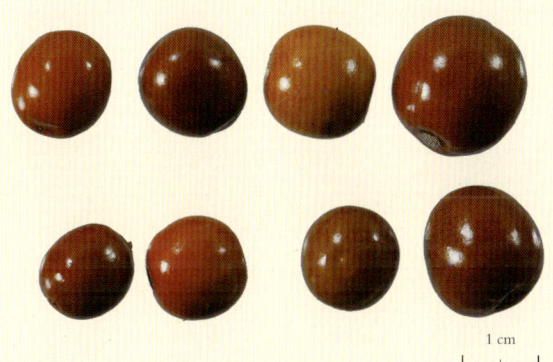

▲ 酸枣果实（鲜品）

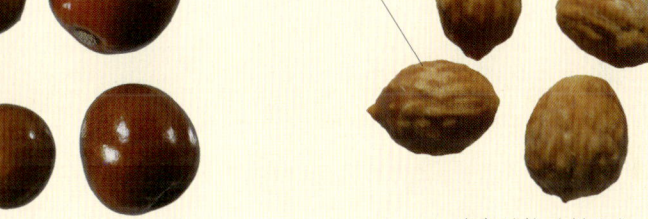

断续纵突

▲ 酸枣果核（鲜品）

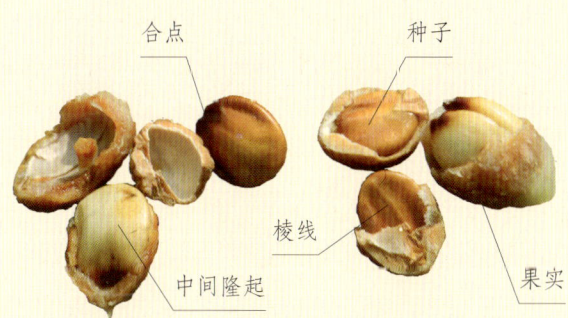

合点　　种子

棱线

中间隆起　　果实

▲ 酸枣果核鲜品剖面（北京八达岭产）

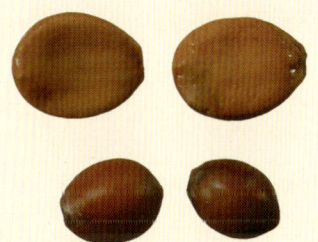

▲ 酸枣种子鲜品放大（果核内具2粒种子）

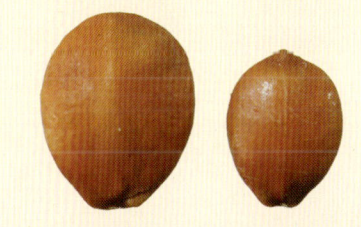

▲ 酸枣种子鲜品放大（果核内具1粒种子）

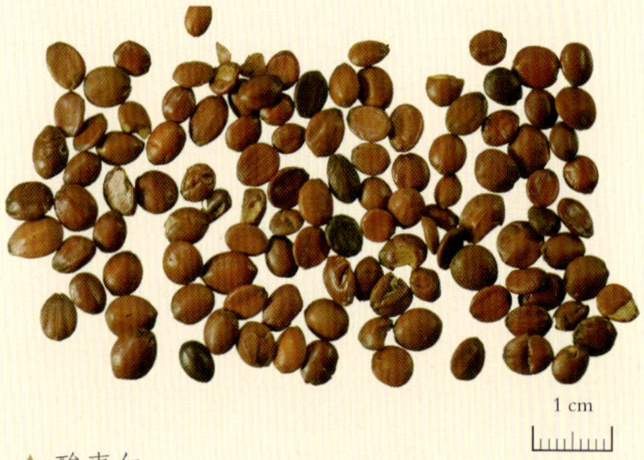

▲ 酸枣仁

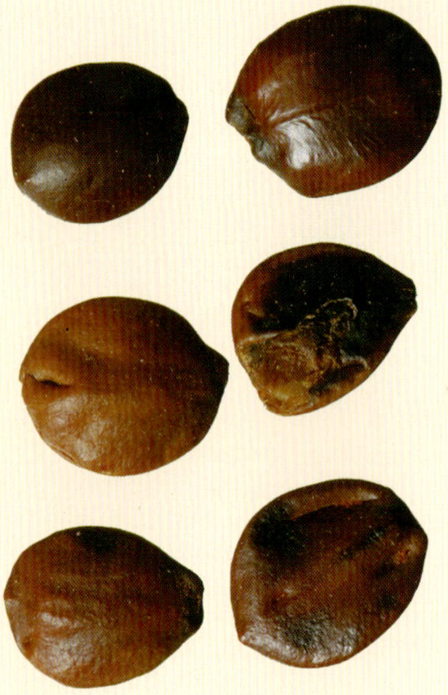

▲ 酸枣仁表面放大

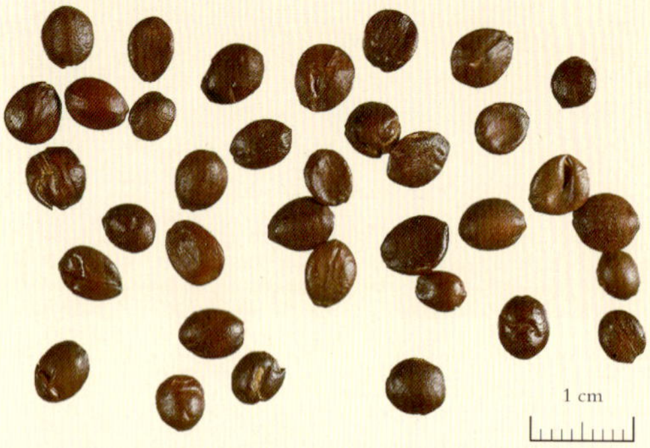

▲ 酸枣仁（陈货）

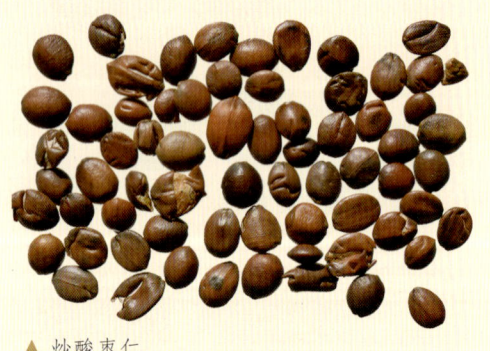
▲ 炒酸枣仁

非正品

滇刺枣

为鼠李科植物滇刺枣 *Ziziphus mauritiana* Lam. 的干燥成熟种子。

本品性状与酸枣仁相似，但稍大、略圆。表面黄棕色或红棕色，平坦，有的可见斑纹，纵线纹不甚明显。

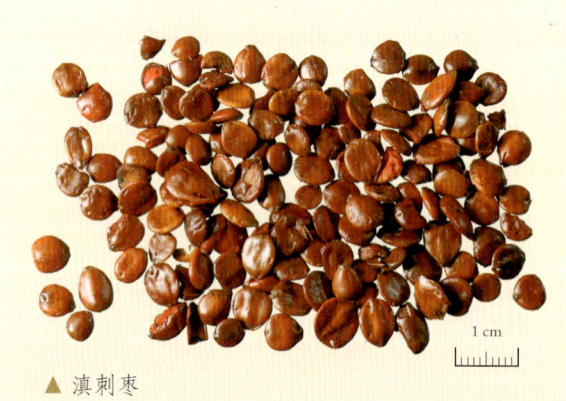
▲ 滇刺枣

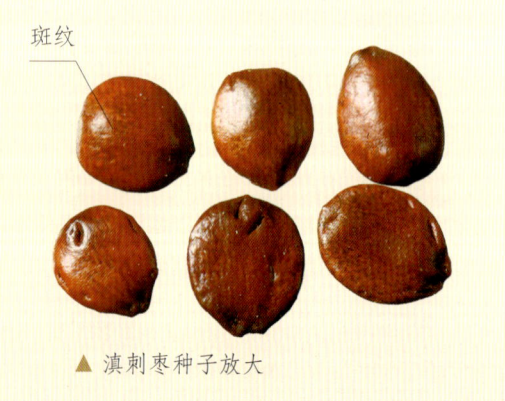
▲ 滇刺枣种子放大

斑纹

枳椇子

为鼠李科植物枳椇 *Hovenia acerba* Lindl. 的干燥成熟种子。

本品性状可详见本册枳椇子项下。

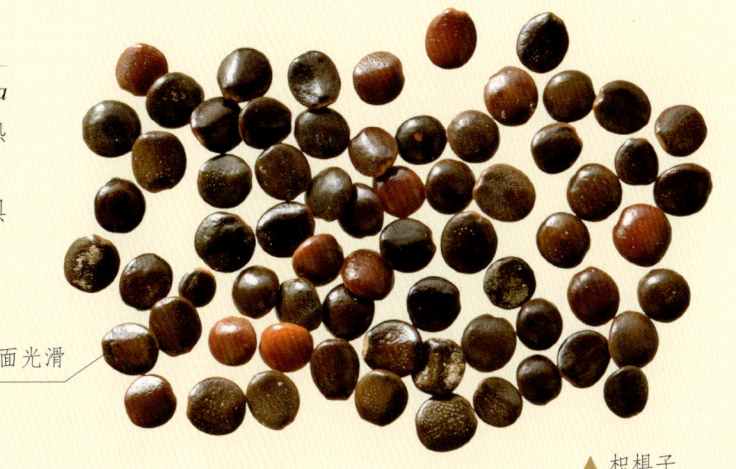

表面光滑

▲ 枳椇子

伪制品

掺入染色兵豆的酸枣仁伪制品

为豆科植物兵豆 *Lens culinaris* Medic. 的染色加工的种子。

本品呈扁圆形或近扁圆形,直径4~5mm,厚约2mm。表面褐色,无光泽。中间向边缘渐薄,有时可见叉状纹理。种脐线形,黑色,位于边缘线上,长2mm;合点为一黑色圆点,距种脐1mm。种皮脆,无胚乳,子叶2,浅褐色,无油性。气微,具豆香味。

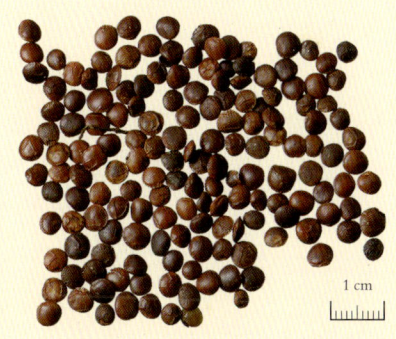

▲ 兵豆

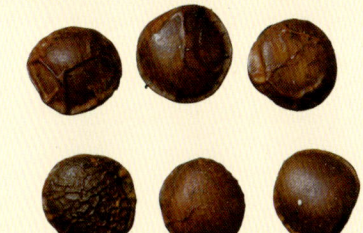

▲ 兵豆放大

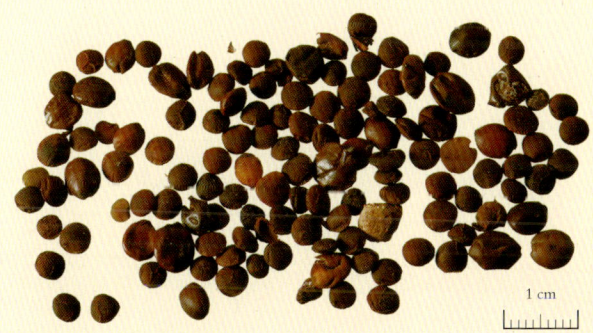

▲ 掺入染色兵豆的酸枣仁伪制品

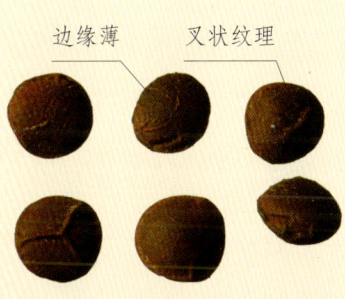

边缘薄　叉状纹理

▲ 染色兵豆放大

罂粟壳 /Yingsuqiao

正 品

罂粟壳（药典品种）

药材为罂粟科植物罂粟 *Papaver somniferum* L. 的干燥成熟果壳。

本品呈椭圆形或倒卵形，多已破碎成片状，长3～7cm，直径1.5～5cm。外表面黄白色、浅棕色至淡紫色，平滑，略有光泽，有纵向或横向的割痕。顶端有6～14条放射状排列呈圆盘状的残留柱头，孔裂；基部有短柄。横切面可见有7～15个胎座，其上有点状突起，为种子脱落的痕迹。体轻，质脆。气微清香，味微苦。

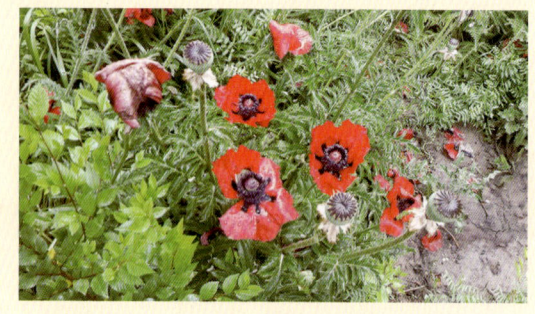
▲ 罂粟原植物

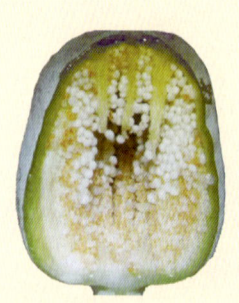
▲ 罂粟果实鲜品纵切面

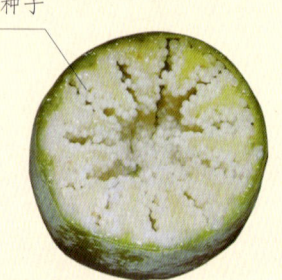
▲ 罂粟果实鲜品横切面

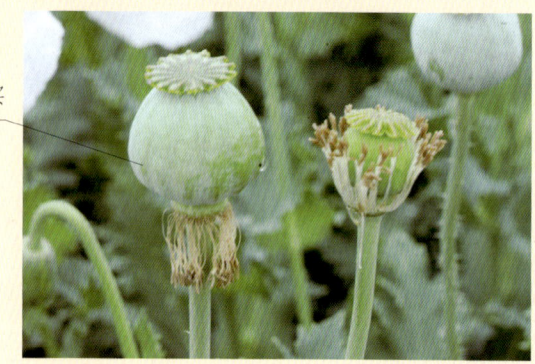
▲ 罂粟果枝

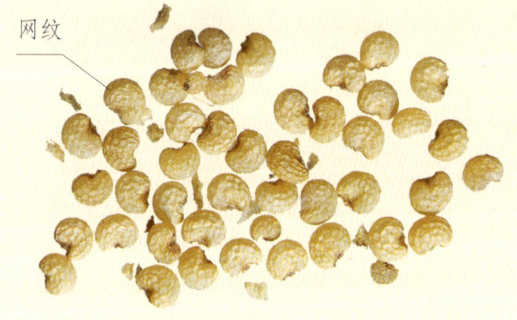
▲ 罂粟种子

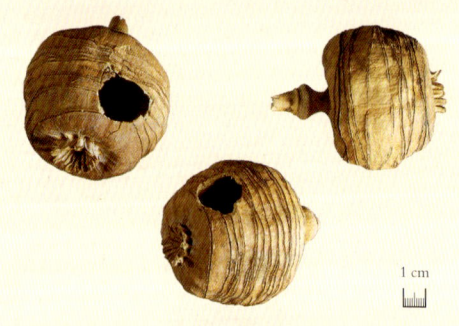
▲ 罂粟壳

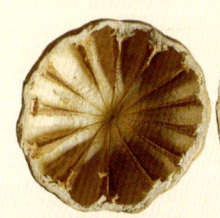
▲ 罂粟果皮内表面

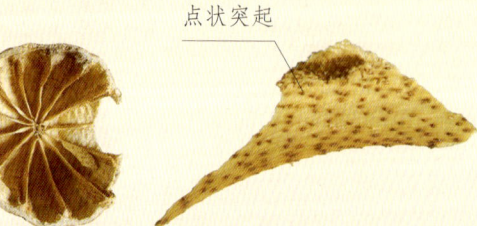
▲ 罂粟胎座表面

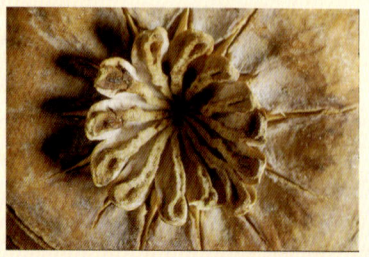
▲ 罂粟壳顶面

蕤 仁 /Ruiren

正 品

蕤仁（药典品种）

药材为蔷薇科植物蕤核 *Prinsepia uniflora* Batal. 或齿叶扁核木 *Prinsepia uniflora* Batal. var. *serrata* Rehd. 的干燥成熟果核。

本品呈类卵圆形，稍扁，长0.7～1cm，宽0.6～0.8cm，厚0.3～0.5cm。表面淡黄棕色或深棕色，有明显的网状沟纹，间有棕褐色果肉残留。顶端尖，两侧略不对称。质坚硬。种子扁平卵圆形，种皮薄，浅棕色或红棕色，易剥落，子叶2，乳白色。气微，味微苦。

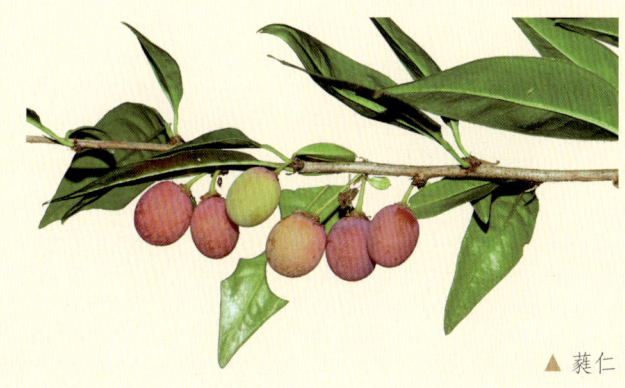

▲ 蕤仁

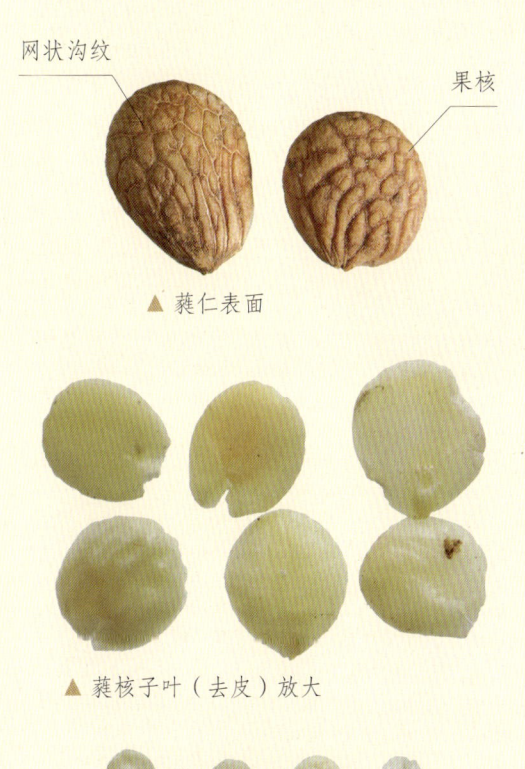

▲ 蕤仁表面

▲ 蕤核子叶（去皮）放大

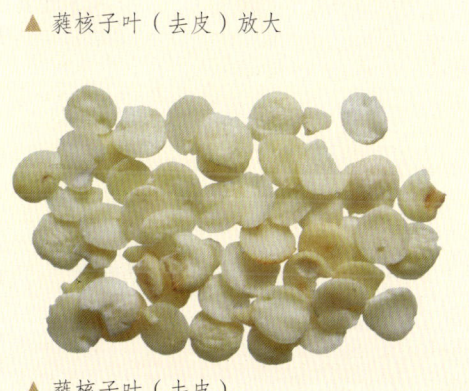

▲ 蕤核子叶（去皮）

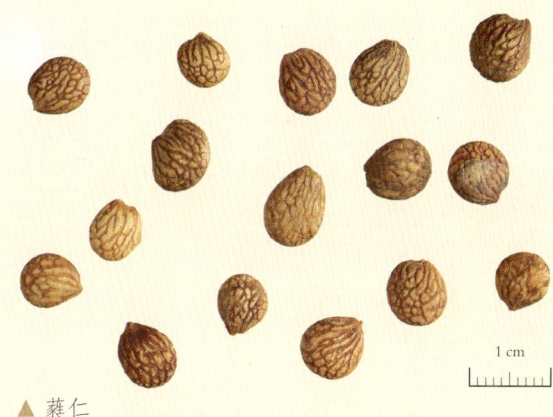

▲ 蕤仁

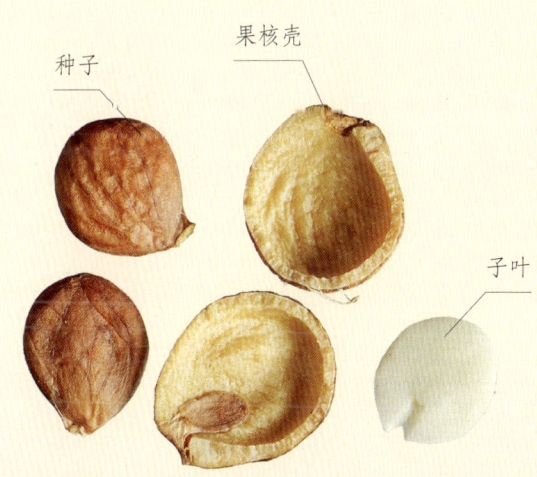

▲ 蕤仁果壳内表面、种子及子叶

樱桃核 /Yingtaohe

正 品

樱桃核（部颁品种）

药材为蔷薇科植物樱桃 *Prunus pseudocerasus* Lindl. 的干燥成熟果核。

本品呈卵圆形或长圆形，长0.8～1cm，直径约0.5cm。先端略尖且偏斜，基部钝圆而凹陷，一侧略钝圆，另一侧稍薄，有的近基部呈翅状。表面黄白色或淡黄色，有网状纹理，两侧各有1条明显棱线。质坚硬，不易破碎。敲开果核（内果皮）有种子1粒；种皮黄棕色或黄白色，常皱缩；子叶淡黄色。气微，味微苦。

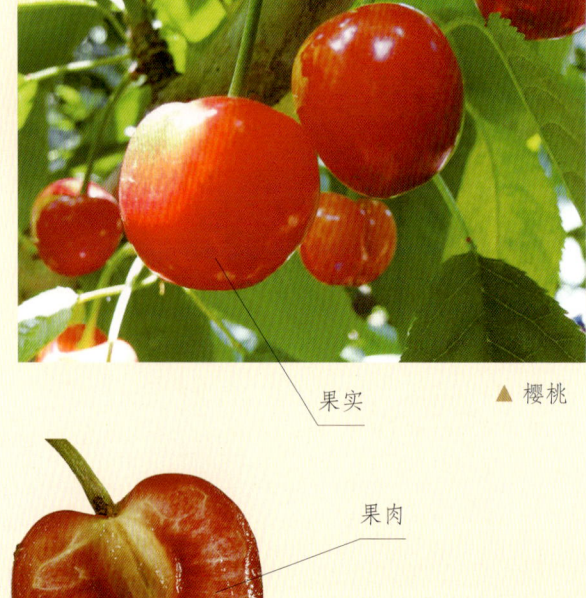
果实　　▲ 樱桃

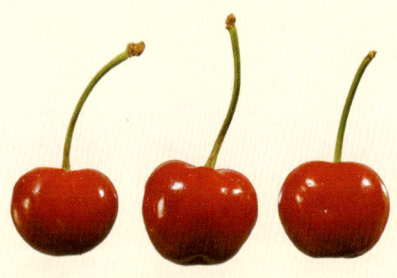
▲ 樱桃果实

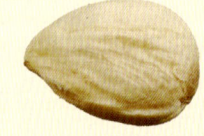
果肉
▲ 樱桃果实纵切面

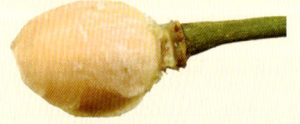
▲ 樱桃果核

▲ 樱桃种子

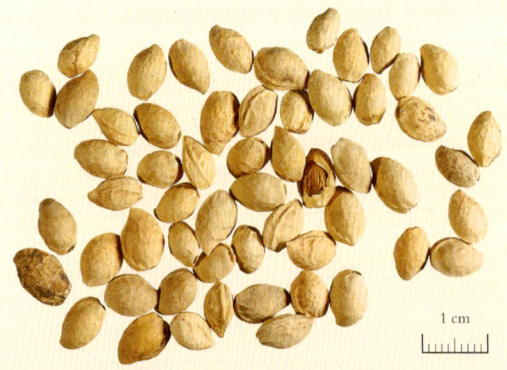
▲ 樱桃核

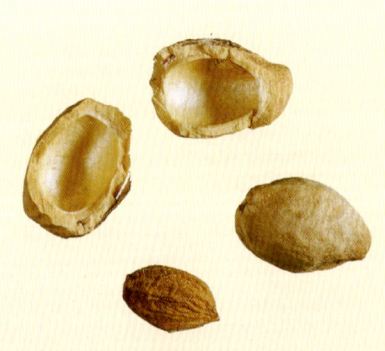
▲ 樱桃核、剖面及种子

稻 芽 /Daoya

正 品

稻芽（药典品种）

药材为禾本科植物稻 *Oryza sativa* L. 的成熟果实经发芽后的干燥品。本品呈扁长椭圆形，两端略尖，长0.7~0.9cm，直径约0.3cm。外稃黄色，有白色细茸毛，具5脉。一端有2枚对称的白色条形浆片，长0.2~0.3cm，于一个浆片内侧伸出弯曲的须根1~3条，长0.5~1.2cm。质硬，断面白色，粉性。气微，味淡。

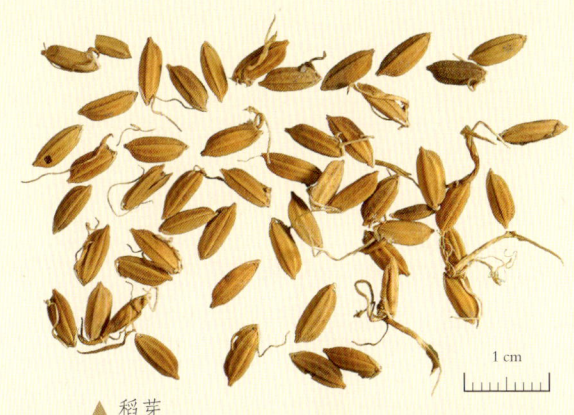

▲ 稻芽

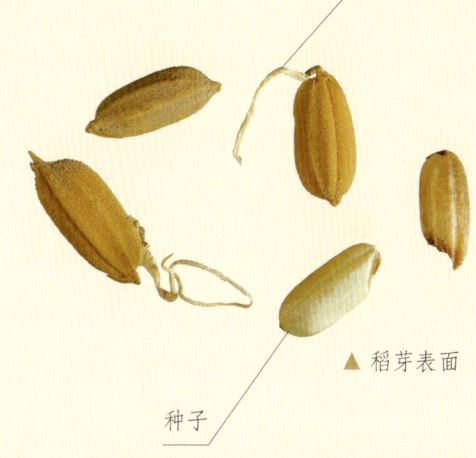

▲ 稻芽表面

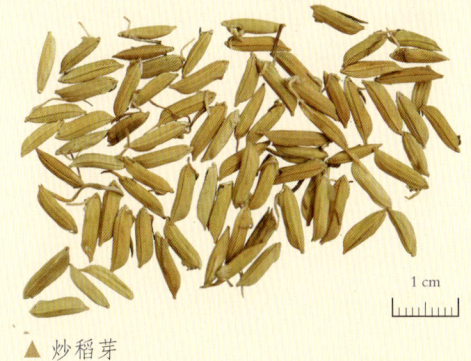

▲ 炒稻芽

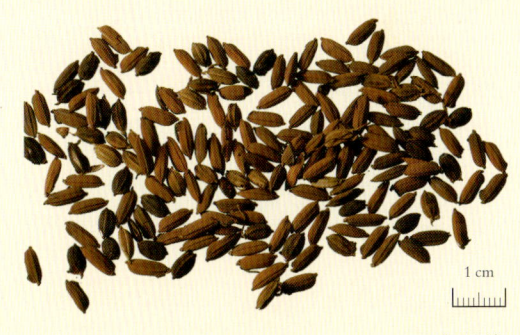

▲ 焦稻芽

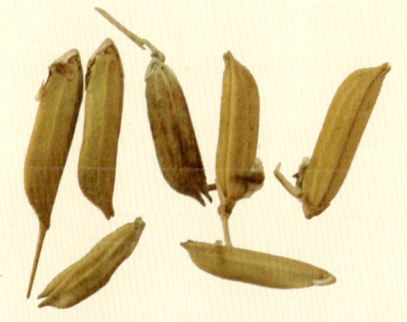

▲ 炒稻芽放大

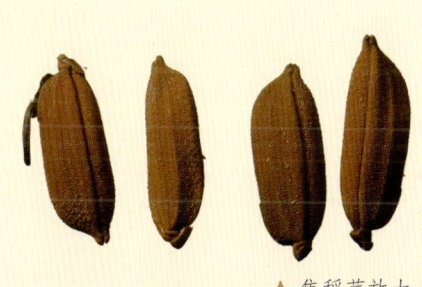

▲ 焦稻芽放大

鹤虱 /Heshi

正品

鹤虱（药典品种）

药材为菊科植物天名精 *Carpesium abrotanoides* L. 的干燥成熟果实。

本品为瘦果，呈圆柱状，较细小，长0.3～0.4cm，直径不及0.1cm。表面黄褐色或暗褐色，具多数纵棱。一端收缩呈细喙状，喙的顶端扩展成灰白色圆环；另一端稍尖。果皮薄，种皮菲薄透明，子叶2，类白色，略显油性。气特异，味微苦。

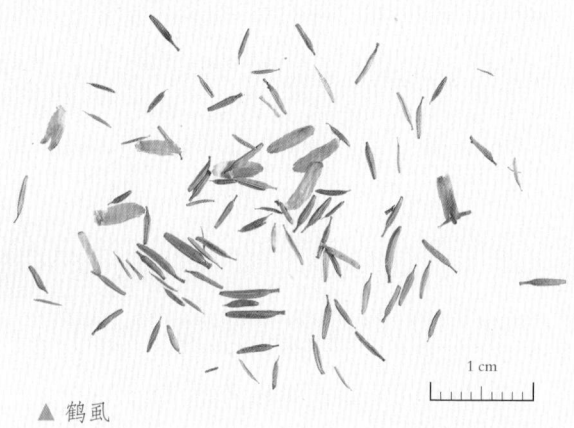

▲ 鹤虱

南鹤虱（药典品种）

药材为伞形科植物野胡萝卜 *Daucus carota* L. 的干燥成熟果实。

本品为双悬果，呈椭圆形，多裂为分果，似虱形，长0.3～0.4cm，宽0.15～0.25cm。表面棕黄色或黄褐色。先端有花柱残基，基部钝圆，偶有小果柄。分果背面隆起，有4条突起的棱线，棱上密生1列黄白色钩刺，刺长达0.15cm，接合面平坦，有3条脉纹，棱线间及接合面均具短柔毛。横切面略呈半圆形，种仁类白色，显油性，每一棱线的内方有1个油管，接合面一侧有2个油管。搓碎时有特异香气，味微辛、苦。

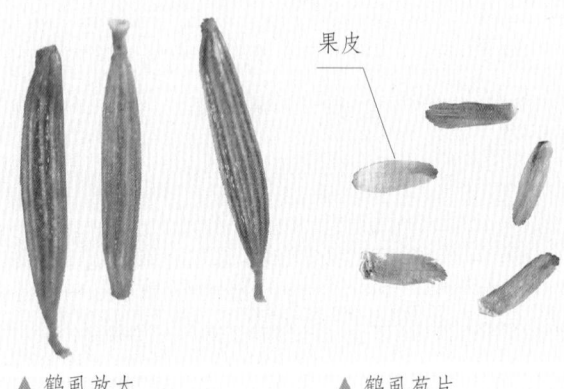

▲ 鹤虱放大　　▲ 鹤虱苞片

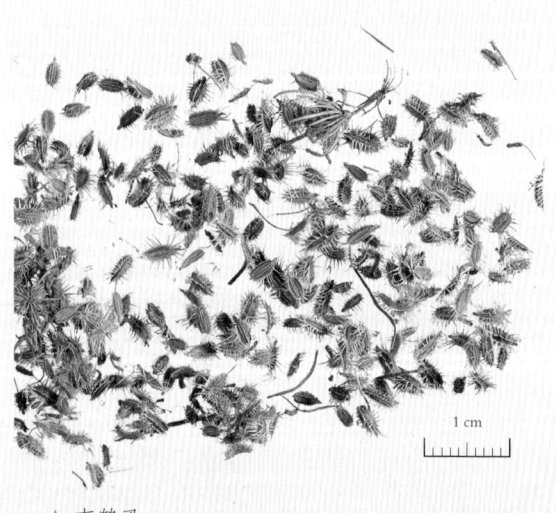

▲ 南鹤虱

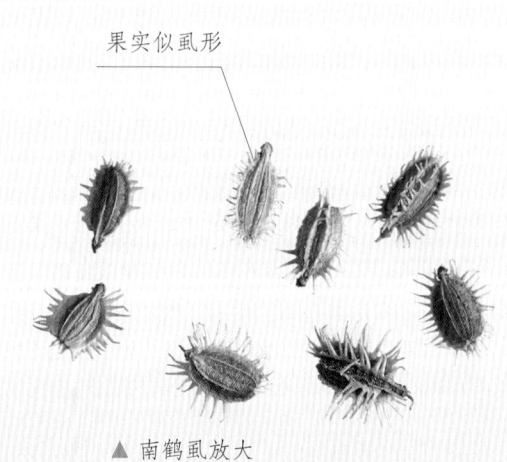

▲ 南鹤虱放大

非正品

烟管头草

为菊科植物烟管头草 *Carpesium cernuum* L. 的干燥成熟果实。本品性状与鹤虱近似，但较大，长约0.5cm，直径约0.1cm。表面灰褐色或棕褐色，稍有光泽，具纵棱。

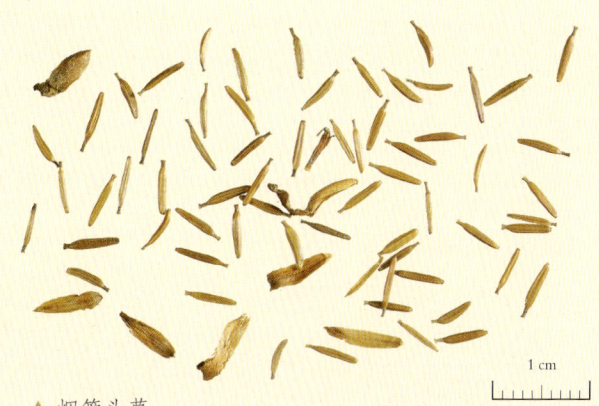

▲ 烟管头草

东北鹤虱

为紫草科植物东北鹤虱 *Lappula echinata* Gilib. 的干燥果实。本品由4个直立的小坚果组成，卵状圆锥形，长0.2~0.3cm，宽约0.3cm。基部具小果柄。小坚果呈卵状三棱形，长0.2~0.3cm，宽0.15~0.2cm。表面棕褐色或灰绿色，密布瘤状突起。先端尖，基部钝圆，腹面有线形突起的着生痕迹；背面边缘有2列锚状刺，刺多不等长，中央可见小钩刺。果皮硬，种仁类白色，显油性。气微，味淡。

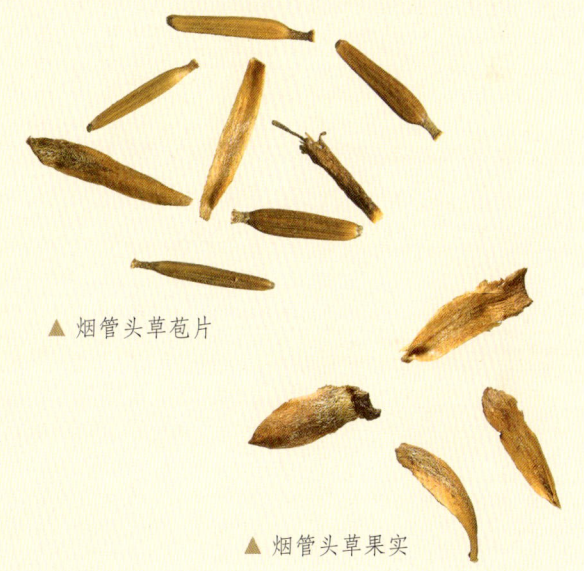

▲ 烟管头草苞片

▲ 烟管头草果实

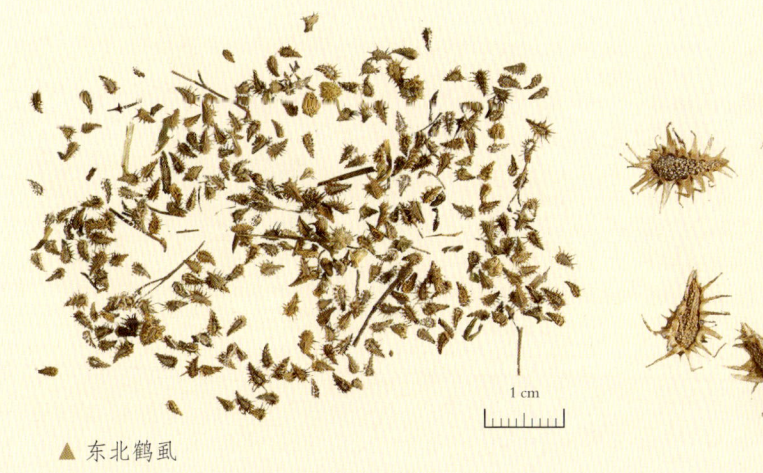

▲ 东北鹤虱

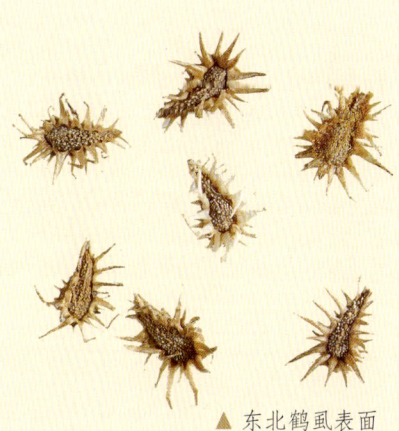

▲ 东北鹤虱表面

华南鹤虱

为伞形科植物窃衣 *Torilis scabra* (Thunb.) DC. 的干燥果实。

本品呈椭圆形，多为分果，长0.2~0.4cm，直径0.15~0.2cm。表面黄绿色、棕褐色或黄棕色。背面隆起，密生钩刺，刺长短和排列均不整齐，形似刺猬；接合面凹陷呈槽状，中间有1条脉纹。横切面呈半圆形，种仁近白色，显油性，接合面一侧有2个棕色点，周边具4个棕色点（油管）。气微，味淡。

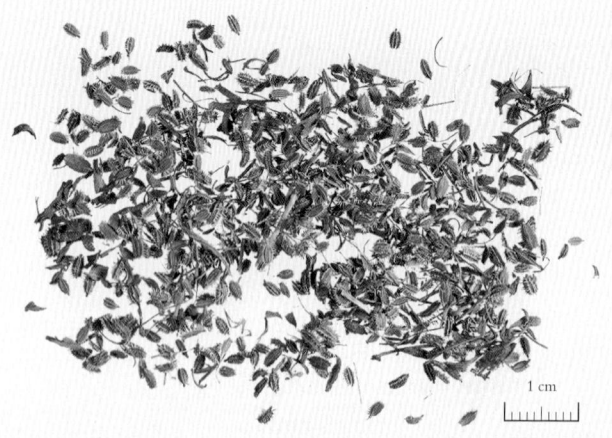

▲ 华南鹤虱

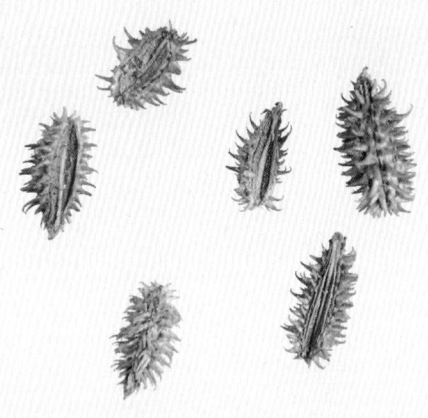

▲ 华南鹤虱放大

破子草

为伞形科植物破子草 *Torilis japonica* (Houtt.) DC. 的干燥果实。

本品呈椭圆形，多为分果，长0.4~0.7cm，直径0.15~0.2cm。表面灰绿色。背面隆起，密生钩刺；接合面凹陷呈槽状，中间有1条脉纹。气微，味淡。

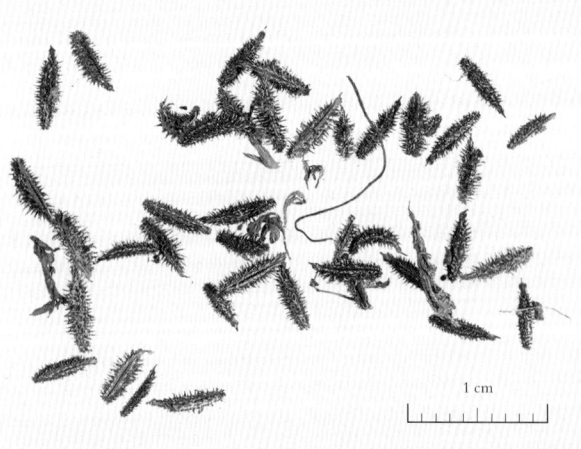

▲ 破子草

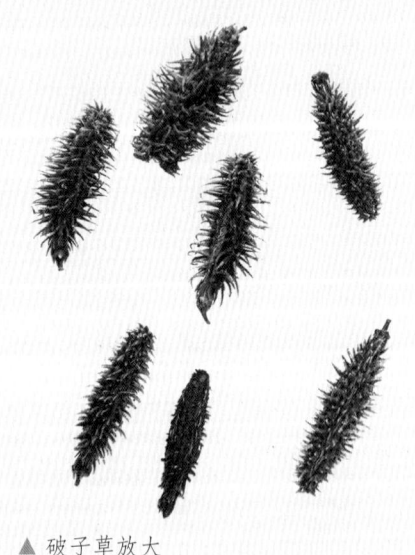

▲ 破子草放大

滨藜属一种

为藜科植物滨藜属一种 *Atriplex* sp. 的果实。本品为胞果,胞果外被2片宿存苞片,直径0.3~0.5cm。表面灰白色,粗糙。果苞有两种类型:一种呈扁平扇形,有3条放射状隆起的主脉及网状细脉,无刺状突起;另一种果苞基部具刺状突起。苞片上部扇形,边缘波状或稍成5浅裂,基部渐细成细短果柄。剥开两苞片可见扇圆形胞果1枚,直径约0.2cm,表面光滑,灰棕色,一侧有喙状突起。气微,味微酸、咸。

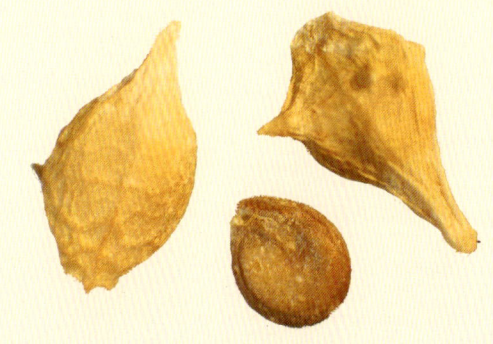

▲ 滨藜属一种放大

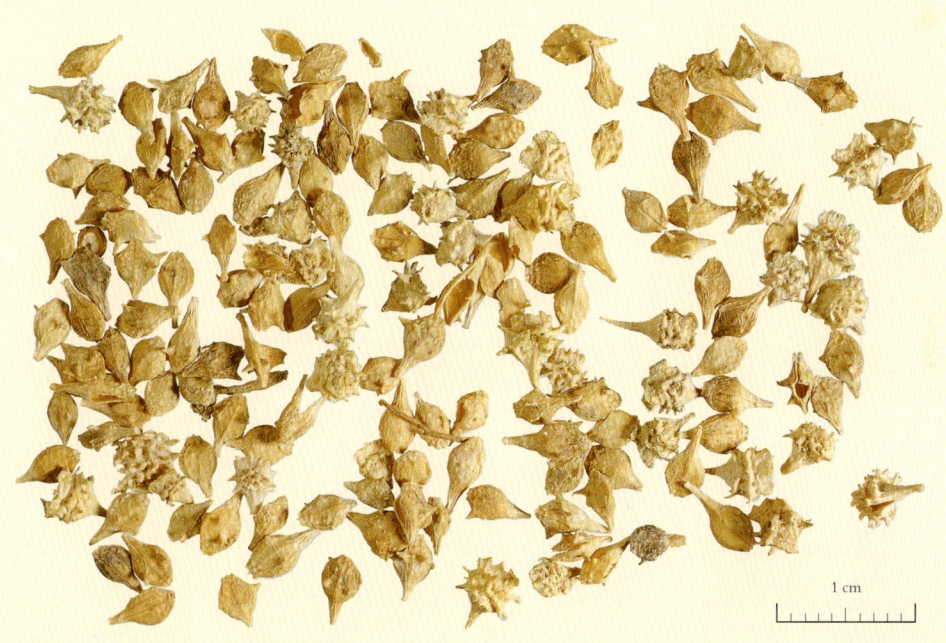

▲ 滨藜属一种

薏 苡 仁 /Yiyiren

正 品

薏苡仁（药典品种）

药材为禾本科植物薏米 *Coix lacryma-jobi* L. var. *ma-yuen* (Roman.) Stapf 的干燥成熟种仁。本品呈宽卵形或长椭圆形，长0.4~0.8cm，宽0.3~0.6cm。表面乳白色，略光滑，偶有残存的黄褐色种皮。一端钝圆，另一端较宽而微凹，有淡棕色点状种脐。背面圆凸，腹面有1条较宽而深的纵沟。质坚实，断面白色，粉性。气微，味微甜。

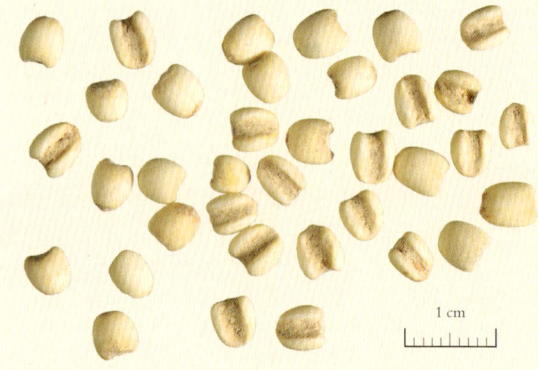

▲ 薏苡仁

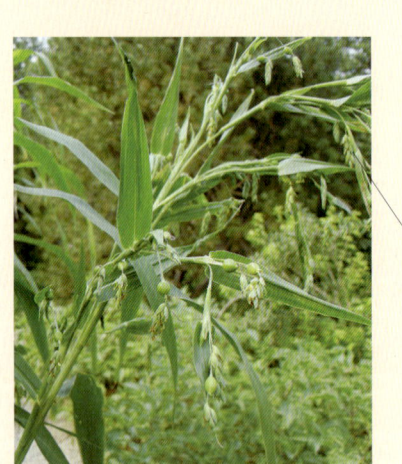

果实

▲ 薏米原植物

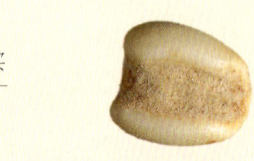 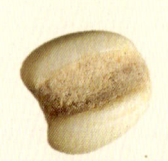 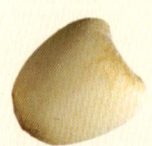

宽沟

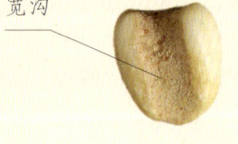 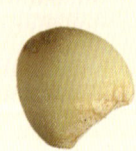 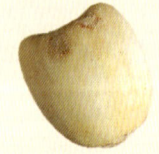

▲ 薏苡仁放大

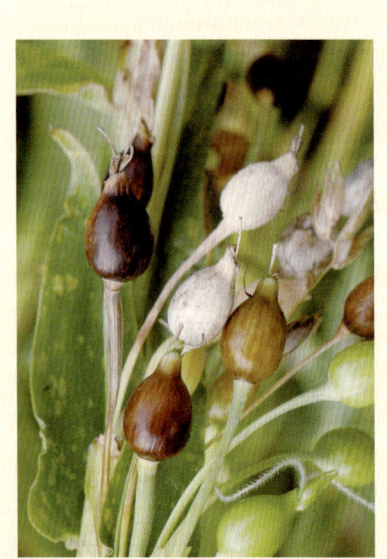

▲ 薏米果实（安徽亳州产）

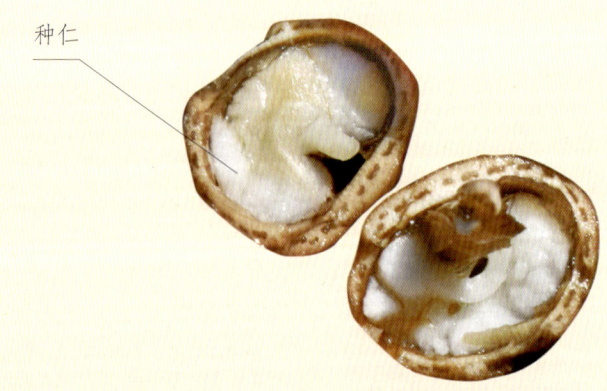

种仁

▲ 薏米剖面

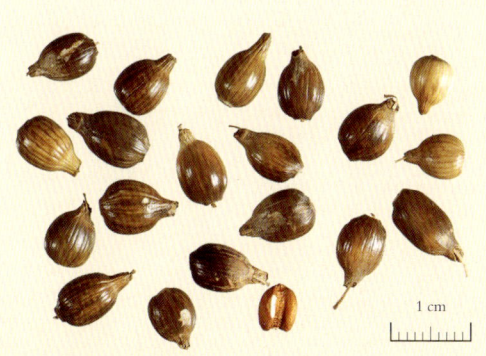
▲ 薏米颖果①（具总苞）

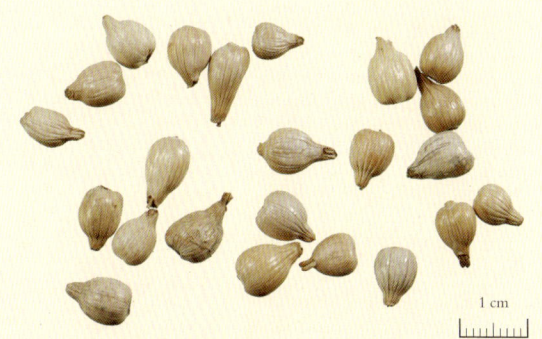
▲ 薏米颖果②（具总苞）

非正品

草珠子

为禾本科植物草珠子 *Coix lacryma-jobi* L. 的干燥种仁。

本品呈宽卵形，长0.4～0.5cm，宽0.4～0.6cm。表面乳白色，略透明，光滑，偶有残存的红棕色种皮。两端平截，一端有棕黑色点状种脐。背面圆凸，腹面有1条阔宽而深的纵沟。质坚实，断面白色或半透明角质样。气微，味微甜。

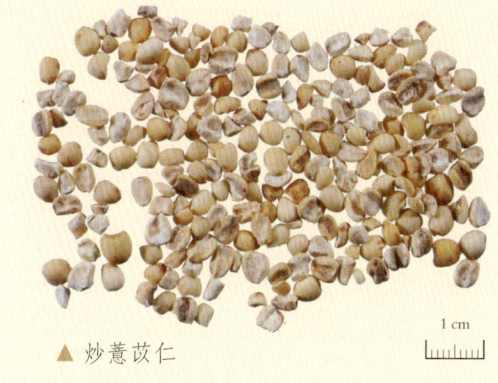
▲ 炒薏苡仁

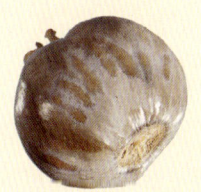 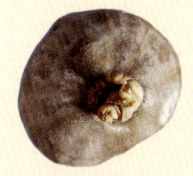
▲ 草珠子颖果①（具总苞）

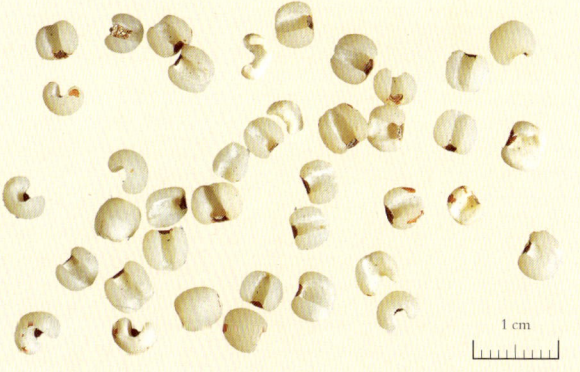
▲ 草珠子

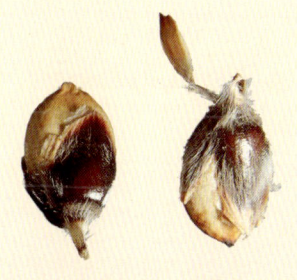
▲ 草珠子颖果②（具总苞）

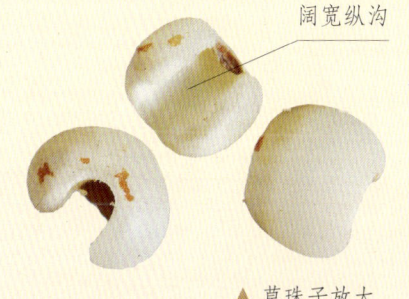
阔宽纵沟
▲ 草珠子放大

高粱

为禾本科植物高粱 *Sorghum vulgare* Pers. 的干燥种仁。

本品近扁圆形，两侧略隆起，直径约0.4cm。表面乳白色，残存种皮浅黄棕色。一侧具浅凹痕，浅凹痕约为直径的1/2，"半斜宽沟"色较深；另一侧光滑。断面类白色。味微涩、略甜。

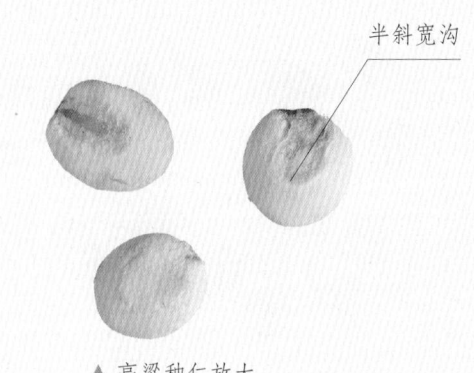

▲ 高粱种仁放大

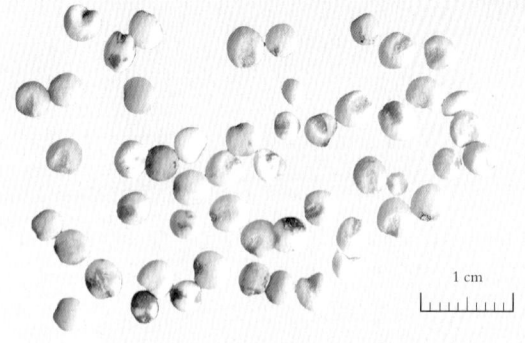

▲ 高粱仁①

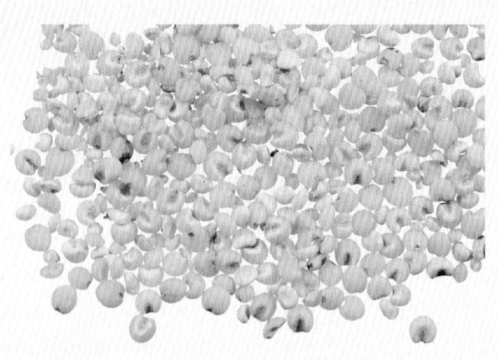

▲ 高粱仁②

大麦

为禾本科植物大麦 *Hordeum vulgare* L. 的干燥种仁。

本品呈长圆形，两侧略隆起。长0.3～0.6cm，直径约0.3cm。表面灰白色，种皮多已除去。一侧具窄浅凹痕，浅凹痕与全长相等，色较深，呈浅棕色；另一侧光滑。断面类白色，粉性。气微，味微甜。

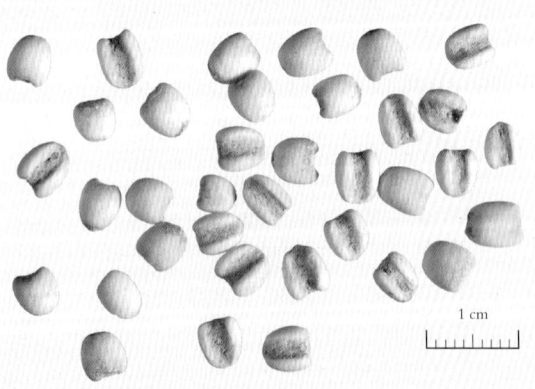

▲ 大麦

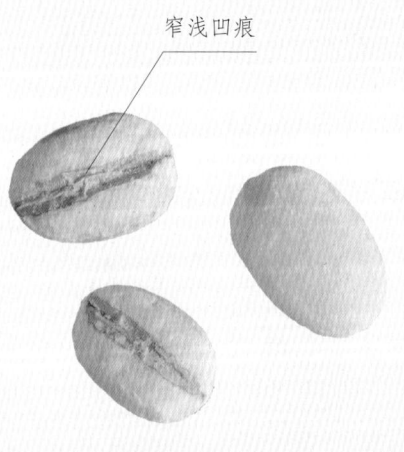

▲ 大麦放大

橘 红 /Juhong

正 品

橘红（药典品种）

药材为芸香科植物橘 *Citrus reticulata* Blanco 及其栽培变种的干燥外层果皮。

本品呈长条形或不规则片状，边缘皱缩向内卷曲。外表面黄棕色或橙红色，存放后呈棕褐色，密布黄白色突起或凹下的油室；内表面黄白色，密布凹下透光小圆点。质脆易碎。气芳香，味微苦、麻。

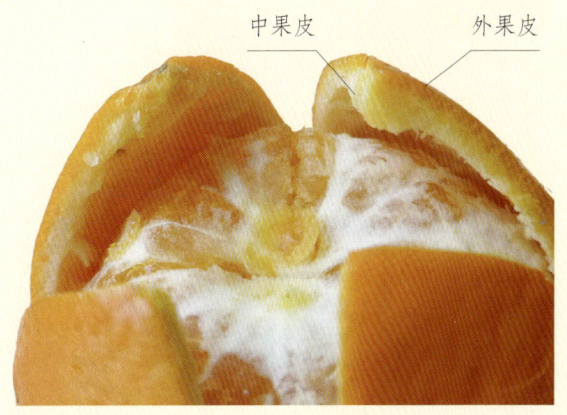
▲ 橘鲜品剖面（广西产）

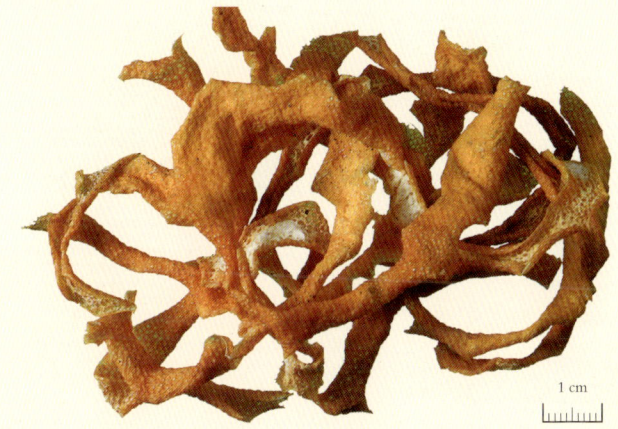
▲ 橘红鲜品

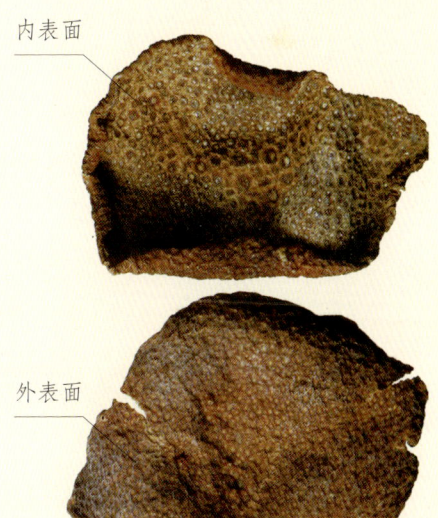
▲ 橘红内、外表面

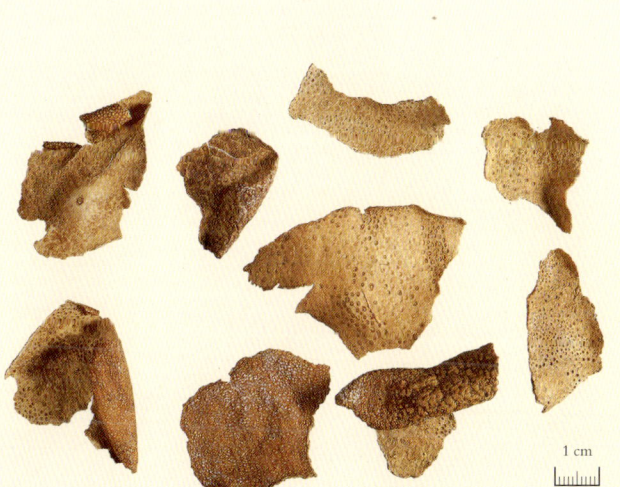
▲ 橘红干品

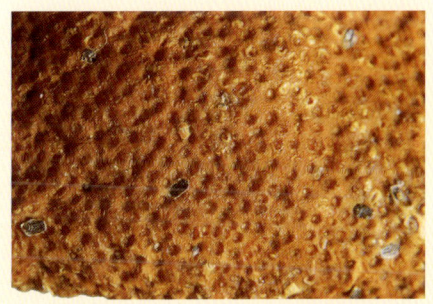
▲ 橘红外表面

橘 络 /Juluo

正 品

橘络（部颁品种）

药材为芸香科植物橘 *Citrus reticulata* Blanco 及其栽培变种的干燥中果皮与内果皮之间的筋络（维管束）。商品因加工方法不同分为顺筋（顺丝橘络、凤尾橘络）、乱筋（散丝橘络、金丝橘络）、铲筋（铲络）等规格。

顺筋 本品呈长条形而松散的网络状，上端与蒂相连，其下筋络交叉而顺直。蒂圆帽状，筋络似紊乱的粗丝，每束长3.5~7.5cm，宽0.5~2cm。十余束或更多束压紧为长方形块状，淡黄色或棕黄色。鲜时质轻而软，干后质脆易折断。气香，味微苦。

乱筋 本品呈不整齐的松散团状，长短不一，有时加工成长方块状。

铲筋 本品呈不规则碎段状，筋络短小，多疏散碎断。

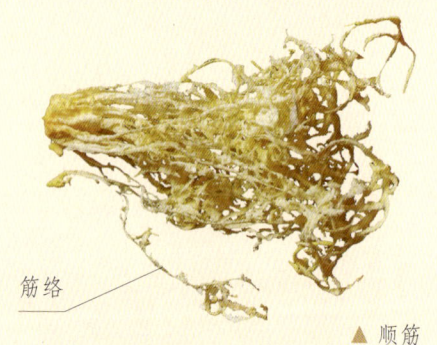

▲ 橘皮内侧维管束

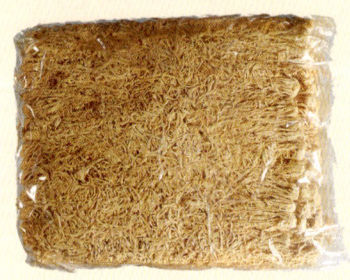

▲ 顺筋

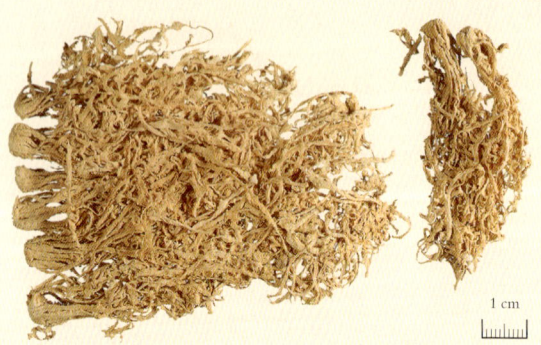

▲ 顺筋表面

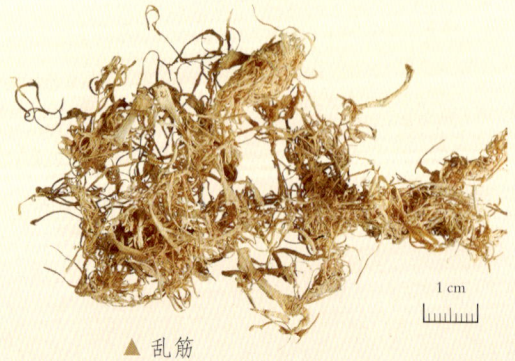

▲ 顺筋

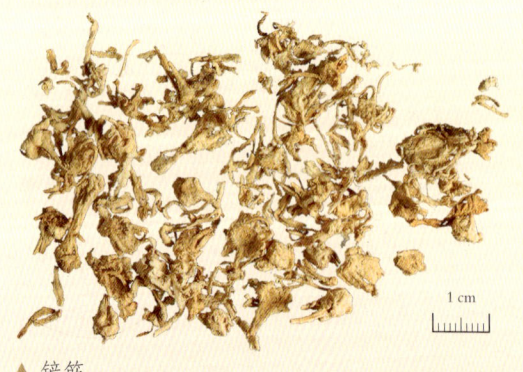

▲ 铲筋

▲ 乱筋

橘 核 /Juhe

正 品

橘核（药典品种）

药材为芸香科植物橘 *Citrus reticulata* Blanco 及其栽培变种的干燥成熟种子。

本品呈卵形或卵圆形，长0.8～1.2cm，直径0.4～0.6cm。外种皮淡黄白色或灰白色，略光滑，一侧有种脊棱线，自种脐延至合点，一端钝圆，另一端渐尖成小柄状。外种皮薄而韧，除去外种皮后，可见淡棕色的膜质内种皮紧贴于外种皮上。子叶2，肥厚，富油质，淡绿色，多胚或单胚。气微、有油味，味苦。

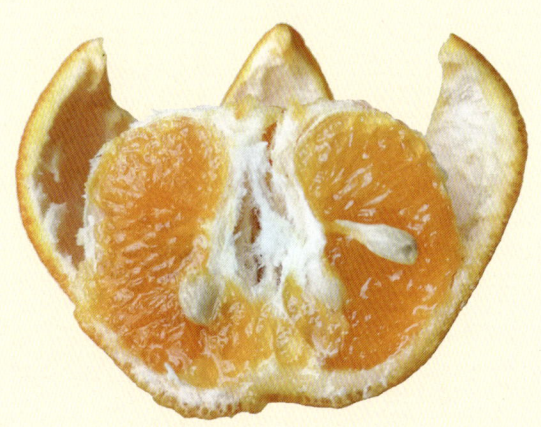

▲ 橘鲜品纵切面

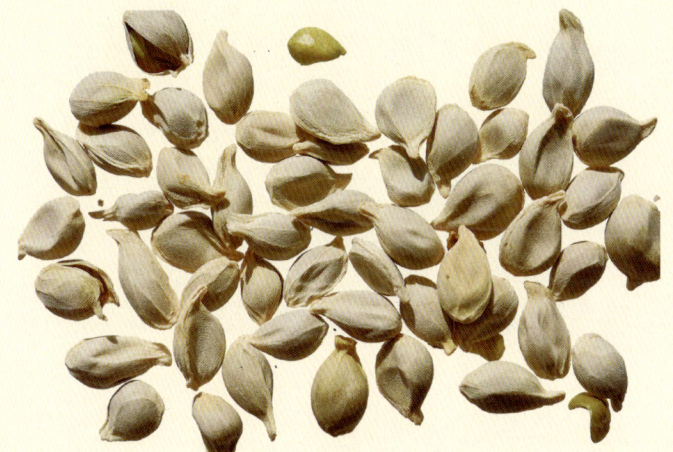

▲ 橘核

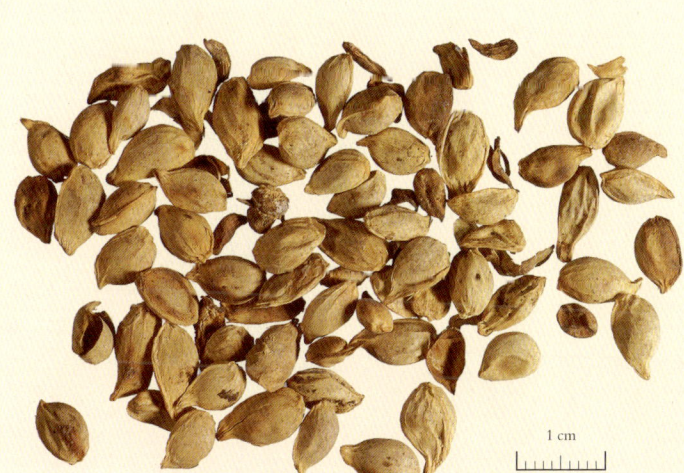

▲ 盐橘核

▲ 橘核剖面

覆 盆 子 /Fupenzi

正 品

覆盆子（药典品种）

药材为蔷薇科植物华东覆盆子 *Rubus chingii* Hu 的近成熟干燥果实。

本品为聚合果，由多数小核果聚合而成，呈圆锥形或扁圆锥形，高0.6～1.3cm，直径0.5～1.2cm。表面黄绿色或淡棕色，顶端钝圆，基部中心凹入。宿萼棕色，下有果梗痕。小核果易剥落，每个小果呈半月形，背面密被灰白色茸毛，两侧有明显的网纹，腹部有突起的棱线。体轻，质硬。气微，味微酸、涩。

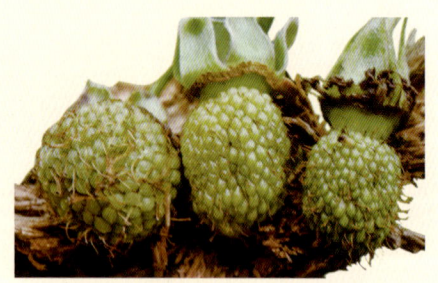
▲ 华东覆盆子近成熟果实表面

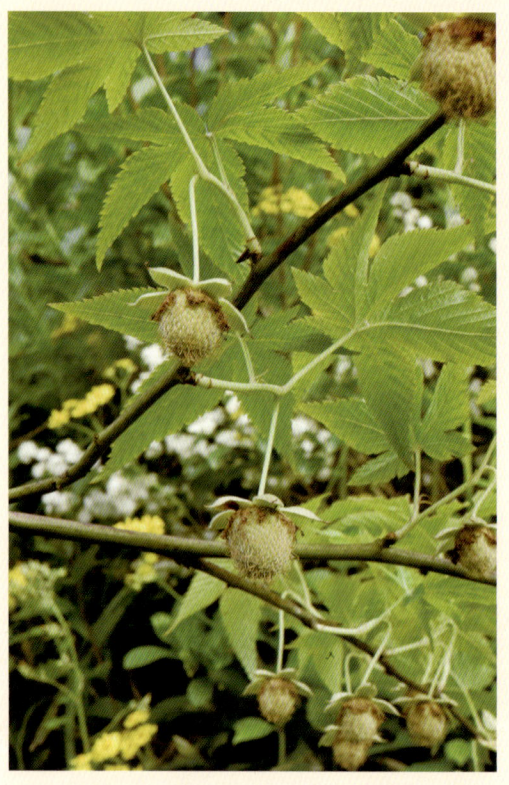
▲ 华东覆盆子原植物（摄于浙江磐安）

▲ 华东覆盆子种子

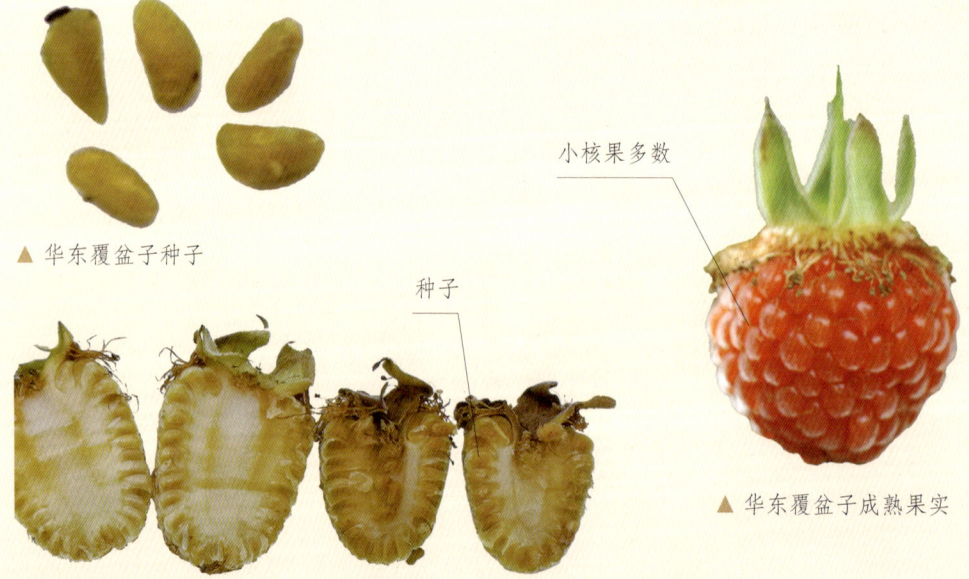
▲ 华东覆盆子纵切面

▲ 华东覆盆子成熟果实

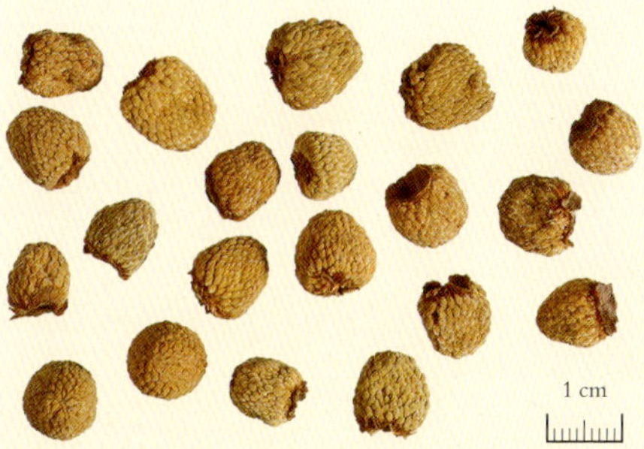

▲ 覆盆子

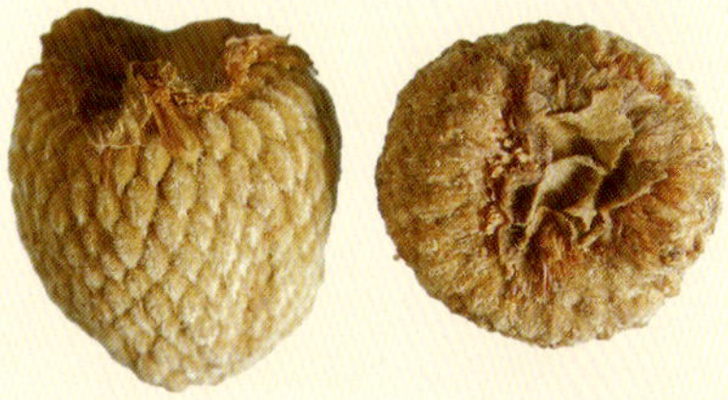

▲ 覆盆子放大

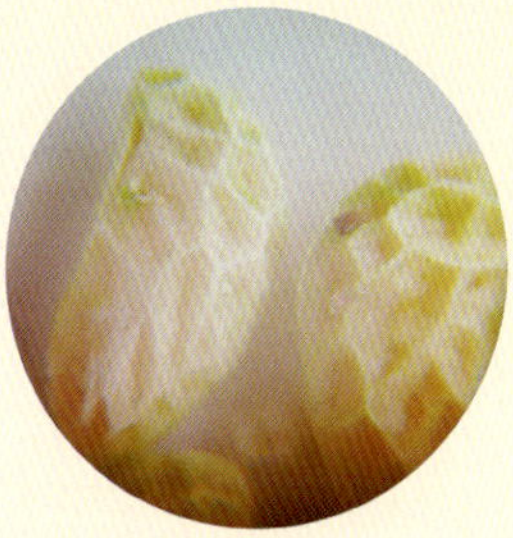

▲ 覆盆子种子放大

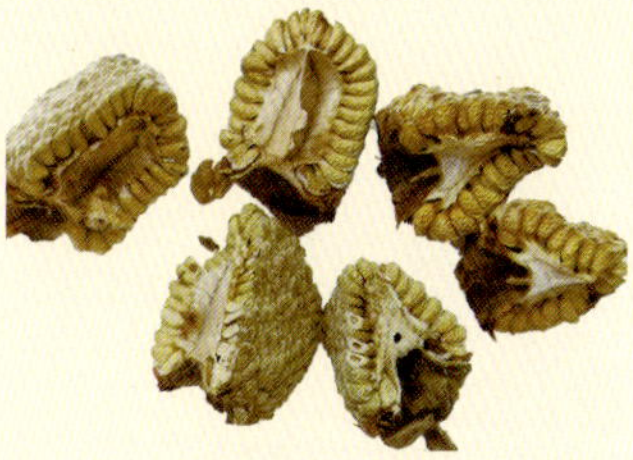

▲ 覆盆子纵切面

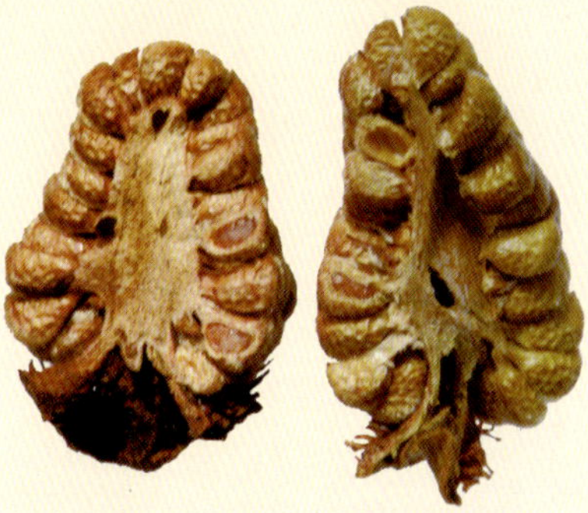

▲ 覆盆子纵切面放大

非正品

山莓

为蔷薇科植物山莓 *Rubus corchorifolius* L. f. 的干燥果实。

本品为聚合果，由多数小核果聚合而成，呈类球形或卵形，直径1~1.2cm。表面密被细柔毛。果核具皱纹。

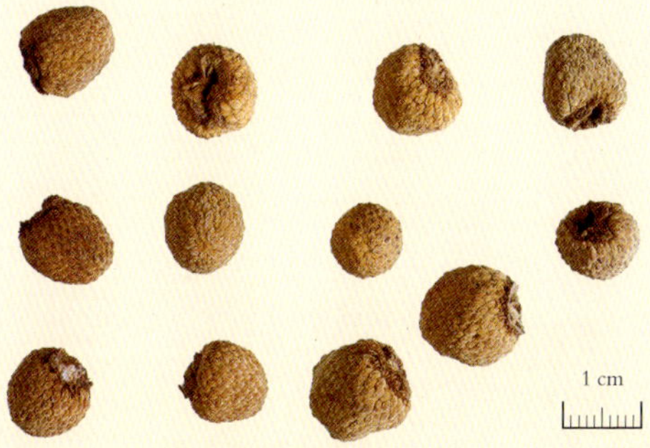

▲ 山莓

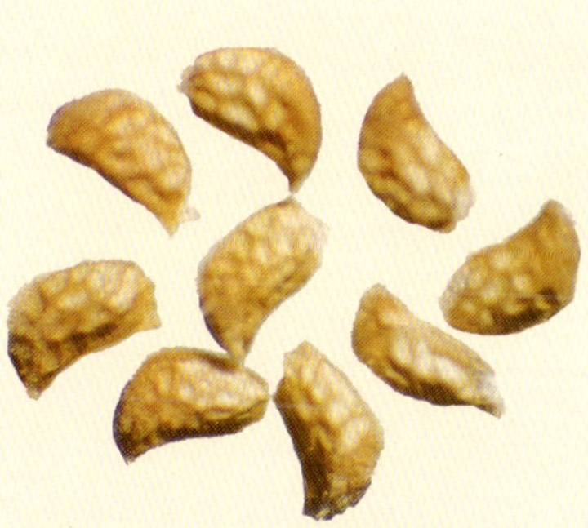

▲ 山莓果实表面

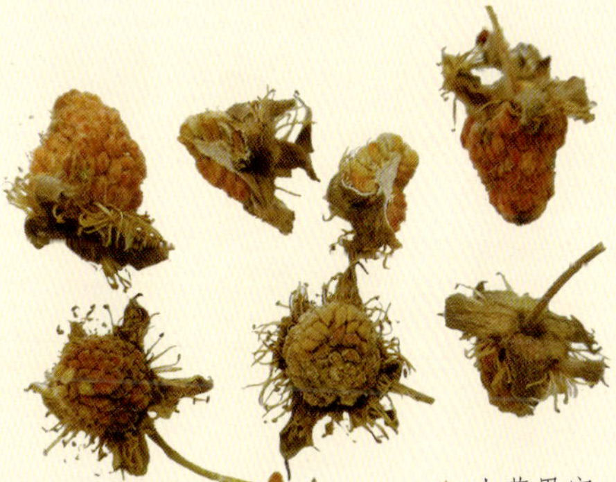

▲ 山莓果实

覆盆子 | 301

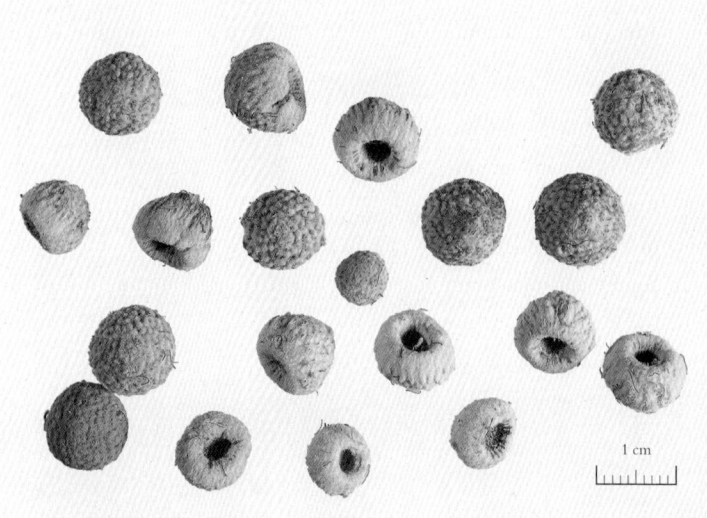

▲ 桉叶悬钩子①

桉叶悬钩子

为蔷薇科植物桉叶悬钩子 *Rubus eucalyptus* Focke 的干燥果实。

本品性状与山莓果实近似，主要不同点为：本品直径1.5～2cm。表面浅黄棕色，密被灰白色长绒毛。果核具浅皱纹。

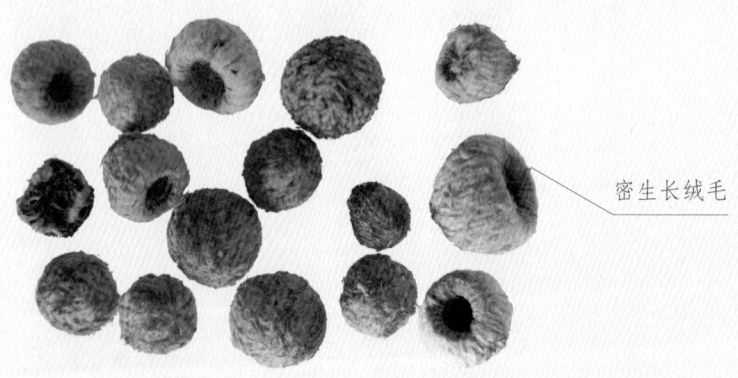

密生长绒毛

▲ 桉叶悬钩子②

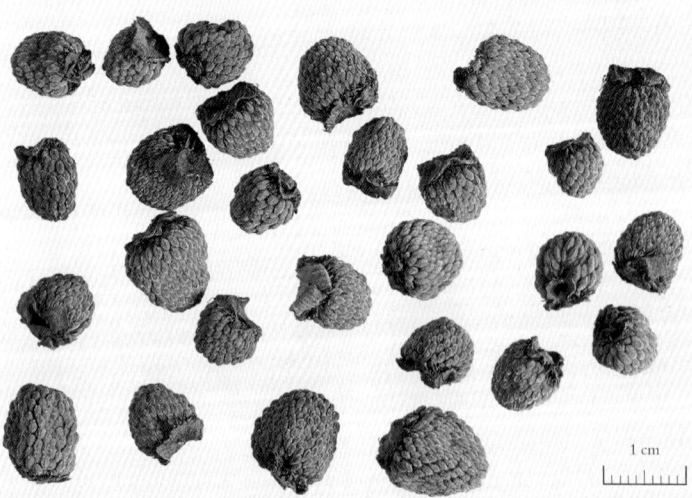

▲ 悬钩子

悬钩子

为蔷薇科植物悬钩子 *Rubus idaeus* L. 的干燥果实。

本品性状与山莓果实近似，主要不同点为：本品直径1.5～2cm。表面灰棕色或深棕褐色，密被短绒毛。果核具明显洼沟。

大叶木兰 /Dayemulan

正 品

大叶木兰（部颁品种）

药材为木兰科植物大叶木兰 *Magnolia rostrata* W. W. Smith 的干燥干皮、根皮及枝皮。

本品干皮呈卷筒状，厚0.4～1.5cm。外表面灰黄色，近光滑，具横长类圆形皮孔。内表面暗褐色，近平滑，具细纵纹，指甲划之略显油性。质坚硬，不易折断，断面纤维性，具白色结晶状颗粒，对光可见闪烁的亮点。气香，味辛辣、微苦涩。

根皮呈不规则块状，多弯曲。质硬，断面富纤维性。

枝皮呈单筒状，较薄，质脆。

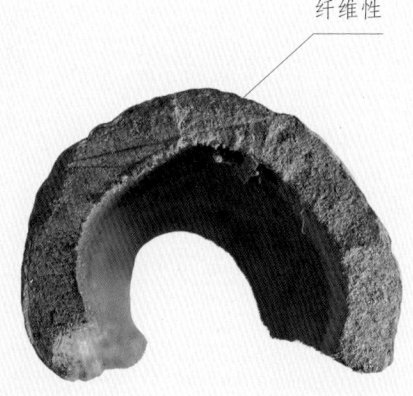

▲ 大叶木兰断面（纤维性）

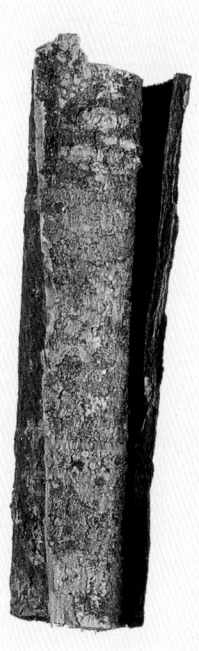
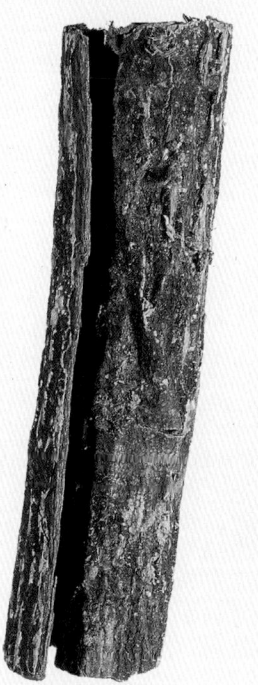
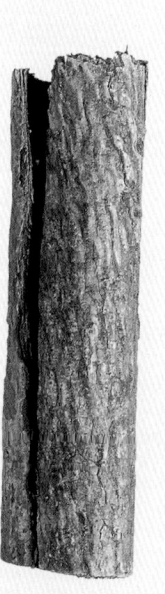
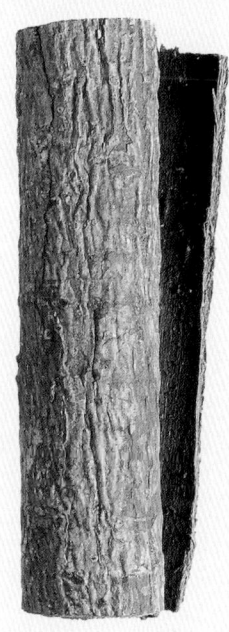

▲ 大叶木兰

木槿皮 /Mujinpi

正 品

木槿皮（部颁品种）

药材为锦葵科植物木槿 *Hibiscus syriacus* L. 的干燥树皮。

本品多呈槽状或单筒状，长短不一，厚约0.1cm。外表面灰白色或灰褐色，有弯曲的纵皱纹及点状小突起（皮孔）。内表面淡黄白色，光滑，有细纵纹。质韧，断面强纤维性。气微，味淡。

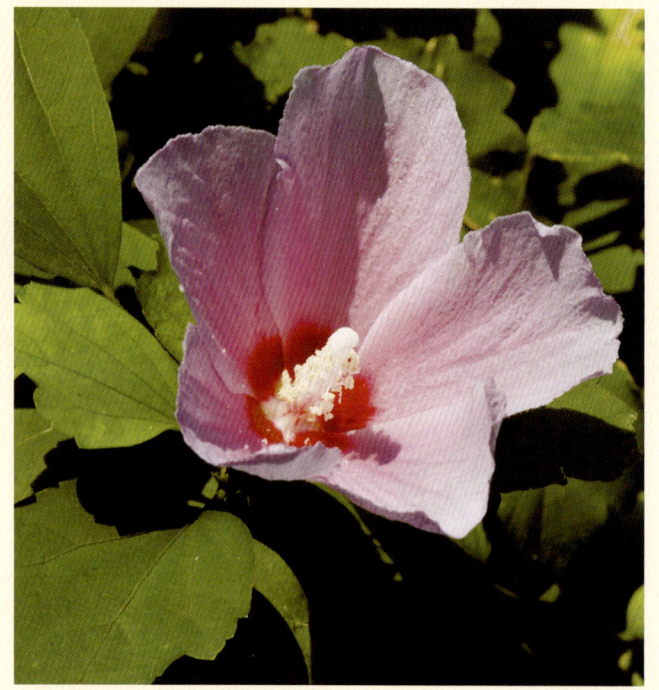

▲ 木槿原植物

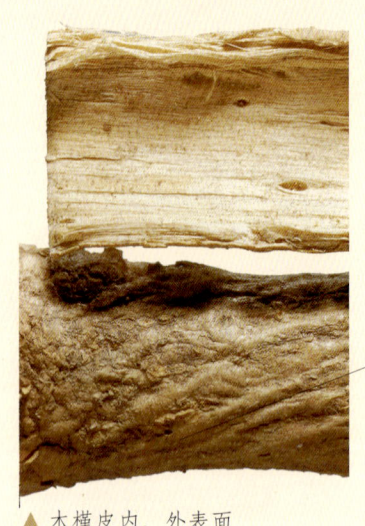

▲ 木槿皮内、外表面（皮孔）

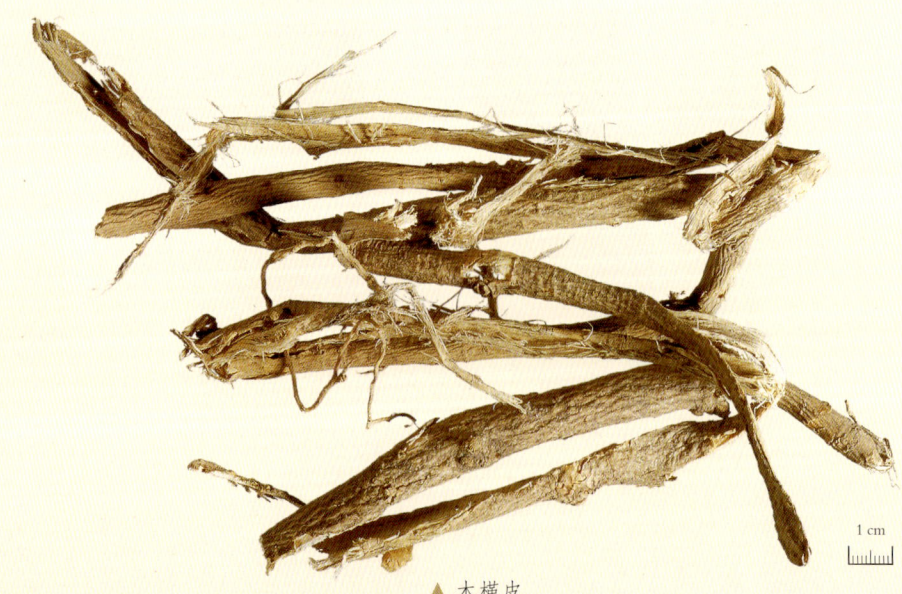

▲ 木槿皮

五 加 皮 /Wujiapi

正 品

五加皮（药典品种）

药材为五加科植物细柱五加 *Acanthopanax gracilistylus* W. W. Smith 的干燥根皮。本品呈不规则卷筒状，长5～15cm，直径0.4～1.4cm，厚约0.2cm。外表面灰褐色或灰黄色，有细纵皱纹。体轻，质脆，易折断，断面不整齐，灰白色。气微香，味微辣而苦。

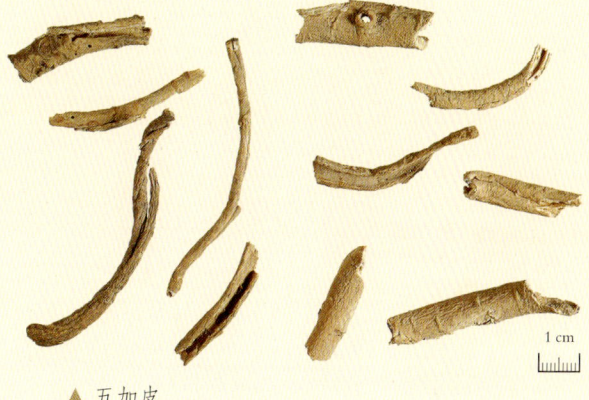
▲ 五加皮

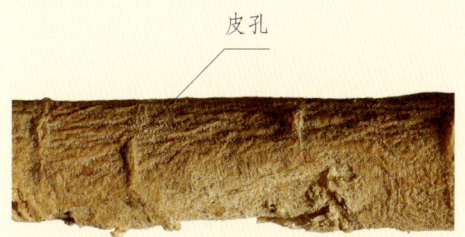
▲ 五加皮外表面放大（皮孔）

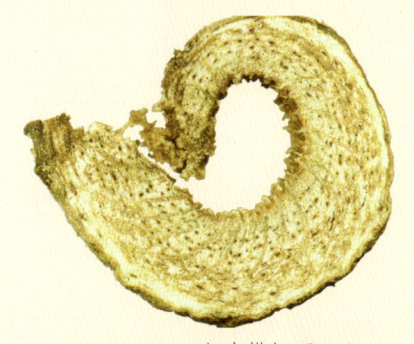
▲ 五加皮横切面

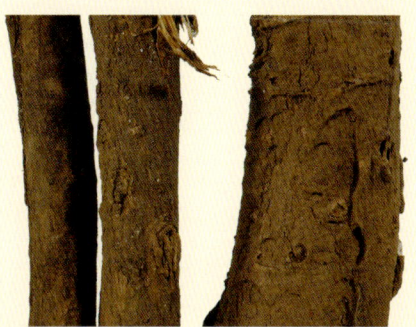
▲ 五加皮外表面

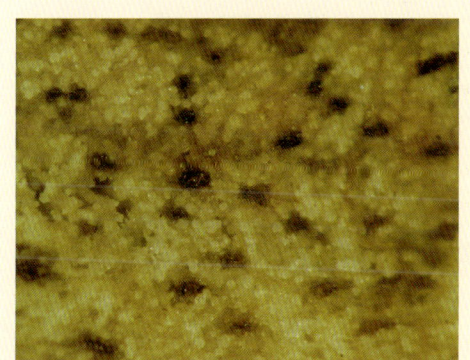
▲ 五加皮横切面放大

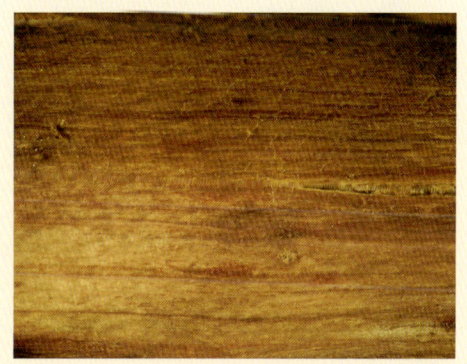
▲ 五加皮内表面

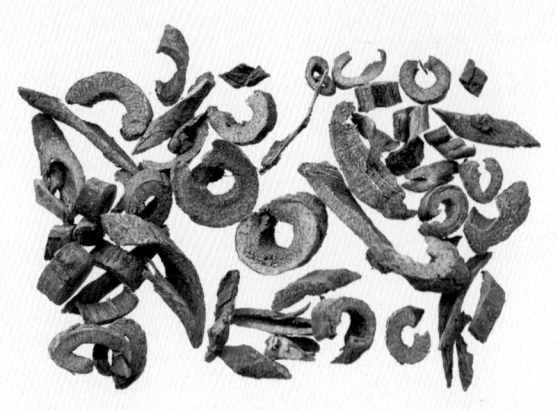
▲ 五加皮饮片

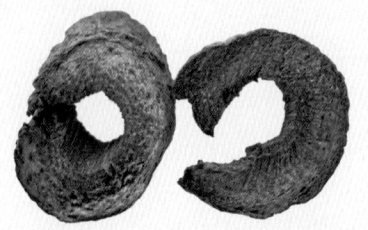
▲ 五加皮饮片放大

非正品

红毛五加皮

为五加科植物红毛五加 *Acanthopanax giraldii* Harms 的茎皮。

本品呈卷筒状，一般长20~30cm，直径0.5~1.5cm，厚0.5~1mm。外表面黄色或黄棕色，密被红棕色毛状针刺，针刺长3~5mm，倒向一端，节部有突起的芽痕或叶柄残基。内表面黄绿色或淡棕色，平滑。质轻脆，易折断。气微，味淡。

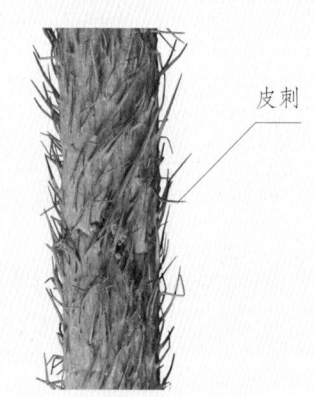
▲ 红毛五加皮表面

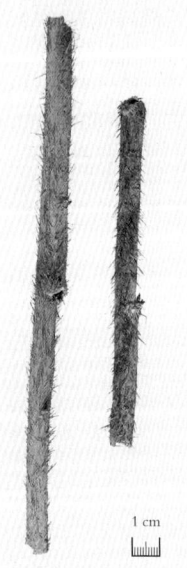
▲ 红毛五加

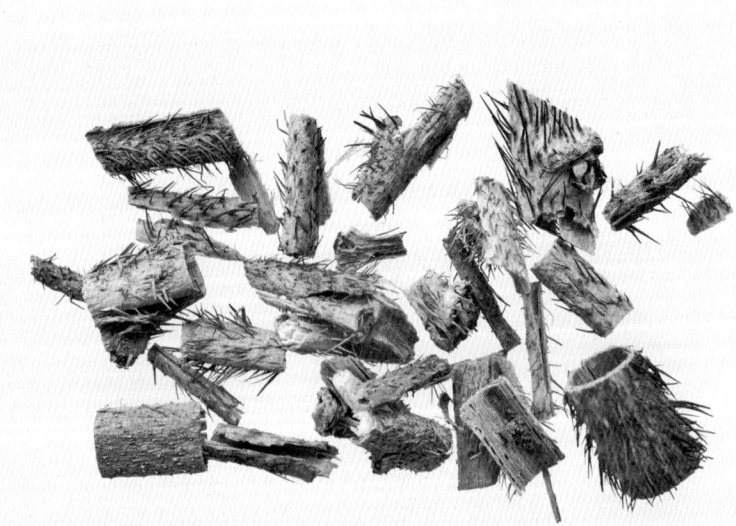
▲ 红毛五加皮

无梗五加皮

为五加科植物无梗五加 *Acanthopanax sessiliflorus* (Rupr. et Maxim.) Seem. 的干燥根皮、茎、根茎及根。

本品根皮呈卷筒状，表面灰褐色至灰黑色，厚约0.2cm。内表面淡黄棕色。质脆，易折断。断面略平坦，无纤维性。根茎和茎呈不规则圆柱形，表面暗灰色或灰黑色，具明显隆起的椭圆形皮孔。质硬，折断面无纤维性。气微香，味淡。

注：常用中药香加皮有时也混入，应注意鉴别，其性状参见本册香加皮项下。

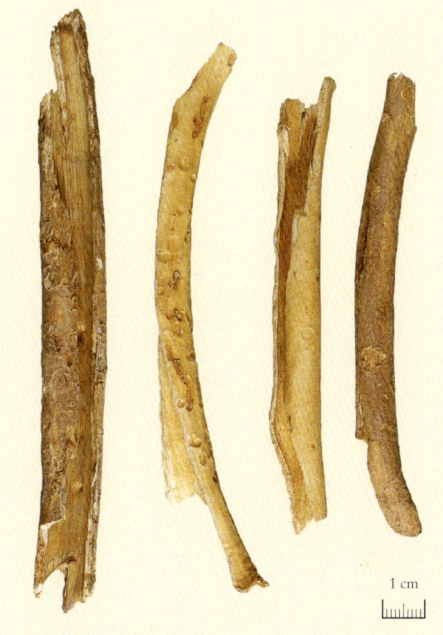
▲ 无梗五加皮

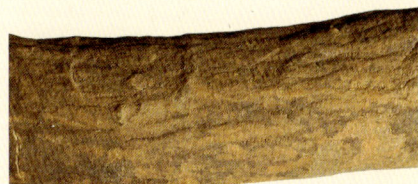
▲ 无梗五加皮外表面①

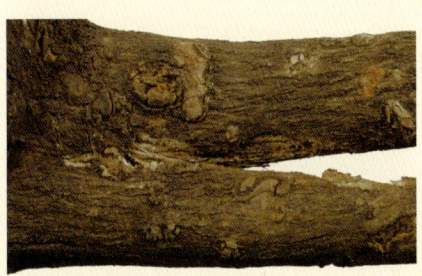
▲ 无梗五加皮外表面②

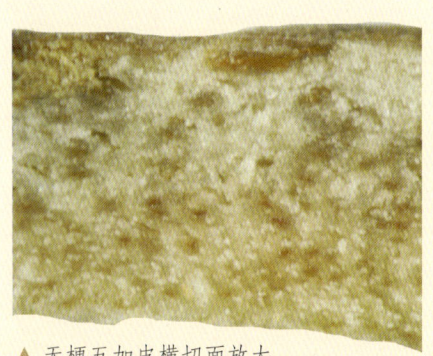
▲ 无梗五加皮横切面放大

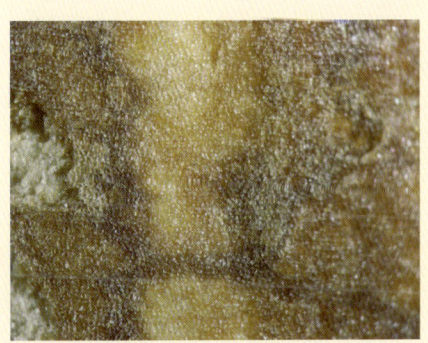
▲ 无梗五加皮外表面放大

▲ 无梗五加皮内表面放大

白 鲜 皮 /Baixianpi

正 品

白鲜皮（药典品种）

药材为芸香科植物白鲜 *Dictamnus dasycarpus* Turcz. 的干燥根皮。本品呈卷筒状，长5~15cm，直径1~2cm，厚0.2~0.5cm。外表面灰白色或淡灰黄色，具细纵皱纹及细根痕，常有突起的颗粒状小点；内表面类白色，有细纵纹。质脆，折断时有粉尘飞扬，断面不平坦，略呈层片状，剥去外层，对光可见闪烁的小亮点。有羊膻气，味微苦。

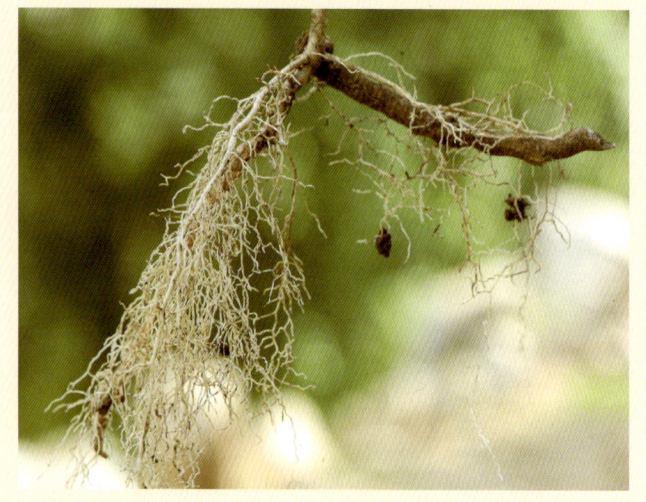

▲ 白鲜根鲜品①（新疆阿勒泰产）

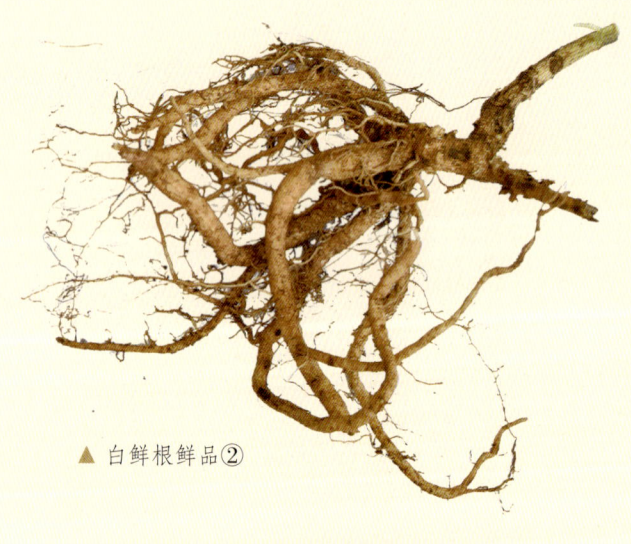

▲ 白鲜根鲜品②

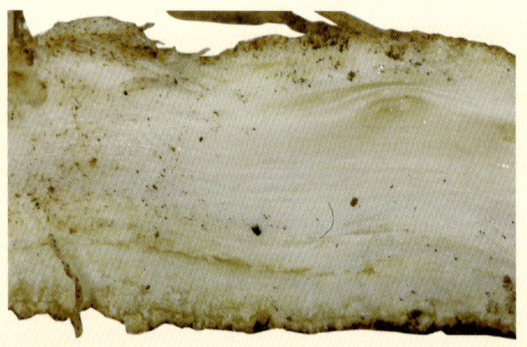

▲ 白鲜根剖面

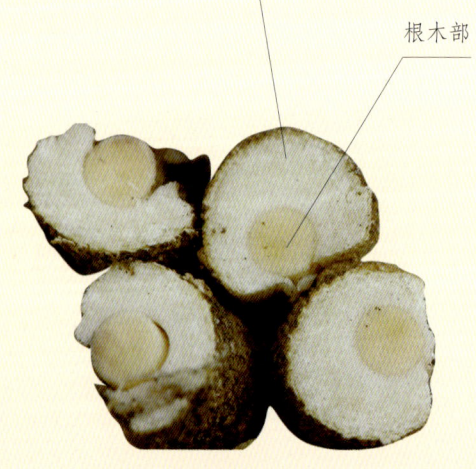

▲ 白鲜根横切面

根皮部

根木部

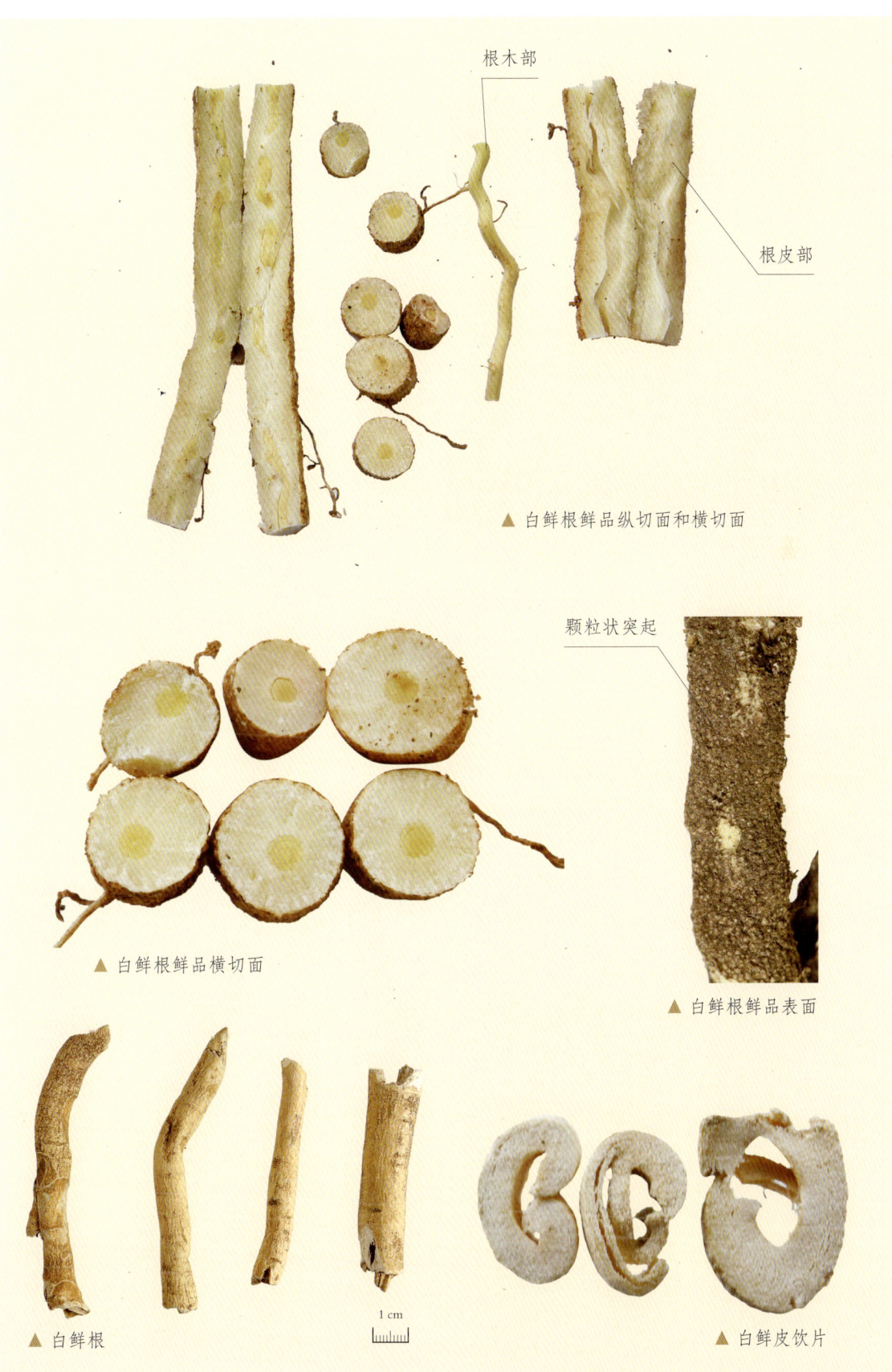

▲ 白鲜根鲜品纵切面和横切面

根木部
根皮部

▲ 白鲜根鲜品横切面

颗粒状突起

▲ 白鲜根鲜品表面

▲ 白鲜根

1 cm

▲ 白鲜皮饮片

白鲜皮 | 309

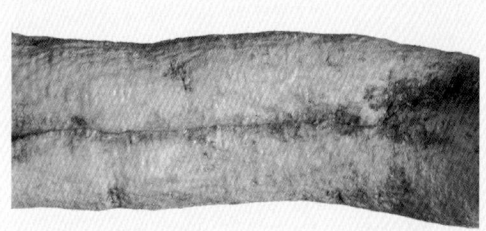

▲ 白鲜皮外表面①

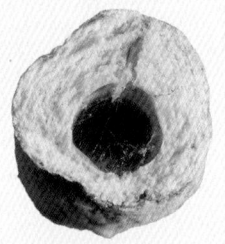

▲ 白鲜皮断面①

颗粒状小点

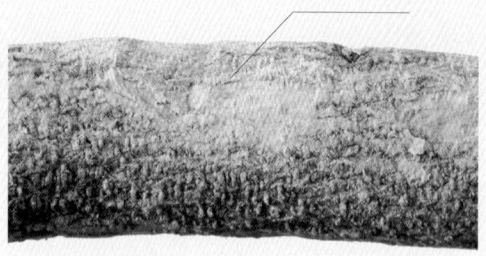

▲ 白鲜皮外表面②

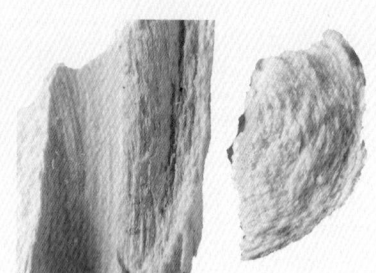

▲ 白鲜皮断面②

非正品

狭叶白鲜皮

为芸香科植物狭叶白鲜 *Dictamnus angustifolius* G. Don 的干燥根或根皮。

本品多呈圆柱状，长7～13cm，直径1～1.5cm，厚约0.3cm。外表面浅黄棕色或黄棕色，具纵皱纹及根痕。质脆，折断时略带粉性，断面不平坦，层片状结构不明显。气微香，味微苦。

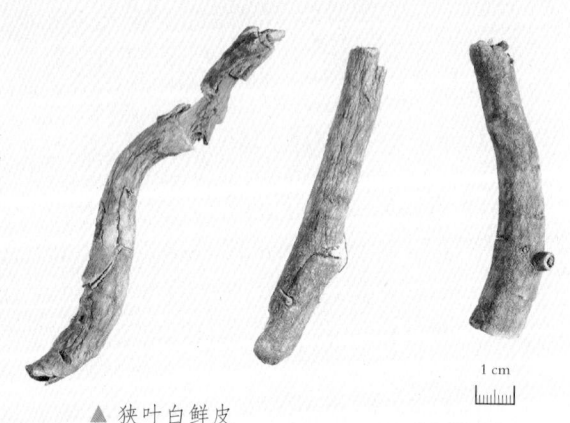

▲ 狭叶白鲜皮

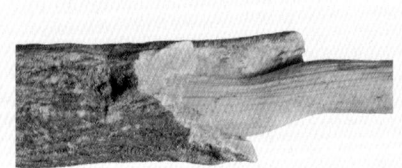

▲ 狭叶白鲜皮剖面

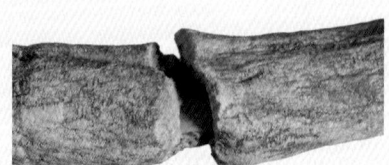

▲ 狭叶白鲜皮外表面

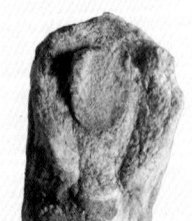

▲ 狭叶白鲜皮断面

鹅绒藤

为萝藦科植物鹅绒藤 Cynanchum chinense R. Br. 的干燥根皮。本品呈卷筒状或半卷筒状，长0.5~5cm，皮厚0.1~0.2cm。外表面浅黄棕色，表面粗糙或光滑，有的可见细纵纹，常有纵向和横向裂纹；内表面类白色或黄白色，光滑或有小突起。质脆，易断。断面颗粒状，不平坦，可见3层，内外两层白色，较薄；中间层橙黄色，较厚。气微，味淡，嚼之有渣感。

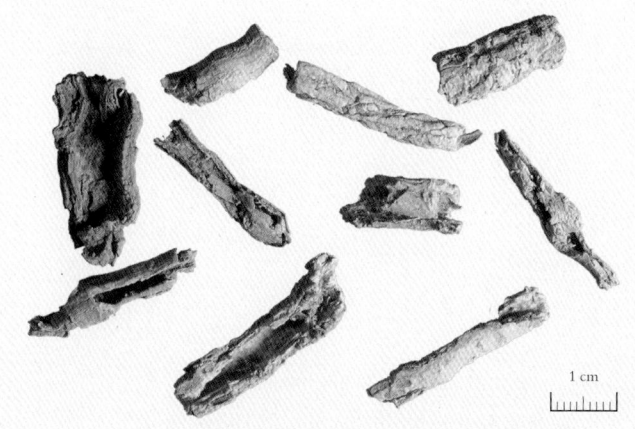

▲ 鹅绒藤

锦鸡儿

为豆科植物锦鸡儿 Caragana sinica (Buchoz) Rehd. 的根皮。本品呈卷筒状，多折断，长6~20cm，直径1~2cm，厚0.3~0.6cm。外表面黄棕色，栓皮多已除净，平滑，具有棕色的横长皮孔，稀疏而明显；内表面浅棕色，有细纹。质坚硬。折断面淡黄白色，带粉性，呈纤维状。气微，稍具豆腥味。

颗粒状

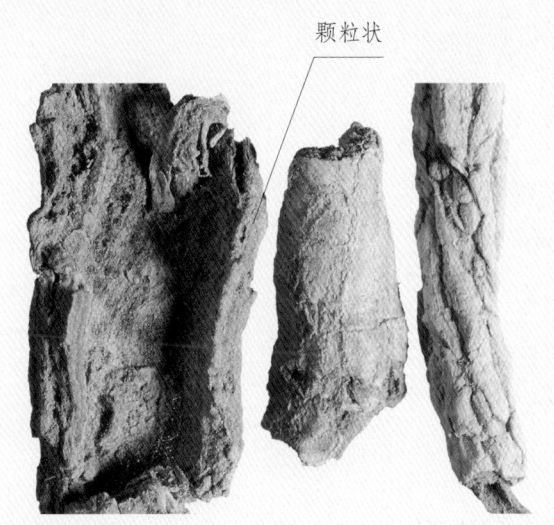

▲ 鹅绒藤内、外表面

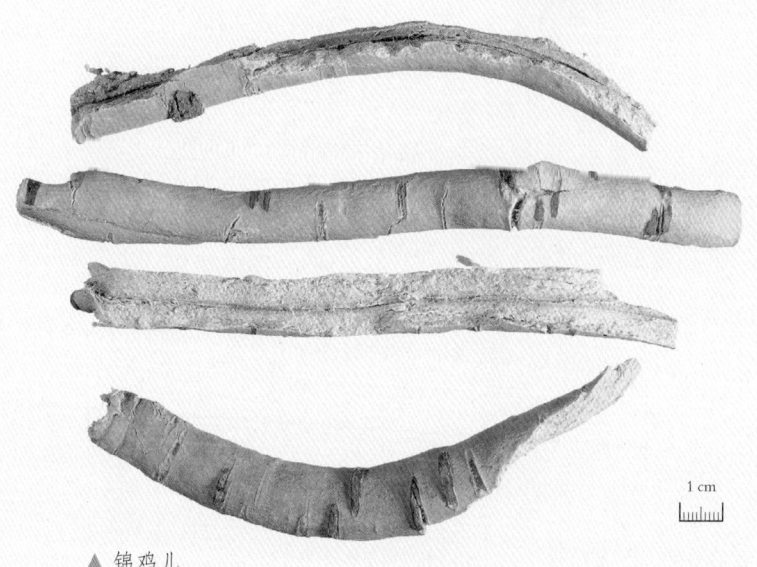

▲ 锦鸡儿

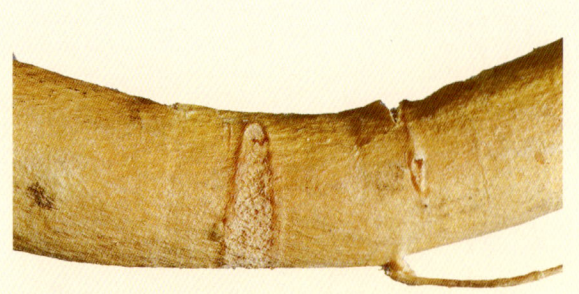

▲ 锦鸡儿外表面

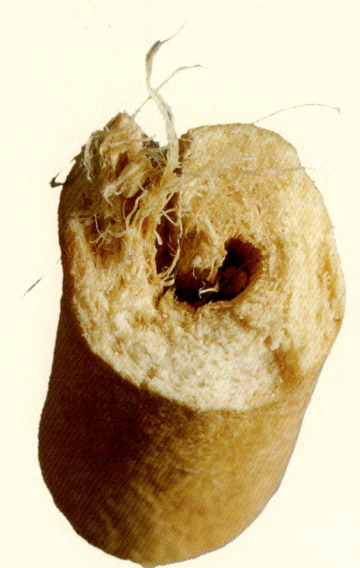

▲ 锦鸡儿断面

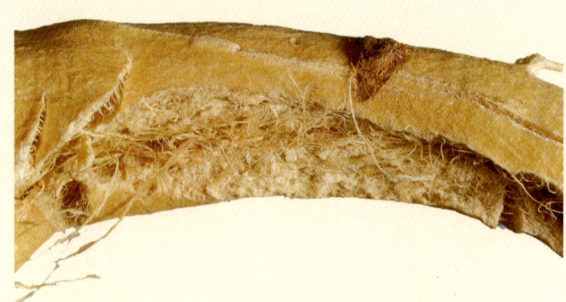

▲ 锦鸡儿内表面

伪制品

白鲜皮增重品

为芸香科植物白鲜 *Dictamnus dasycarpus* Turcz. 的干燥根皮的加工伪制品。

本品多为白鲜根皮碎块片，表面可见附着的粉状物。

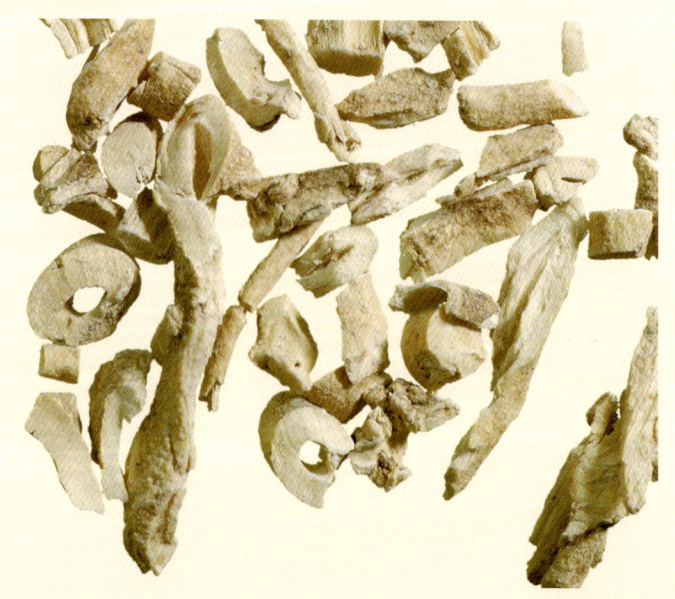

▲ 白鲜皮增重品

地 枫 皮 /Difengpi

正 品

地枫皮（药典品种）

药材为木兰科植物地枫皮 *Illicium difengpi* K. I. B. et K. I. M 的干燥树皮。

本品呈卷筒状或槽状，长5～15cm，直径1～4cm，厚0.2～0.3cm。外表面灰棕色至深棕色，有的可见灰白色地衣斑，粗皮易剥离或脱落，脱落处棕红色。内表面棕色或棕红色，具明显的细纵皱纹。质松脆，易折断，断面颗粒状。气微香，味微涩。

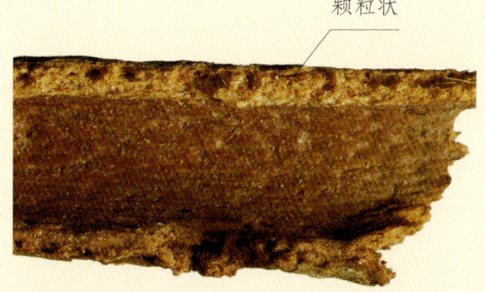

▲ 地枫皮断面（颗粒状）

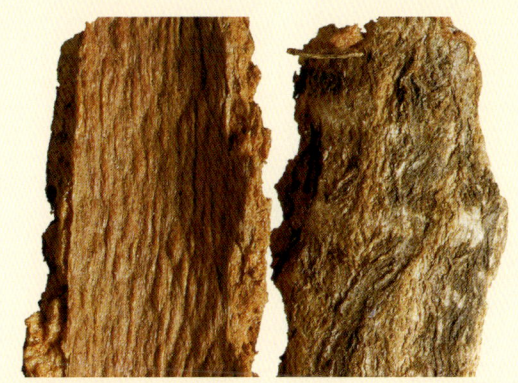

▲ 地枫皮内、外表面

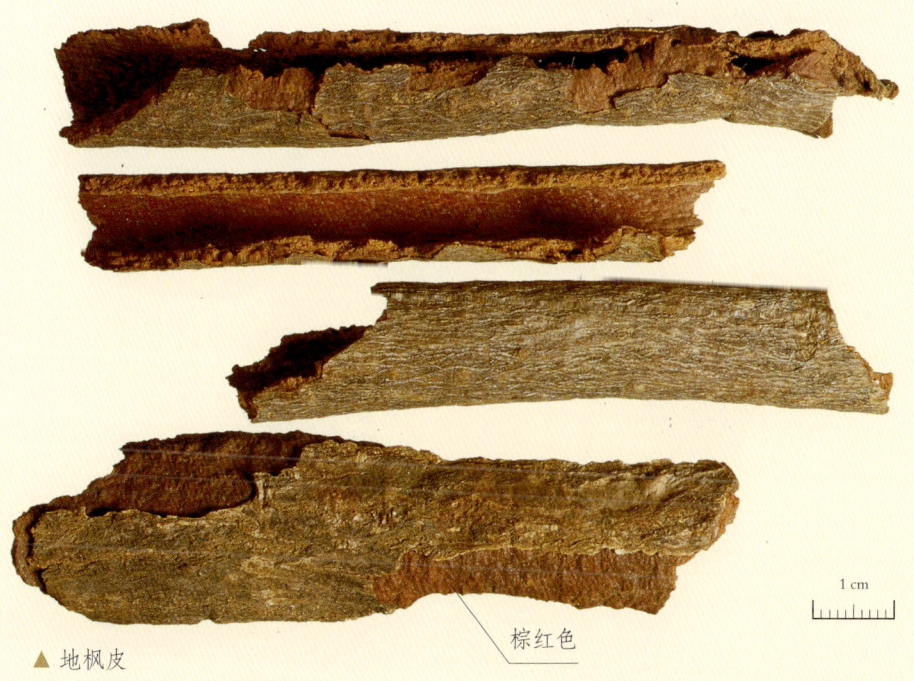

▲ 地枫皮（棕红色）

地 骨 皮 /Digupi

正 品

地骨皮（药典品种）

药材为茄科植物枸杞 *Lycium chinense* Mill. 或宁夏枸杞 *Lycium barbarum* L. 的干燥根皮。

本品呈筒状或槽状，长3~10cm，宽0.5~1.5cm，厚0.1~0.3cm。外表面灰黄色至棕黄色，粗糙，有不规则纵裂纹，易呈鳞片状剥落；内表面黄白色至灰黄色，较平坦，有细纵纹。体轻，质脆，易折断，断面不平坦，外层黄棕色，内层灰白色。气微，味微甘而后苦。

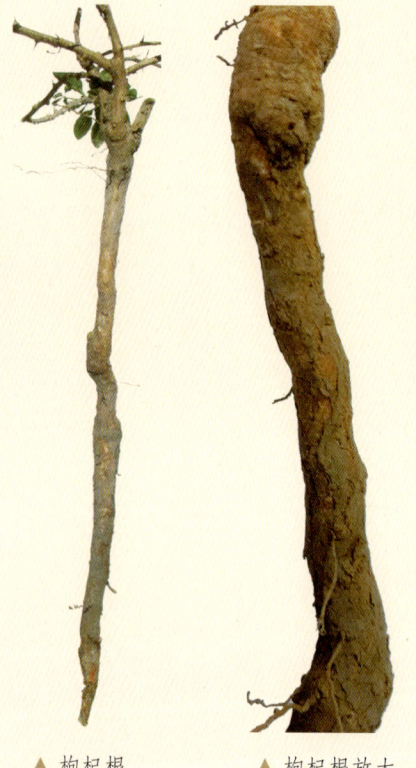

▲ 枸杞根　　▲ 枸杞根放大

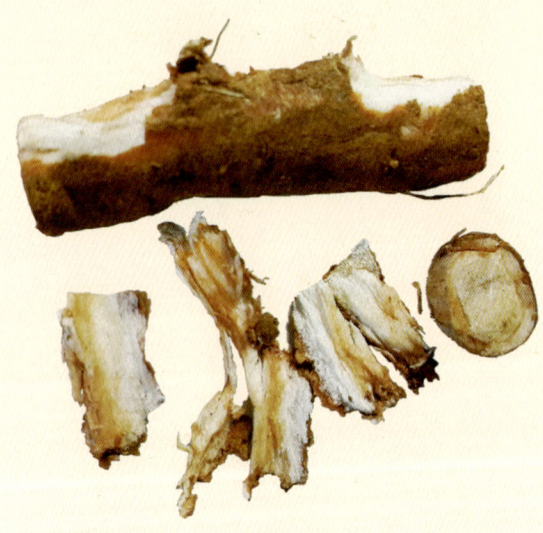

▲ 枸杞根剖面

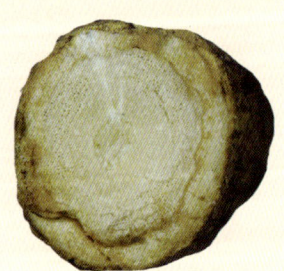

▲ 枸杞根横切面①

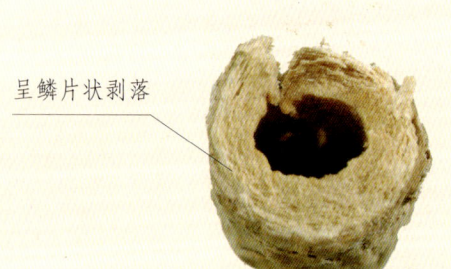

呈鳞片状剥落

▲ 地骨皮横切面（枸杞）

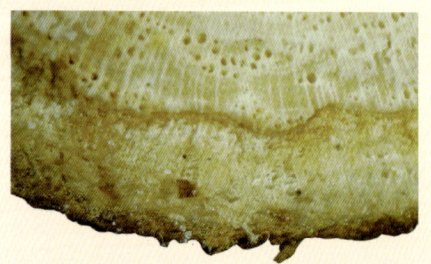

▲ 枸杞根横切面②（放大10倍）

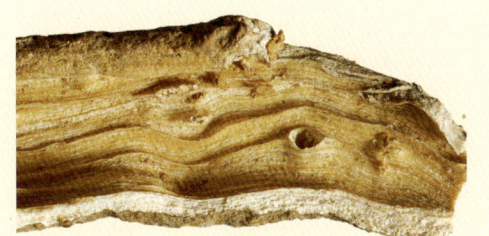

▲ 地骨皮内表面（枸杞）

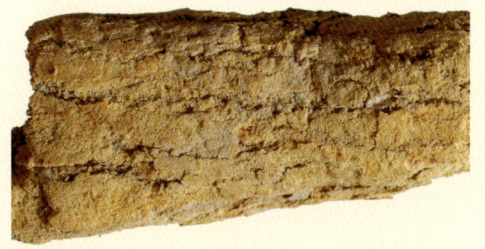

▲ 地骨皮外表面（枸杞）

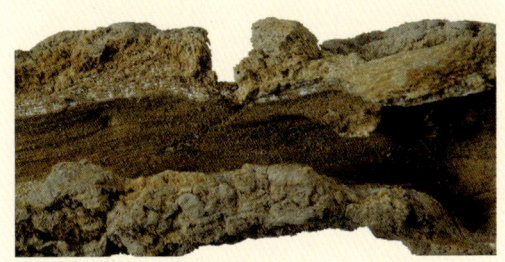

▲ 地骨皮内表面（宁夏枸杞）

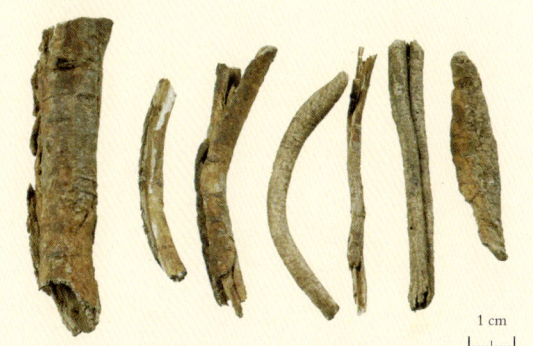

▲ 地骨皮外表面（宁夏枸杞）

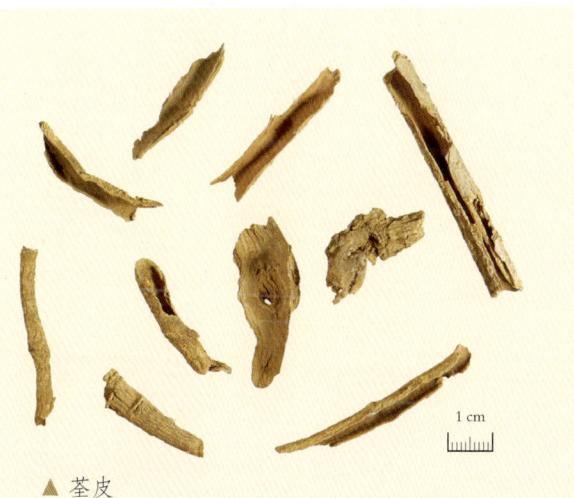

▲ 地骨皮

非正品

茎皮

为木犀科植物毛叶探春 *Jasminum giraldii* Diels 的干燥根皮。本品呈筒状或槽状，长2～5cm，宽约1cm，厚0.1～0.3cm。外表面灰黄色或淡黄褐色，有不规则纵裂纹，裂纹处有黄色粉状物。气微香，味微苦而涩。

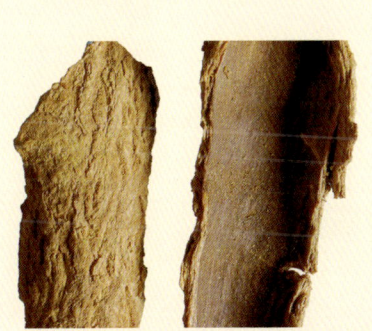

▲ 茎皮外、内表面

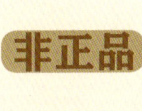

▲ 茎皮

地骨皮 | 315

大青根皮

为马鞭草科植物大青 Clerodendrum cyrtophyllum Turcz. 的干燥根皮。

本品呈管状或半管状卷片，长短、大小不等，厚 0.1~0.3cm。外表面黄棕色或黄橙色，有纵细条纹。断面平坦，外层浅黄棕色，内层棕褐色。气微，味微苦。

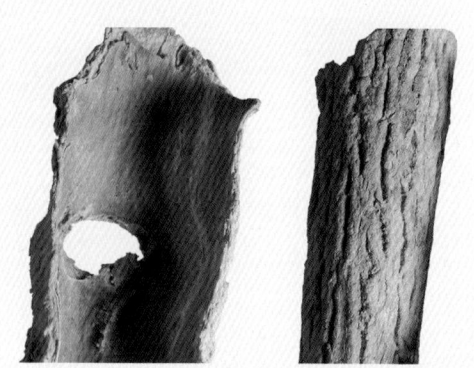

▲ 大青根皮内、外表面

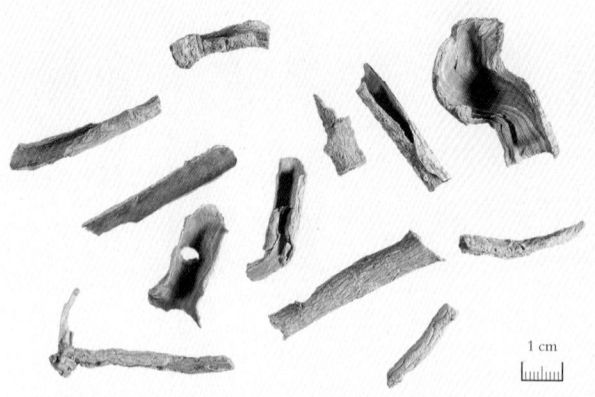

▲ 大青根皮

鹅绒藤

为萝藦科植物鹅绒藤 Cynanchum chinense R. Br. 的干燥根皮。

本品呈卷筒状或半卷筒状，长 0.5~5cm，厚 0.1~0.2cm。外表面浅黄棕色，粗糙或光滑，有的可见细纵纹，常有纵向和横向裂纹；内表面类白色或黄白色，光滑或有小突起。质脆，易折断，断面颗粒状，不平坦，可见3层，内外两层白色且较薄，中间层橙黄色且较厚。气微，味淡，嚼之有渣感。

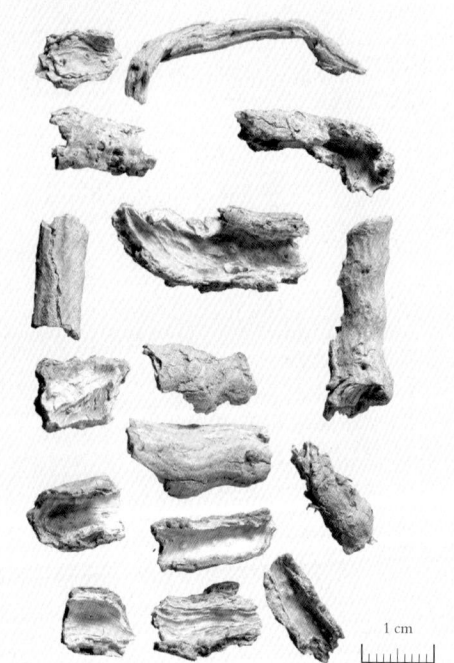

▲ 鹅绒藤

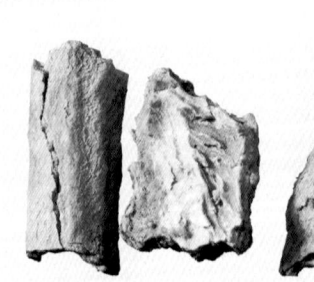

▲ 鹅绒藤表面

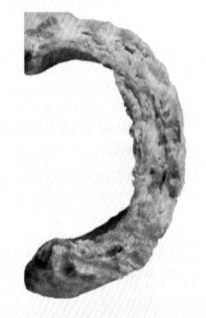

▲ 鹅绒藤断面

合 欢 皮 /Hehuanpi

正 品

合欢皮（药典品种）

药材为豆科植物合欢 *Albizia julibrissin* Durazz. 的干燥树皮。

本品呈卷曲筒状或半筒状，长40～80cm，厚0.1～0.3cm。外表面灰棕色至灰褐色，稍有纵皱纹，有的具浅裂纹，密生明显的椭圆形横向皮孔，棕色或棕红色，偶有突起的横棱或较大的圆形枝痕，常附有地衣斑；内表面淡黄棕色或黄白色，平滑，有细密纵纹。质硬而脆，易折断，断面呈纤维片状。气微香，味淡、微涩。

注：本品植物的花可作中药，其相关特征详见《中国中药材及饮片真伪鉴别图典 第四册》合欢花项下。

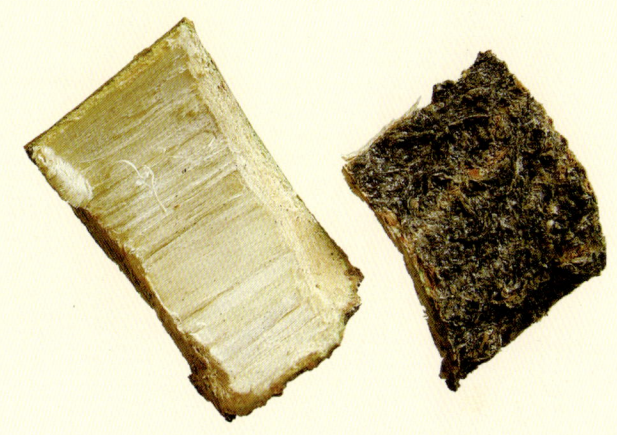
▲ 合欢树皮鲜品（山西产）

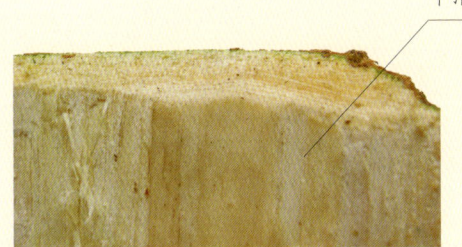
▲ 合欢树皮鲜品切面（平滑）

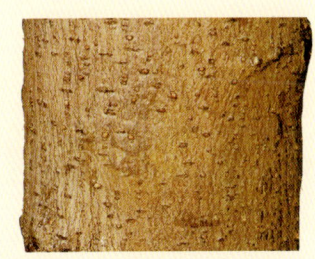
▲ 合欢树皮

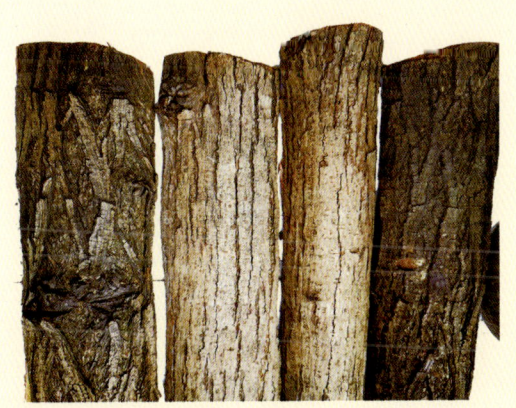
▲ 不同部位的合欢树皮（湖北产）

▲ 合欢树皮鲜品内表面（平滑）

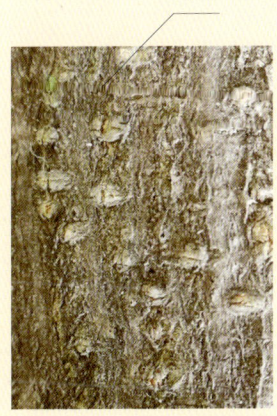
▲ 合欢树皮鲜品放大（皮孔）

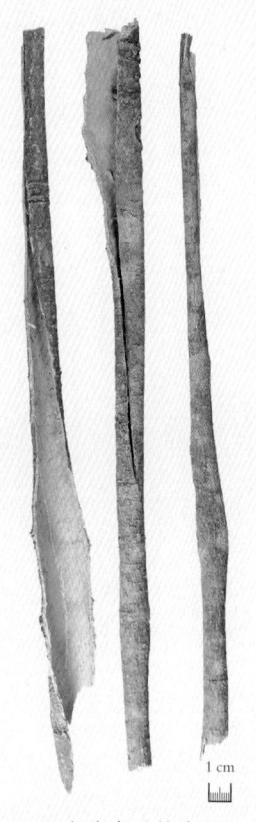
▲ 合欢皮（枝皮）

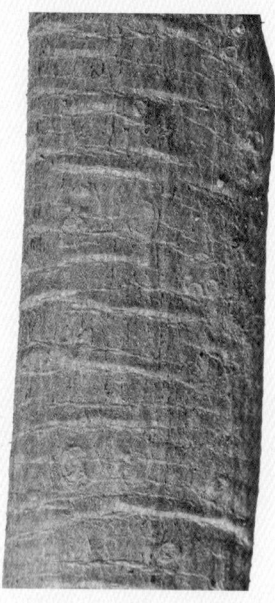
▲ 合欢皮外表面（枝皮）

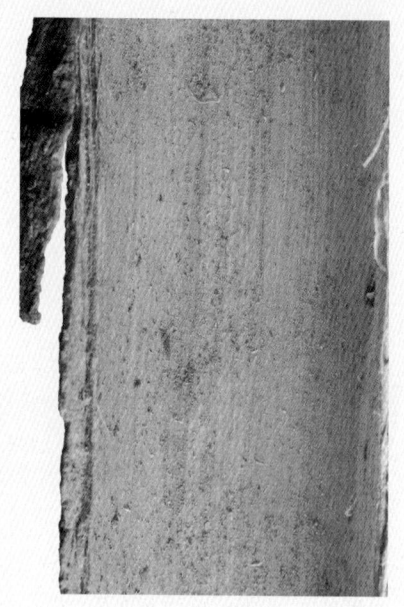
▲ 合欢皮内表面（枝皮）

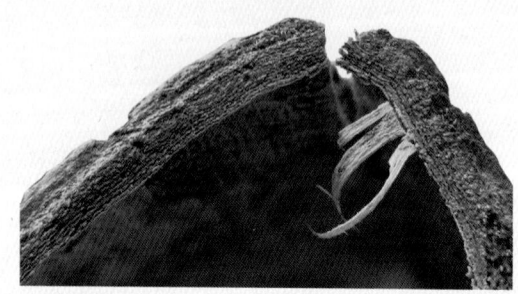
▲ 合欢树皮横切面

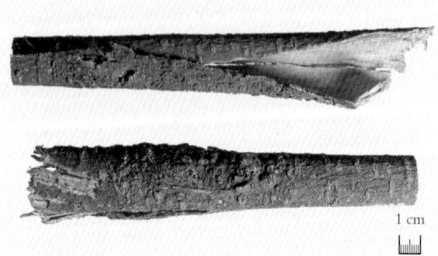
▲ 合欢皮（干皮）

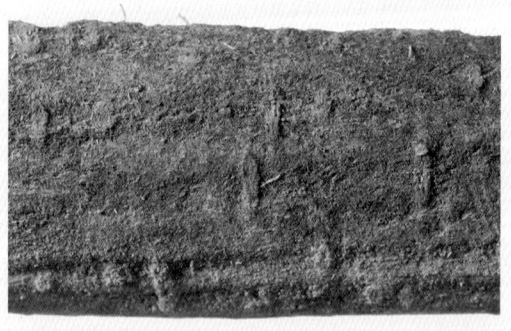
▲ 合欢皮外表面（干皮）

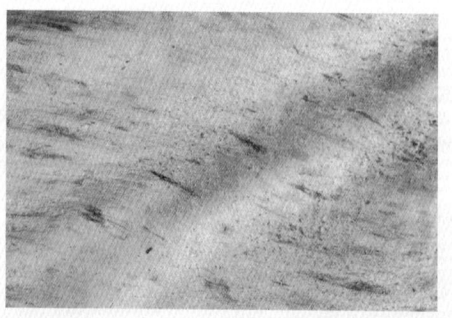
▲ 合欢皮内表面（干皮）

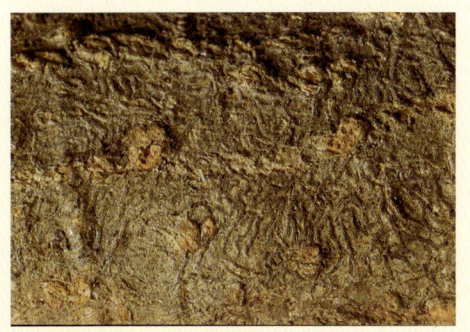
▲ 合欢皮放大（干皮）

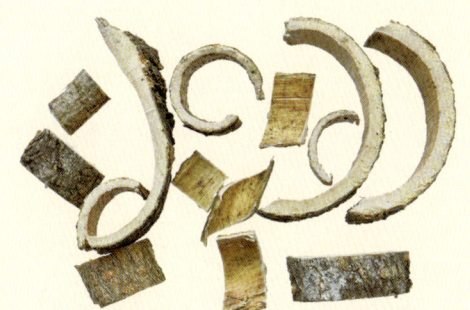
▲ 合欢皮丝

非正品

山合欢

为豆科植物山合欢 *Albizia kalkora* (Roxb.) Prain 的干燥树皮。本品呈单卷筒状或槽状，长短不等，厚0.1~0.7cm。外表面淡灰褐色或棕褐色与灰黑色相间，有的亦可见灰白色斑迹。较薄的枝皮上常可见棕色或棕黑色纵棱线。老树皮粗糙，栓皮厚，常纵向裂开，易剥落，剥落处呈棕色。皮孔在较薄的皮上多而密集，呈横向或点状，棕色。内表面淡黄白色，具细纵纹。质硬，易折断，断面呈纤维状。气、味均较合欢皮弱。

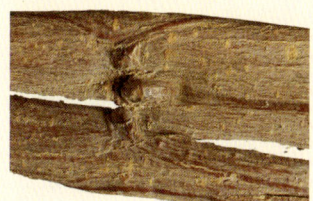
▲ 山合欢外表面①（枝皮）

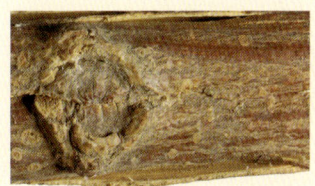
▲ 山合欢外表面②（枝皮）

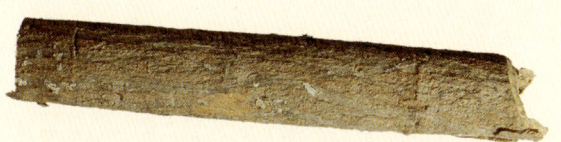
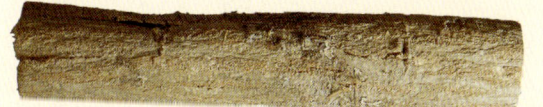
▲ 山合欢（干皮）

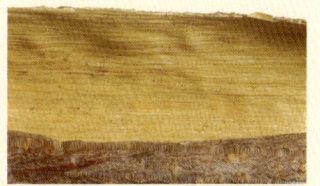
▲ 山欢皮内表面（枝皮）

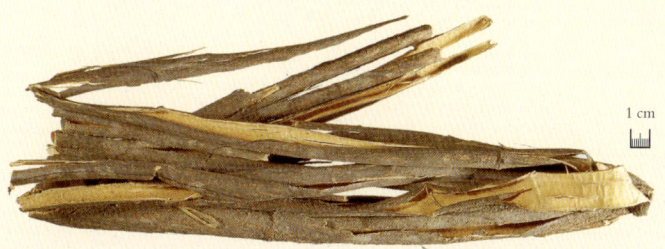
▲ 山合欢（枝皮）

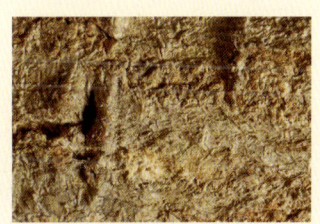
▲ 山合欢外表面③（干皮）

合欢皮

牡 丹 皮 /Mudanpi

正 品

牡丹皮（药典品种）

药材为毛茛科植物牡丹 *Paeonia suffruticosa* Andr. 的干燥根皮。

本品呈筒状或半筒状，有纵剖开的裂缝，略向内卷曲或张开，长5～20cm，直径0.5～1.2cm，厚0.1～0.4cm。外表面灰褐色或黄褐色，有多数横长皮孔及细根痕，栓皮脱落处粉红色；内表面淡灰黄色或浅棕色，有明显的细纵纹，有的可见发亮的结晶。质硬而脆，易折断，断面较平坦，粉性，淡粉红色。气芳香，味微苦而涩。

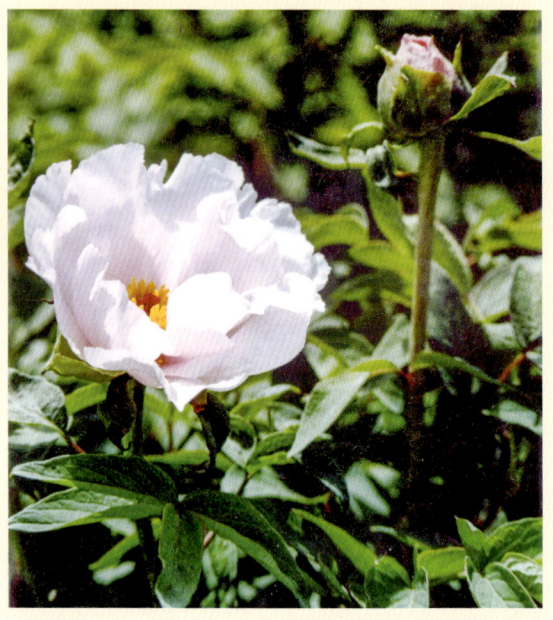

▲ 牡丹（摄于安徽铜陵）

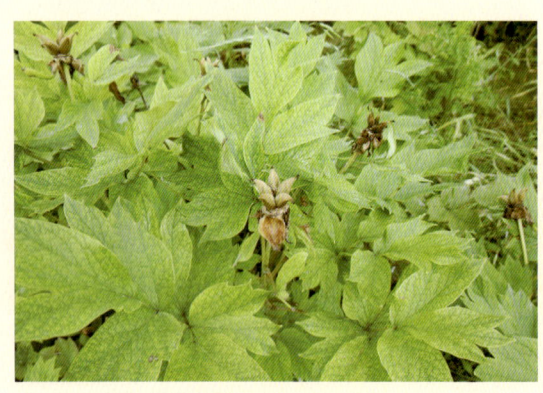

▲ 牡丹（摄于重庆垫江）

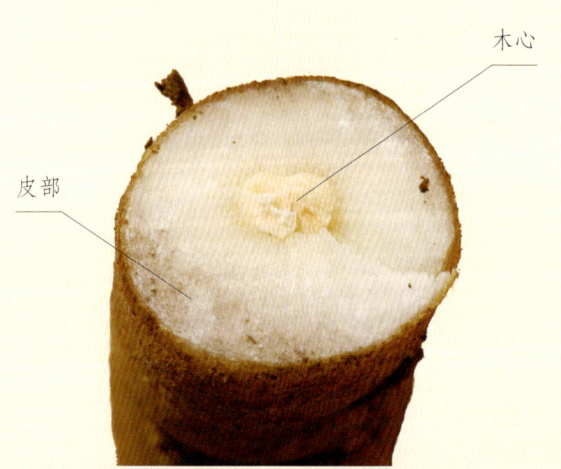

▲ 牡丹根横切面（摄于浙江东阳）

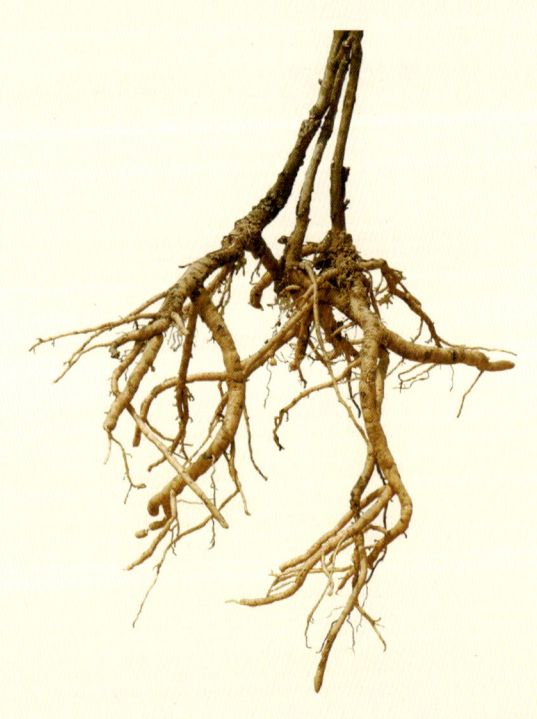

▲ 牡丹根

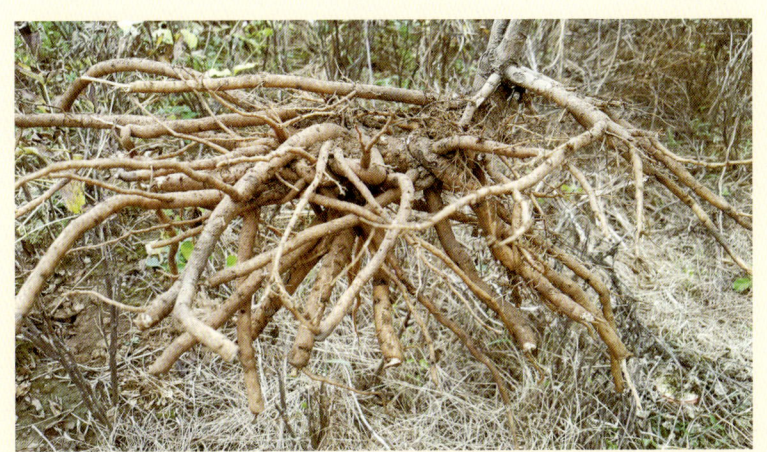

▲ 牡丹根鲜品（摄于安徽铜陵）

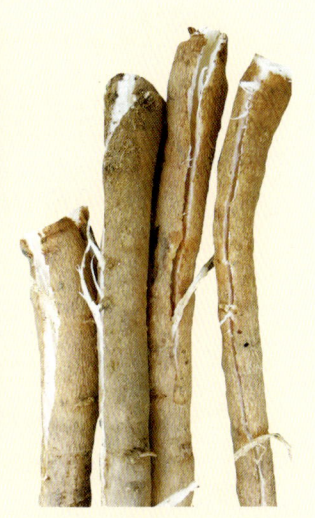

▲ 牡丹根皮鲜品

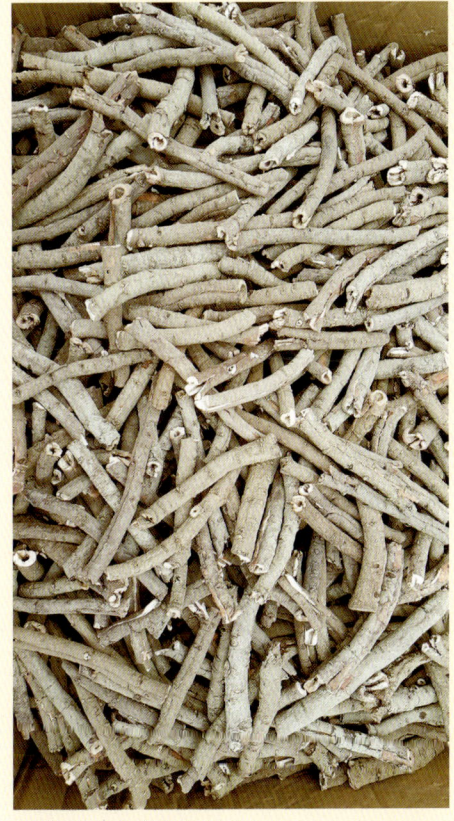

▲ 牡丹皮（安徽铜陵产）

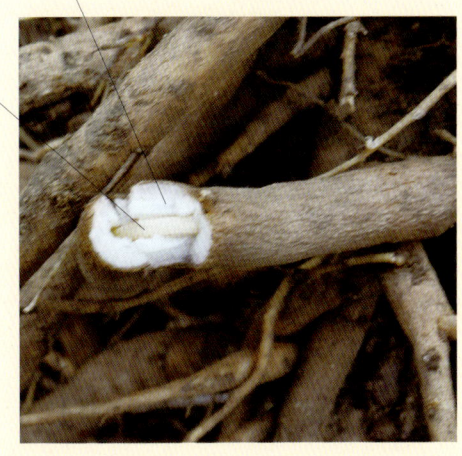

▲ 牡丹根放大

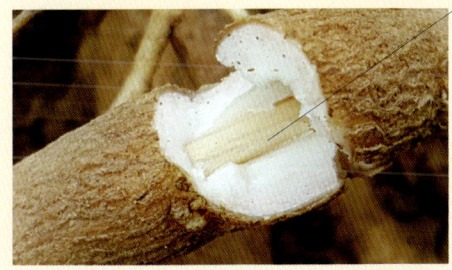

▲ 牡丹根断面

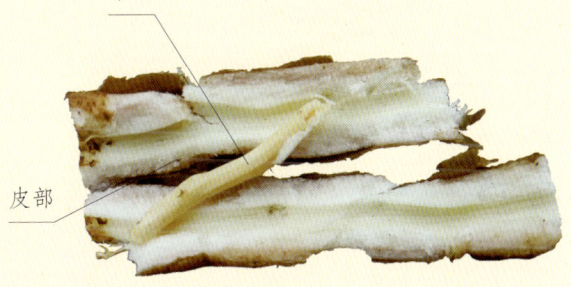

▲ 牡丹根纵剖面（安徽铜陵产）

牡丹皮 | 321

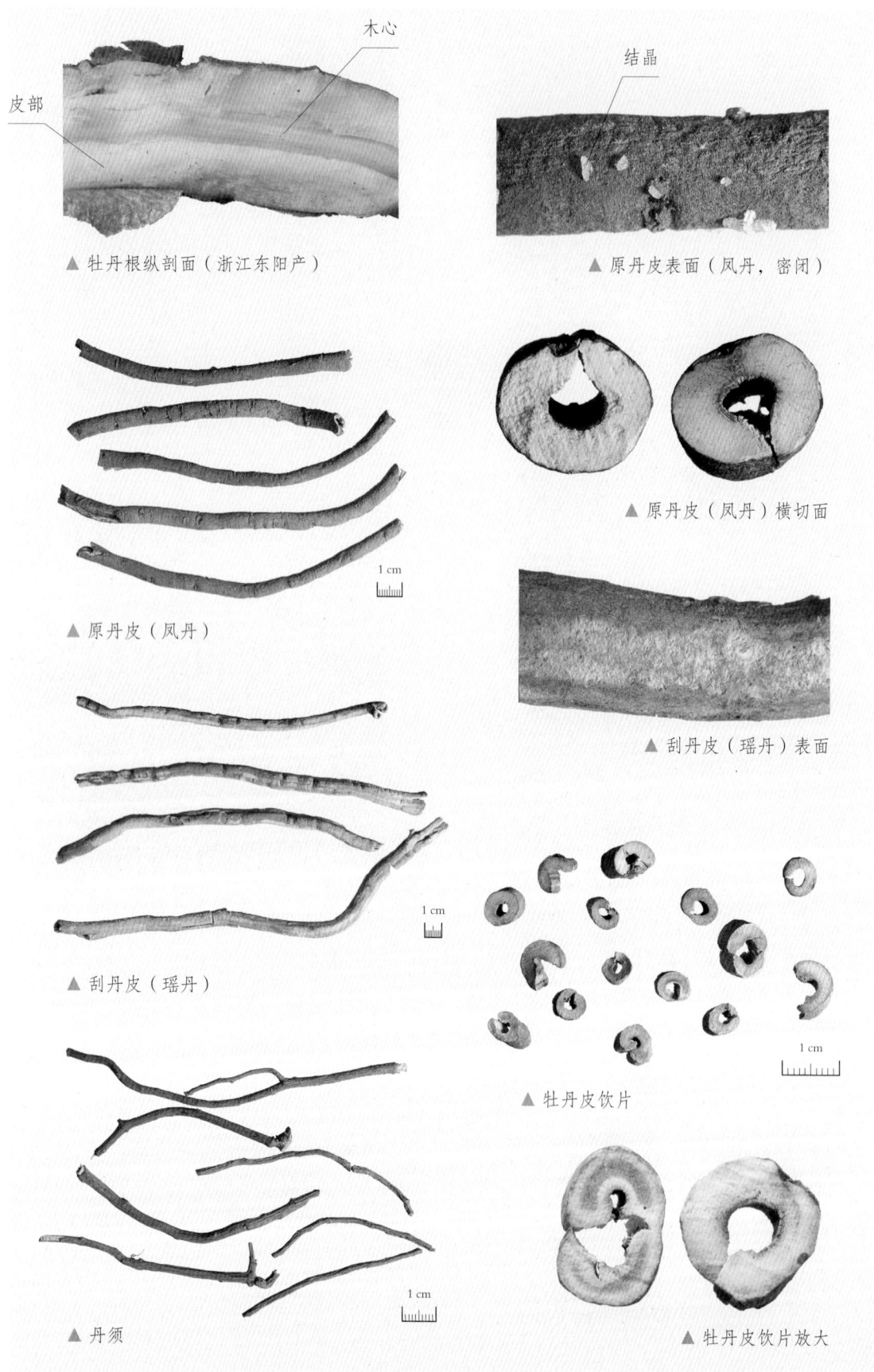

非正品

茂丹皮

为毛茛科植物四川牡丹 Paeonia szechuanica Fang 的干燥根皮。本品呈卷筒状或半卷筒状，有纵剖开的裂纹，长5～20cm，厚0.2～0.6cm。外表面灰褐色或黄褐色，略粗糙，可见横长皮孔，栓皮脱落处显淡黄色或类白色，有的可见细小晶点。质硬而脆，易折断，断面类白色、黄白色或黄棕色，具粉性。有特殊香气，味辛、微苦涩。

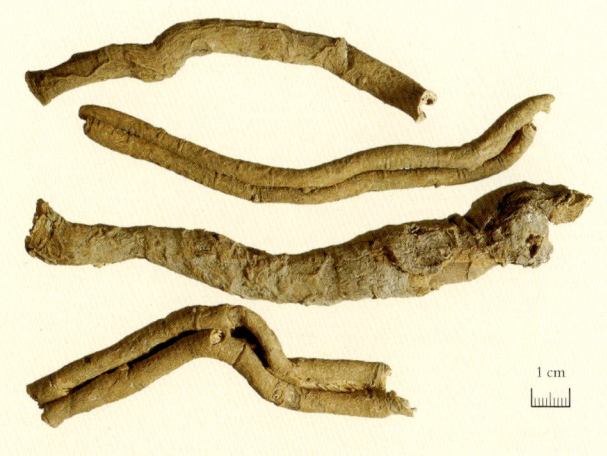

▲ 茂丹皮

西昌丹皮

为毛茛科植物滇牡丹 Paeonia delavayi Franch.、狭叶牡丹 Paeonia delavayi var. angustiloba Rehd. et Wils. 或黄牡丹 Paepmoa delavayi Franch. var. lutea (Franch.) Finrt et Gagnep. 的干燥根皮。本品呈筒状、半筒状或不规则的块片状，有纵剖开的裂缝，两边向内卷曲或略张开，长5～15cm，直径0.5～2cm，厚0.1～0.3cm。外表面棕褐色或黄褐色，有多数横长皮孔及细根痕，栓皮脱落处暗紫红色；内表面灰黄色或淡紫色，有明显的细纵纹，有时可见光亮的星点。质硬而脆，易折断，断面略显粉性。有特殊杏气，味苦而涩，稍有刺舌感。

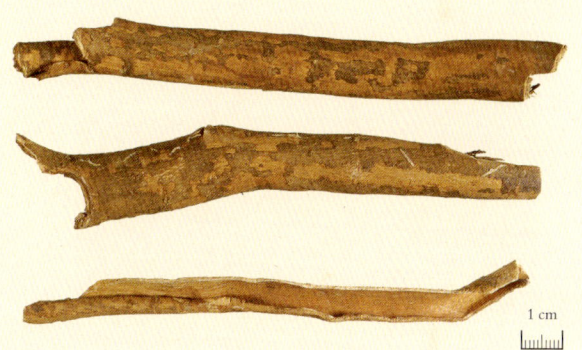

▲ 西昌丹皮（滇牡丹）

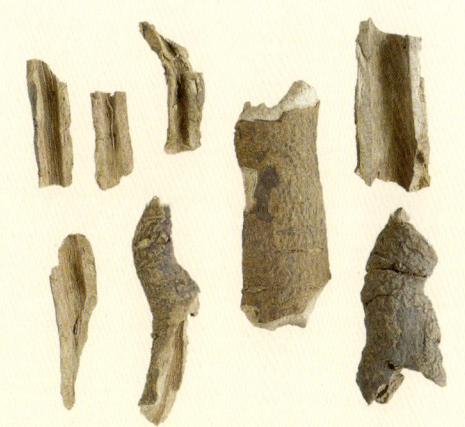

▲ 西昌丹皮（黄牡丹）

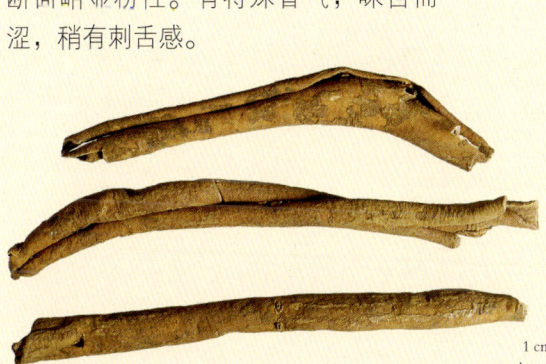

▲ 西昌丹皮（狭叶牡丹）

带木心的牡丹皮

为毛茛科植物牡丹 *Paeonia suffruticosa* Andr. 的带木心的根皮。

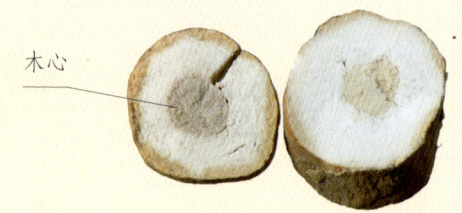

▲ 带木心的牡丹皮

硫黄熏蒸的牡丹皮

为毛茛科植物牡丹 *Paeonia suffruticosa* Andr. 经硫黄熏蒸后的干燥根皮。

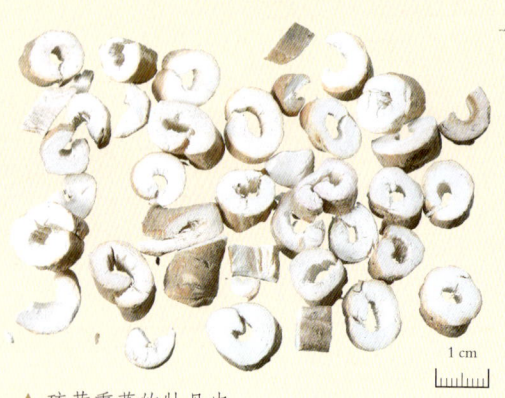

▲ 硫黄熏蒸的牡丹皮

伪制品

芍药根

为毛茛科植物芍药 *Paeonia lactiflora* Pall. 的干燥根的加工伪制品。
本品呈圆筒状，长短粗细不一，较牡丹皮薄。外表面淡红棕色，栓皮残留部分呈黑褐色或灰褐色，较光滑，具支根痕；内表面粉红色，具深色细纵条纹，常带有少数木部，无明亮的结晶体。质脆，略有弹性，断面平坦，粉红色或白色。气微，味微酸而涩。

注：商品常有硫黄熏蒸者和不去心者。

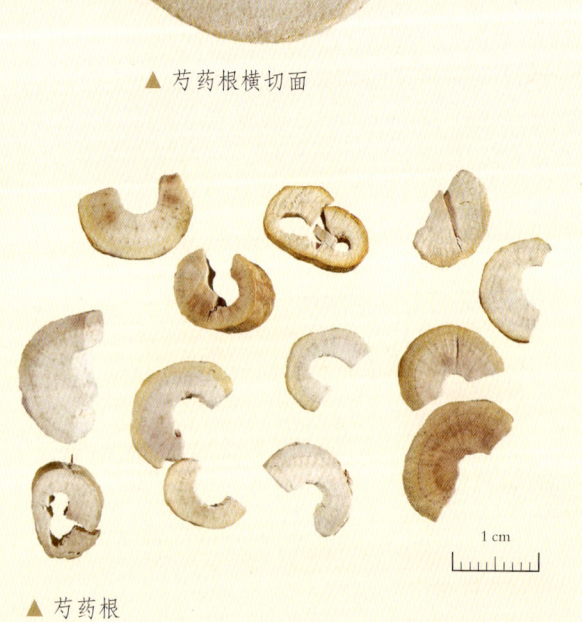

▲ 芍药根横切面

▲ 芍药根

苦楝皮 /Kulianpi

正 品

苦楝皮（药典品种）

药材为楝科植物川楝 *Melia toosendan* Sieb. et Zucc. 或楝 *Melia azedarach* L. 的干燥树皮和根皮。

本品呈不规则板片状、半卷筒状或槽状，长宽不一，厚0.2～0.6cm。外表面灰棕色或灰褐色，粗糙，有交织的纵皱纹及点状灰棕色皮孔，除去粗皮者淡黄色；内表面类白色或淡黄色。质韧，不易折断，断面纤维性，呈层片状，易剥离。气微，味苦。

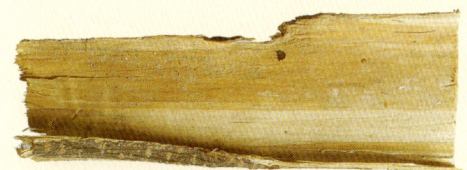
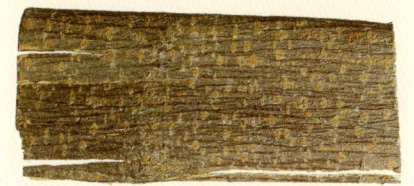

▲ 苦楝皮（枝皮）

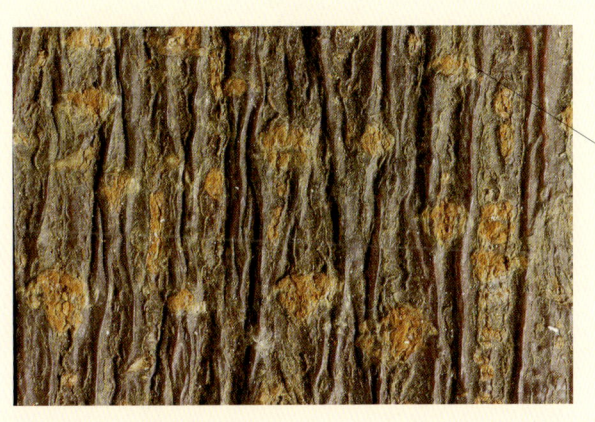

▲ 苦楝皮（枝皮）外表面

皮孔

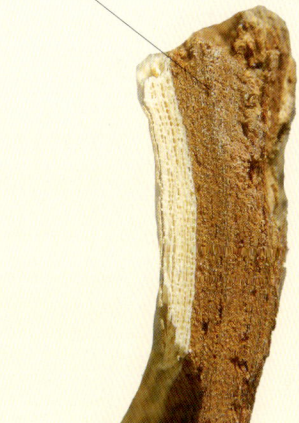

层片状

▲ 苦楝皮（枝皮）断面

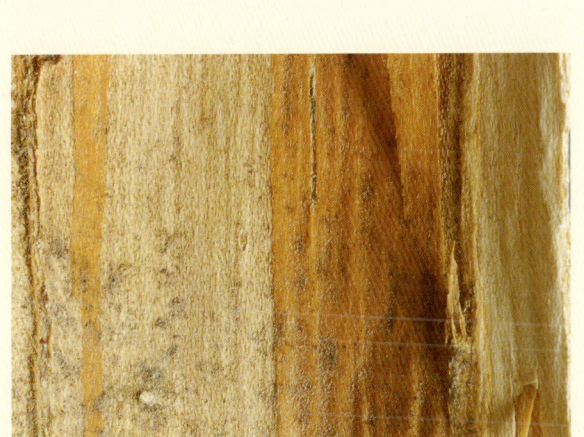

▲ 苦楝皮（枝皮）内表面

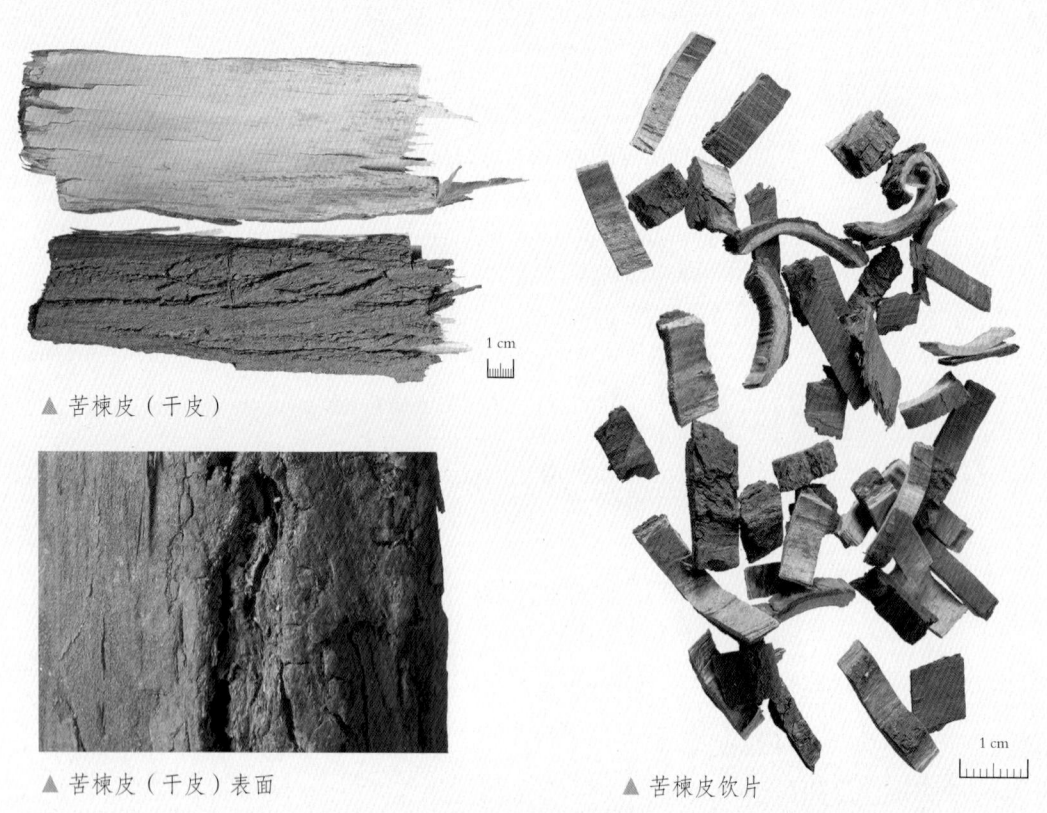

▲ 苦楝皮（干皮）

▲ 苦楝皮（干皮）表面

▲ 苦楝皮饮片

非正品

苦木皮

为苦木科植物苦木 *Picrasma quassioides* (D. Don) Benn. 的干燥树皮和根皮。

本品呈单卷筒状、槽状或长片状，厚 0.2～0.4cm。栓皮较平坦，紫褐色，具灰色皮孔和斑纹，裂纹较少。质脆，易折断，断面略显纤维状，不能剥离成多个薄层。味极苦。

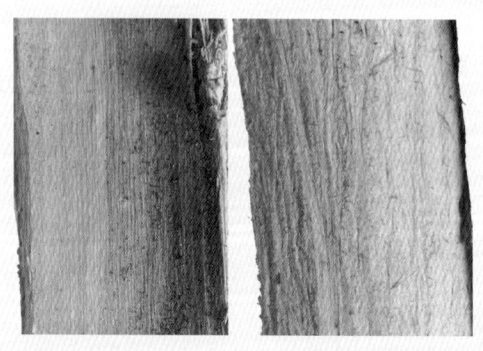

▲ 苦木皮内、外表面

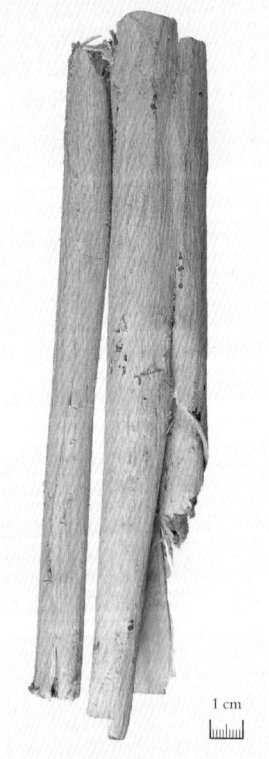

▲ 苦木皮

厚朴 /Houpo

正 品

厚朴（药典品种）

药材为木兰科植物厚朴 *Magnolia officinalis* Rehd. et Wils. 的干燥树皮和根皮。

本品呈卷筒状或双卷筒状，长15~45cm，厚0.3~0.5cm。外表面浅棕褐色，粗糙，呈鳞片状，多纵裂，皮孔呈椭圆形或圆形，纵裂呈唇形。内表面紫棕色，有密集纹理，指甲按压后留油痕。质坚硬，不易折断，断面外层呈颗粒状，内层呈裂片状，于阳光下可见闪光的结晶。气芳香，味微辛、苦。

凹叶厚朴（药典品种）

药材为木兰科植物凹叶厚朴 *Magnolia officinalis* Rehd. et Wils. var. *biloba* Rehd. et Wils. 的干燥树皮和根皮。

本品呈卷筒状，厚约0.4cm。外表面淡棕色，多纵裂沟，皮孔大，开裂呈唇形。内表面紫棕色，有密集纹理。折断面外层呈颗粒状，内层呈裂片状，于阳光下可见闪光的点状结晶。气芳香，味微苦。

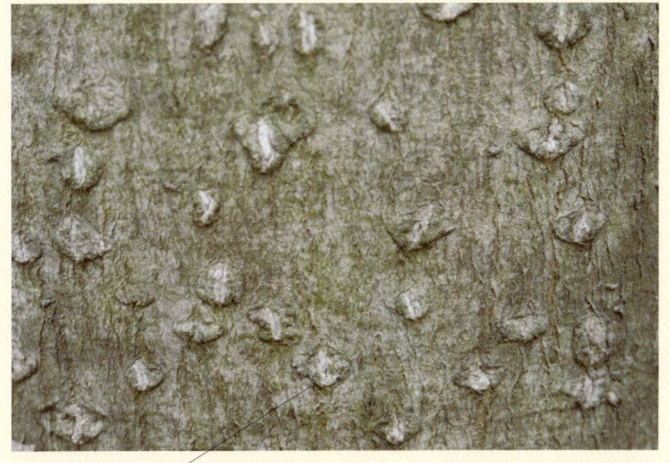

皮孔纵裂 ▲ 厚朴树皮表面（摄于四川都江堰）

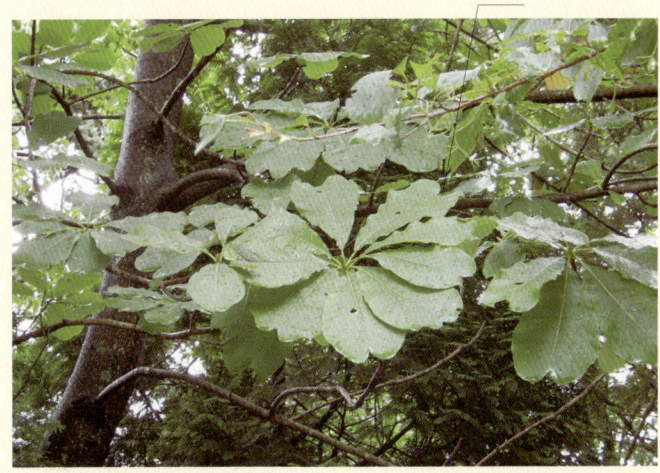

凹叶

▲ 凹叶厚朴（摄于江西庐山）

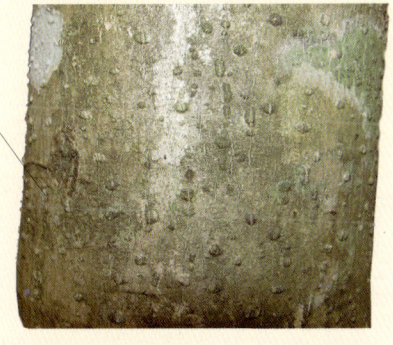

▲ 凹叶厚朴树皮

皮孔纵裂

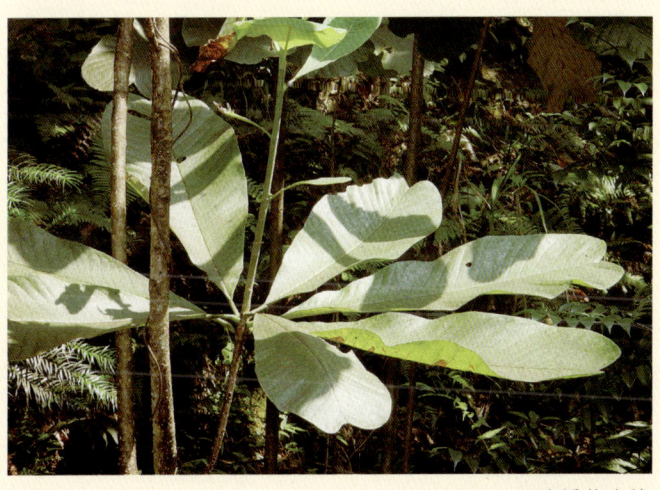

▲ 凹叶厚朴生境

厚朴 | 327

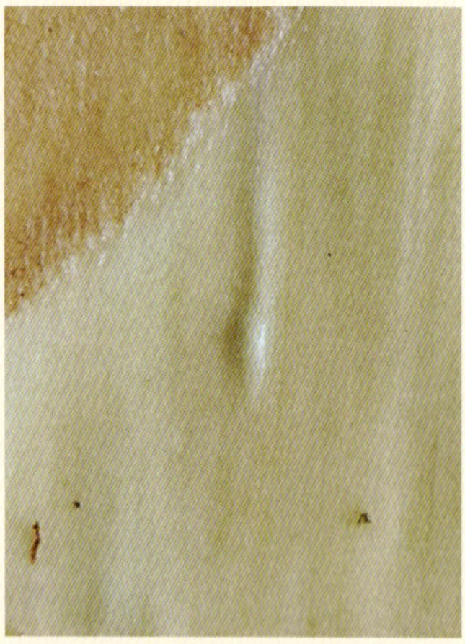

▲ 凹叶厚朴树皮内侧 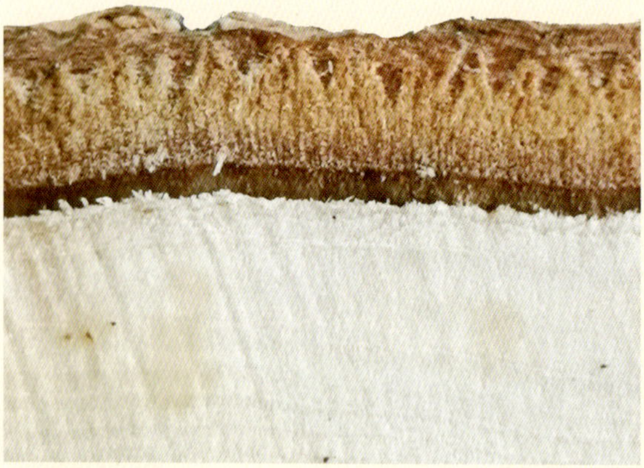　　　　　　　　　　　▲ 凹叶厚朴树皮横切面

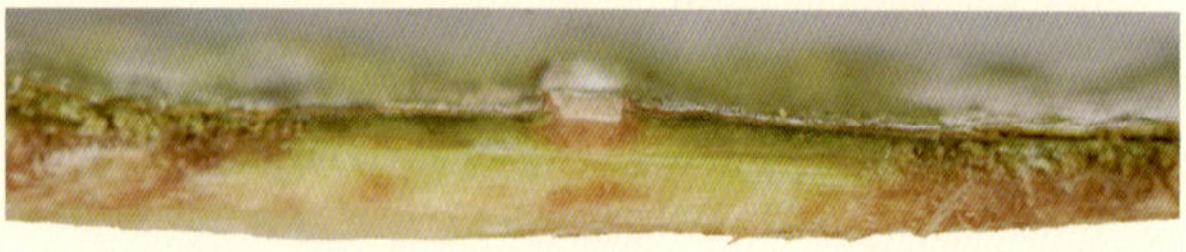

▲ 厚朴树皮纵切面

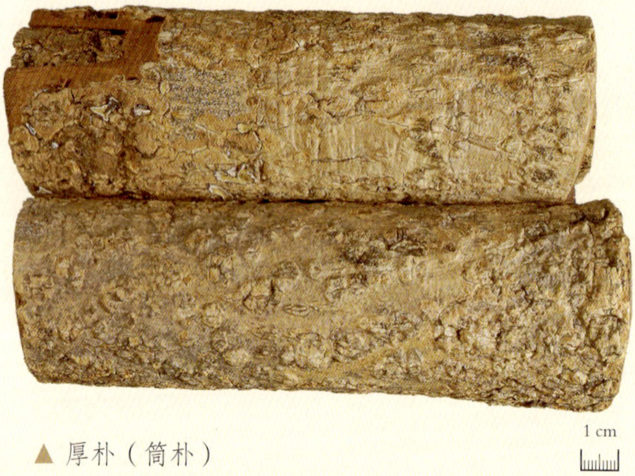

▲ 厚朴（筒朴）　　1 cm　　　　　　　　▲ 厚朴树皮

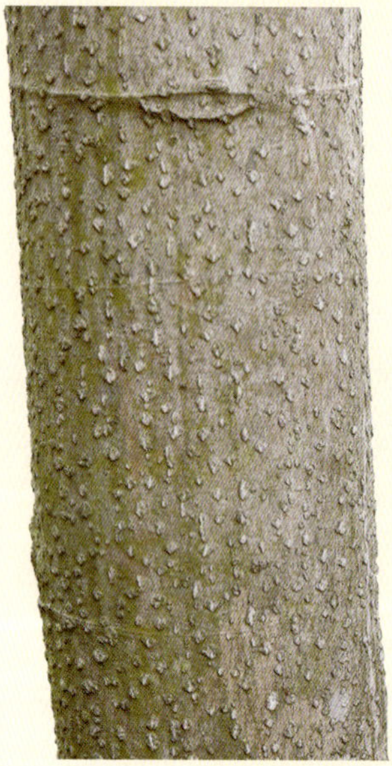

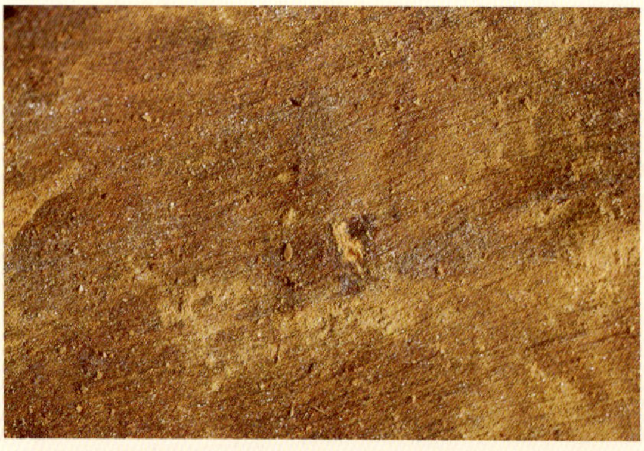

▲ 厚朴内表面 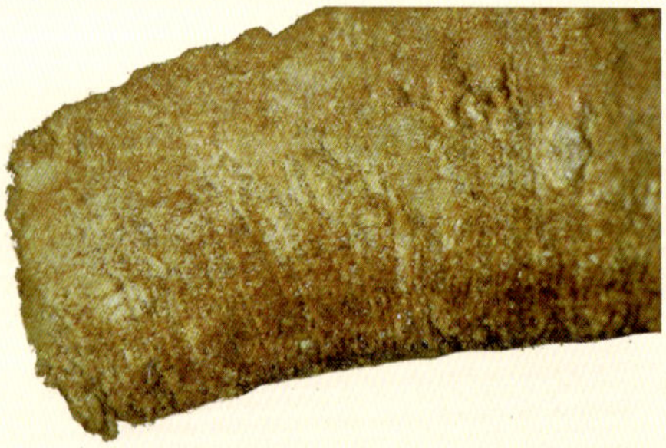　　　　　　　　　　　　　▲ 厚朴切面

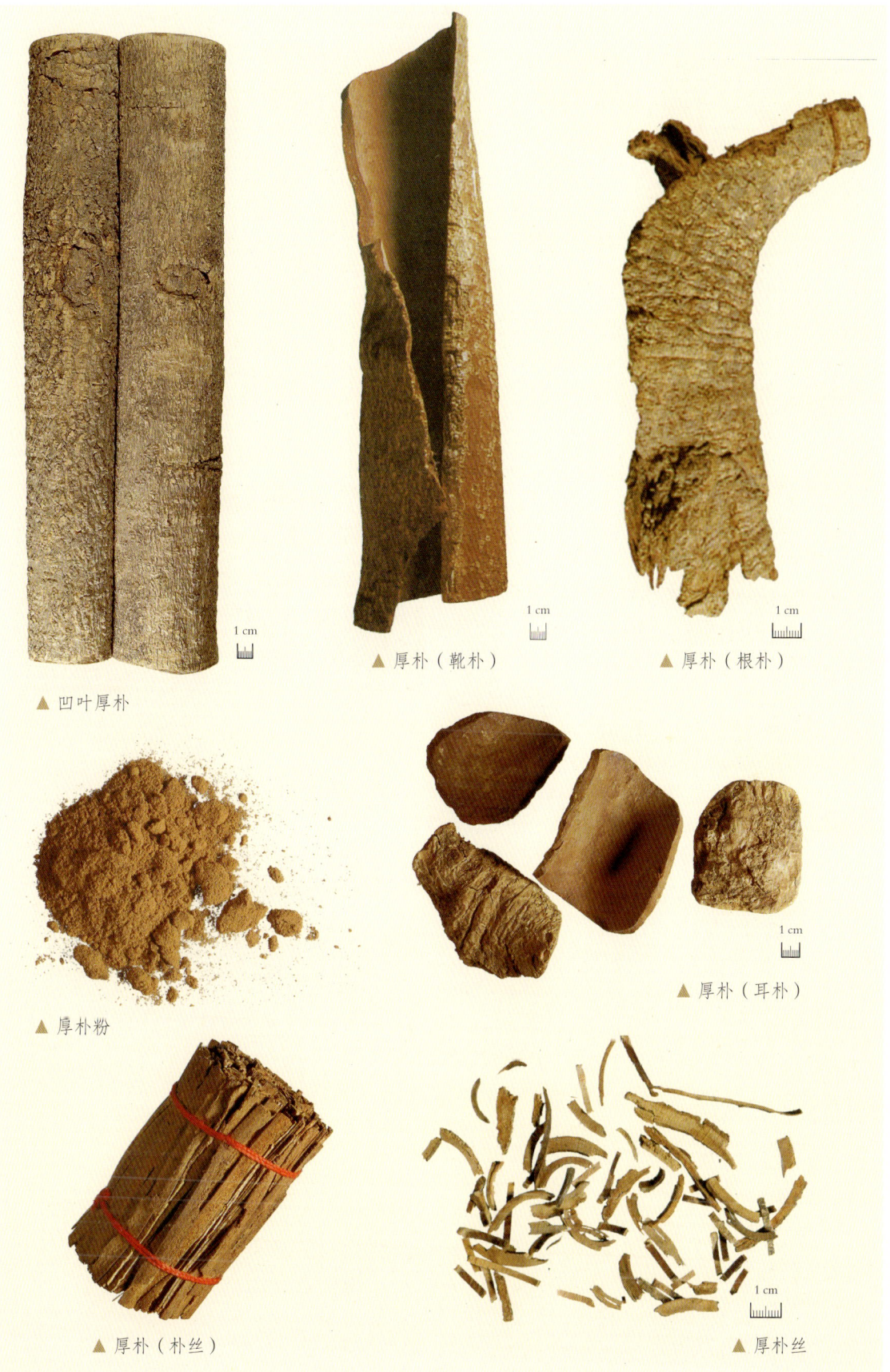

▲ 凹叶厚朴　　▲ 厚朴（靴朴）　　▲ 厚朴（根朴）

▲ 厚朴粉　　▲ 厚朴（耳朴）

▲ 厚朴（朴丝）　　▲ 厚朴丝

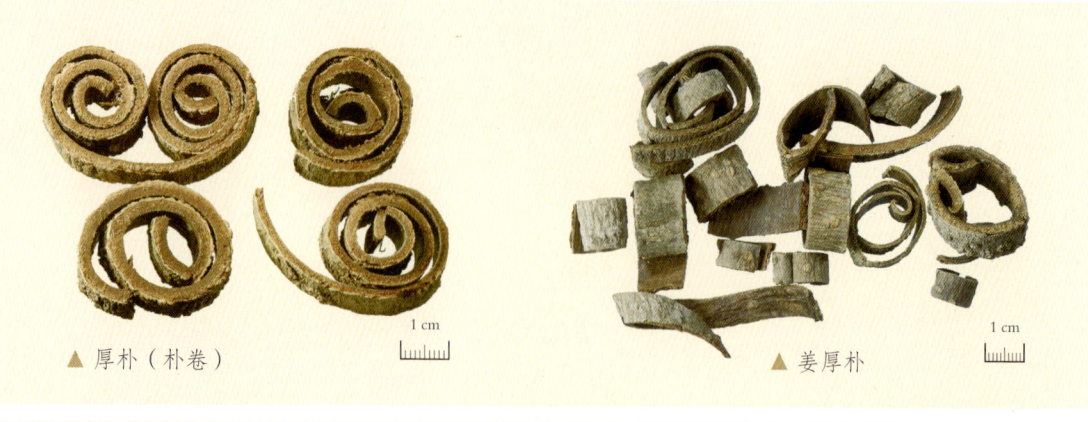

▲ 厚朴（朴卷）　　　　　　　　　▲ 姜厚朴

非正品

霉变厚朴

为木兰科植物厚朴 Magnolia officinalis Rehd. et Wils. 或凹叶厚朴 Magnolia officinalis Rehd. et Wils. var. biloba Rehd. et Wils. 的霉变的树皮和根皮。

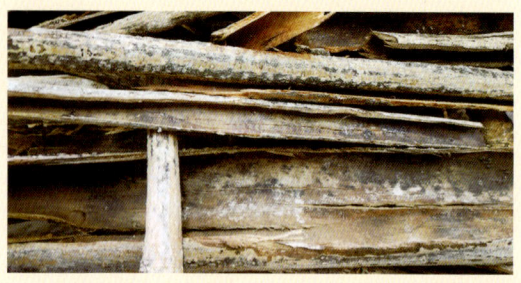

▲ 霉变厚朴

西康木兰

为木兰科植物西康木兰 Magnolia wilsonii (Finet et Gagnep.) Rehd. et Wils. 的干燥干皮。本品呈板块状、卷筒状或槽状，厚0.1～0.3cm。外表面灰黄色，栓皮薄，具裂纹，栓皮脱落处呈紫褐色，散在横向椭圆形皮孔。内表面黄棕色或紫褐色，平坦，放大镜下显网状短条纹。质脆，易折断，断面整齐，外侧略显层状。气香，味微辛。

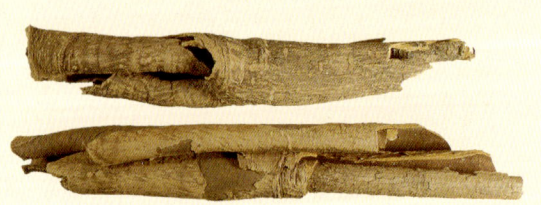

▲ 西康木兰

武当玉兰

为木兰科植物武当玉兰 Magnolia sprengeri Pamp. 的干燥茎皮。

本品呈板片状，厚1.5～5cm。外表面灰棕色至灰黄色，粗糙，具不规则裂纹及圆形或椭圆形皮孔，栓皮片状脱落，有时附着地衣斑及苔藓；幼枝皮则较光滑。内表面黄褐色至紫褐色，平滑，具纵向细纹。质硬，易折断，断面外侧黄棕色且颗粒状，内侧纤维状。气芳香，具姜辣味，微苦。

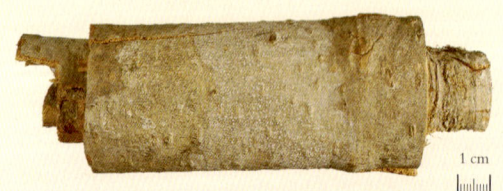

▲ 武当玉兰

凹叶木兰

为木兰科植物凹叶木兰 *Magnolia sargentiana* Rehd. et Wils. 的干燥茎皮。

本品呈板块状、卷筒状或块状，长短不一，厚 0.3 ~ 0.8cm。外表面灰黄褐色，粗糙，具细纵裂纹，栓皮脱落处呈灰黄色至棕红色。内表面褐黄色或紫褐色，具细纵纹。质坚，不易折断，断面外层紫棕色或棕黑色，内层黄棕色，显短毛须状纤维性。味微苦、辛。

滇缅厚朴

为木兰科植物大叶木兰 *Magnolia rostrata* W. W. Smith 的树皮。

本品性状特征详见本册大叶木兰项下。

长叶木莲

为木兰科植物长叶木莲 *Manglietia hookeri* Cubitte et Smith 的干燥树皮。

本品呈双卷筒形，厚 0.1 ~ 0.2cm。外表面浅棕褐色，具明显的横向皮孔。内表面黑褐色，略光滑。质脆，断面显强纤维性。气微，味淡。

桂南木莲

为木兰科植物桂南木莲 *Manglietia chingii* Dandy 的干燥树皮。

本品呈单卷筒状、双卷筒状或板片状，厚 0.2 ~ 0.5cm。外表面灰棕色至灰褐色，有众多圆形或椭圆形皮孔，粗糙，具不整齐的纵裂纹和横纹，栓皮剥落处呈棕红色。内表面黄棕色，平坦，具纵纹。质硬，断面纤维性。气微香，味苦、微辛。

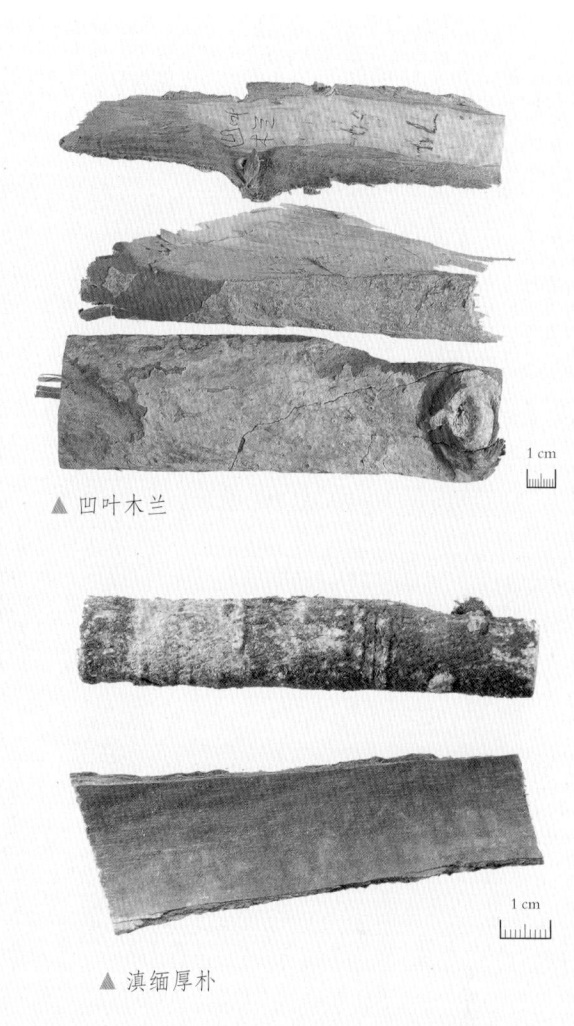

▲ 凹叶木兰

▲ 滇缅厚朴

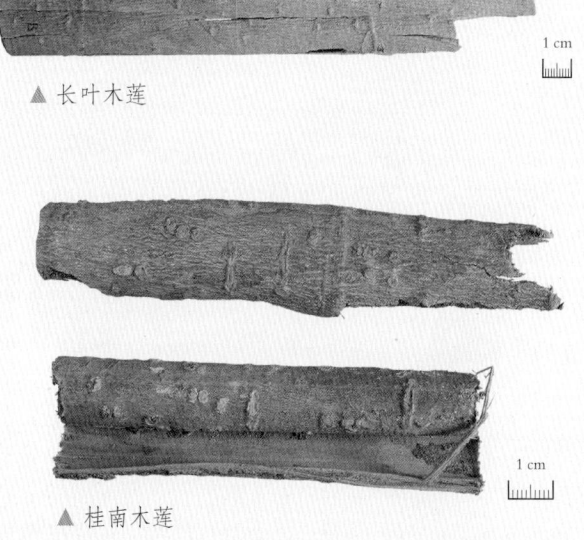

▲ 长叶木莲

▲ 桂南木莲

黄杞

为胡桃科植物黄杞 *Engelhardia roxburghiana* Wall. 的干燥树皮。

本品呈卷筒状、槽状或板片状，长30~40cm。外表面棕色或棕黑色，粗糙，有纵裂纹，嫩皮较平滑，有纵皱纹。内表面平滑，有细纵纹，棕褐色。质坚韧，难折断，断面纤维性。气微，味苦。

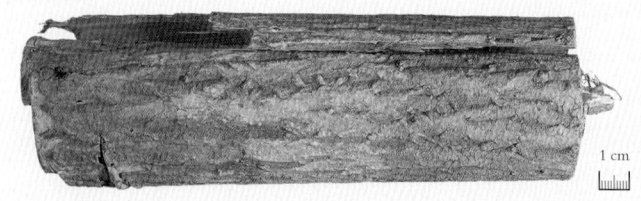

▲ 黄杞

核桃楸

为胡桃科植物核桃楸 *Juglans mandshurica* Maxim. 的干燥树皮。

本品呈卷筒状、槽状或板片状，长30~40cm。外表面棕色或棕黑色，粗糙，栓皮厚，有纵裂纹，嫩皮较平滑，有时可见猴脸样疤痕。内表面平滑，有细纵纹，棕褐色。质坚韧，不易折断，断面纤维性。气微，味微苦。

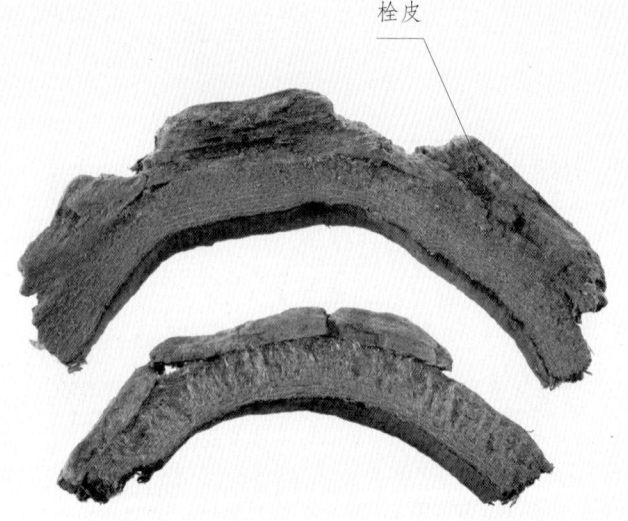

▲ 核桃楸放大

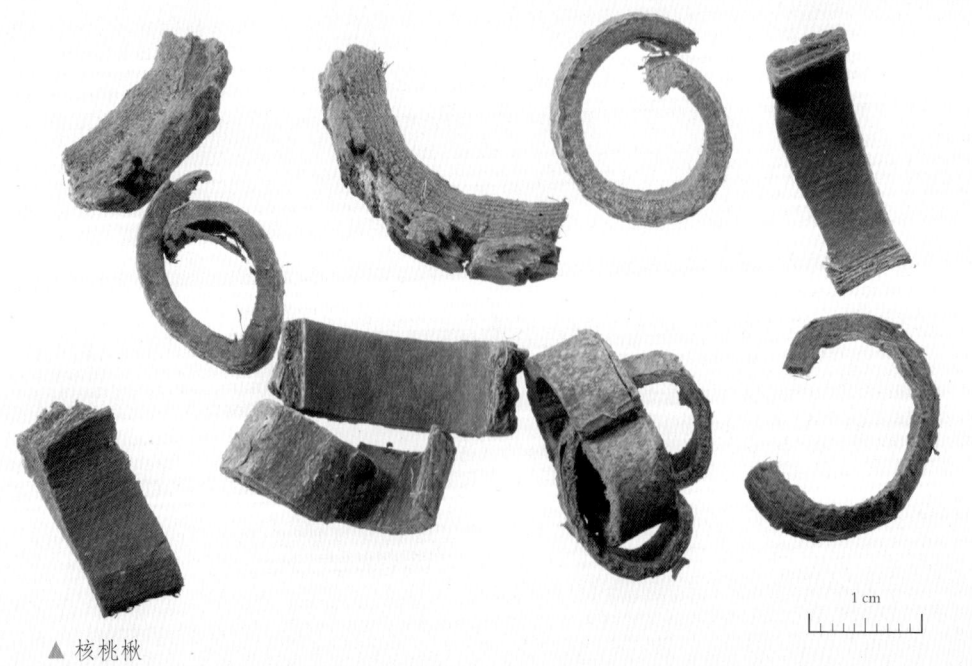

▲ 核桃楸

香加皮 /Xiangjiapi

正 品

香加皮（药典品种）

药材为萝藦科植物杠柳 *Periploca sepium* Bge. 的干燥根皮。

本品呈卷筒状或槽状，少数呈不规则的块片状，长3～10cm，直径1～2cm，厚0.2～0.4cm。外表面灰棕色或黄棕色，栓皮松软，常呈鳞片状，易剥落。内表面淡黄色或淡黄棕色，较平滑，有细纵皱纹。体轻，质脆，易折断，断面不整齐，黄白色。有特异香气，味苦。

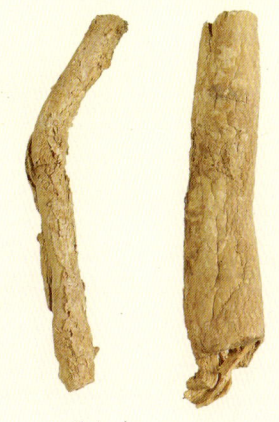

▲ 香加皮

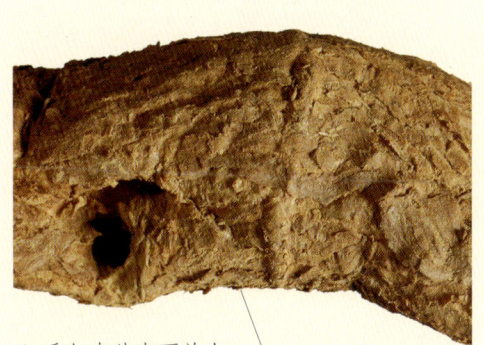

▲ 香加皮外表面放大

栓皮松软

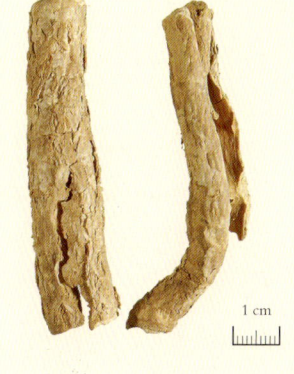

▲ 香加皮饮片

内面白色

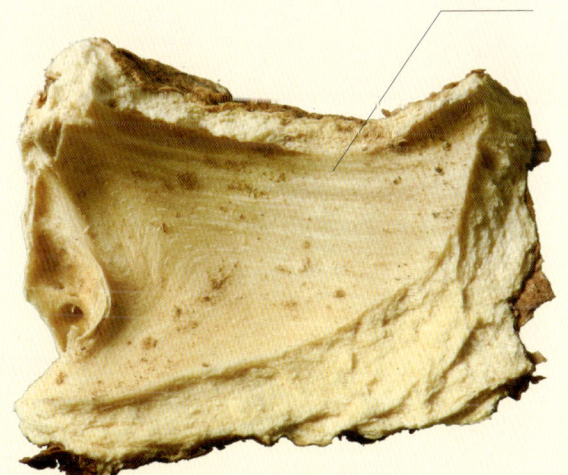

▲ 香加皮内表面

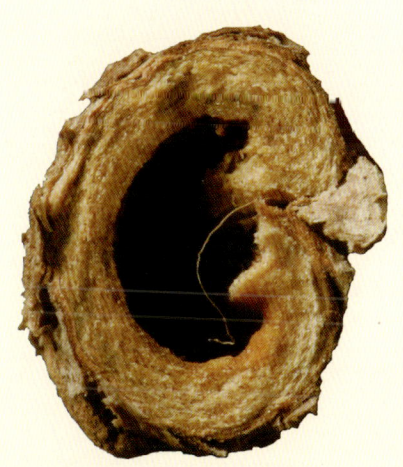

▲ 香加皮横切面

秦皮 /Qinpi

正 品

秦皮（药典品种）

药材为木犀科植物苦枥白蜡树 *Fraxinus rhynchophylla* Hance、白蜡树 *Fraxinus chinensis* Roxb.、尖叶白蜡树 *Fraxinus szaboana* Lingelsh. 或宿柱白蜡树 *Fraxinus stylosa* Lingelsh. 的干燥枝皮或干皮。

本品呈卷筒状或槽状，长30~100cm，厚0.1~0.3cm。外表面灰褐色或灰黑色，有细密的纵向皱纹，有时可见灰白色地衣斑及对生的分枝痕，分枝痕下沿可见马蹄形或新月形叶痕。皮孔密布，圆点状或横长椭圆形，周边灰白色，中心浅棕色，有时可见稍增大的节部具数圈环纹。内表面黄白色至黄棕色，较平滑。质较坚硬，断面黄白色，纤维性。气微，味苦。

本品加热水浸泡，其浸出液在日光下可见碧蓝色荧光。

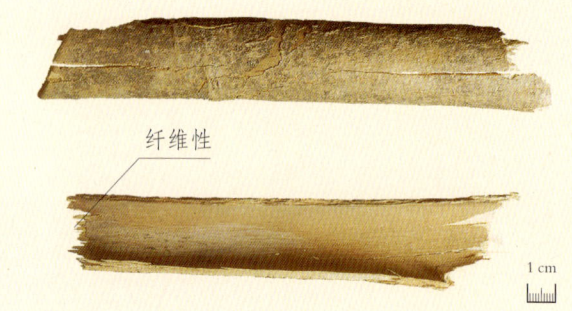

▲ 秦皮（苦枥白蜡树）

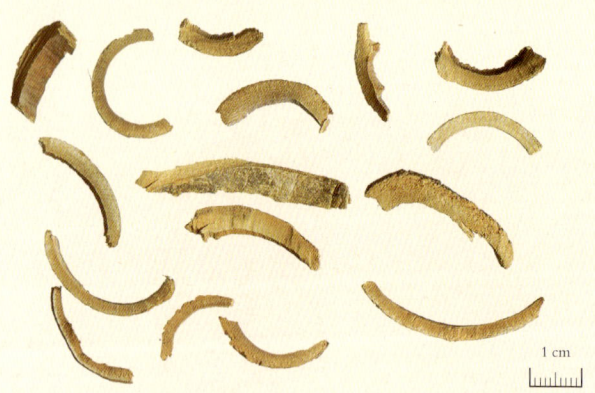

▲ 秦皮饮片（苦枥白蜡树）

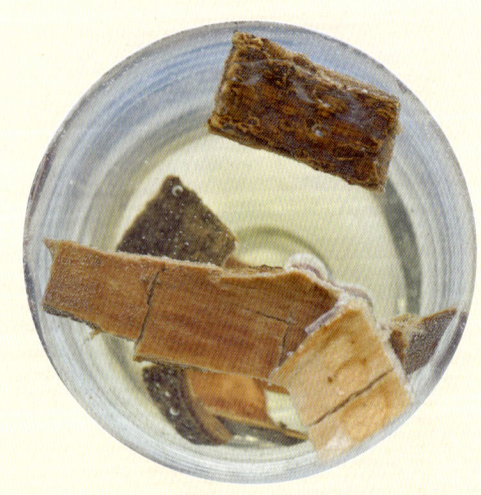

▲ 秦皮浸泡水中

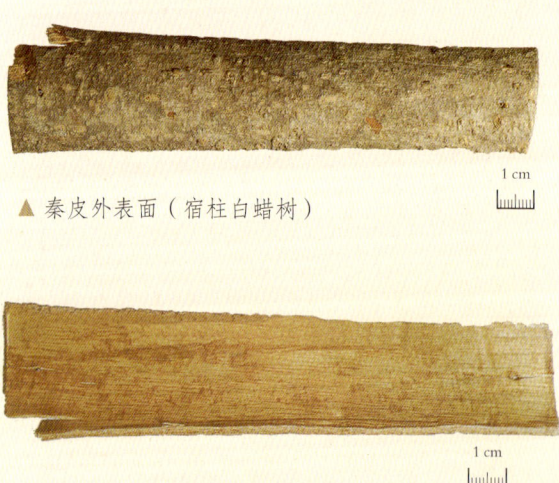

▲ 秦皮外表面（宿柱白蜡树）

▲ 秦皮内表面（宿柱白蜡树）

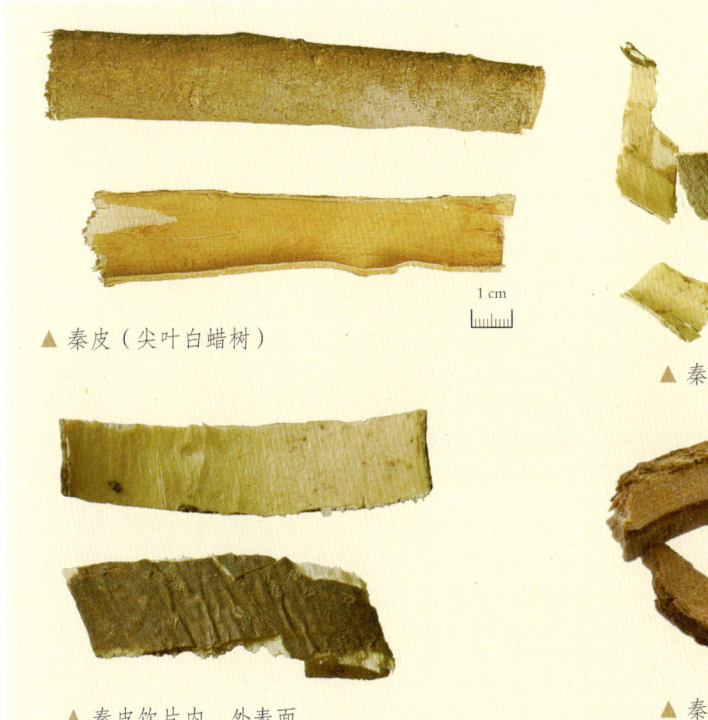

▲ 秦皮（尖叶白蜡树）

▲ 秦皮饮片内、外表面

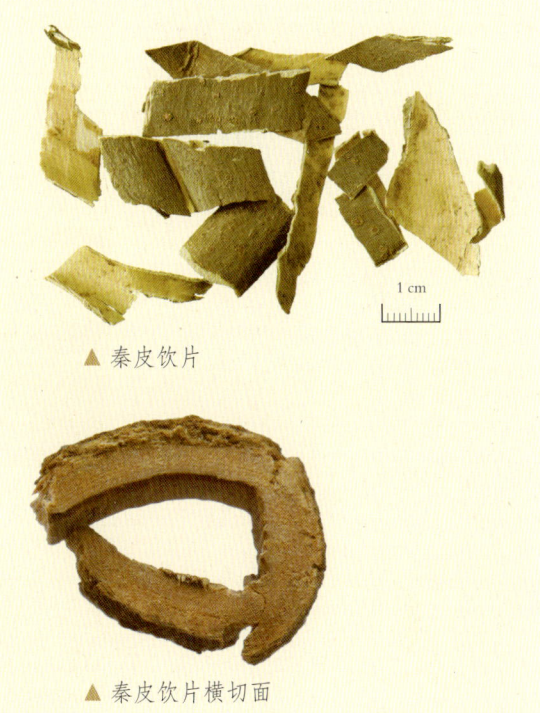

▲ 秦皮饮片

▲ 秦皮饮片横切面

非正品

核桃楸

为胡桃科植物核桃楸 *Juglans mandshurica* Maxim. 的干燥枝皮。

本品常呈扭曲的单卷筒状或双卷筒状，长短不等，厚0.1~0.2cm。外表面浅灰棕色或灰棕色，有细纵纹及圆形突起的皮孔，有的具三角形叶痕。内表面暗棕色，平滑有细纹。质坚韧，不易折断，断面纤维性。气微弱，味微苦。

本品加热水浸泡，其浸出液显浅黄棕色，无荧光。

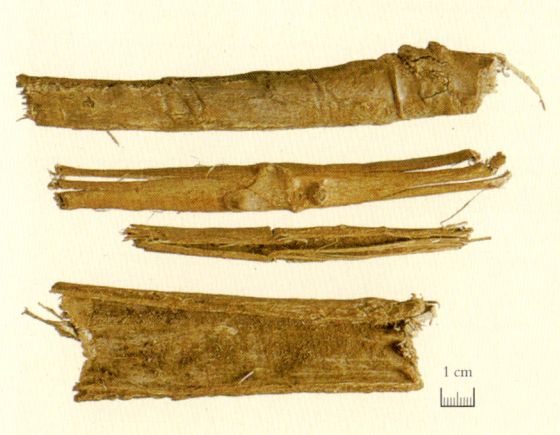

▲ 核桃楸

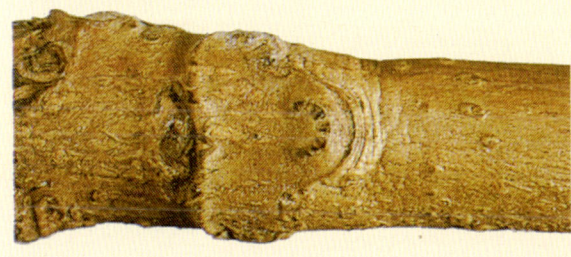

▲ 核桃楸外表面

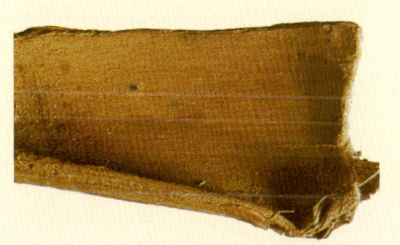

▲ 核桃楸内表面

桑 白 皮 /Sangbaipi

正品

桑白皮（药典品种）

药材为桑科植物桑 *Morus alba* L. 的干燥根皮。

本品呈扭曲的卷筒状、槽状或板片状，长短、宽窄不一，厚 0.1～0.4cm。外表面白色或淡黄白色，较平坦，有的残留橙黄色或棕黄色鳞片状粗皮。内表面黄白色或灰黄色，有细纵纹。体轻，质韧，纤维性强，难折断，易纵向撕裂，撕裂时有粉尘飞扬。气微，味微甘。

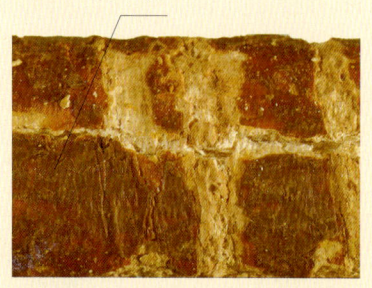

▲ 桑白皮外表面（栓皮）

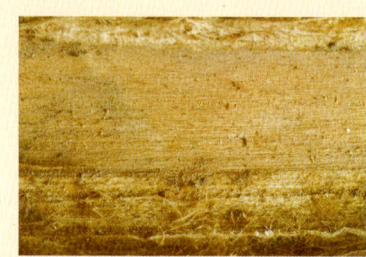

▲ 桑白皮内表面

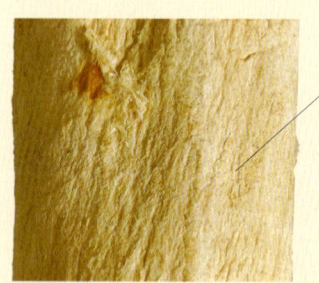

▲ 桑白皮表面（已去外皮）（纤维性）

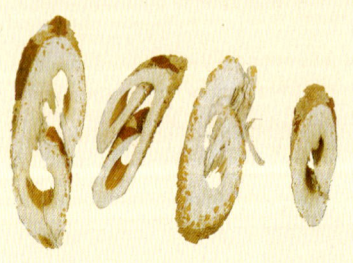

▲ 桑白皮饮片

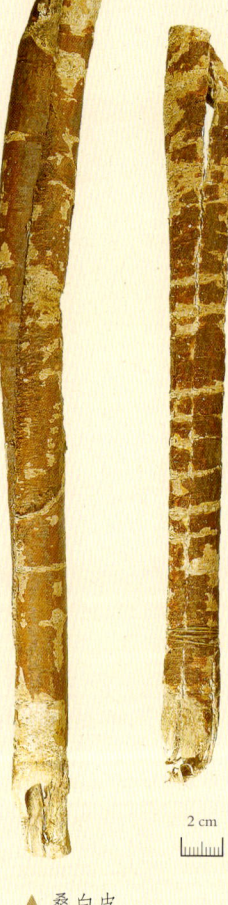

▲ 桑白皮

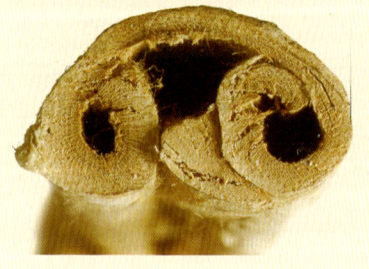

▲ 桑白皮横切面（已去外皮）

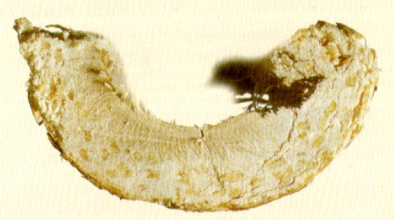

▲ 桑白皮切面

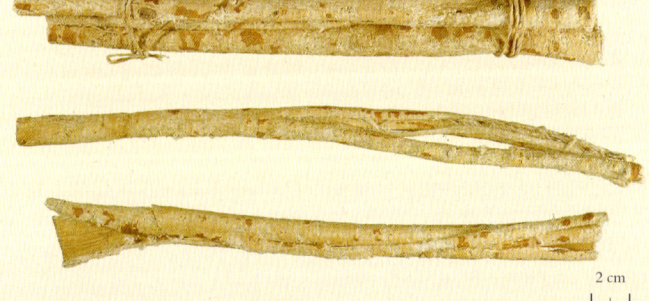

▲ 桑白皮（已去外皮）

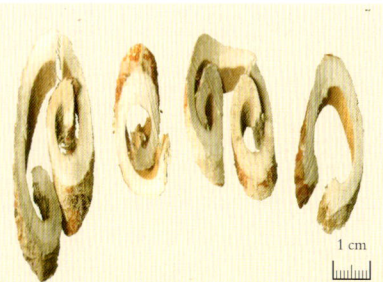
▲ 桑白皮饮片

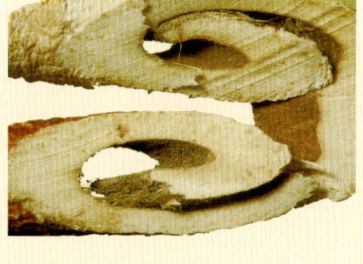
▲ 桑白皮饮片放大

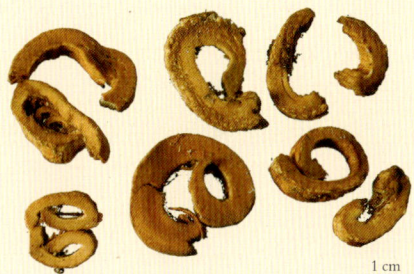
▲ 蜜桑白皮饮片

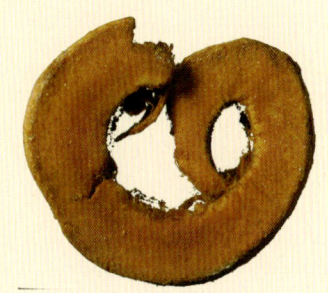
▲ 蜜桑白皮饮片放大

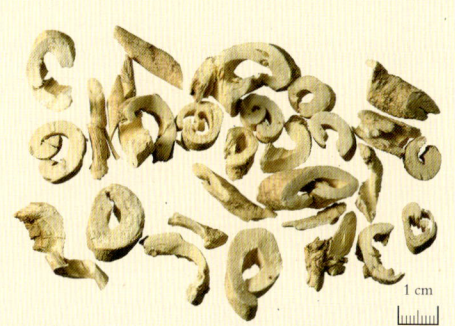
▲ 桑白皮饮片（硫黄熏蒸）

非正品

华桑

为桑科植物华桑 Morus cathayana Hemsl. 的干燥根皮。

本品呈槽状或板片状，形状及大小不一，厚0.3～0.5cm。外表面暗紫褐色，可见圆形或横向皮孔样疤痕，脱落处呈污黄色糟朽状，具颗粒状物。内表面黄褐色或浅黄棕色，有细纵纹。体轻，质硬，难折断，不易纵向撕裂，纤维性强。气微，味微咸。

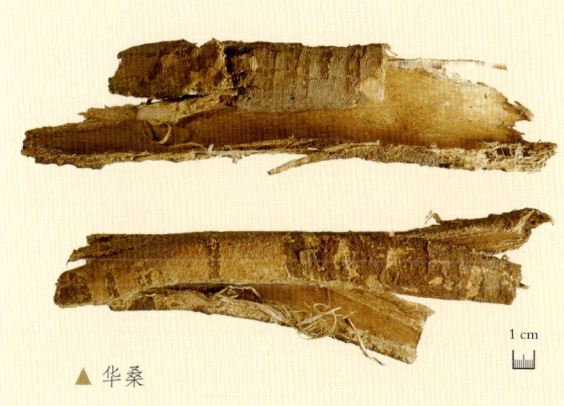
▲ 华桑

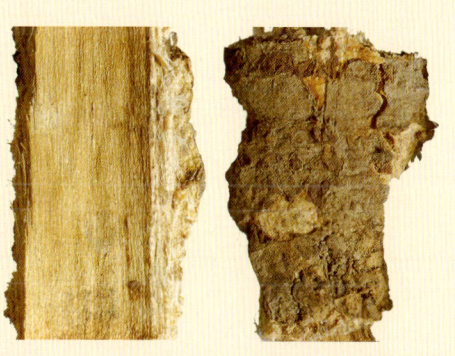
▲ 华桑内、外表面

桑白皮 | 337

柘树皮

为桑科植物柘 *Cudrania tricuspidata* (Carr.) Bur. ex Lavalle 的干燥根皮。

本品多呈扭曲片状，两边向内卷，厚0.1~2.5cm。外表面淡黄白色或灰白色，粗糙，有横向皱纹及颗粒状突起，残留橙黄色栓皮。内表面灰白色，有细纵皱纹及侧根痕穿孔。体轻，质坚韧，难折断，断面略带纤维性，纵向撕裂时易中途折断，有粉尘飞出。气微，味微苦涩。

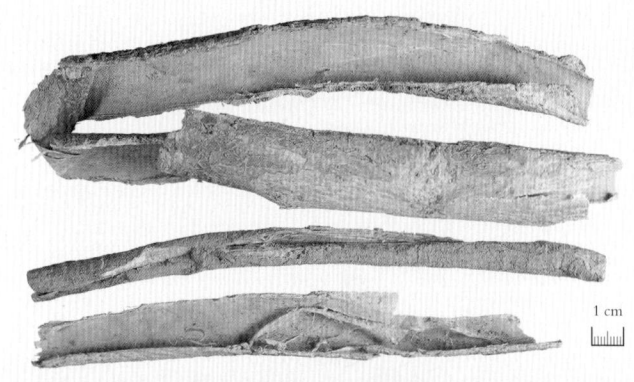
▲ 柘树皮

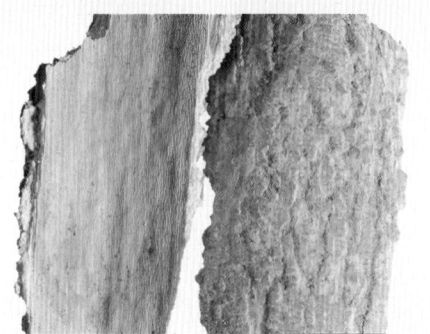
▲ 柘树皮内、外表面

构树皮

为桑科植物构树 *Broussonetia papyrifera* (L.) L'Hér. ex Vent. 的干燥根皮。

本品多呈扭曲的筒状、槽状或板片状，厚约0.15cm。外表面白色，残留黄色或淡褐色栓皮及点状须根痕。内表面淡黄色，光滑。体轻，质韧，难折断，断面纤维性，易纵向撕裂并有粉尘飞出。气微，味淡。

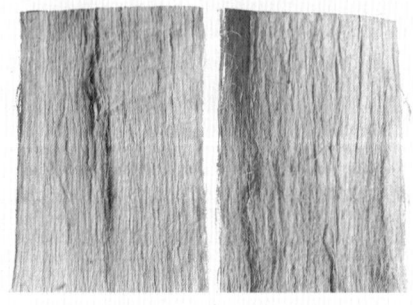
▲ 构树皮内表面

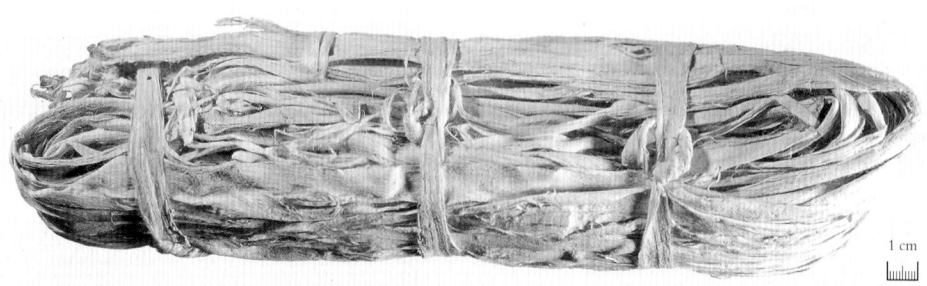
▲ 构树皮

黄 柏 /Huangbo

正 品

黄柏（药典品种）

药材为芸香科植物黄皮树 *Phellodendron chinense* Schneid. 的干燥树皮。

本品呈板片状或浅槽状，长宽不一，厚0.3~0.6cm。外表面黄褐色或黄棕色，平坦或具纵沟纹，有的可见皮孔痕及残存的灰褐色粗皮。内表面暗黄色或浅棕色，具细密的纵棱纹。体轻，质硬，断面纤维性，呈裂片状分层，深黄色。气微，味极苦，嚼之有黏性。

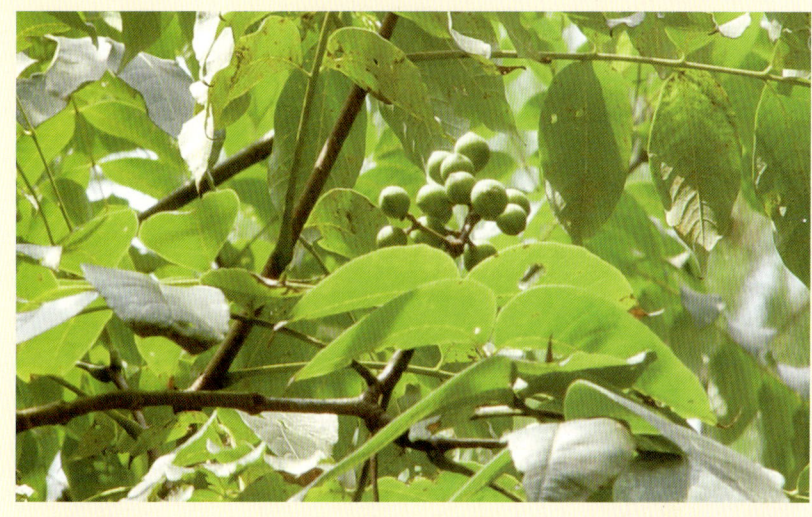
▲ 黄皮树（摄于江西井冈山）

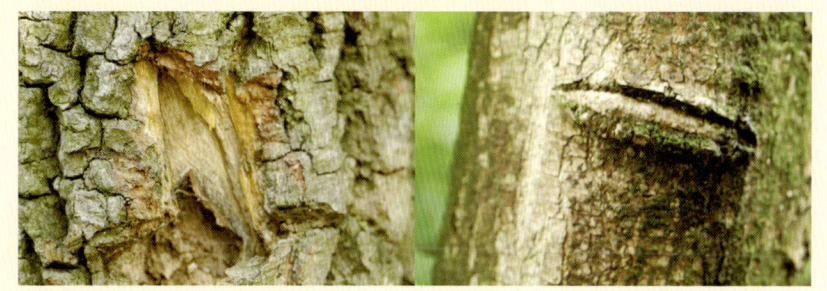
▲ 黄皮树局部（摄于重庆南川）

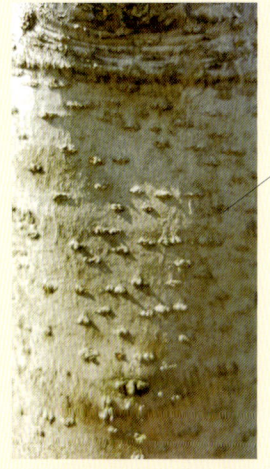
▲ 黄皮树树干（摄于湖南宁乡）

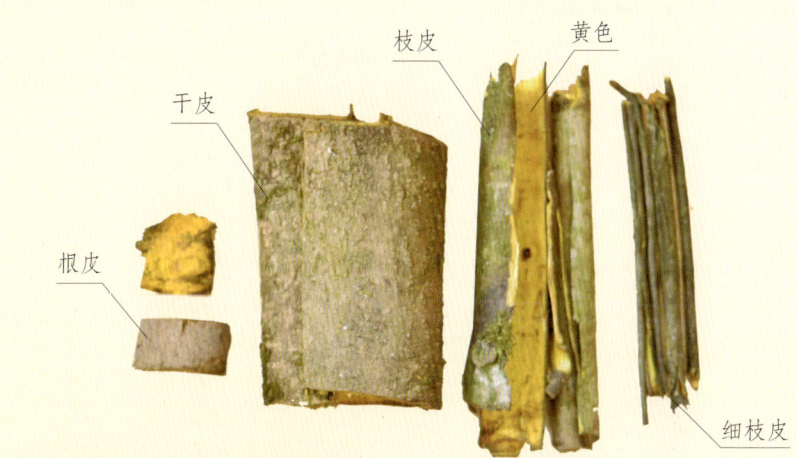
▲ 黄皮树树皮鲜品

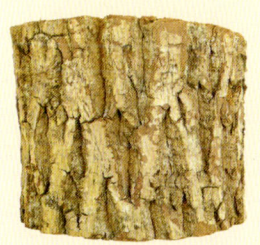
▲ 黄皮树老皮鲜品

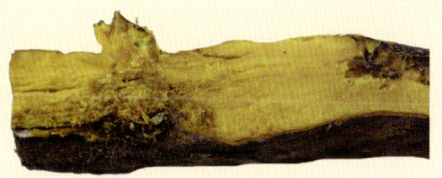
▲ 黄皮树根皮鲜品横切面

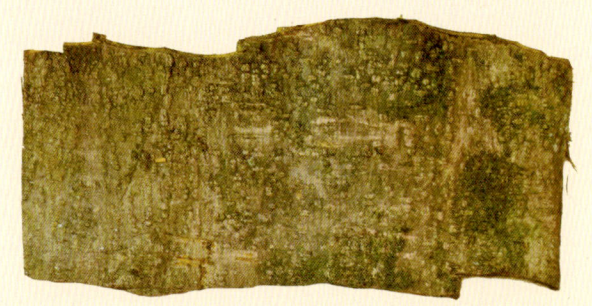
▲ 黄皮树树干皮鲜品外表面（摄于四川成都）

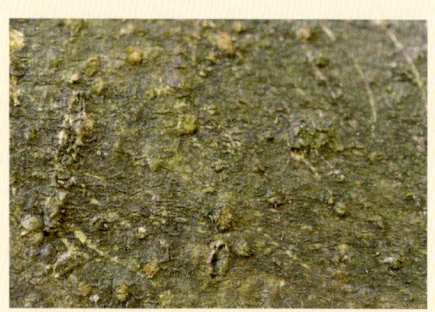
▲ 黄皮树树干皮鲜品外表面放大

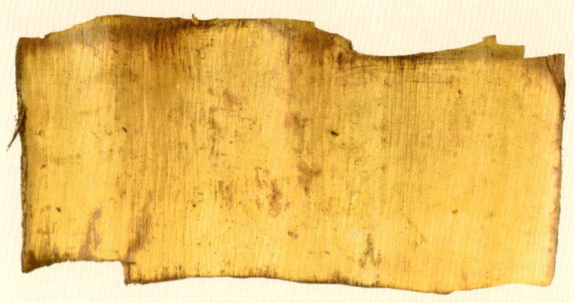
▲ 黄皮树树干皮鲜品内表面

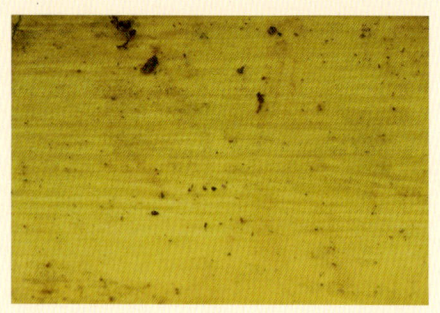
▲ 黄皮树树干皮鲜品内表面放大

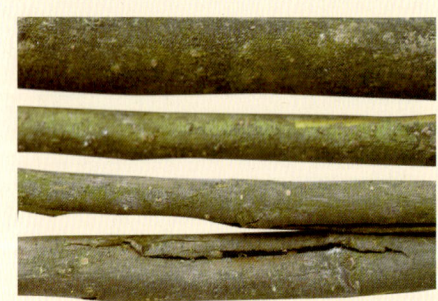
▲ 黄皮树枝皮鲜品

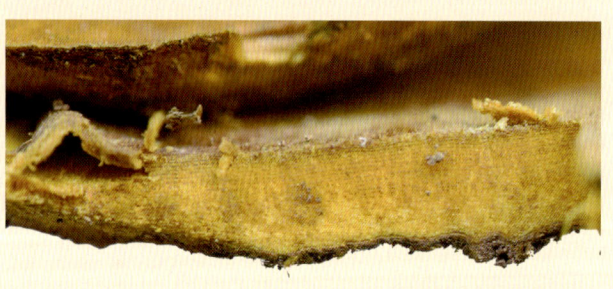
▲ 黄皮树树干皮鲜品横切面

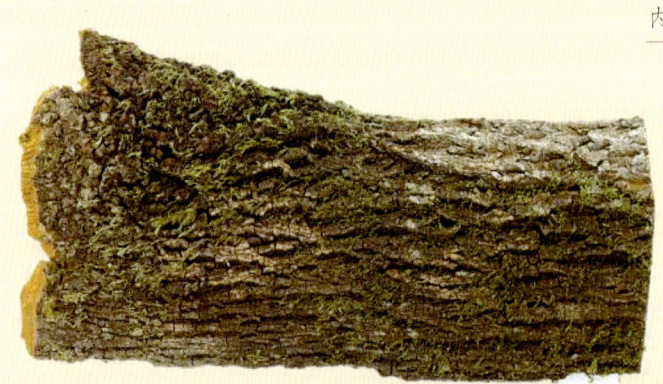
▲ 黄皮树树皮

内层暗黄色

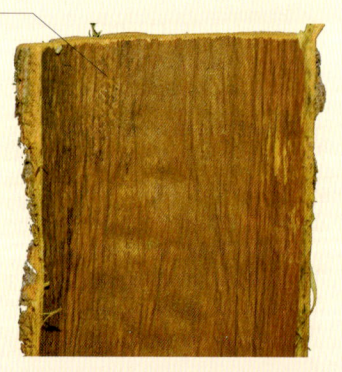
▲ 黄皮树老皮内表面

▲ 川黄柏

▲ 川黄柏内、外表面

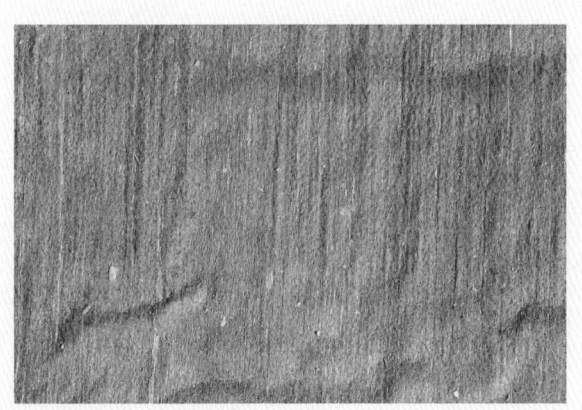

▲ 川黄柏内表面

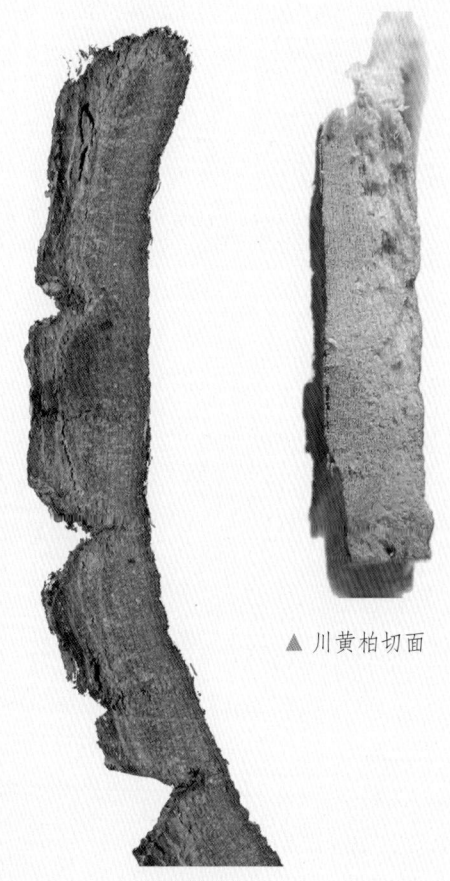

▲ 川黄柏切面

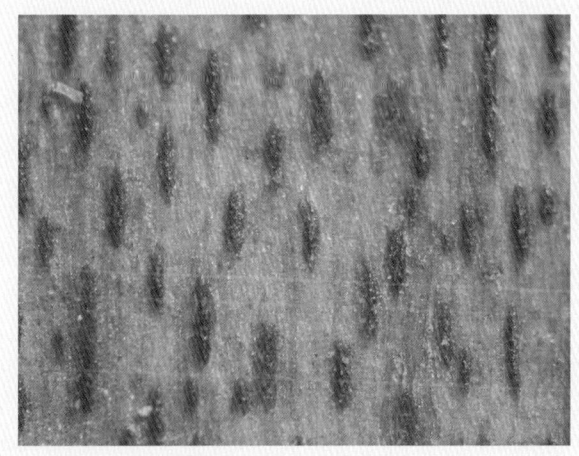

▲ 川黄柏内表面放大

▲ 川黄柏横切面

黄柏 | 341

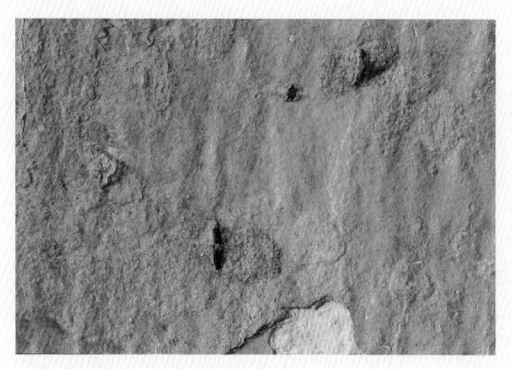

▲ 川黄柏外表面

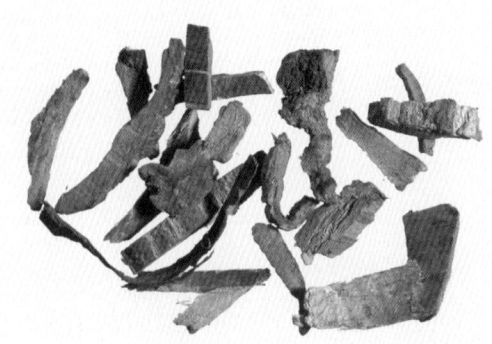

▲ 盐黄柏

非正品

小檗皮

为小檗科小檗属植物 Berberis sp. 的干燥根皮。本品呈不规则片状，略卷曲，大小不一，皮较薄。内、外表面均呈黄棕色，光滑。气微，味苦。

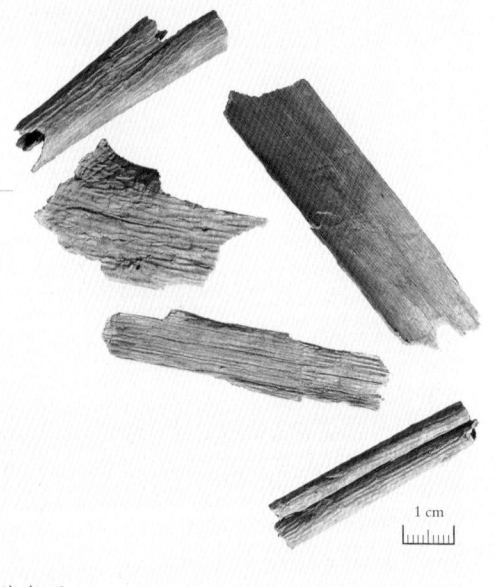

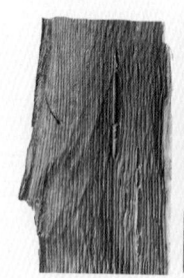 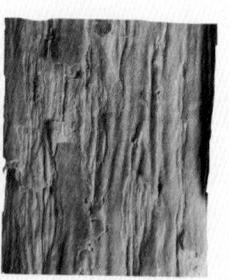

◀ 小檗皮内、外表面　　　　　　▲ 小檗皮

伪制品

番薯片伪制黄柏

为旋花科植物番薯 Ipomoea batatas（L.）Lam. 的块根加工品。本品多切成丝状。表面及切面均染为黄色，有时可见形成层环。质脆，易折断，断面白色，显粉性。气微，味淡，具明显的番薯味。

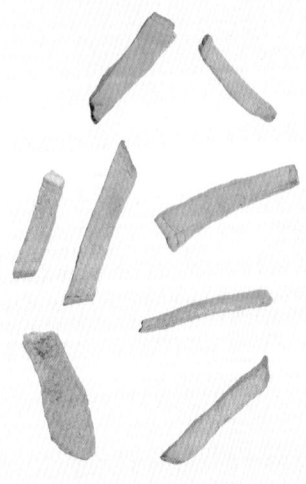 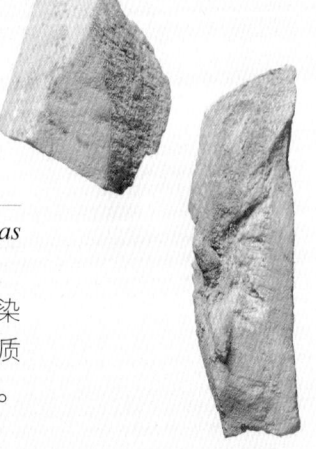

▲ 番薯片　　　　　　　　▲ 番薯片表面

关 黄 柏 /Guanhuangbo

正 品

关黄柏（药典品种）

药材为芸香科植物黄檗 *Phellodendron amurense* Rupr. 的干燥树皮。本品呈板片状，厚0.2～0.4cm。外表面黄绿色或淡棕黄色，较平坦，有不规则的纵裂纹，皮孔痕小而少见，偶有灰白色的粗皮残存。内表面黄色或黄棕色。体轻，质较硬，断面鲜黄色或黄绿色。气微，味极苦，嚼之有黏性。

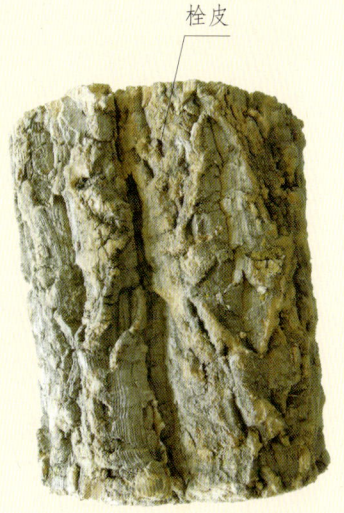

栓皮

▲ 黄檗树皮　1 cm

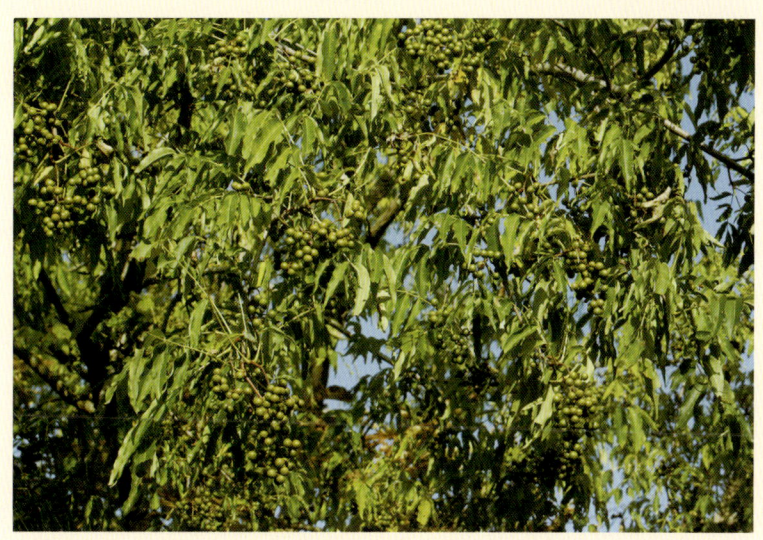

▲ 黄檗（摄于吉林长春）

▲ 关黄柏外表面①

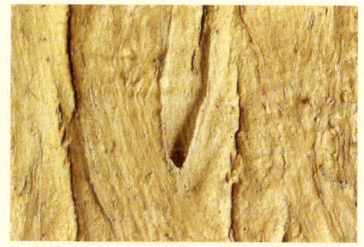

栓皮

▲ 关黄柏外表面②

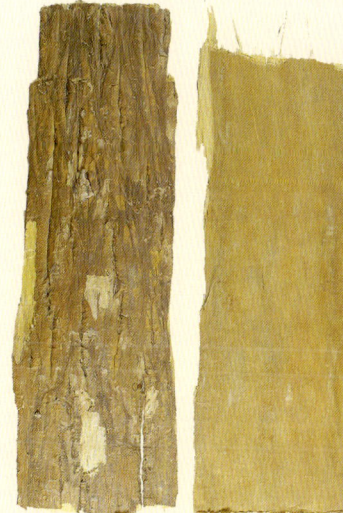

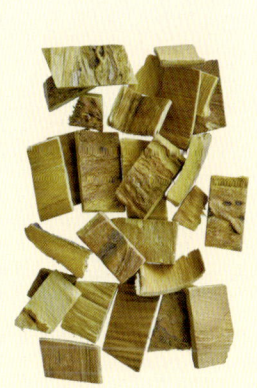

▲ 关黄柏饮片

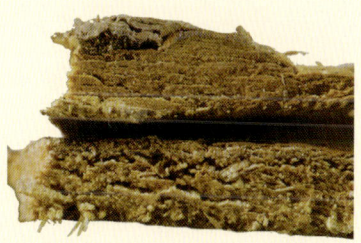

▲ 关黄柏切面

▲ 关黄柏　2 cm

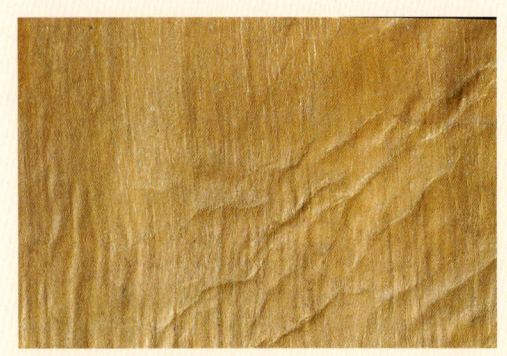
▲ 关黄柏内表面①

▲ 关黄柏内表面②

▲ 关黄柏内表面③

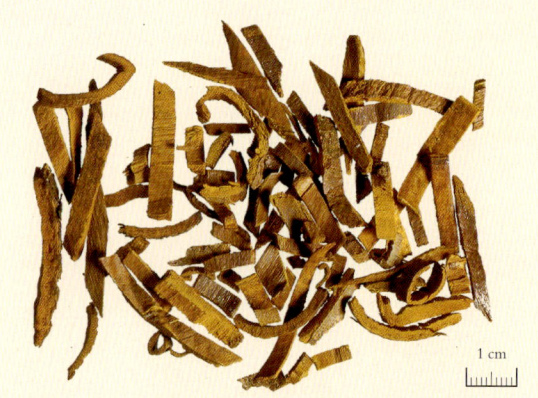
▲ 盐关黄柏

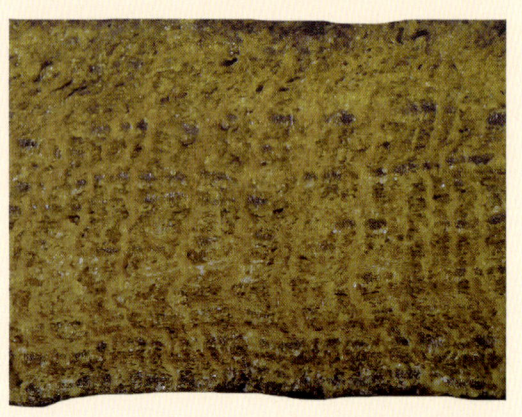
▲ 关黄柏横切面放大

伪制品

杨树皮

为杨柳科植物杨树 Populus przewalskii Maxim 的干燥树皮染色伪制。本品呈板片状，厚0.3~0.5cm。外表面黄绿色或淡棕黄色，较平坦，有不规则的纵裂纹，栓皮多已除去。内表面黄色或黄棕色。体轻，质较硬，断面鲜黄色或黄绿色，层裂纹明显。

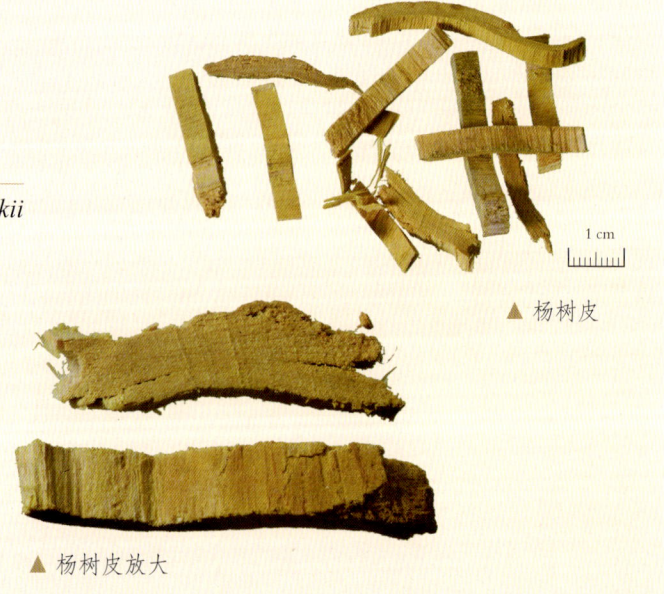
▲ 杨树皮

▲ 杨树皮放大

紫 荆 皮 /Zijingpi

正 品

紫荆皮

药材为木兰科植物南五味子 *Kadsura longipedunculata* Finet et Gagnep. 的干燥根皮。

本品呈弧形弯曲状，曲度较大，长4~10cm，厚0.1~0.25cm。表面浅灰棕色至灰紫色，较粗糙，有细纵皱纹和较深的横裂纹，偶有栓皮脱落而露出棕色皮部。断面淡紫色。气微香而特异，味甘甜而后苦。

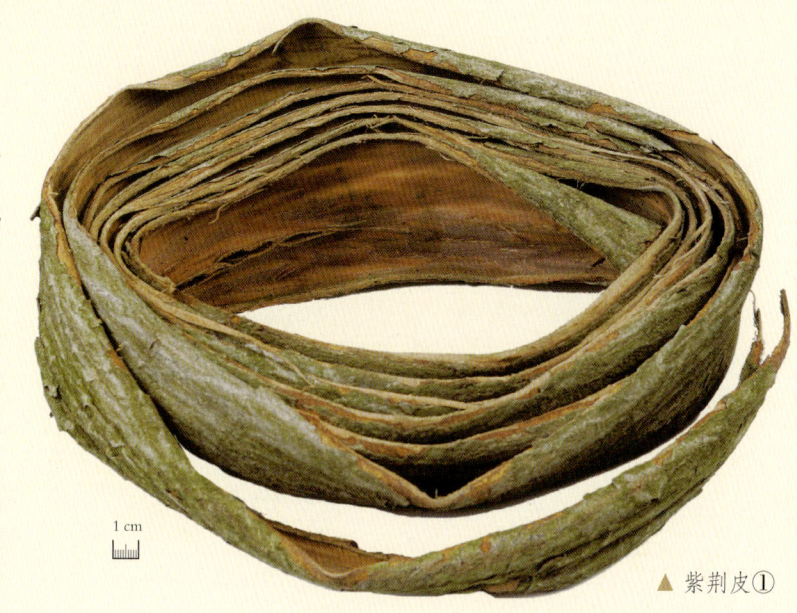

▲ 紫荆皮①

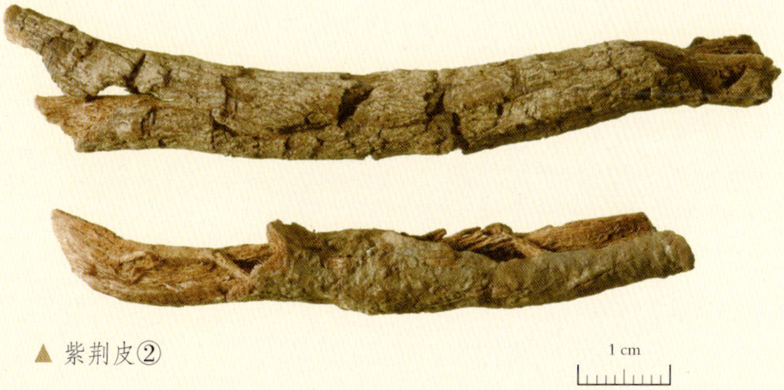

▲ 紫荆皮②

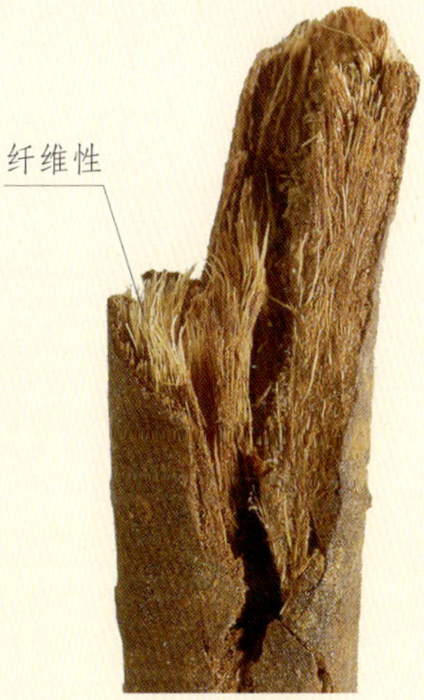

▲ 紫荆皮③

纤维性

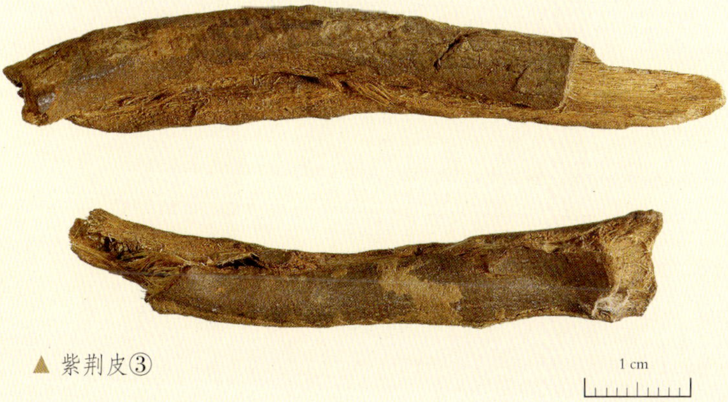

▲ 紫荆皮断面

非正品

紫薇皮

为千屈菜科植物紫薇 *Lagerstroemia indica* L. 的树皮。
本品呈不规则半卷残片状，长4~20cm，厚约0.1cm。外表面灰棕色，有细微纵纹。内表面浅棕色。质轻而脆。气微，味淡而微涩。

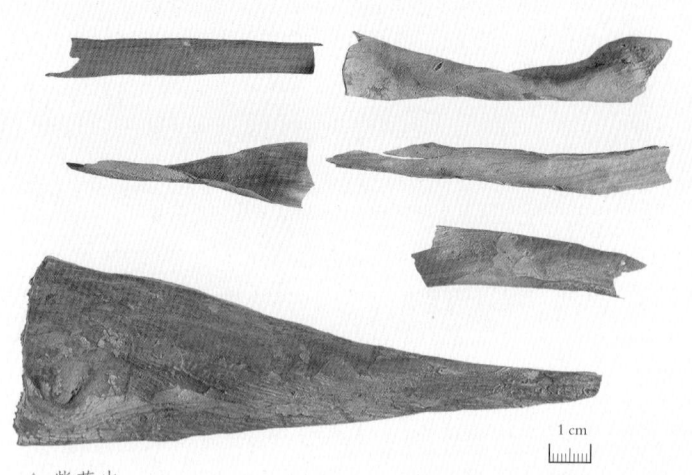

▲ 紫薇皮

▲ 紫薇皮内、外表面

余甘子

为大戟科植物余甘子 *Phyllanthus emblica* L. 的干燥树皮。
本品呈筒状或槽状，长6~12cm，宽1.5~3cm，厚0.2~0.4cm。外表面灰褐色，有白斑，具纵纹。内表面紫棕色，有细纵纹。质地坚实，难折断，断面略呈颗粒状，紫棕色。气微，味淡而涩。

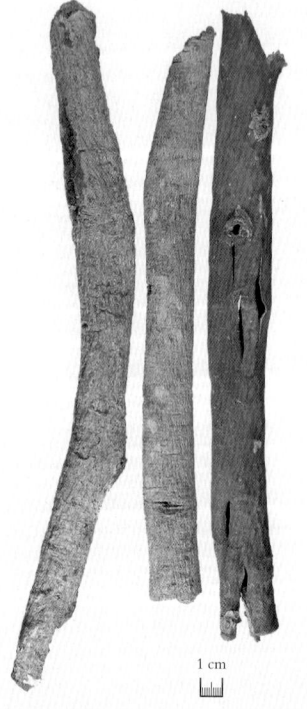

▲ 余甘子

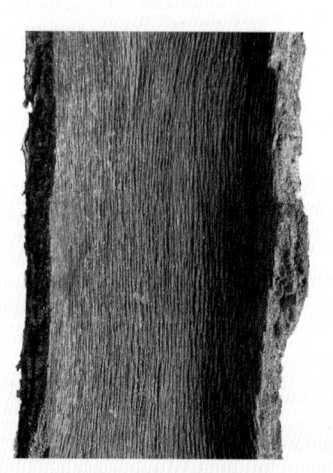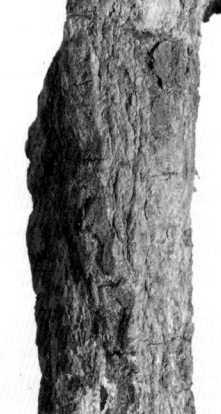

▲ 余甘子内、外表面

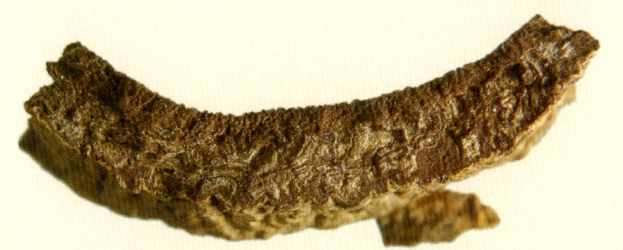

▲ 余甘子断面

昆明山海棠

为卫矛科植物昆明山海棠 *Tripterygium hypoglaucum* (Levl.) Hutch. 的干燥根皮。本品呈卷筒状或槽状块片，长5~20cm，宽2~4cm，厚0.3~0.8cm。外表面橙红色或橙黄色，具横纹。质坚实，不易折断，断面粉质，可见射线及同心性环纹。气微，味淡而涩。

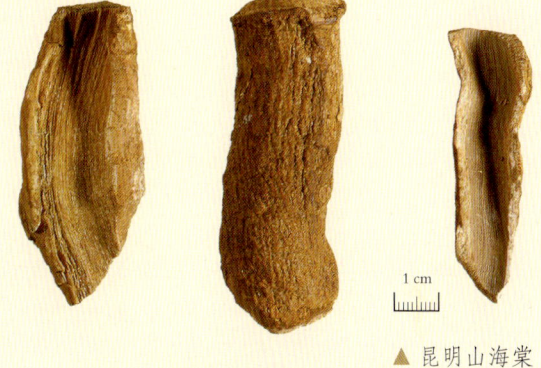

▲ 昆明山海棠

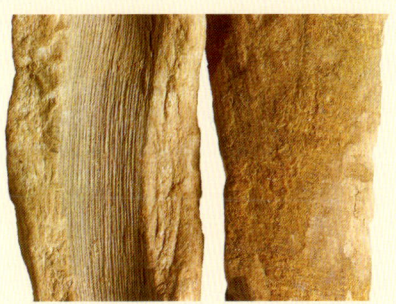

▲ 昆明山海棠内、外表面

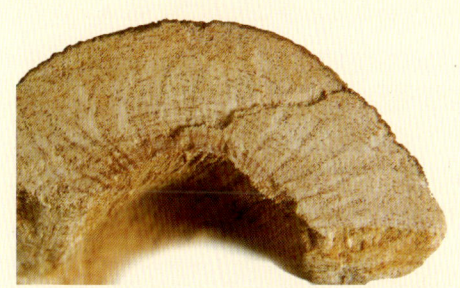

▲ 昆明山海棠断面

美丽胡枝子

为豆科植物美丽胡枝子 *Lespedeza formosa* (Vog.) Koehne 的干燥根皮。本品呈单卷筒状或双卷筒状。外表面灰棕色至棕黑色，粗糙，具棕色横长皮孔，栓皮疏松，易脱落，露出棕红色皮层。内表面黄棕色至棕色，具细纵纹。质韧，纤维性。气微，味淡而涩。

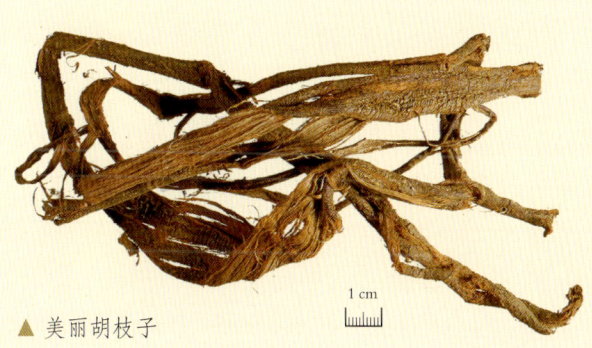

▲ 美丽胡枝子

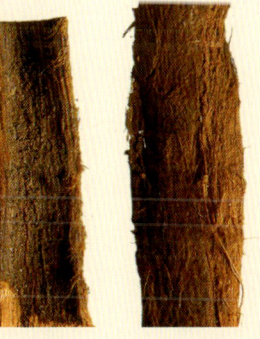

▲ 美丽胡枝子内、外表面

椿 皮 /Chunpi

正 品

椿皮（药典品种）

药材为苦木科植物臭椿 *Ailanthus altissima* (Mill.) Swingle 的干燥根皮或干皮。

根皮 呈不整齐的片状或卷片状，长宽不一，厚0.3～1cm。外表面灰黄色或黄褐色，粗糙，有多数突起的纵向皮孔及不规则纵、横裂纹；除去粗皮者显黄白色。内表面淡黄色，较平坦，密布梭形小孔或小点。质硬而脆，断面外层颗粒性，内层纤维性。气微，味苦。

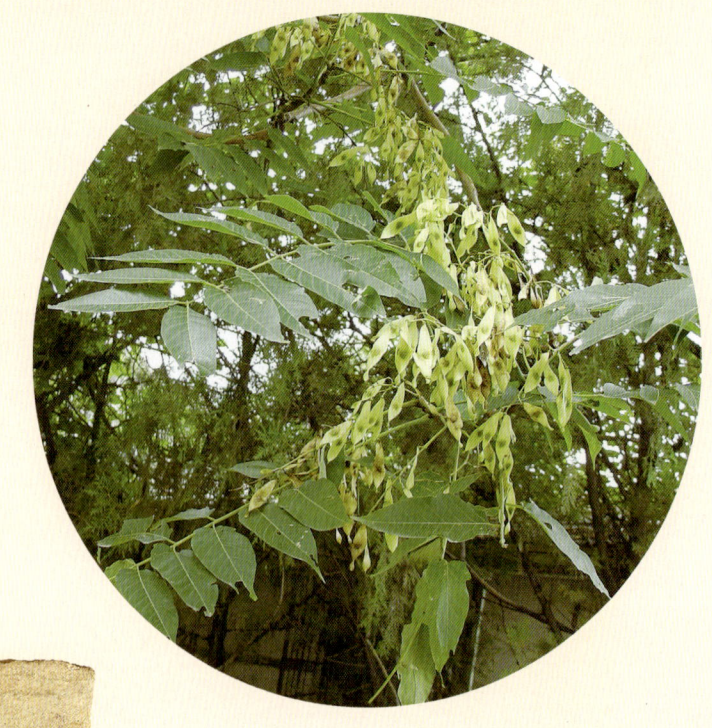

▲ 臭椿

▲ 椿皮（干皮）

干皮 呈不规则板片状，大小不一，厚0.5～2cm。外表面灰黑色，极粗糙，有深裂。

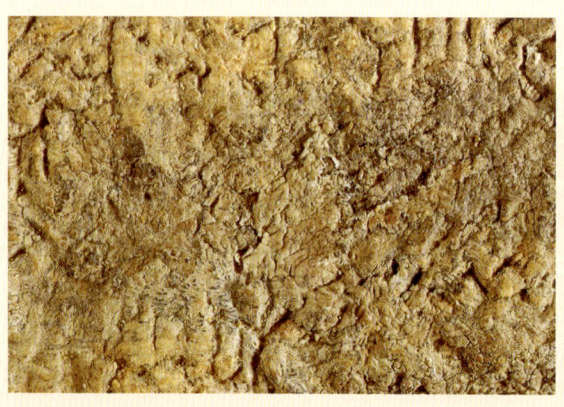

▲ 椿皮外表面（干皮）

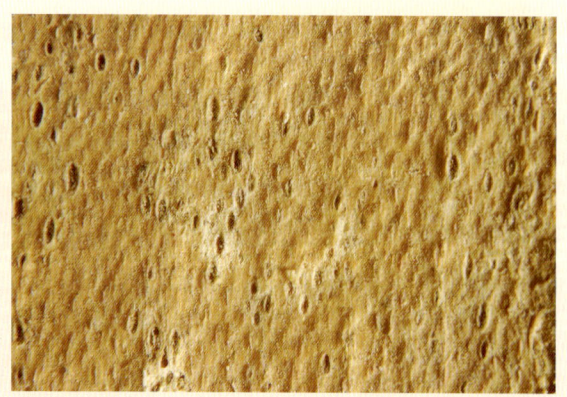

▲ 椿皮内表面（干皮）

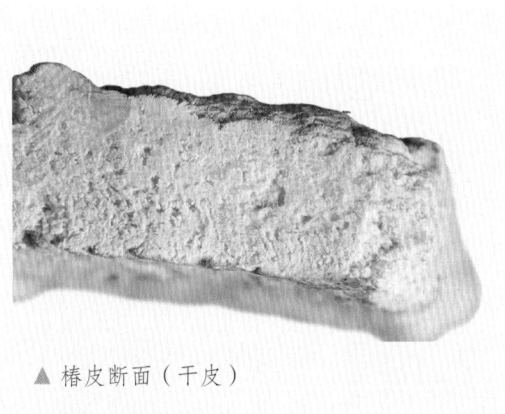
▲ 椿皮断面（干皮）

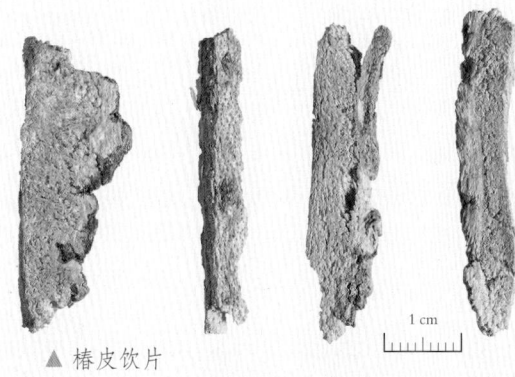
▲ 椿皮饮片

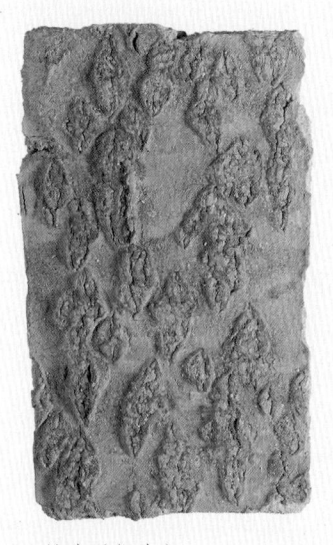
▲ 椿皮（根皮）

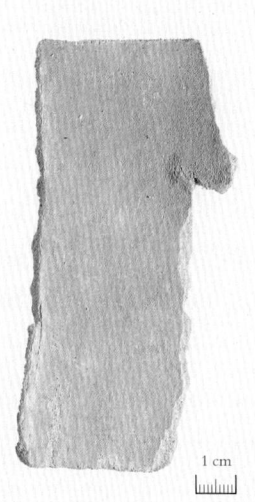

▲ 椿皮内表面（根皮）

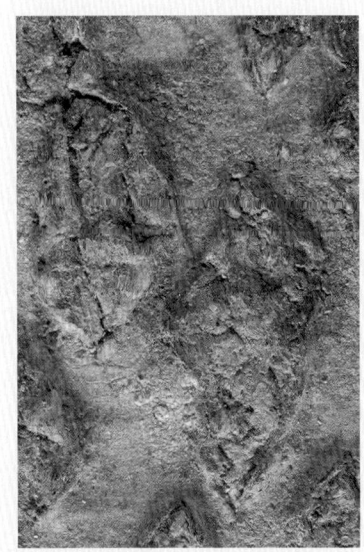
▲ 椿皮外表面（根皮）

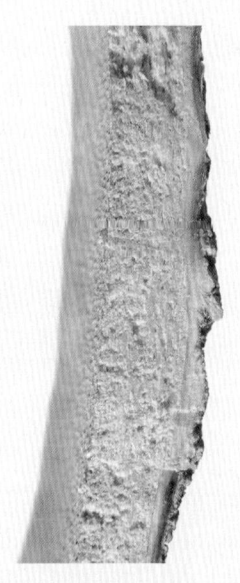
▲ 椿皮断面（根皮）

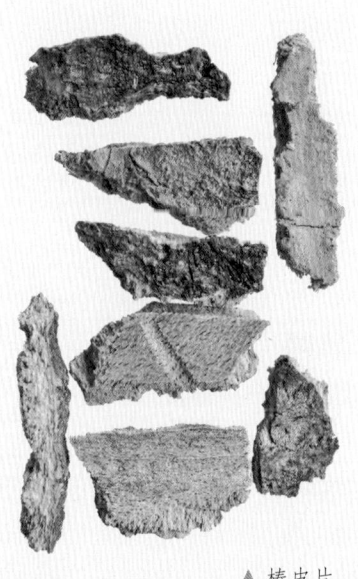
▲ 椿皮片

椿皮 | 349

> 非正品

香椿皮

为楝科植物香椿 *Toona sinensis* (A. Juss.) Roem. 的干燥根皮或干皮。

本品呈长方形块片，厚薄不等。外表面红棕色或深红棕色，粗糙，有裂隙；内表面黄棕色，两面均可呈条片状层层剥落。质较坚韧，折断面显纤维性。稍有香气，味淡、微涩。

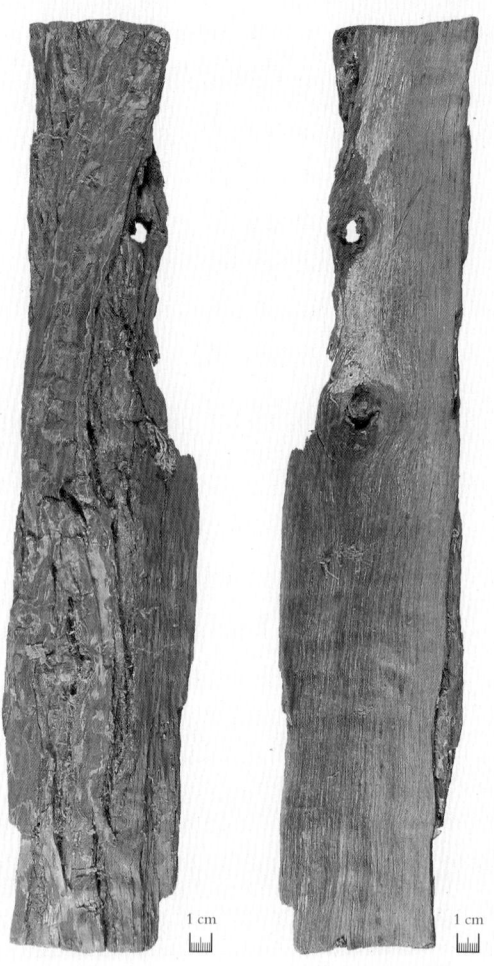

▲ 香椿皮外表面　　▲ 香椿皮内表面

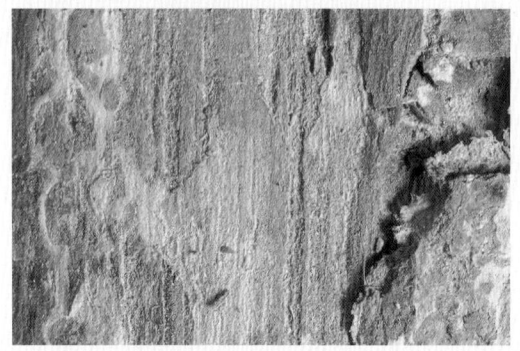

▲ 香椿皮外表面放大

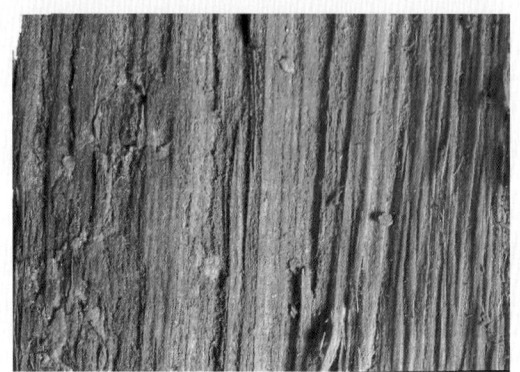

▲ 香椿皮内表面放大

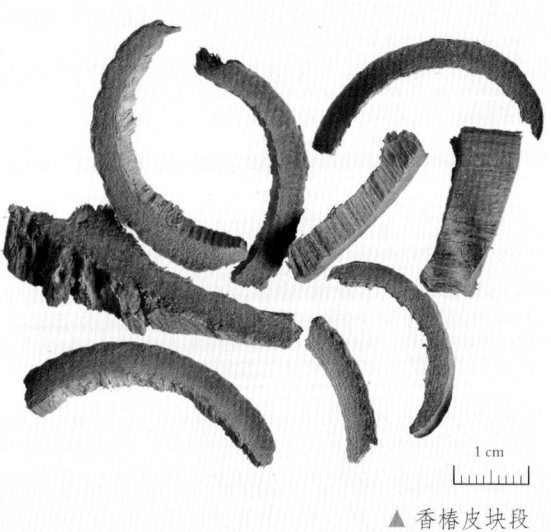

▲ 香椿皮块段

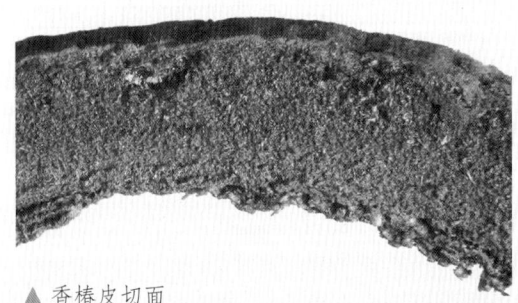

▲ 香椿皮切面

中文名索引

二画
七叶树 239
八角茴香 1
九里香 212
刀豆 5

三画
三叉苦 142
三叶木通 242
三尖杉 282
三尖杉子 282
土荆芥 111
土蛇床 253
土兜铃 39
大枣 7
大子栝楼 96
大子栝楼子 96
大叶木兰 303, 331
大百合 36
大麦 120, 296
大花栀子 215
大花蒺藜 274
大李仁 179
大豆 255
大青 316
大青根皮 316
大枣经染色伪制 8
大高良姜 119
大黄栀子 216
大麻 83
大鳍蓟 71
小木瓜 54

小车前 64
小叶莲 10
小决明 116
小麦 120, 241
小花糖芥 259
小李仁 177
小鱼仙草 267
小鱼仙草子 267
小茴香 11
小巢菜 47
小蜡 33
小檗皮 342
山合欢 319
山杏 81, 172
山杏梅 81
山里红 22
山鸡椒 186
山荆子 17
山茱萸 15, 21
山柑属种子一种 41
山莓 301
山桃 236
山桃仁 236
山葡萄 20, 60
山楂 16, 22
山橙 182
千金子 28
千穗谷 248
川黄花稔 46
川楝 29, 325
川楝子 29
个青皮 165

四画
广枣 30
广陈皮 161
女贞 31, 224
女贞子 31
马蔺 40
马蔺子 40
马干铃栝楼 99
马干铃栝楼子 99
马尾松 207
马尾松种子 207
马兜铃 35
马蔺 40
马槟榔 41

四画
王不留行 42
王瓜 97, 102
王瓜子 97
天师栗 239
天名精 290
元宝草 45
无花果 51
无梗五加 307
无梗五加皮 307
云木香 73
云南七叶树 240
云南山楂 25
云南多依 24, 54
云南草蔻 188
云南榧 281
云南榧子 281
木瓜 52, 53

木豆 122
木通 242
木槿 304
木槿皮 304
木蝴蝶 55, 160
木鳖子 56, 102
五味子 57, 61
五加皮 305
五味子果梗及叶 61
车前子 62
车前 62, 66
少果吴茱萸 140
日本皂角 144
日本皂荚 144
中亚滨藜 274
水飞蓟 72
水红花子 68
水栀子 215
牛蒡子 70
牛耳枫 223
牛蒡 70
毛叶探春 315
毛头牛蒡 71
毛诃子 74
毛果巴豆 85
毛曼陀罗 160
毛曼陀罗子 160
毛樱桃 180
毛樱桃仁 180
长方子栝楼 100
长方子栝楼子 100
长叶木莲 331

长柄扁桃	177	北柴胡	66, 192	地骨皮	314	红毛五加皮	306
长萼栝楼	94, 100, 102	北葶苈子	257	耳叶马兜铃	39	红花栝楼	98
长萼栝楼子	100	田皂角	155	芍药	324	红花栝楼子	98
化州柚	75	凹叶木兰	331	芍药根	324	红豆蔻	119
化橘红	75	凹叶厚朴	327, 330	亚麻	113	红茴香	2
反枝苋	169	凹叶野百合	154	亚麻子	113	红蓼	68
反枝苋子	169	四川牡丹	323	芝麻菜	260	纤花雪胆	39
分心木	78	四花青皮	166	西伯利亚杏	172		
乌梅	79	四籽野豌豆	47	西伯利亚鱼黄草	221	**七画**	
乌柿	218	白果	91	西伯利亚滨藜	274	麦芽	120
乌梅染色	82	白木通	242	西昌丹皮	323	麦蓝菜	42
凤仙花	229	白巨胜	89	西康木兰	330	赤小豆	121
火麻仁	83	白花菜	90	西藏木瓜	54	赤豆	121
巴山榧	282	白花菜子	90	百合果	38	芜青	249
巴山榧子	282	白芥	132	灰毛浆果楝	224	芫荽	123
巴氏吴茱萸	127, 141	白苏子	266	成熟吴茱萸	139	芫荽子	123
巴豆	84, 85	白刺	157	尖叶白蜡树	334	芸苔子	124
巴豆霜	85	白胡椒	194	尖嘴林檎	26	花椒	125, 128
双边栝楼	93, 96, 101	白扁豆	92	光皮木瓜	53	花椒掺伪品	128
双边栝楼子	96	白蜡树	334	光萼猪屎豆	154	花楸	25
		白鲜	308, 312	回回苏	266	花楸树	25
五画		白鲜皮	308	肉桂	114	芥	132
打碗花	220	白鲜皮增重品	312	肉桂子	114	芥子	132
石虎	138	瓜蒌	93	竹叶椒	126	苍耳	129
石荠苎	267	瓜蒌子	95	华中五味子	59, 61	苍耳子	129
石莲子	86	瓜蒌皮	101	华东覆盆子	300	芡	133
石椒草	50	印度多依	24, 54	华北紫丁香	136	芡实	133
石榴	87	冬瓜	103, 104	华南吴茱萸	140	杠柳	333
石榴皮	87	冬瓜子	103	华南鹤虱	292	杏	81, 172
龙眼	88	冬瓜皮	104	华桑	337	杏梅	81
龙眼肉	88	冬葵	105, 155	华黄芪	151	李	80
平车前	63	冬葵果	105	合欢	317	李梅	80
东北苍耳	130	宁夏枸杞	208, 314	合欢皮	317	杨树	344
东北苍耳子	130	台湾林檎	26	多刺月光花	220	杨树皮	344
东北杏	172	丝瓜	108	多依	24	豆梨	27
东北鹤虱	291	丝瓜络	108	多蕊红茴香	3	连翘	135, 137
北马兜铃	35			决明	115, 116	旱芹	253
北五味子	57	**六画**		决明子	115	吴茱萸	138, 139
北巨胜	89	地枫皮	4, 313	关黄柏	343	岗松	112
北方枸杞	211	地肤	66, 110	防风	13	牡丹	320, 324
北美独行菜	261	地肤子	110	红毛五加	306	牡丹皮	320

兵豆 285	林檎 26	**九画**	栀子 213
皂角 143	枫香树 277	玳玳酸橙 203	枸杞 210, 314
皂荚 143, 254	构树 263, 338	毒芹 14	枸杞子 208
佛手 145	构树皮 338	荆芥 64	枸橘 199, 203
佛手瓜 146	刺田菁 118	荆芥子 64	枸橼 226
余甘子 148, 346	刺苋 170	荜澄茄 186	柳叶刺蓼 49, 69
谷芽 149	刺苋子 170	带木心的牡丹皮 324	柱毛独行菜 261
沙苑子 150	刺果甘草 131	草木樨 112	柿 217
沙枣 8	刺果甘草果实 131	草豆蔻 187	柿蒂 217
沙棘 156, 157	刺藜 170	草果 189	柿饼蒂 217
补骨脂 158	刺藜子 170	草珠子 295	厚朴 327, 330
孜然芹 13	枣 7, 9	茴香 11	厚果鸡血藤 29, 174, 240
陈皮 161	郁李 177	荞麦叶大百合 37	牵牛子 219
陈皮丝 163	郁李仁 177	荃皮 315	鸦胆子 222
陈皮炭 163	欧李 177	荠菜 262	韭菜 225, 256
鸡树条 19	欧洲菟丝子 247	茺蔚子 191	韭菜子 225
鸡冠花 169	欧菟丝子 247	茳芒决明 117	毗黎勒 74
鸡冠花子 169	软蒺藜 274	胡芦巴 193	贴梗海棠 52
	齿叶扁核木 180, 287	胡柚 200	钝叶决明 115
八画	果脯 88	胡桃 78, 164, 237	香橼 226
武当玉兰 330	昆明山海棠 347	胡椒 194	香加皮 333
青皮 165	罗汉果 181	荔枝 88, 195	香圆 199, 227
青果 167	罗勒 192	荔枝肉 88	香圆枳壳 199
青龙衣 164	罗勒子 192	荔枝核 195	香椿 350
青葙 168	垂序商陆 69	南山楂 23	香椿皮 350
青葙子 168	使君子 183	南五味子 59, 345	食用莲子 232
青椒 125, 128	侧柏 127, 205, 206, 207	南五味子染色 61	狭叶白鲜 310
玫瑰茄 176	侧柏子 127	南方菟丝子 246	狭叶白鲜皮 310
拉毛果 89	侧柏种子 207	南葶苈子 258	狭叶牡丹 323
苦丁香 171	金灯藤 247	南酸枣 30	独行菜 67, 257
苦木 326	金樱子 184	南鹤虱 290	急性子 229
苦木皮 326	肥皂荚 144	柘 338	美丽胡枝子 347
苦石莲 86	单叶蔓荆 279	柘树皮 338	美蔷薇 185
苦杏仁 172	油菜 50, 124	相思子 122, 196	洋刀豆 6
苦枥白蜡树 334	油菜子 50	柚 75, 147, 166, 200, 203, 228	窃衣 292
苦楝子 21, 174	沼生蔊菜 262		扁豆 92
苦楝皮 325	波叶栝楼 98	枳壳 197	扁茎黄芪 150, 275
茂丹皮 323	波叶栝楼子 98	枳实 201	绒毛牛蒡 71
苘麻 175	陕西荚蒾 18, 34	枳椇 204, 285	
苘麻子 175	细叶小檗 18	枳椇子 204, 285	**十画**
直立黄芪 152	细柱五加 305	柏子仁 205	秦皮 334

莽草	2	预知子	242	菠菜子	275	葱	225, 256
莱菔子	230	桑	244, 336	梧桐	251	葱子	256
莲	86, 231, 232, 233	桑椹	244	梧桐子	251	葶苈	262
莲子	231	桑白皮	336	梅	79, 82	葶苈子	257
莲子心	233			救荒野豌豆	46	楮实子	263
莲房	234	**十一画**		雪里蕻	50	棱角丝瓜	109
莳萝	14	掺入白刺果实的沙棘		雪里蕻子	50	棕榈	264
莴苣	89	伪制品	157	常山胡柚	200	棕榈子	264
桂南木莲	331	掺入地肤种子的伪品		常春油麻藤	6	粟	149
桔梗	65		66	悬钩子	302	硫黄熏蒸的牡丹皮	
桔梗子	65	掺入侧柏种子加工品		野八角	3		324
栝楼	93, 95, 101		206	野山楂	23	裂叶牵牛	219
栝楼子	95	掺入染色兵豆的酸枣仁		野生紫苏	266	紫云英	151
桃	82, 235	伪制品	285	野生紫苏子	266	紫苏	265, 266
桃仁	235	掺入柴胡种子的伪品		野百合	38	紫苏子	265
桃儿七	10		66	野花椒	126	紫荆皮	345
桃梅	82	掺入柴胡种子的茺蔚子		野茶辣	142	紫薇	346
核桃仁	237	伪制品	192	野胡萝卜	290	紫薇皮	346
核桃楸	332, 335	掺入菠菜果实的蒺藜		曼陀罗	159	紫穗槐	72
桉叶悬钩子	302	伪制品	275	曼陀罗子	159	棠梨	27
破子草	292	掺入商陆种子的伪品		蛇床	252	喙荚云实	86
党参	65		69	蛇床子	252	黑芝麻	268
党参子	65	掺入葶苈子的伪品	66	崖州野百合	155	黑枣蒂	218
圆叶牵牛	219	掺矾山茱萸	21	银杏	91	黑果枸杞	211
圆叶锦葵	107	菥蓂	260	甜瓜	171	黑胡椒	194
倒地铃	280	黄柏	339	甜橙	166, 201	黑种草子	269
臭椿	348	黄皮树	339	猪牙皂	254	短柱八角	4
臭辣子	141	黄芥子	132	猪殃殃属果实一种	49	鹅绒藤	311, 316
臭辣树	141	黄芪子	152	猪屎豆	153	番薯	342
臭檀子	142	黄芦木	17	望江南	117	番薯片伪制黄柏	342
脂麻	268	黄杞	332	粗糙独活	253	湖北山楂	24
高粱	296	黄牡丹	323	淡豆豉	255	湖北栝楼	99
益母草	191, 192	黄荆	280	淡黄花百合	37	湖北栝楼子	99
益智	238	黄荆子	280	宿柱白蜡树	334	疏毛吴茱萸	138
烟管头草	291	黄蜀葵	176	绫随子	28		
浙江七叶树	239	黄檗	343	绿衣枳壳	199	**十三画**	
娑罗子	239	萝卜	230, 249	绿衣枳实	203	蓖麻	270
浮小麦	241	萝卜子	249	喜马栝楼	97	蓖麻子	270
宽唇山姜	188	菟丝子	245	喜马栝楼子	97	蒺藜	272
家独行菜	261	菟丝子人工伪制品	250	葛缕子	12	蒙古荚蒾	33
通江百合	37	菠菜	275	葡萄	20	蒙古扁桃	180

蒙古黄芪·············152	**十四画**	樱桃·············288	橘核·············299
蒸陈皮·············163	蔷薇属果实一种·····61	樱桃核·············288	雕核樱桃············16
蒸煮提取后的连翘	蔓荆·············279	橄榄·············167	磨盘草··········48, 155
·············137	**蔓荆子**·············279	霉变厚朴············330	糙点栝楼········94, 100
椿皮·············348	榧·············281	稻·············289	糙点栝楼子·········100
楝树····21, 29, 174, 325	**榧子**·············281	**稻芽**·············289	
楸子·············27	酸枣··········19, 283	鹤虱·············290	**十七画**
槐·············276	**酸枣仁**·············283		藏茴香·············12
槐角·············276	酸浆·············278	**十六画**	䕲党·············127
路路通·············277	酸模叶蓼········69, 155	燕麦·············241	翼梗五味子··········60
锦灯笼·············278	酸橙······166, 197, 201	薏米·············294	
锦鸡儿·············311	罂粟·············286	**薏苡仁**·············294	**十八画**
锦葵·············106	**罂粟壳**·············286	蕹菜·············221	藜·············111
腺毛黑种草·······89, 269	膜荚黄芪············152	蕹菜子·············221	覆盆子·············300
新疆枸杞············210		薜荔·············43	
滇牡丹·············323	**十五画**	橘·········161, 165,	**二十一画**
滇刺枣··········16, 284	播娘蒿··········67, 258	199, 297, 298, 299	麝香百合············39
滇缅厚朴············331	**蕤仁**·············287	**橘红**·············297	
滨藜属一种··········293	蕤核·············287	橘络·············298	

拉丁学名索引

A

Abelmoschus manihot (L.) Medic. ······ 176
Abrus precatorius L. ······ 122, 196
Abutilon indicum (Linn.) Sweet ······ 48, 155
Abutilon theophrasti Medic. ······ 175
Acanthopanax giraldii Harms ······ 306
Acanthopanax gracilistylus W. W. Smith ······ 305
Acanthopanax sessiliflorus (Rupr. et Maxim.) Seem.
   ······ 307
Aeschynomene indica L. ······ 155
Aesculus chinensis Bge. var. *chekiangensis* (Hu et Fang) Fang ······ 239
Aesculus chinensis Bge. ······ 239
Aesculus wangii Hu ······ 240
Aesculus wilsonii Rehd. ······ 239
Ailanthus altissima (Mill.) Swingle ······ 348
Akebia quinata (Thunb.) Decne ······ 242
Akebia trifoliata (Thunb.) Koidz. ······ 242
Akebia trifoliata (Thunb.) Koidz. var. *australis* (Diels) Rehd. ······ 242
Albizia julibrissin Durazz. ······ 317
Albizia kalkora (Roxb.) Prain ······ 319
Allium fistulosum L. ······ 225, 256
Allium tuberosum Rottl. ex Spreng. ······ 225, 256
Alpinia blepharocalyx K. Schum. ······ 188
Alpinia galanga (L.) Willd. ······ 119
Alpinia katsumadai Hayata ······ 187
Alpinia oxyphylla Miq. ······ 238
Alpinia platychilus K. Schum. ······ 188
Amaranthus hypochondriacus L. ······ 248
Amaranthus retroflexus L. ······ 169
Amaranthus spinosus L. ······ 170
Amomum tsao-ko Crevost et Lemaire ······ 189
Amorpha fruticosa L. ······ 72
Anethum graveolens L. ······ 14
Apium graveolins L. ······ 253
Arctium lappa L. ······ 70
Arctium tomentosum Mill. ······ 71

Aristolochia contorta Bge. ······ 35
Aristolochia debilis Sieb. et Zucc. ······ 35
Aristolochia tagala Champ. ······ 39
Astragalus adsurgens Pall ······ 152
Astragalus chinensis L. ······ 151
Astragalus complanatus R. Br. ······ 150, 275
Astragalus membranaceus (Fisch.) Bge. ······ 152
Astragalus membranaceus (Fisch.) Bge. var. *mongholicus* (Bge.) Hsiao ······ 152
Astragalus sinicus L. ······ 151
Atriplex centralasiatica Iljin ······ 274
Atriplex sibirica L. ······ 274
Atriplex sp. ······ 293
Aucklandia costus Falc. ······ 73
Avena sativa L. ······ 241

B

Broussonetia papyrifera (L.) L'Hér. ex Vent. ··· 263, 338
Baeckea frutescens L. ······ 112
Benincasa hispida (Thunb.) Cogn. ······ 103, 104
Berberis amurensis Rupr. ······ 17
Berberis poiretii Schneid. ······ 18
Berberis sp. ······ 342
Boenninghausenia sessilicarpa Levl. ······ 50
Brassica campestris L. ······ 50, 124
Brassica juncea (L.) Czern. et Coss. ······ 132
Brassica juncea var. *multiceps* Tsen et Lee ······ 50
Brassica rapa L. ······ 249
Brucea javanica (L.) Merr. ······ 222
Bupleurum chinense DC. ······ 66, 192

C

Caesalpinia minax Hance ······ 86
Cajanus cajan (L.) Millsp. ······ 122
Calonyction muricatum (L.) G. Don ······ 220
Calystegia hederacea Wall. ······ 220
Canarium album Raeusch. ······ 167
Canavalia ensiformis (L.) DC. ······ 6

Canavalia gladiata (Jacq.) DC.	5	*Crataegus cuneata* Sieb. et Zucc.	23
Cannabis sativa L.	83	*Crataegus hupehensis* Sarg.	24
Capparis masaikai Levl.	41	*Crataegus pinnatifida* Bge.	16, 22
Capparis sp.	41	*Crataegus pinnatifida* Bge. var. *major* N. E. Br.	22
Capsella bursapastoris (L.) Medic.	262	*Crataegus scabrifolia* (Franch.) Rehd.	25
Caragana sinica (Buchoz) Rehd.	311	*Crotalaria pallida* Ait.	153
Cardiocrinum cathayanum (Wils.) Stearn	37	*Crotalaria retusa* L.	154
Cardiocrinum giganteum (Wall.) Makino	36	*Crotalaria trichotoma* Bojer	154
Cardiospermum halicacabum L.	280	*Crotalaria yaihsienensis* T. C. Chen	155
Carpesium abrotanoides L.	290	*Croton lachnocarpus* Benth.	85
Carpesium cernuum L.	291	*Croton tiglium* L.	84, 85
Carum carvi L.	12	*Cucumis melo* L.	171
Cassia obtusifolia L.	115	*Cudrania tricuspidata* (Carr.) Bur. ex Lavalle	338
Cassia occidentolis L.	117	*Cuminum cyminum* L.	13
Cassia sophera L.	117	*Cuscuta australis* R. Br.	246
Cassia tora L.	116	*Cuscuta chinensis* Lam.	245
Celosia argentea L.	168	*Cuscuta europaea* L.	247
Celosia cristata L.	169	*Cuscuta japonica* Choisy	247
Cephalotaxus fortunei Hook f.	282	*Cynanchum chinense* R. Br.	311, 316
Chaenomeles sinensis (Thouin) Koehne	53		
Chaenomeles speciosa (Sweet) Nakai	52	**D**	
Chaenomeles thibetica Yu	54	*Daphniphyllum calycinum* Benth.	223
Chenopodium album L.	111	*Datura innoxia* Mill.	160
Choerospondias axillaris (Roxb.) Burtt et Hill	30	*Datura stramonium* L.	159
Cicuta virosa L.	14	*Daucus carota* L.	290
Cinnamomum cassia Presl	114	*Descurainia sophia* (L.) Webb ex Prantl	67, 258
Cipadessa cinerascens (Pellegr.) Hand.-Mazz.	224	*Dictamnus angustifolius* G. Don	310
Citrus aurantium L.	166, 197, 201	*Dictamnus dasycarpus* Turcz.	308, 312
Citrus aurantium 'Daidai'	203	*Dimocarpus longan* Lour.	88
Citrus changshan-huyou Y. B. Chang	200	*Diospyros cathayensis* Steward.	218
Citrus grandis (L.) Osbeck	75, 147, 166, 200, 203, 228	*Diospyros kaki* Thunb.	217
Citrus grandis 'Tomentosa'	75	*Dipsacus sativus* (L.) Honck.	89
Citrus medica L.	226	*Docynia delavayi* (Franch.) Schneid.	24, 54
Citrus medica L. var. *sarcodactylis* Swingle	145	*Docynia indica* (Wall.) Decne.	24, 54
Citrus reticulata Blanco	161, 165, 199, 297, 298, 299	*Draba nemorosa* L.	262
Citrus sinensis Osbeck	166, 201	*Dysphania ambrosioides* (L.) Mosyakin et Clemants	111
Citrus trifoliata L.	199, 203	*Dysphania aristata* (L.) Mosyakin et Clemants	170
Citrus wilsonii Tanaka	199, 227		
Cleome gynandra L.	90	**E**	
Clerodendrum cyrtophyllum Turcz.	316	*Elaeagnus angustifolia* L.	8
Cnidium monnieri (L.) Cuss.	252	*Engelhardia roxburghiana* Wall.	332
Codonopsis pilosula (Franch.) Nannf.	65	*Eruca sativa* Mill.	260
Coix lacryma-jobi L.	295	*Erysimum cheiranthoides* L.	259
Coix lacryma-jobi L. var. *ma-yuen* (Roman.) Stapf	294	*Euodia austrosinensis* Hand.-Mazz.	140
Coriandrum sativum L.	123	*Evodia baberi* Rehd. et Wils.	127, 141
Cornus officinalis Sieb. et Zucc.	15, 21		

Euodia danielli Hemsl. ·················· 142
Euodia fargesii Dode ··················· 141
Euodia lepta (Spreng.) Merr. ············ 142
Euodia rutaecarpa (Juss.) Benth. ········ 138, 139
Euodia rutaecarpa (Juss.) Benth. var. *bodinieri* (Dode) Huang ·················· 138
Euodia rutaecarpa (Juss.) Benth. var. *officinalis* (Dode) Huang ·················· 138
Euodia rutaecarpa f. *meionocarpa* (Hand. -Mazz.) Huang ·················· 140
Euodia sp. ·················· 142
Euphorbia lathyris L. ·················· 28
Euryale ferox Salisb. ·················· 133

F

Ficus carica L. ·················· 51
Ficus pumila L. ·················· 43
Firmiana simplex (L.)W. F. Wight. ·········· 251
Foeniculum vulgare Mill. ·················· 11
Forsythia suspensa (Thunb.) Vahl ········ 135, 137
Fraxinus chinensis Roxb. ·················· 334
Fraxinus rhynchophylla Hance ·············· 334
Fraxinus stylosa Lingelsh. ·················· 334
Fraxinus szaboana Lingelsh. ·················· 334

G

Galium sp. ·················· 49
Gardenia jasminoides Ellis ·················· 213
Gardenia jasminoides Ellis var. *grandiflora* Nakai ··· 215
Gardenia sootepensis Hutch. ·················· 216
Ginkgo biloba L. ·················· 91
Gleditsia japonica Miq. ·················· 144
Gleditsia sinensis Lam. ·················· 143, 254
Glycine max (L.) Merr. ·················· 255
Glycyrrhiza pallidiflora Maxim. ·················· 131
Gymnocladus chinensis Baill. ·················· 144

H

Hemsleya graciliflora (Harms) Cogn. ·················· 39
Heracleum scabridum Franch. ·················· 253
Hibiscus sabdariffa L. ·················· 176
Hibiscus syriacus L. ·················· 304
Hippophae rhamnoides L. ·················· 156, 157
Hordeum vulgare L. ·················· 120, 296
Hovenia acerba Lindl. ·················· 204, 285
Hypericum sampsonii Hance ·················· 45

I

Illicium brevistylum A. C. Smith ·················· 4
Illicium difengpi K. I. B. et K. I. M. ·········· 4, 313
Illicium henryi Diels ·················· 2
Illicium henryi Diels var. *multistamineum* A. C. Smit ··· 3
Illicium lanceolatum A. C. Smith ·················· 2
Illicium simonsii Maxim ·················· 3
Illicium verum Hook. f. ·················· 1
Impatiens balsamina L. ·················· 229
Ipomoea aquatica Forsk. ·················· 221
Ipomoea batatas (L.) Lam. ·················· 342
Iris lactea Pall. ·················· 40

J

Jasminum giraldii Diels ·················· 315
Juglans mandshurica Maxim. ·············· 332, 335
Juglans regia L. ·················· 78, 164, 237

K

Kadsura longipedunculata Finet et Gagnep. ····· 345
Kochia scoparia (L.) Schrad. ·················· 66, 110

L

lablab purpureus (L.) Sweet ·················· 92
Lactuca sativa L. ·················· 89
Lagerstroemia indica L. ·················· 346
Lappula echinata Gilib. ·················· 291
Lens culinaris Medic. ·················· 285
Leonurus japonicus Houtt. ·················· 191, 192
Lepidium apetalum Willd. ·················· 67, 257
Lepidium ruderale L. ·················· 261
Lepidium sativum L. ·················· 261
Lepidium virginicum L. ·················· 261
Lespedeza formosa (Vog.) Koehne ·················· 347
Ligustrum lucidum Ait. ·················· 31, 224
Ligustrum sinense Lour. ·················· 33
Lilium brownii F. E. Brown ex Miellez ·················· 38
Lilium brownii F. E. Brown ex Miellez var. *viridulum* Baker. ·················· 38
Lilium longiflorum Thunb. ·················· 39
Lilium sargentiae Wilson ·················· 37
Lilium sulphureum Baker apud Hook. f. ·············· 37
Linum usitatissimum L. ·················· 113
Liquidambar formosana Hance ·················· 277
Litchi chinensis Sonn. ·················· 88, 195
Litsea cubeba (Lour.) Pers. ·················· 186

Luffa acutangula (L.) Roxb. ·············· 109
Luffa cylindrica (L.)Roem. ·············· 108
Lycium dasystemum Pojark. ·············· 210
Lycium barbarum L. ·············· 208, 314
Lycium chinense Mill. ·············· 210, 314
Lycium chinense var. *potaninii* (Pojark.) A. M. Lu ··· 211
Lycium ruthenicum Murray·············· 211

M

Magnolia officinalis Rehd. et Wils.·············· 327, 330
Magnolia officinalis Rehd. et Wils.var. *biloba* Rehd. et Wils. ·············· 327, 330
magnolia rostrata W.W.Smith ·············· 303, 331
Magnolia sargentiana Rehd. et Wils. ·············· 331
Magnolia sprengeri Pamp. ·············· 330
Magnolia wilsonii (Finet et Gagnep.) Rehd. et Wils. ··· 330
Malus baccata (L.) Borkh. ··············17
Malus doumeri (Bois) Chev. ··············26
Malus melliana (Hand.-Mazz.) Rehd.··············26
Malus prunifolia (Willd.) Borkh. ··············27
Malva cathayensis M. G. Gilbert, Y. Tang et Dorr ··· 106
Malva pusilla Sm. ·············· 107
Malva verticillata L. ·············· 105, 155
Manglietia chingii Dandy ·············· 331
Manglietia hookeri Cubitte et Smith ·············· 331
Melia azedarach L.·············· 21, 29 , 174, 325
Melia toosendan Sieb. et Zucc. ··············29, 325
Melilotus officinalis (L.) Pall. ·············· 112
Melodinus suaveolens Champ. ex Benth. ·············· 182
Merremia sibirica (Pers.) Hall. f. ·············· 221
Millettia pachycarpa Benth. ··············29, 174, 240
Momordica cochinchinensis (Lour.) Spreng. ······56, 102
Morus alba L. ·············· 244, 336
Morus cathayana Hemsl. ·············· 337
Mosla dianthera (Buch.-Ham.) Maxim. ·············· 267
Mosla scabra (Thunb.) C. Y. Wu et H. W. Li ·············· 267
Mucuna sempervirens Hemsl.·············· 6
Murraya paniculata (L.) Jack ·············· 212

N

Nelumbo nucifera Gaertn. ··············86, 231, 232, 233
Nepeta cataria L. ··············64
Nigella glandulifera Freyn et Sint.··············89, 269
Nitraria tangutorum Bobrov ·············· 157

O

Ocimum basilicum L. ·············· 192
Onopodon acanthium L. ··············71
Oroxylum indicum (L.) Kurz ··············55, 160
Oryza sativa L. ·············· 289

P

Paeonia delavayi Franch. ·············· 323
Paeonia delavayi var. *angustiloba* Rehd. et Wils. ··· 323
Paeonia lactiflora Pall. ·············· 324
Paeonia suffruticosa Andr. ·············· 320, 324
Paeonia szechuanica Fang ·············· 323
Paepmoa delavayi Franch. var. *lutea* (Franch.) Finrt et Gagnep. ·············· 323
Papaver somniferum L. ·············· 286
Perilla frutescens (L.) Britt. ·············· 265, 266
Perilla frutescens (L.) Britt. var. *acuta*(Thunb.) Kudo ·············· 266
Perilla frutescens var. *crispa* (Thunb.) Hand.-Mazz. ··· 266
Periploca sepium Bge. ·············· 333
Pharbitis nil (L.) Choisy ·············· 219
Pharbitis purpurea (L.) Voigt ·············· 219
Phellodendron amurense Rupr. ·············· 343
Phellodendron chinense Schneid. ·············· 339
Phyllanthus emblica L. ·············· 148, 346
Physalis alkekengi L.var. *franchetii* (Mast.) Makino ·············· 278
Phytolacca americana L. ··············69
Picrasma quassioides (D. Don) Benn. ·············· 326
Pinus massoniana Lamb. ·············· 207
Piper nigrum L. ·············· 194
Plantago asiatica L. ·············· 62, 66
Plantago depressa Willd. ··············63
Plantago minuta Pall. ··············64
Platycladus orientalis (L.) Franco ··· 127, 205, 206, 207
Platycodon grandiflorus (Jacq.) A.DC. ··············65
Polygonum bungeanum Turcz. ·············· 49, 69
Polygonum lapathifolium L. ··············69, 155
Polygonum orientale L. ··············68
Populus przewalskii Maxim ·············· 344
Prinsepia uniflora Batal. ·············· 287
Prinsepia uniflora Batal. var. *serrata* Rehd. ··· 180, 287
Prunus armeniaca L. ·············· 172
Prunus davidiana (Carr.) Franch. ·············· 236
Prunus humilis Bge. ·············· 177
Prunus japonica Thunb. ·············· 177

Prunus mandshurica (Maxim.) Koehne	172
Prunus mongolica Maxim.	180
Prunus mume (Sieb.) Sieb. et Zucc.	79, 82
Prunus pedunculata Maxim.	177
Prunus persica (L.)Batsch	82, 235
Prunus pleiocerasus Koehne in Sarg.	16
Prunus pseudocerasus Lindl.	288
Prunus salicina Lindl.	80
Prunus sibirica (L.) Lam.	81, 172
Prunus sibirica L.	172
Prunus tomentosa Thunb.	180
Prunus vulgaris L.	81
Psoralea corylifolia L.	158
Punica granatum L.	87
Pyrus calleryana Dcne.	27

Q

| Quisqualis indica L. | 183 |

R

Raphanus sativus L.	230, 249
Ricinus communis L.	270
Rorippa palustris (Linnaeus) Besser	262
Rosa bella Rehd. et Wils.	185
Rosa laevigata Michx.	184
Rosa sp.	61
Rubus chingii Hu	300
Rubus corchorifolius L. f.	301
Rubus eucalyptus Focke	302
Rubus idaeus L.	302

S

Saposhnikovia divaricata (Turcz.) Schischk.	13
Schisandra chinensis (Turcz.) Baill.	57, 61
Schisandra henryi Clarke	60
Schisandra sphenanthera Rehd. et Wils.	59, 61
Sechium edule (Jacq.) Swartz	146
Sesamum indicum L.	268
Sesbania bispinosa (Jacq.) W. F. Wight	118
Setaria italica (L.) Beauv.	149
Sida szechuensis Matsuda	46
Silybum marianum (L.) Gaertn.	72
Sinapis alba L.	132
Sinopodophyllum hexandrum (Royle) Ying	10
Siraitia grosvenorii (Swingle) C. Jeffrey ex A. M. Lu et Z. Y. Zhang	181

Sophora japonica L.	276
Sorbus pohuashanensis (Hance) Hedl.	25
Sorghum vulgare Pers.	296
Spinacia oleracea L.	275
Syringa oblata Lindl.	136

T

Teminalia bellirica (Gaertn.) Roxb.	74
Thlaspi arvense L.	260
Toona sinensis (A. Juss.) Roem.	350
Torilis japonica (Houtt.) DC.	292
Torilis scabra (Thunb.) DC.	292
Torreya fargesii Franch.	282
Torreya grandis Fort.	281
Torreya yunnanensis Cheng et L. K. Fu.	281
Trachycarpus fortunei (Hook.f.) H. Wendl.	264
Tribulus cistoides L.	274
Tribulus terrestris L.	272
Trichosanthes cucumeroides (Ser.) Maxim.	97, 102
Trichosanthes cucumeroides (Ser.) Maxim. var. dicoelosperma (C. B. Clarke) S. K. Chen	98
Trichosanthes dunniana Levl.	94, 100
Trichosanthes fissibracteata C. Y. Wu ex C. Y. Cheng et Yueh	100
Trichosanthes hupehensis C. Y. Cheng et C. H. Yueh	99
Trichosanthes kirilowii Maxim.	93, 95, 101
Trichosanthes laceribractea Hayata	94, 100, 102
Trichosanthes lepiniana (Naud.) Cogn.	99
Trichosanthes pilosa Lour.	97
Trichosanthes rosthornii Harms	93, 96, 101
Trichosanthes truncata C.B. Clarke	96
Trigonella foenum-graecum L.	193
Tripterygium hypoglaucum (Levl.) Hutch.	347
Triticum aestivum L.	120, 241

V

Vaccaria segetalis (Neck.) Garcke	42
Viburnum mongolicum (Pall.) Rehd	33
Viburnum opulus subsp. calvescens (Rehder) Sugim	19
Viburnum schensianum Maxim.	18, 34
Vicia hirsuta (L.) S. F. Gray	47
Vicia sativa L.	46
Vicia tetrasperma (L.) Schreb	47
Vigna angularis Ohwi et Ohashi	121
Vigna umbellate Ohwi et Ohashi	121

Vitex negundo L. ·· 280
Vitex trifolia L. ··· 279
Vitex trifolia L. var. *simplicifolia* Cham. ················ 279
Vitis amurensis Rupr. ····································· 20, 60
Vitis vinifera L. ·· 20

X

Xanthium mongolicum Kitag. ······························ 130
Xanthium sibiricum Patr. ····································· 129

Z

Zanthoxylum armatum DC. ·································· 126
Zanthoxylum avicennae (Lam.) DC. ····················· 127
Zanthoxylum bungeanum Maxim. ················· 125, 128
Zanthoxylum schinifolium Sieb. et Zucc. ······ 125, 128
Zanthoxylum simulans Hance ······························ 126
Ziziphus jujuba Mill. ·· 7, 9
Ziziphus jujuba Mill. var. *spinosa* (Bunge) Hu ex
　H. F. Chou ·· 19, 283
Ziziphus mauritiana Lam. ································ 16, 284

后 记

中药是传承中华文化的重要载体。盛世修典，正本清源是每个中药学工作者的义务。自《神农本草经》收载365种药物始，经历代国药大家延展、并蓄、分修、集录，中药材已有数千种，而中药材品种真伪、优劣贯穿始终。中药材及饮片品种繁多、来源多方、加工类别繁复、经营方式多变等因素，致使其鉴别方法和技术须适时更新和改进。中药材性状鉴定是保证中药质量稳定、品种维系不可或缺而简单实用的方法和手段。

我自1975年从事中药材检验、标本管理、科研和中药材市场调查，40余年来不间断地奔走于全国中药材产区实地调研、市场检查、野外采集、加工、实验室循证研究，期间承蒙楼之岑、肖培根、谢宗万、郭乃襄、谢成科、贾敏如、金世元等老一代中药专家的鼓励与教导。

本书在编纂过程中，得到中国食品药品检定研究院的同志们大力支持与协助，以及成都市食品药品检验研究院、深圳市药品检验研究院等许多单位的协助，在此一并致以谢意。诚挚感谢周海君、桑国卫、李云龙、王宝琴、陈德昌、林瑞超、鲁静、马双成、肖新月等领导的信任、赏识和支持。感谢为本册图典提供部分图片的王满恩、周重建，感谢行业内其他同仁的大力协助，特别感谢夫人王淑兰及家人对我的支持和理解。

现将科研和检验经历所获结集成册，愿与同道共讨共研，为中医中药挖掘提高，作出一些绵薄贡献，以供中药材和饮片经营、监管、检验等相关人员品酌，以资参考。本人学识不高，书中定有不当之处，深知远未臻完善。今献奉拙识，恳请广大读者尤其是业内方家指谬，以便本书再版时予以更正。

张　继

2020年仲夏于北京